Vorwort.

Dieses Buch stellt den Versuch dar, die Besonderheiten der kindlichen Funktionen in knapper Form zusammenfassend zu beschreiben. Daß es der erste derartige Versuch ist und daß dieser Versuch von einem Kinderarzt und nicht von einem Physiologen unternommen wurde, mag die vielen Unvollkommenheiten entschuldigen.

Die Absicht, welche hier verwirklicht werden soll, ist es, die allgemeinen Prinzipien zu erläutern, nach denen der kindliche Organismus abweichend vom Körper des erwachsenen Menschen seine Lebensfunktionen vollführt. Es werden aber auch die quantitativen Unterschiede in den kindlichen Leistungen, wenn möglich in Zahlen ausgedrückt, angeführt. Auch anatomische Daten müssen oftmals Platz finden. Das Buch soll somit eine kurze Einführung in die allgemeine und spezielle Physiologie des Kindesalters vermitteln.

Die Anordnung des Stoffes weicht von der gewohnten Art derartiger Darstellungen geflissentlich ab, um manche oft nicht genug beachtete Zusammenhänge deutlich zu machen. Zuerst wird die Gesamtleistung umrissen, welche der kindliche Organismus zu vollbringen hat: der Kraftwechsel. Darnach wird die Verarbeitung des Betriebsmaterials besprochen, das dem Körper hierzu zur Verfügung steht: der Stoffwechsel. Nun werden die einzelnen Organsysteme in ihrer Abhängigkeit vom Kraft- und Stoffwechsel beschrieben; Kreislauf und Blut, Atmung und Verdauung werden als die Diener der Energiebeschaffung dargestellt, dazu der Harntrakt als Hilfsorgan zur Erhaltung der Stoffwechselintegrität.

Die animalischen Funktionen werden in einem 2. Band (der binnen Jahresfrist erscheinen wird) besprochen werden.

Wien, im Juni 1931.

EGON HELMREICH

Inhaltsverzeichnis.

Der Kraftwechsel.

Die energetische Flächenregel 1. — Der energetische Einfluß der Jugendlichkeit 5. — Der energetische Einfluß des Wachstums 6. — Der Einfluß des Geschlechtes 8. — Die Komponenten des Kraftwechsels 9. — Der Grundumsatz 10. — Die Menge des atmenden Protoplasmas 12. — Die Körperoberfläche 15. — Die normalen Grundumsatzwerte 20. — Der Kraftwechsel nach der Nahrungsaufnahme 26. — Die Speicherung der Brennstoffe 32. — Der Luxuskonsum 36. — Die Plethopyrose 37. — Die Kraftwechselsteigerung durch Muskeltätigkeit 38. — Der gesamte Tagesumsatz 41. — Der Nahrungsbedarf 43.

Der Wärmehaushalt.

Die Rolle der Wärmebildung beim Stoffwechsel 47. — Wärmebildung und Wärmeabfluß 48. — Der Schutz gegen Wärmeverlust 49. — Die Wärmeregulation 50. — Der Einfluß der Körpertemperatur auf den Stoffwechsel 53. — Wärmeregulation und Fieber 54. — Die Wärmeregulation im Schlaf 55. — Die Unreife der kindlichen Wärmeregulation 56. — Die Körpertemperatur des Kindes 57. — Temperaturen an verschiedenen Körperpartien 59. — Alimentäres Fieber und Durstfieber 60. — Die Hitzeschädigung 65. — Der Sonnenstich 66.

Der Stoffwechsel.

Seite

Der Eiweißstoffwechsel 66

Die Verwendung des Eiweiß im Organismus 66. — Nahrungsbrennstoffe und Nahrungsbaustoffe 68. — Das Isodynamiegesetz 69. — Das Minimumgesetz 69. — Das Eiweißminimum 70. — Die biologische Wertigkeit der Eiweißkörper 73. — Die Resorption des Eiweiß 75. — Der Wachstumstrieb 77. — Der Eiweißbestand 77. — Der spezifische Einfluß der Kohlehydrate auf die Stickstoffretention 78. — Der Eiweißabbau 78. — Die Desaminierung 81. — Der Harnstoff im Harn 81. — Das Ammoniak im Harn 83. — Die Harnsäure im Harn 84. — Die Aminosäuren im Harn 86. — Kreatinin und Kreatin im Harn 87.

Der Kohlehydratstoffwechsel 91

Die Bedeutung der Kohlehydrate im Stoffwechsel 91. — Das Schicksal der Kohlehydrate im Körper 93. — Die Azidose 102. — Das Problem des Milchzuckers 104. — Die Milchsäure in Blut und Harn 107. — Die Kohlehydrate und die Wasserspeicherung 108.

Der Fettstoffwechsel 110

Die Fettverteilung am Körper 110. — Die Entstehung des Körperfettes 115. — Die Lipoide 118. — Das Lipochrom 121.

MONOGRAPHIEN AUS DEM GESAMTGEBIET DER PHYSIOLOGIE DER PFLANZEN UND DER TIERE

HERAUSGEGEBEN VON

M. GILDEMEISTER-LEIPZIG · R. GOLDSCHMIDT-BERLIN
C. NEUBERG-BERLIN · J. PARNAS-LEMBERG · W. RUHLAND-LEIPZIG

VIERUNDZWANZIGSTER BAND

PHYSIOLOGIE DES KINDESALTERS

VON

EGON HELMREICH

ERSTER TEIL
VEGETATIVE FUNKTIONEN

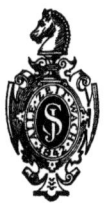

BERLIN
VERLAG VON JULIUS SPRINGER
1931

PHYSIOLOGIE DES KINDESALTERS

VON

Dr. EGON HELMREICH
PRIVATDOZENT FÜR KINDERHEILKUNDE
AN DER UNIVERSITÄT WIEN

ERSTER TEIL

VEGETATIVE FUNKTIONEN
KRAFTWECHSEL · STOFFWECHSEL · KREISLAUF · BLUT
ATMUNG · VERDAUUNGSTRAKT · HARNTRAKT

MIT 6 ABBILDUNGEN

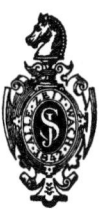

BERLIN
VERLAG VON JULIUS SPRINGER
1931

ISBN 978-3-642-98585-0   ISBN 978-3-642-99400-5 (eBook)
DOI 10.1007/978-3-642-99400-5

ALLE RECHTE, INSBESONDERE DAS DER ÜBERSETZUNG
IN FREMDE SPRACHEN, VORBEHALTEN.
COPYRIGHT 1931 BY JULIUS SPRINGER IN BERLIN.
SOFTCOVER REPRINT OF THE HARDCOVER 1ST EDITION 1931

Inhaltsverzeichnis. VII

Der Wasserstoffwechsel 122
    Die Bedeutung des Wassers beim Stoffwechsel 122. — Die Wasserspeicher 123. — Die wasserbindenden Kräfte im Organismus 125. — Das alimentäre Ödem 128. — Die Exsiccose 129. — Der Wasserstoffwechsel beim Kind 130. — Die Wege der Wasserausscheidung 133. — Die Perspiratio insensibilis 134.

Der Mineralstoffwechsel 138
    Die Rolle der Mineralien im Körper. 138 — Die Mineralien als Zellbausteine 139. — Die funktionelle Wirkung der Mineralien im Organismus 141. — Die besonderen Wirkungen der einzelnen Ionen 142. — Die Bedeutung der Mineralien im intermediären Stoffwechsel 145. — Der Haushalt der Mineralstoffe 147. — Das Kochsalz 149. — Der Kalk 151. — Der Phosphor 153. — Das Eisen 154. — Das Kalium 157. — Der Schwefel 157.

Die Vitamine 159
    Einteilung der Vitamine 159. — Der Wirkungsmechanismus 161. — Die Speicherung der Vitamine 161. — Die Avitaminosen 163. — Die Herkunft der Vitamine 166. — Hypervitaminosen 169.

Die Diener des Stoffwechsels.

Der Kreislauf 171
    Die Aufgabe des Kreislaufs 171. — Die Lage des Herzens im Brustkorb 172. — Der Spitzenstoß 173. — Die Herzdämpfung 175. — Die Lage der Herzostien 175. — Das Herzgewicht 178. — Die Herzmuskulatur 180. — Die Abhängigkeit des Kreislaufs vom Kraftwechsel 182. — Die Pulsfrequenz 183. — Die Überleitungszeit 186. — Der Blutdruck 187. — Die Umlaufdauer des Blutes 188. — Die respiratorische Arrhythmie 188. — Besonderheiten des kindlichen Sphygmogramms 191. — Das Elektrokardiogramm 191. — Die Herztöne 192. — Akzidentelle Herzgeräusche 192. — Die Besonderheiten der kindlichen Blutgefäße 194. — Der Embryonalkreislauf 198. — Die Anatomie und Physiologie der Milz 202. — Die Depotfunktion der Milz 203.

Das Blut 205
    Die Blutbildung 205. — Die Bluterneuerung 206. — Die Eisenbeschaffung des Fetus 208. — Das Eisendepot des Säuglings 208. — Die Blutmenge 209. — Die Erythrozyten 212. — Hämoglobingehalt und Erythrozytenzahlen 212. — Die Labilität des kindlichen Blutsystems 214. — Die Scheinanämie 216. — Die osmotische Resistenz der Erythrozyten 217. — Sauerstoff und Kohlensäure im Blut 218. — Der Transport der Kohlensäure im Blut 219. — Die Alkalireserve 220. — Der Wassergehalt des Blutes 221. — Die Senkungsreaktion bei Kindern 222.

Die Atmung 224
    Die Nase und ihre Nebenhöhlen 224. — Die Tonsillen 225. — Der kindliche Kehlkopf 229. — Die Trachea 230. — Das Wachstum

der Lunge 232. — Der Thorax 235. — Pleura und Mediastinum 238. — Die Topographie der Lunge 238. — Die Verhältnisse im Röntgenbild 240. — Das Zwerchfell 241. — Die Atmung beim Neugeborenen 244. — Der Mechanismus der kindlichen Atmung 245. — Die Bereitschaft zu Dyspnoe beim Kind 246. — Husten und Atemgeräusch beim Kind 247. — Prinzipielle Besonderheiten des kindlichen Luftwechsels 248. — Das Atemvolumen 251. — Die Vitalkapazität 253.

Der Verdauungstrakt 254

Die Mundhöhle 254. — Der Saugakt 256. — Die Zahnentwicklung 258. — Die Speichelsekretion 261. — Der Oesophagus 263. — Die Anatomie des Magens 264. — Die Motilität des Magens 268. — Die Fermente des Magensaftes 271. — Die Salzsäure 276. — Die Resorption aus dem Magen 279. — Die Anatomie des Darmtraktes 280. — Die Darmbewegungen 285. — Die Darmsekretion 289. — Die Resorption aus dem Darm 291. — Die Leber 294. — Der Ikterus neonatorum 301. — Das Pankreas 304. — Die kindlichen Fäces 306. — Die Darmbakterien 312.

Der Harnapparat 319

Die Entwicklung und die Anatomie der Nieren 319. — Die Ureteren 321. — Die Blase 322. — Die Urethra 325. — Die tägliche Harnmenge 326. — Die Häufigkeit der Harnentleerungen 327. — Reaktion, Farbe und spezifisches Gewicht des Harns 328. — Eiweißausscheidung im Harn 330. — Zucker und Fermente im Harn 330. Die anorganischen Harnsalze 332. — Die organischen Harnbestandteile 334. — Der Bakteriengehalt des Harns 338. — Die Harnbestandteile im Blut 339. — Harnapparat und Wasserstoffwechsel 341.

Anhang: Die Haut als Ausscheidungsorgan 343

Literaturverzeichnis 345

Sachverzeichnis 356

Der Kraftwechsel.

Die energetische Flächenregel.

Der Körper, d. h. die Gesamtheit aller seiner Zellen, bezahlt die Kosten des Lebensprozesses mit der Energie, welche in der zugeführten Nahrung aufgespeichert enthalten ist. Dabei kommt es darauf an, daß „potentielle" Energie in die „kinetische" Form übergeführt wird, was durch den Abbau der hoch zusammengesetzten chemischen Verbindungen der Nahrungsmittel bewirkt wird. Als Endzustand und gewissermaßen als Abfallprodukt der Energieumwandlung bleibt Wärme zurück. Dieser Vorgang, in seiner Quantität betrachtet, ist der Kraftwechsel oder Energieumsatz. Da die gesamte umgesetzte Energiemenge schließlich in Form von Wärme erscheint, so kann das Ausmaß des Kraftwechsels in Calorien ausgedrückt werden.

Um die Gesetzmäßigkeiten des Kraftwechsels zu erkennen, muß man den Energieumsatz kleiner und großer Individuen vergleichen; damit aber der (vorerst noch unbekannte) energetische Einfluß der Jugendlichkeit ausgeschaltet ist und um überdies möglichst ausgiebige Größendifferenzen zu erhalten, so zieht man zum Vergleich am besten kleine erwachsene Säugetiere heran. Wenn man nun den Stoffwechsel pro Kilogramm Körpergewicht berechnet, so ergibt sich für das kleine und das große Tier nicht der gleiche Wert, sondern diese Zahl ist beim kleinen Organismus beträchtlich höher als beim großen Körper. Ein geläufiges Beispiel aus der menschlichen Physiologie ist die Abnahme des Energiequotienten mit zunehmender Körpergröße; die zum Gedeihen und Leben nötige tägliche Energiemenge beträgt beim jungen Säugling 100 Calorien pro Kilogramm Körpergewicht, beim Erwachsenen dagegen nur etwa 35 Calorien. Daraus geht hervor, daß der Energieumsatz in keiner einfachen und unmittelbaren Abhängigkeit von der Körpermasse steht. Der Kraftwechsel hat keine direkte Proportionalität zur Körpermasse. BERGMANN und nach ihm RUBNER verglichen die

Körperoberflächen kleiner und großer Tiere und fanden, daß die Stoffwechselwerte dieselben Unterschiede zeigen wie die Körperoberflächen. RUBNER gründete auf diese Tatsache sein *energetisches Oberflächengesetz*, welches besagt, daß der Energieumsatz bzw. die Wärmeproduktion der Körperoberfläche proportional sei, weil die Körperoberfläche das Ausmaß des Wärmeverlustes bedinge und durch thermische Reize auch regulatorisch die Wärmebildung in den Körperzellen veranlasse. Eine solche Richtung des Gedankenganges stellt die Wärmeproduktion ungebührlich in den Vordergrund.

Neben den theoretischen Bedenken hat insbesondere auch die oft nur mangelhafte Übereinstimmung der tatsächlichen Ergebnisse dazu geführt, daß die Annahme eines primären ursächlichen Zusammenhanges zwischen der Ausdehnung der äußeren Körperoberfläche und dem Ausmaß des Kraftwechsels abgelehnt wurde. Die in gewissen Grenzen zutreffende Beziehung zwischen Körperoberfläche und Stoffwechsel wurde als Erfahrungstatsache anerkannt, ihre theoretische Begründung aber aufgegeben; sie wird als Spezialfall der viel umfassenderen Flächenregel eingeordnet. Die *energetische Flächenregel* (HÖSSLIN, PIRQUET, PFAUNDLER, DURIG, STÖLZNER) stellt zunächst, ähnlich wie das Oberflächengesetz, die Tatsache fest, daß der Stoffwechsel verschieden großer Organismen sich nicht dem Gewicht bzw. dem Körpervolumen proportional verhalte, sondern entsprechend von Flächenmaßen, welche am Körper gemessen oder errechnet werden können. Mathematisch ausgedrückt heißt dies: der Stoffwechsel ist eine Flächenfunktion oder eine Funktion der 2. Potenz und nicht eine Massenfunktion bzw. eine Funktion der 3. Potenz. Die einfachste Flächenfunktion des Körpers ist die $^2/_3$-Potenz seines Gewichtes $\left[P^{\frac{2}{3}} = \sqrt[3]{\text{Gewicht}^2}\right]$. Diese hat bei gesunden Individuen ungefähr den gleichen zahlenmäßigen Wert wie die Körperoberfläche. Aber alle Flächendimensionen des Körpers haben prinzipiell dieselbe Beziehung zum Stoffwechsel wie die Körperoberfläche, ob es sich nun beispielsweise um den Querschnitt aller Blutgefäße oder etwa um die Oberfläche der Lungenalveolen handelt. Daraus ergibt sich z. B. auch die Berechtigung für die Einführung des Sitzhöhequadrates (PIRQUETsche Ernährungsfläche) in die quantitative Stoffwechselbetrachtung (BECHER und HELMREICH).

Wenn man den Kraftwechsel verschieden großer Individuen mithin auf eine Fläche bezieht, so kommen damit die Unterschiede, welche lediglich durch die Größendifferenz bedingt sind, in Wegfall. Pro Quadratmeter Körperoberfläche oder für jeden Quadratzentimeter des Sitzhöhequadrates haben große und kleine Säugetiere, Erwachsene und Kinder grobgenommen ungefähr den gleichen Calorienwert des Stoffwechsels. Die eventuell noch vorhandenen Unterschiede sind durch die verschiedene individuelle Stoffwechselintensität verursacht. Die Flächenbeziehung des Stoffwechsels ist eine unleugbare empirische Tatsache; eine befriedigende Erklärung hierfür haben wir aber nicht.

Immerhin zeigt auch die energetische Flächenregel eine Reihe von Durchbrechungen und Ausnahmen, die ausgiebigste im Säuglingsalter, woraus hervorgeht, daß zeitweise die Zusammensetzung des Körpers oder die Voraussetzungen seiner Funktion so geändert sind, daß der Stoffwechsel die Flächenbeziehung nicht deutlich zum Ausdruck bringt. Nicht nur beim Neugeborenen ist der Stoffwechsel unerwartet niedrig, sondern auch beim Säugling sind die Werte für die Calorienproduktion viel geringer, als nach der Flächenregel zu erwarten wäre. Je jünger ein Säugling ist, um so weniger entspricht sein Stoffwechsel dem Werte von $P^{2/3}$. Es braucht fast das ganze 1. Lebensjahr, bis der Stoffwechsel des Säuglings die relativen Werte der übrigen Altersgruppen erreicht hat. Äußere Einflüsse (Hunger, Unterkühlung und mangelnde Wärmeregulation) können nur zum geringen Teil und nur für die allererste Lebenszeit bedeutungsvoll sein, während für später vielleicht die Annahme eines quantitativen Unterschiedes in der relativen Menge des atmenden Protoplasmas Aufklärung verspricht. Wir möchten dabei nicht so sehr an die Verwässerung des kindlichen Protoplasmas denken, welche von KAUP und GROSSE zur Erklärung des niedrigen Kraftwechsels herangezogen wird, sondern einen geringeren Gehalt an Muskelmasse vermuten, welche bei der geringen Tätigkeit des jungen Säuglings ganz plausibel erscheint, aber freilich erst nachzuweisen ist. Möglicherweise hängt das abweichende Verhalten des Säuglingsstoffwechsels von den allgemeinen Stoffwechselgesetzen mit Umstellungen zusammen, welche beim Übergang vom fötalen zum extrauterinen Leben eintreten. Im Uterus hat der Fötus einen Energieumsatz, welcher in seiner Intensität den des mütterlichen Gewebes nur wenig übertrifft. Seine Wärmebildung entspricht etwa der eines mütterlichen Organs und ist somit (in Hinblick auf seine große Oberfläche) relativ gering, was für die rasche Abwälzung der im Stoffwechsel erzeugten Wärme sicher bedeutungsvoll ist. Nach der Geburt erreicht der kindliche Organismus erst allmählich jene höhere Intensität der Verbrennungen, welche seiner Gewebsmasse als selbständigem Individuum entsprechend der energetischen Flächenregel zukommt.

Die Unterschiede zwischen dem kindlichen Kraftwechsel und dem des Erwachsenen, welche bei der Beziehung auf das Gewicht zum Ausdruck kommen, sind Folgen und Auswirkungen der Flächenregel. Die Grundlage dieser Sonderstellung des kindlichen Kraftwechsels ist in der stereometrischen Tatsache gelegen, daß sich bei Veränderungen in der Körpergröße das Verhältnis zwischen (Ober-) Fläche und Volumen verschiebt. Je kleiner ein Körper ist, umso größer ist die Oberfläche im Verhältnis zum Volumen bzw. zur Masse. Zur anschaulichen Erläuterung dieser Verhältnisse denke man sich nach dem Beispiel PFAUNDLERS das Kind dargestellt durch einen kleinen Würfel, während der erwachsene Mensch durch einen großen Würfel versinnbildlicht wäre, der durch die Zusammenlegung von acht jener kleinen Würfel zustande kommt. Durch die Aneinanderlagerung der acht Einzelwürfel ist die Hälfte ihrer Oberflächen im großen Würfel unsichtbar geworden, die Oberfläche des großen Würfels ist mithin nicht im gleichen Maße vergrößert wie sein Volumen. Der Masseneinheit entspricht somit beim Erwachsenen ein kleinerer Anteil der (Ober-) Fläche als beim Kind.

Der Stoffwechsel ist eine Flächenfunktion: wenn man die gesamte Calorienproduktion auf eine Fläche bezieht, so ist die Wärmebildung für jeden Quadratmeter des kleinen wie des großen Organismus, beim Kind wie beim Erwachsenen gleich groß. Wenn man dagegen den Kraftwechsel auf das Kilogramm Körpergewicht bezieht, so ist der Energieverbrauch umso größer, je kleiner der Organismus ist. Der wichtigste Unterschied des kindlichen Kraftwechsels im Gegensatz zu dem des Erwachsenen liegt, um es noch einmal zu sagen, darin, daß es sich beim Kind um einen kleineren Organismus handelt, an dem sich die Verschiebung des Verhältnisses: Fläche zu Gewicht bzw. Volumen geltend macht.

Diese Gesetzmäßigkeit ist für die ganze kindliche Physiologie bedeutungsvoll. Je kleiner ein Organismus ist, umso kleiner sind auch die einzelnen Organe im Verhältnis zu den relativ größeren Anforderungen des Stoffwechsels. Die Mehrbelastung aus der Ursache der Kleinheit betrifft vor allem die parenchymatösen soliden Organe, wie die Drüsen und die Muskeln. Auch die Hohlorgane und ihre Contenta bleiben beim kleinen Organismus hinter den Ansprüchen zurück, welche der im Verhältnis zum Erwachsenen pro Gewichtseinheit relativ größere Stoffwechsel an sie stellt. Der Raum der Blutgefäße und des Herzens, bzw. die Blutmenge sind in prinzipieller Hinsicht beim Kind kleiner und für den Bedarf des Stoffwechsels ungünstiger als beim Erwachsenen. Dasselbe gilt für den Darmraum. Auch die kindliche Lunge steht mit ihrem mittleren Luftgehalt hinter dem Luftraum des erwachsenen Brustkorbes relativ zurück. Die verschiedenen (inneren und äußeren) Körperoberflächen dagegen entsprechen vollkommen den Bedürfnissen des Stoffwechsels, da sie als Flächen von derselben mathematischen Größenordnung sind wie die Anforderungen des Energieumsatzes. Die Hautoberfläche, die resorbierende Darmwand, die den Gasaustausch vollziehenden Lungenalveolen sind den Aufgaben des Stoffwechsels beim Kind in gleicher Weise wie beim erwachsenen Menschen gewachsen. Auf der Inkongruenz der Höhe des Stoffwechsels mit dem Ausmaß der parenchymatösen und hohlen Organe beruht eine große Zahl von physiologischen Besonderheiten des kindlichen Organismus.

Der energetische Einfluß der Jugendlichkeit.

Wenn man die Einflüsse aufzählt, welche die Stoffwechselintensität bestimmen, so denkt man beim Kind in erster Linie an die Jugendlichkeit. Man nimmt von vornherein an, daß die Jugendlichkeit, welche auf vielen Gebieten ein Charakteristikum des kindlichen Organismus darstellt, auch in energetischer Hinsicht von besonderer Bedeutung sein müsse. Doch beruht dies auf einem Trugschluß. Es wurde schon auseinandergesetzt, daß für das Ausmaß des kindlichen Energieverbrauchs vor allem die Kleinheit des Körpers ausschlaggebend ist. Das Kind hat einen pro Kilogramm Körpergewicht erhöhten Grundumsatz, nicht weil diese Zellmasse jugendlicher ist als beim Erwachsenen, sondern weil sie in einem kleineren Organismus enthalten ist. Das erwachsene Kleintier zeigt dieselbe Stoffwechselsteigerung der Gewichtseinheit.

Daß jugendliche Zellen innerhalb des Körperverbandes einen

nennenswert höheren Stoffwechsel hätten als reife Zellen, dafür haben wir noch keinen einwandfreien Beweis. Die in vitro-Versuche von MORAWITZ, von WARBURG und von GRAFE, welche (in Analogie zur klinisch feststellbaren Stoffwechselsteigerung bei Leukämien usw.) für junge isolierte unreife Blutzellen einen höheren Sauerstoffverbrauch fanden als für die normalen Zellen des gesunden Blutes, scheinen nicht absolut schlüssig, weil nicht vollkommen vergleichbare Elemente einander gegenübergestellt wurden. Denn die normalen Erythrocyten sind unvollständige Zellen ohne Kern, mit einer herabgesetzten Intensität ihres Eigenlebens, wodurch sie eben zu brauchbaren Vehikeln der Sauerstoffbeförderung werden, da sie nur wenig von dem ihnen zum Transport anvertrauten Stoff für den eigenen Verbrauch benötigen. Auch die segmentkernigen Leukocyten des normalen Blutes scheinen keineswegs als Paradigmen für reife Zellen mit normaler Stoffwechselhöhe gelten zu können, da die starke Kernschrumpfung und Austrocknung möglicherweise mit einer Herabsetzung der energetischen Lebensintensität verbunden ist.

Es ist wohl möglich, daß jugendliche Gewebselemente auch im Körperverband einen intensiveren Stoffwechsel haben als ältere Zellen, aber es ist hierfür bisher noch kein eindeutiger Beweis geliefert worden. Für den Stoffwechsel des Gesamtkörpers kommt in dieser Beziehung überdies in Betracht, daß bei der kurzen Lebensdauer der meisten Zellarten der Körper des Kindes genug „alte" Zellen und der Körper des Erwachsenen immer auch viele jungen Zellen enthält.

Der energetische Einfluß des Wachstums.

Ein weiterer Faktor, welcher für die Intensität des Zellstoffwechsels in Betracht kommen könnte und welcher nur dem kindlichen Organismus eigentümlich ist, ist das *Wachstum*. Wir wollen dabei das Wachstum als eine Vermehrung des Zellbestandes des Körpers auffassen. Es ist wahrscheinlich, daß diese Zellvermehrung bzw. der Akt der *Zellteilung*, welche zur Zellvermehrung führt, eine Energie verbrauchende Leistung darstellt, und daß diese mit einer Steigerung des Stoffwechsels einhergeht. Klinisch tritt aber diese Erhöhung des Stoffwechsels nicht sonderlich in Erscheinung. Wenn man bedenkt, wie langsam und unmerklich das Wachstum vor sich geht, wird es nicht wundernehmen, daß auch der Aufwand hierfür der Beobachtung leicht entgeht. Die augenblickliche Leistung ist gering, und erst durch die andauernde Summation kleinster Zuwächse wird das Endergebnis zustande gebracht. Die in jedem Augenblick erforderlichen energetischen Wachstumskosten sind so niedrig, daß sie als solche gesondert kaum erfaßt werden können. Für einen stoffwechselsteigernden Einfluß des Wachstums spricht jedoch die mäßige Erhöhung des Energieverbrauches, welche sich bei einer Gegenüberstellung des Kraftwechsels von Kind und Erwachsenem zugunsten des wachsenden Organismus ergibt. Wenn man die auf eine Fläche (Körperoberfläche, Sitzhöhequadrat) bezogenen Grundumsatzwerte nach dem Alter anreiht, so zeigen die ersten Lebensjahre etwas höhere Zahlen als die späteren Jahre des Menschen. Im 2. Lebensjahr ist der relative Stoffwechsel am intensivsten (bisweilen um 20—25% erhöht) und fällt dann allmählich bis zur Pubertät hin ab, um mit der Erreichung der endgültigen Körpergröße für das ganze übrige Leben ziemlich konstant zu bleiben. Wir sehen in diesem Verhalten hauptsächlich ein Abbild der immer geringer werdenden Wachstumsintensität; die Jugendlichkeit scheint dabei eine viel geringere Rolle zu spielen, da nach dem Aufhören des Wachstums trotz zunehmenden Alters kein weiteres Absinken des (relativen) Stoffwechsels eintritt, zumindest nicht mit derselben Deutlichkeit wie während der Wachstumsperiode. Wie freilich die verhältnismäßig niedrigen Stoffwechselwerte im 1. Lebenshalbjahr damit in Einklang zu bringen sind, muß vorläufig dahingestellt bleiben (S. 3).

In diesem Zusammenhang muß an die Verhältnisse beim erwachsenen Zwerg erinnert werden, dessen Stoffwechsel etwas niedrigere Werte zeigt als der eines gleich dimensionierten oder gleich schweren Kindes. Der geringe Aufschlag beim Kind ist wahrscheinlich auf Kosten der Wachstumstätigkeit zu buchen.

Das Wachstum schreitet nicht andauernd mit der gleichen Intensität fort; es wechseln Zeiten ausgiebiger Zellteilung mit Perioden vorwiegender Speicherung ab, Streckung und Fülle folgen aufeinander. Auf den Kurven, welche durch die Versammlung der Stoffwechselwerte einer großen Zahl von verschiedenen Kindern zustande kommen, treten aber Perioden erhöhten Energieumsatzes nicht hervor, welche etwa die Zeiten der Streckung mit der vermehrten Wachstumsarbeit markieren würden. Leider fehlen lange fortgeführte Individualkurven, welche die ganze Dauer der

Kindheit umfassen; sie müßten die energetischen Gesetzmäßigkeiten des Wachstums, soweit sie vom Alter oder von äußeren Einflüssen, etwa denen der Jahreszeit, abhängig sind, klar zum Ausdruck bringen. Eine große Zahl von Stoffwechseluntersuchungen betrifft das Pubertätsalter, eine Zeit intensiven Wachstums. Die meisten Autoren (DU BOIS, TALBOT, GÖTTCHE) fanden bei der Mehrzahl der von ihnen untersuchten Kinder deutliche Steigerungen des Grundumsatzes, und zwar besonders bei jenen Kindern, welche Vergrößerungen der Schilddrüse aufwiesen. Ein Teil der Stoffwechselsteigerung während der Pubertät ist vermutlich auf den direkten Einfluß der vergrößerten Schilddrüse zu beziehen, ein anderer Teil mag aber vielleicht auf Kosten der vermehrten Wachstumstätigkeit zu setzen sein.

Der Einfluß des Geschlechtes.

Der vom 2. Lebensjahr ab vorhandene Geschlechtsunterschied in der Höhe des Grundumsatzes von Knaben und Mädchen wird von TALBOT auf den größeren Anteil des energetisch inaktiven Fettgewebes am weiblichen Körper zurückgeführt. Pro Kilogramm Körpergewicht und pro Quadratmeter Oberfläche (aus dem Gewicht berechnet) ist der Grundumsatz der Mädchen vor der Pubertät um 5 bis 10% niedriger als der der Knaben. Um das 12. Lebensjahr ist einige Zeit hindurch der Kraftwechsel der Mädchen gegenüber dem der Knaben etwas erhöht, was im Sinne eines Pubertätseinflusses sprechen würde, da ja die Pubertät bei den Mädchen früher eintritt als bei den Knaben. Nach der Pubertät stellt sich die Präponderanz des männlichen Stoffwechsels wieder her. Wenn sich in gleicher Weise im gesamten Tagesverbrauch der Geschlechtsunterschied bemerkbar macht, so ist dies vielleicht auch in Unterschieden des Temperaments begründet, da sich im allgemeinen die Mädchen ruhiger verhalten als die Knaben.

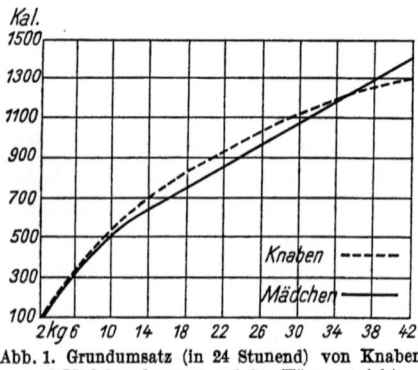

Abb. 1. Grundumsatz (in 24 Stunden) von Knaben und Mädchen bezogen auf das Körpergewicht (nach F. BENEDICT).

Immerhin könnte auch ein primärer Geschlechtsunterschied in der stoffwechselsteigernden Wirkung der Keimdrüsen bestehen, wofür FRIEDENTALs Erwägungen sprechen. Die Überlegenheit der Körperdimensionen des männlichen Organismus in fast allen Lebensstufen gegenüber dem Körper gleichalter weiblicher Individuen setzt mit Wahrscheinlichkeit voraus, daß die Gesamtzahl der Zellen im männlichen Körper größer ist als im weiblichen Organismus. Die durchschnittlich etwas größere Zahl der Erythrocyten im Kubikmillimeter beim Mann könnte ein Beispiel dafür abgeben. Der größere Zellbestand beim männlichen Individuum muß durch eine Beschleunigung und Vermehrung der Zellteilungsprozesse zustande gekommen sein, was wiederum mit einer Erhöhung der Stoffwechselintensität verknüpft ist.

Der langsamere Stoffwechsel weiblicher Körper könnte in der Tendenz zur Speicherung und Fettablagerung zum Ausdruck kommen und auch für das weniger aktive Temperament weiblicher Individuen verantwortlich sein.

Die Komponenten des Kraftwechsels.

Die energetischen Ausgaben für den gesamten Stoffwechsel setzen sich zusammen aus den Verbrennungen, welche für den bloßen Lebensprozeß nötig sind, aus den Kosten für die Muskeltätigkeit und aus den Oxydationen, welche bei der Verarbeitung der Nahrung auftreten. Der Energieaufwand für das bloße Leben muß im Zustand der Muskelruhe und Nüchternheit untersucht werden, er heißt Grundumsatz und ist die Summe des Stoffwechsels aller einzelnen Körperzellen. Die Kraftwechselsteigerung, welche durch die Nahrungsaufnahme verursacht wird, wird spezifisch dynamische Wirkung der Nahrungsmittel genannt, ein Begriff, der eigentlich noch recht verworren ist. Bei der Wärmebildung der spezifisch dynamischen Wirkung sind nicht allein die Verdauungsorgane beteiligt, es handelt sich vielmehr um eine Reaktion aller Körperzellen auf die Nahrungszufuhr. Die Verbrennungen für die motorischen Funktionen werden von den Muskelzellen allein durchgeführt. Freilich werden bei stärkerer Muskeltätigkeit auch die vegetativen Organe, wie Herz und Atmungsapparat, zu gesteigerter Aktion veranlaßt.

Grundumsatz, Arbeitskosten und spezifisch dynamische Wirkung treten in ihrem calorischen Wert rein additiv zusammen (RUBNER).

Der Grundumsatz.

Der Begriffsinhalt des Grundumsatzes ist leichter durch Negatives als durch Positives zu umgrenzen; das Wort Ruhe-Nüchtern-Umsatz bringt dies zum Ausdruck. Werden aus dem Energieaufwand, den die gesamten Lebensvorgänge verursachen, die Kosten für die Tätigkeit der quergestreiften Muskulatur und die Wärmeproduktion, die durch die Verarbeitung der Nahrung entsteht, durch Nüchternheit und Ruhe ausgeschaltet, so bleibt als Rest der Grundumsatz zurück, der nur im klinischen Sinne eine einheitliche und geschlossene Größe darstellt, während er tatsächlich ein Sammelbegriff für eine Reihe von sehr verschiedenen energieverbrauchenden Vorgängen ist, die in ihrer Größe wechseln können. Mit den Kosten der Muskelarbeit und dem Energieverbrauch der spezifisch dynamischen Wirkung der Nahrung sind nur die zwei am meisten variabeln Teilstücke des gesamten Tagesumsatzes entfernt.

Im Grundumsatz sind vor allem die Kosten für das bloße Leben aller Körperzellen enthalten. Schon der Akt des Lebendigseins erfordert einen beträchtlichen Energieverbrauch, selbst wenn alle Funktionen ruhen.

Zu diesem elementaren Stoffwechsel der ruhenden Zellen kommt nun der Aufwand für eine Reihe von verschiedenen Leistungen, welche der Erhaltung des Elementarstoffwechsels dienen. Um die ruhende Zelle am Leben zu erhalten, ist eine dauernde Versorgung mit den Voraussetzungen des Lebensprozesses, Sauerstoff und energiespendender Nahrung, unerläßlich. Auch die Abfuhr der Schlakken muß gewährleistet sein. Dazu sind eine große Anzahl von Organen und Organsystemen in dauernder Tätigkeit. Atmung, Kreislauf, Nierentätigkeit und Leberfunktion sind die Vorbedingungen für die Erhaltung des normalen Lebensvorganges, und da sie dauernd wirken müssen, kann ihr Energieaufwand vom Grundumsatz praktisch nicht gesondert werden.

Ein dritter Prozeß, der sich bei der Grundumsatzuntersuchung praktisch nicht vollständig ausschalten läßt, ist die Tätigkeit der Verdauungsorgane. Bei der langen Dauer der Digestion wird man die Grundumsatzuntersuchung nicht zu einem so späten Zeitpunkt nach der letzten Nahrungsaufnahme vornehmen können, daß sich der Verdauungstrakt mit seinen Drüsen und glatten Muskeln überall im Zustand der Zellruhe befindet. Bei der gebräuchlichen Untersuchung im Nüchternzustand 12—14 Stunden nach der letzten Nahrungsaufnahme (vor Beginn des Hungerstoffwechsels) ist bei den meisten Menschen zumindest der Dickdarm noch gefüllt und der Energieverbrauch für seine Tätigkeit gesellt sich dem Grundumsatz zu.

Da fast alle Organsysteme für den Stoffwechsel Handlangerdienste leisten müssen, wird man bei der Untersuchung des Grundumsatzes nur einen Teil der Körperzellen, vor allem die quergestreiften Muskelzellen und die Stützzellen wirklich in Ruhe antreffen; eine beträchtliche Zellmenge wird sich jedoch in Tätigkeit befinden.

Die hier skizzierten drei Faktorengruppen, welche bei der Gaswechseluntersuchung nur gemeinsam erfaßt werden können, setzen den Grundumsatz zusammen. Da sie manche Organleistungen beibehalten, welche beim Kind in quantitativer Hinsicht anders verlaufen als beim Erwachsenen (z. B. Kreislauf und Atmung), so ergeben sich hieraus kleine Unterschiede auch in der relativen Stoffwechselgröße zwischen Kind und Erwachsenem. Wie groß für jedes dieser Organe beim Kind der Stoffwechselanteil im Grundumsatz einzuschätzen ist, darüber fehlen Untersuchungen. Wahrscheinlich ist dieser Hilfsdienst für den Elementarstoffwechsel der Zellen beim Kind quantitativ höher zu veranschlagen als beim Erwachsenen.

Die Lehre von der *Konstanz des Grundumsatzes* besagt, daß bei einem und demselben normalen Menschen die Intensität der Verbrennungen über Jahre hin gleichbleibt, vorausgesetzt, daß die inneren und äußeren Bedingungen des Stoffwechsels unverändert geblieben sind. Wenn man die als Beleg für diese Lehre vorgebrachten Zahlen miteinander vergleicht (z. B. bei A. Löwy), so wird man eher von der großen Unterschiedlichkeit der Werte (mit Differenzen bis über 30% in den verschiedenen Jahren) überrascht sein, als in ihnen einen Beweis für das Gleichbleiben der Verbrennungsintensität erblicken können. Daß man bei sorgfältiger Beibehaltung der Untersuchungsbedingungen bei einem und demselben Menschen auch zu verschiedenen Zeiten annähernd ähnliche Verbrennungswerte findet, ist nicht verwunderlich, da der Organismus auch sonst in allen seinen Organfunktionen seine Tätigkeit innerhalb enger Grenzen unverändert zu erhalten bestrebt ist, wozu er ein ausgebreitetes System von Regulationen ausgebildet hat.

Die Lehre von der Konstanz des Grundumsatzes verleitet zu leicht dazu, die Bedeutung exogener und endogener Beeinflussungen des Stoffwechsels zu unterschätzen.

Der Begriff der Konstanz des Grundumsatzes kann selbstverständlich nur für die Reifejahre des Menschen in Anwendung kommen. Für das Kindesalter hat er keine Bedeutung, da mit dem stetig fortschreitenden Wachstum die absolute Stoffwechselgröße sich ununterbrochen verändert.

Wenn man die Kraftwechselwerte gesunder Menschen miteinander vergleicht, so findet man, daß die Zahlen für die verschiedenen Individuen voneinander weit abstehen. ROSENBLÜTH weist darauf hin, daß gerade im Kindesalter, und zwar besonders um die Zeit der Pubertät, die Abweichungen der individuellen Stoffwechselwerte vom durchschnittlichen Sollwert schon normalerweise größer sind als beim Erwachsenen. Die meisten Autoren sind der Ansicht, daß Abweichungen, welche über 10% nach oben oder unten nicht hinausgehen, noch in den Bereich des normalen Stoffwechsels einzurechnen sind. BENEDICT glaubt auf Grund seiner sicherlich großen Erfahrung sogar eine Schwankungsbreite von ± 15% noch als das Gebiet des Normalen bezeichnen zu müssen. Gesunde und normale Individuen gleicher Größe und gleichen Gewichtes, welche zugleich von demselben Alter und dem gleichen Geschlecht sind, zeigen die oben erwähnten großen Unterschiede in ihrem Energieverbrauch. Zwei Ursachen bewirken, daß die Kraftwechselwerte bei den dimensional gleichartigen Individuen dennoch so beträchtliche Differenzen zeigen. Der eine Grund liegt darin, daß die Menge des atmenden Protoplasmas bei verschiedenen Menschen trotz gleichen Körpergewichtes nicht dieselbe ist; zum anderen beruht es darauf, daß die Stoffwechselintensität durch die jeweilige Konstitution bedingte individuelle Verschiedenheiten aufweist, die ja auch im verschiedenen Temperament und in der verschiedenen Vitalität der Menschen zum Ausdruck kommen.

Die Menge des atmenden Protoplasmas.

Man hat bis jetzt keine Methode, um die Menge des atmenden Protoplasmas am lebenden Organismus einigermaßen genau abschätzen zu können. Die einzige annähernde Beurteilung geschieht durch die Bestimmung des Körpergewichtes, von dem aber ein variabler, am Lebenden nicht bestimmbarer Teil auf energetisch tote Substanz entfällt. Im Körpergewicht sind die lebenden Zellen, die Zwischen- und Grundsubstanzen, die Speicherstoffe, sowie das Wasser nebst den Salzen vereinigt. Die energetische Bedeutung dieser Teilstücke ist ganz verschieden: das Protoplasma der lebenden Zellen hat unbestritten alle Eigenschaften lebender energieverbrauchender Substanz. Seine Menge kann, auch an einem und demselben Individuum, verhältnismäßig rasch wechseln, wenn sich z. B. durch Funktionssteigerung eine Gewebshypertrophie bzw. Hyperplasie entwickelt, oder wenn es durch herabgesetzte Aktivität oder durch Hunger zu einer Atrophie der Organe kommt. Sowohl die epithelialen Parenchyme als auch die Bindesubstanzen (z. B. die Knochen) können ihren Zellbestand entsprechend den jeweils verlangten funktionellen Anforderungen rasch ändern, und das gleiche gilt für die Muskelmasse.

Der Gehalt an den nicht im eigentlichen Sinne lebenden, von den Zellen abgesonderten „paraplasmatischen" Substanzen (FRIEDENTHAL) zeigt nicht nur in seiner absoluten, sondern auch in seiner relativen Menge eine starke Abhängigkeit vom Alter. Dies liegt in der biologischen Bedeutung der Paraplasmierung begründet. Schon von sehr frühen Entwicklungsstadien an wird ein immer zunehmender Teil des Protoplasmas in nicht mehr wachstumsfähige, zu speziellen Zwecken gebaute „Maschinenteile" umgebildet. Je weiter das Leben fortschreitet, um so mehr übernehmen bei den Tieren Fibrillen, die aus dem Protoplasma abgeschieden werden, die Funktionen der Formgestaltung, der Bewegung und der Reizleitung. Das Paraplasma in den Bindesubstanzen, in der Muskulatur und im Nervensystem arbeitet weit ökonomischer, da es von den Funktionen der Fortpflanzung (bzw. Zellteilung) und der Regeneration entlastet ist, während die Zellen neben ihrer speziellen Lebensarbeit noch die Wachstumsfunktion ausüben müssen. Ob das Paraplasma der energetisch lebenden Substanz zuzurechnen ist, d. h. ob es in nennenswerter Menge Energie umsetzt, ist bis jetzt noch nicht entschieden. Die Wahrscheinlichkeit spricht aber in dem Sinne, daß zumindest im Ruhezustand die sauerstoffverbrauchenden Vorgänge im Paraplasma im Verhältnis zu den Bedürfnissen der Zellen sehr gering sind.

Die gespeicherten Brennstoffe, Eiweiß, Kohlehydrat und Fett werden als solche für energetisch inaktiv angesehen. Auf indirektem Weg können sie, wie wir weiter unten bei der Besprechung der

Plethopyrose und des Luxuskonsums auseinandersetzen werden, auf die Intensität des Kraftwechsels einen deutlichen Einfluß ausüben. Wird Eiweiß mit der Nahrung aufgenommen, so kann es nur dann als lebendes Zelleiweiß angesetzt werden, wenn Training oder Funktionssteigerung eine Gewebshypertrophie ausbildet. Etwas ähnliches tritt nach Hunger oder in der Rekonvaleszenz ein, wenn atrophische Gewebsverluste wieder ersetzt werden sollen. Das gleiche gilt für die Neubildung von Zellen beim Wachstum. Ist kein Eiweißhunger werdender Gewebe vorhanden, so wird das Nahrungseiweiß für die laufenden Bedürfnisse des Grundumsatzes mit großer dynamischer Wirkung verbrannt. Nur ein kleiner Teil des aufgenommenen Eiweißes kann gespeichert werden. Ob dieses labile Reserveeiweiß Sauerstoff verbraucht, ist nicht geklärt. Wahrscheinlich gehört es nicht zu den atmenden Körpersubstanzen.

Sicherlich ohne jeden Energieverbrauch sind die abgelagerten Depots von Fett und Zucker. Der Gehalt an gespeicherten Brennstoffen, vor allem an Fett, ist individuell sehr verschieden, so daß die großen Gewichtsunterschiede, die von Person zu Person bestehen, oft vorwiegend hierauf zurückzuführen sind. Dieser Faktor unbekannter Größe erschwert die Beurteilung der lebenden Körpermasse in hohem Grade. Bei dem relativ höheren Nahrungsbedarf des Kindes mit seinem echten Wachstumsansatz ist die Menge der gespeicherten Stoffe meist verhältnismäßig geringer als beim Erwachsenen. Besonders zu den Zeiten der Streckung mit ihrer physiologischen Magerkeit vieler Kinder ist der dürftige Ernährungszustand bzw. der geringe Gehalt des Körpers an Fett bei der Berechnung des Normalwertes für den Grundumsatz in Betracht zu ziehen. Nach Abschluß des Wachstums erfolgt die Zunahme des Körpergewichtes vorwiegend durch Einlagerung von Fett.

Ohne jeden Energieverbrauch ist auch jener Anteil des Körpergewichtes bzw. der Körpermasse, welcher auf das Wasser und die Mineralstoffe entfällt. Beide Faktoren zeigen im Kindesalter quantitative Abweichungen von den Verhältnissen beim Erwachsenen. Der Körper des Kindes ist wasserreicher als der des Erwachsenen, denn bei der Geburt beträgt der Wassergehalt gegen 74% des Körpergewichtes, während er beim Erwachsenen auf etwa 66% abgesunken ist. Dagegen ist der Mineralstoffgehalt beim Kind nicht so groß, da das Hauptreservoir für die Salze, die Knochsensubstanz, beim Kind im Gegensatz zum Erwachsenen bei weitem nicht so entwickelt und ausgebildet bzw. mineralisiert ist.

Da der Anteil des atmenden Protoplasmas am Körpergewicht so wechselnd ist, so kommt es, daß die Grundumsatzwerte auch normaler Menschen voneinander oft stark verschieden sind, und darin ist, wie oben schon erwähnt, eine der Hauptursachen der großen Schwankungsbreite der Normalwerte für den Kraftwechsel gelegen.

Die Körperoberfläche.

Es besteht, wie erwähnt, auf Seiten vieler Untersucher die Gewohnheit, das Resultat einer Kraftwechseluntersuchung in der Zahl der pro Quadratmeter Körperoberfläche gebildeten Calorien auszudrücken. Diese Gepflogenheit ist, wie wir gesehen haben, insofern berechtigt, als ein Zusammenhang zwischen Energieumsatz und Körperoberfläche besteht, und zwar von der Art, daß diese Beziehung einen Spezialfall der allgemeinen energetischen Flächenregel darstellt.

Man hat deshalb wiederholt den Versuch unternommen, genaue Messungen der Körperoberfläche bei Kindern verschiedenen Alters zu machen. Die von den verschiedenen Autoren gewonnenen Resultate sind in der folgenden Tabelle 1 zusammengestellt. Die Verteilung der Oberfläche auf die einzelnen Abschnitte des Körpers zeigt die Tabelle 2. Da die meisten Methoden der direkten Messung so umständlich sind, daß sie für die Oberflächenbestimmung im einzelnen Fall nicht in Betracht kommen, wurden verschiedene Wege angegeben, die Körperoberfläche aus leicht feststellbaren Körpermaßen zu berechnen. Am einfachsten ist die alte Formel von MEEH, die nur das Gewicht benutzt: Oberfläche = $m \times$ Gewicht$^{\frac{2}{3}} = m \times \sqrt[3]{\text{Gewicht}^2}$. Die Konstante m wurde von MEEH nach seinen direkten Messungen mit 12,312 für Erwachsene und auf 11,97 für Kinder berechnet. PFAUNDLER fand bei seinen Nachprüfungen, daß m in außerordentlich weiten Grenzen schwankt. Theoretisch betrachtet, ist die Konstante m eine Funktion der Gestalt: m muß um so kleiner sein, je mehr sich die Gestalt der Kugelform nähert. Da sich die menschliche Gestalt während des Wachstums immer mehr streckt, so muß der Wert für m immer größer werden. BENEDICT und TALBOT ermittelten für die verschiedenen

Tabelle 1. Beispiele für tatsächlich gemessene Oberflächen an Kindern (nach Pfuhl).

Alter	Gewicht	Länge	Oberfläche
6 Tage	△ 3.020 g	50 cm	2.505 cm²
15 „	△ 2.980 „	52 „	2.129 „
24 „	○ 3.305 „	50 „	2.060 „
3 Monate	△ 3.520 „	55 „	2.279 „
	○ 3.835 „	56 „	2.265 „
	○ 4.455 „	54,5 „	2.619 „
	△ 4.980 „	56 „	2.802 „
	○ 5.105 „	58 „	3.100 „
6 Monate	△ 5.138 „	63 „	2.961 „
	△ 5.167 „	61 „	3.143 „
	○ 6.100 „	62 „	3.449 „
	5.800 „	63,5 „	3.260 „
	△ 6.760 „	66 „	4.200 „
1 Jahr	△ 8.325 „	70 „	4.119 „
	△ 9.095 „	71 „	4.800 „
	△ 7.845 „	70 „	4.150 „
	△ 9.514 „	74 „	5.300 „
	△ 9.830 „	72,5 „	4.597 „
4 Jahre	○ 12.050 „	90 „	5.623 „
	△ 12.050 „	85,5 „	5.179 „
	△ 14.565 „	92 „	6.408 „
	○ 10.015 „	85 „	5.043 „
8 Jahre	△ 18.710 „	116 „	7.686 „
	△ 17.302 „	114 „	7.539 „
	○ 17.200 „	108 „	7.157 „
12 Jahre	○ 25.000 „	121,5 „	8.075 „
	△ 21.782 „	135 „	8.961 „
	△ 32.740 „	141,5 „	11.700 „
15 Jahre	△ 30.135 „	141 „	11.402 „
	△ 35.375 „	152 „	14.988 „
20 Jahre	62.500 „	166 „	18.406 „
	△ 59.500 „	170 „	18.695 „

Tabelle 2. Verteilung der Oberfläche auf die einzelnen Abschnitte des Körpers.

	Ganze Oberfläche in cm²	Kopf und Hals in %	Rumpf in %	Arme in %	Beine in %
Neugeborenes	2.505	23,1	28	20,4	28,5
5 Jahre	8.439	13,3	34,1	19,2	33,4
9½ „	9.947	11,2	30,7	21,5	36,6
14 „	11.015	10,2	31,5	20,0	38,3
17 „	13.333	9,7	34,4	19,2	36,7
20 „	18.406	8,0	32,6	19,2	40,2

Altersstufen bzw. Körpergewichte und für beide Geschlechter die in folgender Tabelle 3 aufgezeichneten Konstanten.

Tabelle 3. Konstante zur Berechnung der Körperoberfläche.

Knaben		Mädchen	
Körpergewicht	Konstante	Körpergewicht	Kostante
bis zu 6 kg	10,0	bis zu 6 kg	10,1
6—15 „	10,6	6—15 „	10,6
15—25 „	11,2	15—25 „	10,8
25—40 „	11,5	25—40 „	11,1

Pfuhl dagegen kam in freier Benutzung der Pfaundlerschen Berechnungen zu nachstehenden Werten für m in verschiedenen Altersstufen (Tabelle 4):

Tabelle 4. Konstante zur Berechnung der Körperoberfläche.

Neugeborene . . . . $m = 10,0$
6 Monate alte Kinder . . . . . . „ 10,5
1 Jahr „ „ . . . . . . „ 11,0
2—4 Jahre alte „ . . . . . . „ 11,5
5—10 „ „ „ . . . . . . „ 12,0
11—15 „ „ „ . . . . . . „ 12,5
16 jährige und ältere . . . . . „ 12,0.

In jeder Altersstufe wechselt überdies m erheblich nach dem Ernährungszustand: mageren Kindern kommen höhere, fetten Kindern niedrigere Werte zu.

Diese Konstanten stimmen gut bei normalen Kindern, aber sie können nicht mit gleicher Genauigkeit bei abnorm gestalteten Individuen angewendet werden. In solchen Fällen gewährt noch die Du Boissche Formel große Genauigkeit. Die klinisch gebräuchliche Du Boissche „height-weight"-Formel für die Berechnung der Körperoberfläche benützt neben dem Körpergewicht außerdem auch die Körperlänge. Oberfläche = Gewicht (in kg)^{0,425} × Länge (in cm) ^{0,725} × 71,84. Zur Erleichterung der Schätzung der Körperoberfläche aus Körperlänge und Körpergewicht hat Du Bois ein Schema angegeben, von dem man die Oberfläche direkt ablesen kann. Dieses Schema ist in Abb. 2 wiedergegeben.

Dieses Schema beginnt erst bei 100 cm Körperlänge und 20 kg Gewicht. Für kleinere Kinder wurde von Hannon nach der Du Boisschen Formel ein Nomogramm ausgearbeitet, welches selbst

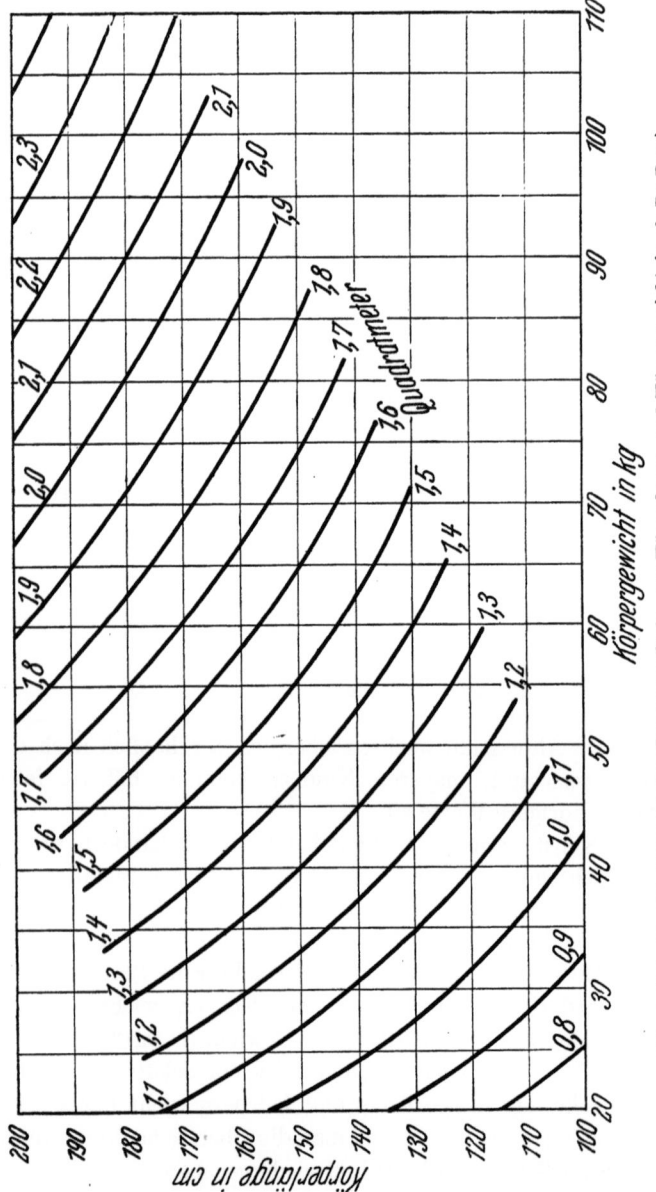

Abb. 2. Schema zur Ablesung der Körperoberfläche aus Körperlänge und Körpergewicht (nach Du Bois).

bei Frühgeburten bis zu 1 kg Körpergewicht und bis zu 20 cm Körperlänge herab die Oberfläche ablesen läßt.

Die Körperoberfläche.

Alle bisher bekannten Berechnungsmethoden ergeben Werte, die nur in gewissen Grenzen mit der tatsächlichen Oberfläche über-

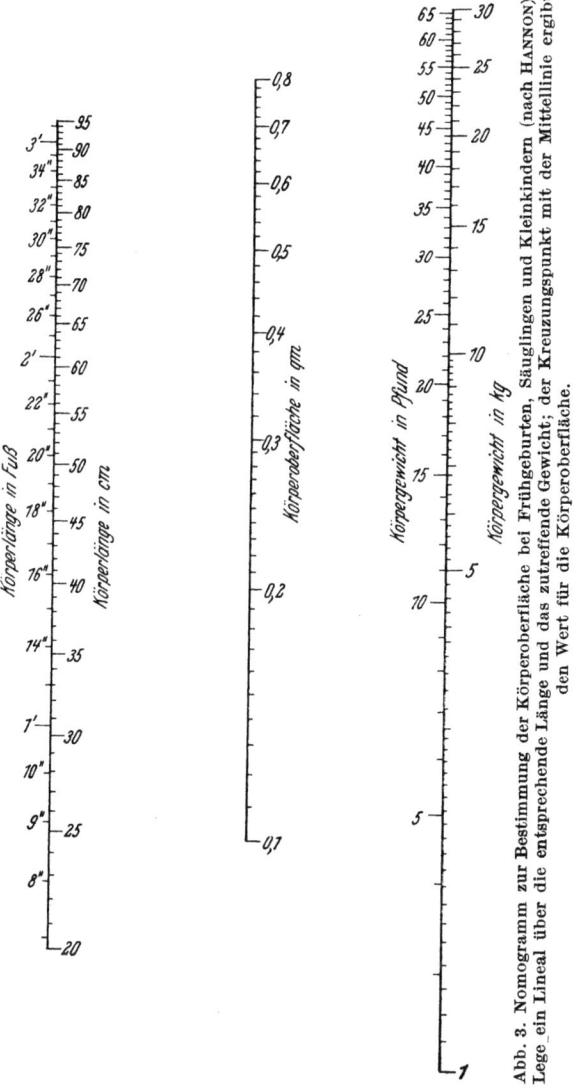

Abb. 3. Nomogramm zur Bestimmung der Körperoberfläche bei Frühgeburten, Säuglingen und Kleinkindern (nach HANNON). Lege ein Lineal über die entsprechende Länge und das zutreffende Gewicht; der Kreuzungspunkt mit der Mittellinie ergibt den Wert für die Körperoberfläche.

einstimmen; bei Gesunden beträgt die Abweichung meist nur wenige Prozent, bei abnormem Körperbau dagegen kann die Differenz 10 und mehr Prozent ausmachen.

Die normalen Grundumsatzwerte.

Es seien hier zusammenfassend die Formeln und Werte mitgeteilt, nach denen BENEDICT die Voraussage für die Höhe des normalen Grundumsatzes zu berechnen empfiehlt.

Beim Vergleich des Stoffwechsels von *Knaben* bezieht man sich am besten auf das Körpergewicht. Die folgende Tabelle enthält die Werte *bis zum 12. Lebensjahr*.

Gesamtkalorienverbrauch für 24 Stunden von Knaben (bis zum 12. Jahre) auf das Körpergewicht (Nacktgewicht) berechnet.

Körpergewicht in kg	Kalorien	Körpergewicht in kg	Kalorien
3	150	21	885
4	210	22	910
5	270	23	940
6	330	24	965
7	390	25	990
8	445	26	1020
9	495	27	1045
10	545	28	1070
11	590	29	1090
12	625	30	1115
13	660	31	1140
14	695	32	1160
15	725	33	1180
16	755	34	1200
17	780	35	1220
18	805	36	1240
19	830	37	1255
20	860	38	1275

Der Stoffwechsel von *Mädchen* im Alter von 1 Woche *bis zu 12 Jahren* wird am besten auf die Körpergröße bezogen.

Gesamtkalorienverbrauch für 24 Stunden von Mädchen (bis zum 12. Jahre) auf die Körperlänge berechnet.

Körperlänge in cm	Kalorien	Körperlänge in cm	Kalorien
48	122	54	208
49	136	55	222
50	150	56	236
51	165	57	250
52	178	58	268
53	194	59	283

Die normalen Grundumsatzwerte.

(Fortsetzung.)

Körperlänge in cm	Kalorien	Körperlänge in cm	Kalorien
60	300	100	675
61	318	101	685
62	332	102	695
63	350	103	700
64	367	104	711
65	384	105	720
66	401	106	730
67	418	107	740
68	435	108	749
69	452	109·	759
70	468	110	769
71	483	111	778
72	500	112	788
73	516	113	797
74	530	114	807
75	543	115	817
76	557	116	828
77	567	117	837
78	575	118	847
79	583	119	857
80	586	120	866
81	591	121	875
82	595	122	885
83	598	123	894
84	602	124	904
85	605	125	915
86	607	126	925
87	610	127	935
88	612	128	945
89	615	129	956
90	617	130	965
91	620	131	975
92	623	132	985
93	626	133	995
94	630	134	1005
95	637	135	1016
96	644	136	1026
97	651	137	1037
98	659	138	0147
99	667	—	—

Zur Ermittlung des Grundumsatzes von *Knaben* im Alter von *12—20 Jahren* muß man sich der Formel für erwachsene Männer bedienen.

Zur Berechnung des Grundumsatzes von *Mädchen* im Alter von *12—20 Jahren* dient folgende Tabelle:

**Grundumsatz für jedes Kilogramm Körpergewicht
in 24 Stunden für Mädchen im Alter von 12—20 Jahren,
auf das Lebensjahr bezogen.**

Jahre	Kalorien	Jahre	Kalorien
12	31,0	16	21,9
12$^1/_2$	29,8	16$^1/_2$	21,8
13	28,6	17	21,8
13$^1/_2$	27,4	17$^1/_2$	21,8
14	26,2	18	21,8
14$^1/_2$	25,0	18$^1/_2$	21,8
15	23,8	19	21,8
15$^1/_2$	22,6	19$^1/_2$	21,8
		20	21,8

Die Ermittlung des wahrscheinlichen normalen Grundumsatzes von *Erwachsenen*:

Die Formel für *Männer* lautet:

Gesamte Wärmebildung in 24 Stunden = 66,473 + (13,752 × Gewicht in kg) + (5,003 × Länge in cm) − (6,755 × Alter in Jahren).

Die Formel für *Frauen* lautet:

Gesamte Wärmebildung in 24 Stunden = 655,096 (sic!) + (9,563 × Gewicht in kg) + (1,850 × Länge in cm) − (4,676 × Alter in Jahren).

Statt dieser Voraussagetabellen werden in Deutschland vielfach die Zahlen von BENEDICT und HARRIS verwendet, in dem von KESTNER und KNIPPING erweiterten Umfang.

Nach der Tabelle von BENEDICT und HARRIS ermittelt man für das betreffende Kind Größe, Gewicht und Alter und erhält daraus in den Tabellen zwei Zahlen, die addiert werden müssen. Jede Zahl für sich ist bedeutungslos, nur die Summe der beiden Zahlen gilt und entspricht dem Grundumsatz. Die Genauigkeit der Tabelle ist groß. KESTNER und KNIPPING geben an, daß Abweichungen der im Gaswechsel ermittelten Werte von diesen errechneten nach oben um mehr als 5% bei Gesunden selten sind und Abweichungen nach unten um mehr als 5% nur dann vorkommen, wenn der Betreffende durch lange Übung seine Muskeln etwas mehr entspannt, als es normalerweise der Fall ist.

Beispiel:
Knabe von 25 kg, 120 cm und 8 Jahren
Grundzahl für Gewicht 410
Zweite Zahl für Alter und Größe 590
Grundumsatz 1000 Kalorien.

Die normalen Grundumsatzwerte.

Grundzahl für Gewicht.
Knaben.

kg	Kal.	kg	Kal.	kg	Kal.	kg	Kal.
3	107	22	368	41	630	60	892
4	121	23	382	42	644	61	905
5	135	24	396	43	658	62	918
6	148	25	410	44	672	63	933
7	162	26	424	45	685	64	947
8	176	27	438	46	699	65	960
9	190	28	452	47	713	66	974
10	203	29	465	48	727	67	988
11	217	30	479	49	740	68	1002
12	231	31	493	50	754	69	1015
13	245	32	507	51	768	70	1029
14	258	33	520	52	782	71	1043
15	272	34	534	53	795	72	1057
16	286	35	548	54	809	73	1070
17	300	36	562	55	823	74	1084
18	313	37	575	56	837	75	1098
19	327	38	589	57	850	—	—
20	341	39	603	58	864	—	—
21	355	40	617	59	878	—	—

Zweite Zahl für das Alter zwischen 0 und 12 Monaten.
Knaben.

0	2	4	6	8	10	12 Monate
45	105	160	210	245	270	290 Kalorien.

Zweite Zahl für Alter und Größe. Knaben.

Größe	Jahre							
	1	3	5	7	9	11	13	15
40	−40	—	—	—	—	—	—	—
44	—	—	—	—	—	—	—	—
48	+40	—	—	—	—	—	—	—
52	80	15	—	—	—	—	—	—
56	120	55	0	—	—	—	—	—
60	160	95	40	—	—	—	—	—
64	200	135	70	10	—	—	—	—
68	240	175	110	50	—	—	—	—
72	280	215	150	90	40	—	—	—
76	320	255	190	130	80	30	—	—
80	360	295	230	170	120	70	—	—
84	400	335	270	210	160	110	60	—
88	440	375	310	250	200	160	100	—
92	480	415	350	290	250	220	140	100
96	520	455	390	330	300	280	180	140
100	560	495	430	370	350	330	230	180
104	—	535	470	410	400	390	280	220

Der Kraftwechsel.

(Fortsetzung.)

Größe	\multicolumn{8}{c}{Jahre}
	1	3	5	7	9	11	13	15
108	—	575	510	450	450	450	330	260
112	—	615	550	500	500	500	380	300
116	—	655	590	540	550	550	430	340
120	—	695	630	580	600	600	480	380
124	—	—	670	630	640	650	530	420
128	—	—	710	680	690	700	580	460
132	—	—	750	720	740	750	630	500
136	—	—	790	770	780	800	680	540
140	—	—	830	810	830	840	720	580
144	—	—	—	860	880	890	760	620
148	—	—	—	900	920	950	820	660
152	—	—	—	940	960	990	860	700
156	—	—	—	970	990	1030	890	740
160	—	—	—	1030	1020	1060	920	780
164	—	—	—	—	1060	1100	960	810
168	—	—	—	—	1100	1140	1000	840
172	—	—	—	—	—	1190	1020	860
176	—	—	—	—	—	1230	1040	880
180	—	—	—	—	—	—	1060	900
184	—	—	—	—	—	—	—	920
188	—	—	—	—	—	—	—	940

Grundzahl für das Gewicht. Mädchen.

kg	Kal.	kg	Kal.	kg	Kal.	kg	Kal.
3	683	22	865	41	1047	60	1229
4	693	23	875	42	1057	61	1238
5	702	24	885	43	1066	62	1248
6	712	25	894	44	1076	63	1258
7	721	26	904	45	1085	64	1267
8	731	27	913	46	1095	65	1277
9	741	28	923	47	1105	66	1286
10	751	29	932	48	1114	67	1296
11	760	30	942	49	1124	68	1305
12	770	31	952	50	1133	69	1315
13	779	32	961	51	1143	70	1325
14	789	33	971	52	1152	71	1334
15	798	34	980	53	1162	72	1344
16	808	35	990	54	1172	73	1353
17	818	36	999	55	1181	74	1363
18	827	37	1009	56	1191	75	1372
19	837	38	1019	57	1200	—	—
20	846	39	1028	58	1210	—	—
21	856	40	1038	59	1219	—	—

Zweite Zahl für das Alter der Mädchen zwischen 0 und 12 Monaten.

0	2	4	6	8	10	12	Monate
−535	−475	−420	−370	−325	−265	−225	Kalorien.

Die normalen Grundumsatzwerte.

Zweite Zahl für Alter und Größe. Mädchen.

Größe	Jahre							
	1	3	5	7	9	11	13	15
40	−344	−234	−194	—	—	—	—	—
44	−328	−218	−178	—	—	—	—	—
48	−312	−202	−162	—	—	—	—	—
52	−296	−186	−146	—	—	—	—	—
56	−280	−170	−130	−134	—	—	—	—
60	−264	−154	−114	−118	—	—	—	—
64	−248	−138	−98	−102	−111	—	—	—
68	−232	−122	−82	−86	−95	—	—	—
72	−216	−106	−66	−70	−79	−89	—	—
76	−200	−90	−50	−54	−63	−73	—	—
80	−184	−74	−34	−38	−47	−57	−66	—
84	−168	−58	−18	−22	−31	−31	−50	—
88	−152	−42	−2	−6	−15	−5	−34	−43
92	−136	−26	12	10	1	19	−18	−27
96	−120	−10	25	26	17	27	−2	−11
100	−104	6	40	42	33	43	14	5
104	—	22	56	58	54	62	30	21
108	—	38	72	74	75	85	56	37
112	—	54	88	90	91	101	72	53
116	—	70	105	106	107	117	98	69
120	—	86	126	132	123	143	114	85
124	—	—	142	148	138	159	130	101
128	—	—	158	164	161	175	146	117
132	—	—	174	180	181	191	162	133
136	—	—	190	196	197	207	178	140
140	—	—	206	212	213	228	194	165
144	—	—	—	228	239	249	210	181
148	—	—	—	244	255	265	236	197
152	—	—	—	260	271	281	252	212
156	—	—	—	276	287	297	260	227
160	—	—	—	282	293	303	274	242
164	—	—	—	—	309	313	290	257
168	—	—	—	—	—	325	306	271
172	—	—	—	—	—	331	318	285
176	—	—	—	—	—	—	328	299
180	—	—	—	—	—	—	—	313
184	—	—	—	—	—	—	—	327

Bei gleichem Gewicht und gleicher Größe ist der Ruhegrundumsatz bei jüngeren Personen immer größer als bei älteren. Dieser Abfall mit dem Alter erfolgt aber nicht in einer geraden Linie. Die Untersuchungen von KESTNER und KNIPPING ergaben für das Alter zwischen 7 und 13 Jahren eine steile Zacke nach oben. Sie ist bei Knaben sehr viel stärker ausgeprägt als bei Mädchen, und bei großen Körperlängen ist die Abweichung am größten. Diese Ergebnisse sind in der Tabelle berücksichtigt und erklären das starke Springen der Zahlen um das 11. Lebensjahr.

Für praktische Zwecke kann man unter Umständen auch folgende stark abgekürzte Tabelle benutzen, wenn es sich nur um angenäherte Werte handelt.

Grundzahl für Gewicht.

kg	Knaben	Mädchen	kg	Knaben	Mädchen
5	130	700	45	690	1090
10	200	750	50	750	1130
15	270	800	55	820	1180
20	340	850	60	890	1230
25	400	900	65	960	1280
30	480	940	70	1040	1330
35	550	990	75	1100	1370
40	620	1040	80	1160	1420

Zweite Zahl für Alter und Größe. Knaben.

cm	Jahre			
	5	10	15	20
70	130	—	—	—
100	430	300	—	—
120	—	500	380	—
140	—	700	580	—
150	—	800	680	620
160	—	—	780	660
170	—	—	900	710
180	—	—	980	760

Zweite Zahl für Alter und Größe. Mädchen.

cm	Jahre			
	5	10	15	20
70	−70	—	—	—
100	40	30	—	—
120	—	120	80	—
140	—	220	160	140
150	—	260	200	180
160	—	—	240	210
170	—	—	280	240
180	—	—	320	270

Der Kraftwechsel nach der Nahrungsaufnahme.

Nach der Nahrungsaufnahme steigt der Kraftwechsel für einige Stunden meist über den Wert des Grundumsatzes an. Ursprünglich deutete man diese alimentäre Kraftwechselsteigerung in der Hauptsache als Darm- und Drüsenarbeit. Aus dieser Betrachtungsweise heraus wurde sie mit der Verbrennungssteigerung durch Muskelarbeit in Parallele gesetzt und beide zusammen als „Leistungszuwachs" dem Grundumsatz gegenübergestellt. Die Arbeit der Darmmuskeln und Verdauungsdrüsen bedingt sicherlich eine gewisse Steigerung der Verbrennungen, doch dauert diese Darmarbeit bis in den Zustand der Nüchternheit hinüber (s. S. 10). Diese Verdauungsarbeit wird sich vom Grundumsatz nicht genügend abheben, da sie teilweise in ihm mit enthalten ist. Um jeden Einfluß der Nahrungsaufnahme auf den Energieumsatz auszuschließen, müßte man zu einem so späten Zeitpunkt untersuchen, in dem schon der Hungerstoffwechsel sich geltend zu machen beginnt[1]. Eine irgendwie ausgiebigere Umsatzsteigerung durch die eigentliche Darmtätigkeit kann aber zumindest durch mäßige Nahrungsmengen nicht in Betracht kommen, da es gewisse Verhältnisse gibt, unter denen die Nahrungsaufnahme trotz normaler Darmtätigkeit überhaupt keine deutliche Stoffwechselerhöhung hervorruft.

RUBNER hat dann den Begriff der spezifisch dynamischen Wirkung eingeführt und nach ihm hat man die alimentäre Umsatzsteigerung als die Wirkung eines stoffwechselsteigernden dynamischen Reizes aufgefaßt, welcher für die einzelnen Nahrungsstoffe spezifisch ist und ihnen in verschieden hohem Grade innewohnt. Die spezifisch dynamische Wirkung wurde damit geradezu als eine Eigenschaft des Nahrungsstoffes gekennzeichnet. Diese vermutlich alle Körperzellen treffende Reizwirkung kommt dem Eiweiß im stärksten Maße zu, geringer ist sie bei den Kohlehydraten, noch geringer beim Fett.

Ein Teil der spezifisch dynamischen Wirkung scheint auf den intermediären Stoffwechselvorgängen zu beruhen (GEELMUYDEN), die sich an die Aufnahme und an die Verarbeitung der Nahrungsstoffe anschließen und in den Verbrennungen zu bestehen, welche zur Durchführung dieser biochemischen Umsetzungen nötig sind. Die verschiedenen Umsetzungen gehen teils mit positiver, teils mit negativer Wärmetönung einher, meist wird aber die alimentäre Stoffwechselsteigerung das Überwiegen von oxydativen Vorgängen zum Ausdruck bringen.

Damit scheint jedoch das Wesen der alimentären Kraftwechselsteigerung noch nicht restlos aufgeklärt, da Beobachtungen an ge-

---

[1] Nüchternheit ist nach GIGON der Zustand bei normalem Glykogenvorrat, außerhalb der Verdauungszeit im Anschluß an die Nahrungsaufnahme.

Hunger ist derjenige Zustand, bei welchem der Organismus seine eigenen Reserven (Glykogen, Fett usw.) reichlich angreifen muß.

Nüchternheit und Hungerzustand haben mit der zufälligen Füllung des Verdauungsrohres nichts zu tun. Pylorusstenose z. B. kann Hunger verursachen trotz vollem Magen. Auch sind sie nicht mit dem subjektiven Hungergefühl zu identifizieren. Sie sind Ausdrücke für Vorgänge im intermediären Stoffwechsel.

sunden und kranken Menschen (KESTNER, PLAUT, LIEBESNY) sowie am Tier (ABELIN und andere) ergeben, daß auch die jeweilige Verfassung des Organismus einen oft maßgebenden Einfluß auf die Größe der Umsatzerhöhung nach der Nahrungsaufnahme hat. Die spezifisch dynamische Wirkung wird zum großen Teil von Faktoren bestimmt, die vom Organismus ihren Ausgang nehmen. Solche Faktoren sind der Ernährungszustand bzw. der Füllungsgrad der Speicher eines Organismus und weiter die Möglichkeit zu echtem Wachstumsansatz, ein Punkt, der besonders im Kindesalter von überragender Wichtigkeit ist.

Die Geringfügigkeit der alimentären Kraftwechselsteigerung im Kindesalter legt eine mehr energetische Erklärung der Verhältnisse nahe. Wenn die Nahrungsstoffe nach der Verdauung ins Blut resorbiert worden sind, so können sie darin nicht längere Zeit in erheblicher Menge kreisen, da der Organismus das Bestreben hat, die Zusammensetzung des Blutes mit geringen Schwankungen konstant zu erhalten. Die Nahrungsstoffe müssen demnach zur Deponierung bzw. zum Ansatz gebracht oder verbrannt werden. Für die Verteilung auf Deponierung und Verbrennung ist neben der augenblicklichen Füllung der Speicher auch die Konstitution maßgebend, da jedem Organismus die Fähigkeit zur Anlegung von Reserven in individuell verschieden hohem Maße eigen ist. Insbesondere spielt hier das Vermögen und die Neigung, Fett aus anderen Nahrungsstoffen zu bilden, eine große Rolle. Unter den Haustieren finden sich Vertreter sowohl maximal hoher wie auch sehr geringer Eignung zur Fettbildung, die sich der Mensch durch Selektion zu unterschiedlichen Zwecken herangezüchtet hat. Als Beispiel möchte ich in Anlehnung an PIRQUET das Schwein und das Pferd gegenüberstellen. Beim Schwein hat der Mensch durch Zucht jene Rassen ausgewählt, bei denen der Nahrungsüberschuß in Form des erstrebten Fettansatzes verwendet wird, beim Pferd hingegen soll kein Fett gebildet werden, sondern die über den Bedarf zugeführte Nahrungsmenge soll als Arbeit verwertbar sein. Der Mensch steht in seinem Stoffwechsel etwa zwischen den genannten Tierarten. Bei manchen Individuen ist die Neigung zur Fettspeicherung aus den Nahrungsüberschüssen groß, bei anderen wird bei reichlicher Nahrungszufuhr der im Anschluß an die Nahrungsaufnahme alsbald verbrennende Anteil stark vermehrt.

Über die Verbrennung im Anschluß an die Nahrungsaufnahme

gibt, teilweise wenigstens, das Ausmaß der spezifisch-dynamischen Wirkung Aufschluß, soweit es sich um ein quantitatives Problem handelt (die qualitative Seite wird durch den respiratorischen Quotienten beleuchtet). Der Energiewert der spezifisch-dynamischen Wirkung der Nahrung ist keineswegs mit dem sofort verbrannten Anteil der Nahrung vollinhaltlich zu identifizieren; denn die Stoffwechselsteigerung nach der Nahrungsaufnahme hat, wie wir gesehen haben, mannigfache Wurzeln. Immerhin besteht ein direkter Zusammenhang zwischen dem Ausmaß des Verbrennungsanteils

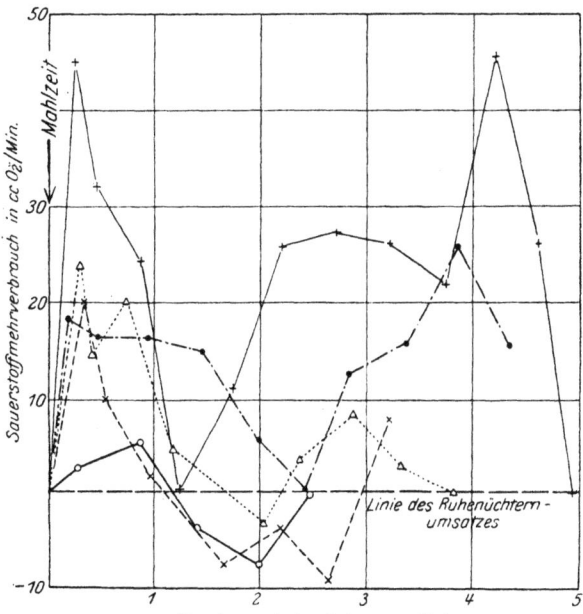

Abb. 4. Verlauf der Sauerstoffverbrauchskurve nach Verabfolgung von $1/3$ l Milch bei Kindern im Alter von 3 bzw. 8, 10, 12 und 14 Jahren (nach HELMREICH).

der Nahrung und der Höhe der spezifisch-dynamischen Wirkung, wie die Untersuchungen beim Luxuskonsum zeigen, der sich nicht allein in einer Steigerung des Grundumsatzes, sondern auch in einer Erhöhung der spezifisch-dynamischen Stoffwechselsteigerung auswirkt.

Die Verteilung auf Speicherung und Verbrennung wird sowohl durch den Zustand der Zellen wie auch durch die Stoffwechselzentren im Zwischenhirn und deren Helfershelfer, die Inkretdrüsen, geregelt. Es ist klar, daß sich Störungen oder Funktionsänderungen in diesem Gebiet auch im Ausmaß der spezifisch-dynamischen Wirkung kundtun können, und daß bei abnormem Verhalten der spezifisch-dynamischen Wirkung Rückschlüsse auf den abnormalen Zustand der Regulationsorgane möglich sind. Aber jedenfalls ist die spezifisch-dynamische Wirkung auch ein primär energetisches Problem.

Eine solche Art der Auslegung erklärt am besten das auffallend geringe Ausmaß der alimentären Kraftwechselsteigerung im Kindesalter. Die spezifisch-dynamische Wirkung der Nahrung ist beim Kind um vieles geringer als beim Erwachsenen, und zwar um so geringer, je kleiner der Organismus ist. Der kalorische Wert der spezifisch-dynamischen Wirkung steht in einem gewissen ungefähren Verhältnis zur Größe des Organismus. Selbst wenn immer die absolut gleiche Nahrungsquantität verabfolgt wird, erhöht deren Zufuhr bei Kleinkindern den Stoffwechsel nur wenig, die Steigerung beträgt nur wenige Calorien, während bei den großen Kindern die Steigerung recht beträchtlich ist und sich den Werten beim Erwachsenen nähert. Welche Eigentümlichkeit des Kindes als Ursache der niedrigen spezifisch-dynamischen Nahrungswirkung verantwortlich zu machen ist, ist unklar. Eine Beziehung zur Flächenregel besteht nicht. Wahrscheinlich spielt das Wachstum mit seinen Ansatzmöglichkeiten eine wichtige Rolle. Wegen des geringen Ausmaßes besteht eine gewisse Ähnlichkeit mit der spezifisch-dynamischen Wirkung beim Rekonvaleszenten.

Die Verminderung der spezifisch-dynamischen Wirkung beruht vor allem auf einer geringeren absoluten Höhe der Stoffwechselsteigerung, außerdem ist auch die zeitliche Dauer der Umsatzerhöhung beim Kleinkind geringer als beim Erwachsenen. Der Calorienverlust der zugeführten Nahrung durch die spezifisch-dynamische Wirkung ist beim Kleinkind praktisch fast Null, bei größeren Kindern beträgt er dagegen ungefähr 10%. Alle diese Verhältnisse treten nur dann deutlich hervor, wenn die alimentäre Kraftwechselsteigerung in ihrer absoluten Größe beurteilt wird. Wird sie dagegen in Prozenten des Grundumsatzes angegeben, so sind die erwähnten Besonderheiten oft nicht so deutlich erkennbar.

Eine zweite Eigentümlichkeit der spezifisch-dynamischen Wirkung der Nahrung im Kindesalter zeigt sich um die Zeit der Pubertät. GÖTTCHE fand zu dieser Zeit den Grundumsatz in der Hälfte der Fälle deutlich erhöht, die alimentäre Kraftwechselsteigerung dagegen in $3/4$ der Fälle stark herabgesetzt. GÖTTCHE nennt dieses Zusammentreffen von Grundumsatzsteigerung mit Verminderung der spezifisch-dynamischen Wirkung Pubertätsreaktion. Umfangreichere Nachuntersuchungen der Beobachtungen GÖTTCHES stehen noch aus.

Die vorwiegend energetische Auffasung der spezifisch-dynamischen Nahrungswirkung erklärt auch in befriedigender Weise die verschiedene Höhe der alimentären Kraftwechselsteigerung, je nachdem ob Eiweiß, Zucker oder Fett zugeführt wurde. Da das Vermögen, Eiweiß zu speichern bzw. anzusetzen, sehr beschränkt ist, muß vom zugeführten Protein meist ein großer Teil im Anschluß an die Nahrungsaufnahme verbrannt werden; deswegen ist die Steigerung des Kraftwechsels nach Eiweißnahrung so hoch, oder mit anderen Worten, das Eiweiß hat eine große spezifisch-dynamische Wirkung. Fett und Zucker können von den meisten Menschen leicht in größeren Mengen gespeichert werden, deswegen ist der sofort verbrennende Anteil gering, die spezifisch-dynamische Wirkung ist damit niedrig.

Wenn man den Verlauf des Sauerstoffverbrauches nach der Nahrungsaufnahme in Form einer Kurve darstellt, so zeigt ein solches Diagramm keinen gleichmäßig an- und absteigenden Verlauf, sondern es lösen sich Phasen stärkerer und geringerer Sauerstoffaufnahme in oft raschem Wechsel ab. Die Depressionen im O_2-Konsum sind in der Regel um so ausgesprochener, je kleiner das Kind ist, und sie unterschreiten oft die Linie des Ruhe-Nüchternumsatzes beträchtlich, es dauert meist längere Zeit (1—2 Stunden), bis der Sauerstoffverbrauch wieder zum Nüchternwert angestiegen ist. Da sich in der Mehrzahl der Fälle an diesen depressiven Teil der Kurve ein neuerlicher Anstieg anschließt, so ergibt sich hieraus, daß der Beginn der Depression noch nicht das Ende der spezifisch-dynamischen Wirkung bedeutet.

Ein zeitweiliges Absinken der Sauerstoffaufnahme im Verlauf der spezifisch-dynamischen Wirkung der Nahrung muß keineswegs eine Herabsetzung der Verbrennungen bedeuten. Da die Sauerstoffaufnahme vorübergehend oft tief unter den Bedarf des nüchternen Organismus heruntergeht, so müßte die Einschränkung der Verbrennungen recht bedeutend sein. In Wirklichkeit scheint es sich so zu verhalten, daß nur die Sauerstoffaufnahme durch die äußere Atmung vermindert ist, weil dem Organismus für seine Verbrennungen Sauerstoff zur Verfügung steht, der durch intermediäre Umwandlungen frei geworden ist. Dieser Vorgang findet statt, wenn sauerstoffreiche Nahrungsstoffe in sauerstoffarme umgewandelt werden, was z. B. bei der Bildung von Fett aus Kohlehydraten der Fall ist, sicher ein häufiges und gewöhnliches Ereignis (HELMREICH).

Die Beobachtung über eine zeitweilige Verminderung in der Sauerstoffaufnahme nach der Nahrungszufuhr kann nicht nur nach der Verabreichung von Zucker, sondern auch nach der Zufuhr anderer Nahrungsstoffe gemacht werden; beim Kleinkind scheint diese Fettbildung ein ziemlich regelmäßig auftretender und scharf markierter Vorgang zu sein, der in manchen Phasen der energetischen Nahrungsverarbeitung über die gleichzeitig ablaufenden anderweitigen intermediären Stoffwechselvorgänge prävaliert.

Die Speicherung der Brennstoffe.

Das Längenwachstum ist ein reelles Wachstum, gegründet auf Zellvermehrung. Eine Vergrößerung der Masse kann in gleicher Weise auf Zellvermehrung beruhen, meist handelt es sich aber nur um Speicherung von Reservestoffen; aus diesem Grunde sind alle Funktionen und Verhältnisse, welche zur Masse in näherer Beziehung stehen (z. B. das Körpergewicht), viel labilere und leichter von außen zu beeinflussende Größen als die Längenmaße.

Man spricht von der Speicherung toter Reservestoffe und ist damit vollkommen im Recht, insofern als das gespeicherte Material nicht lebend, sauerstoffverzehrend ist, ja nicht einmal artspezifisch umgewandelt sein muß (z. B. Fett). Der Vorgang der eigentlichen Deponierung in den Zellen scheint kein oxydativer Prozeß zu sein. Die der Deponierung vorangehende Umwandlung der Nahrungsstoffe geht bisweilen mit Wärmeentbindung einher, oft auch mit Wärmebindung; die auftretenden Verbrennungen bilden zum Teil die Stoffwechselsteigerung der spezifisch-dynamischen Wirkung. Von dieser spezifisch-dynamischen Wärmeproduktion abgesehen, beeinflußt aber die Menge des gespeicherten Materials, oder klinisch ausgedrückt, der Ernährungszustand in deutlicher und oft ausgiebiger Weise das Ausmaß der Verbrennungen, auf indirektem Wege wird die Speicherung energetisch wirksam.

Bevor auf diese Verhältnisse eingegangen wird, sollen noch einige Bemerkungen über den Mechanismus und die nötigen Voraussetzungen einer Speicherung gemacht werden. Außer dem Wasser und den anorganischen Salzen kommen die Bestandteile des Organismus fast nur in kolloidaler Zustandsform vor. Dies wird verständlich, wenn wir die Rolle der kristalloiden und der kolloiden Form der Stoffe betrachten (BECHHOLD). Die kolloide Form ist die Schutzform, in der die Körperstoffe nicht ohne weiteres angreifbar sind. Bevor diese Stoffe für den Zellstoffwechsel verwendet werden können, müssen sie erst durch Fermente in die krystalloide Form übergeführt werden, so daß eine Verbrennung der gespeicherten Stoffe ohne Mitwirkung des Gesamtorganismus unmöglich ist. Die kristalloide Form stellt nur einen vorübergehenden Zustand dar, wo auch organische Stoffe, z. B. der Zucker, in der löslichen Form vorhanden sind, um für den Zellverbrauch bereitzustehen. Es wird immer nur so viel löslicher Zucker vorbereitet sein, als zu energetischen Zwecken nötig ist. Wird Zucker mit der Nahrung aufgenommen, so wird der überschüssige Anteil möglichst bald in die unbewegliche kolloidale Schutzform, in Glykogen übergeführt. Etwas ähnliches gilt für das Fett, dessen einzige lösliche Form die Seifenform ist, während die Emulsion den kolloidalen Zustand darstellt, in dem das Fett in der Lymphe befördert wird. Auch beim Eiweiß bemüht sich der Organismus, die kolloidale Form zu wahren. Kaum sind die löslichen Eiweißspaltprodukte aus dem Verdauungstrakt in den Organismus eingetreten, so werden sie rasch in die kolloidale Form umgewandelt, damit sie vor dem Verbrauch einigermaßen geschützt sind. Erst die Verbrennungsprodukte des Eiweißes (z. B. Harnstoff, Harnsäure) sind zur Ausscheidung wieder in kristalloider Form vorhanden. Da sich die Kolloide im lebenden Organismus unweigerlich im Quellungszustand befinden, so ist es verständlich, daß es bei der Speicherung und kolloidalen Umwandlung zu einer gleichzeitigen Wasserretention kommt.

Die Beeinflussung des Stoffwechsels durch die Speicherung bzw. die Abhängigkeit des Ruhe-Nüchternumsatzes vom Ernährungszustand oder, was gleichbedeutend ist, von der stärkeren oder geringeren Füllung der Depots läßt sich leicht zeigen. Wenn man bei einem Kind nach einer Reihe von Tagen, an denen eine knappe Erhaltungskost (mit Gewichtsstillstand) gegeben worden war, unvermittelt die tägliche Nahrungsmenge verdoppelt, während die qualitative Zusammensetzung der Kost unverändert bleibt, so steigt der Ruhe-Nüchternumsatz stetig an, um sich nach etwa 2—3 Wochen auf einem höheren Niveau annähernd gleichbleibend einzustellen; diese Steigerung des Grundumsatzes beträgt ungefähr 20% gegenüber dem Wert während der Periode der knappen Kost. Nach unvermittelter Reduktion der Nahrungsmenge auf die ursprüngliche Erhaltungskost sinkt der Ruhe-Nüchternumsatz wieder langsam ab, um im Verlauf von 14 Tagen das Anfangsniveau zu erreichen. Eine solche gegenseitige Einstellung von Ruhe-Nüchternumsatz und gereichter Nahrungsmenge wird in geringerem Grade auch dann beobachtet, wenn die Koststeigerungen weniger bedeutend sind. Bei stufenweiser Vermehrung der Nahrungszufuhr kann man auch eine entsprechende stufenweise Erhöhung des Ruhe-Nüchternumsatzes feststellen. Aus diesen Beobachtungen geht hervor, daß sich Nahrungsmenge und Grundumsatz immer in ein bestimmtes Gleichgewichtsverhältnis einstellen; jede andauernde Steigerung der Nahrungsmenge erhöht den Stoffwechsel auch im Nüchternumsatz. Dementsprechend geht im Hunger der Grundumsatz auf niedrigere Werte herunter. SAIKI bzw. TAKAHIRA konnten (an Erwachsenen) bei 12tägigem Fasten eine Senkung des Grundumsatzes um 19% beobachten, welche bei 30 Tage währender Nahrungsenthaltung 32% betrug. Analoge Verhältnisse finden sich beim atrophischen Säugling.

Wir können uns für die Erklärung der Stoffwechselsteigerung nach gewohnheitsmäßiger reichlicher Nahrungszufuhr vielleicht folgende Anschauung zurechtlegen: Werden nach der Periode der knappen Kost reichliche Nahrungsmengen gegeben, so füllen sich zuerst die vordem leeren Speicher; in dem Maß aber als die Depots voll werden, wird die Aufspeicherung der neu zugeführten Nahrung schwieriger und es wird davon eine immer größere Menge alsbald verbrannt. Die Voraussetzungen für die Umwandlung vom kristalloiden in den kolloidalen Zustand werden ungünstiger. Dies wird verständlich, wenn wir uns den Mechanismus der Speicherung z. B. von Zucker in Form von Glykogen vor Augen halten. Der Zucker tritt als Kristalloid nach den Gesetzen des osmotischen Druckes solange in die Leberzelle ein, bis seine Konzentration im Blut und in der Leberzelle gleichgroß ist. Dies ist schon nach kurzer Zeit der Fall, und die auf diese Weise aufgenommene Zuckermenge ist nicht beträchtlich. Wird aber jetzt der Traubenzucker in der Leberzelle in das kolloidale Glykogen umgewandelt, so ist neuerdings ein osmotisches Spannungsgefälle hergestellt, und es kann weiterhin Zucker in die Zelle aufgenommen werden, und zwar allmählich in recht beträchtlichen Mengen. Mit dem steigenden Glykogengehalt der Zellen wird die Umwandlung von Zucker in Glykogen erschwert und verlangsamt und der Nahrungszucker wird als Kristalloid immer leichter und in größerer Menge der direkten Verbrennung anheimfallen.

Die Fähigkeit, Fett zurückzulegen, ist bei den meisten Menschen wohl sehr groß, wie man am Anstieg des Körpergewichtes bei reichlicher Nahrungszufuhr erkennt. Sicherlich spielen individuelle Verschiedenheiten eine große Rolle. Bei den guten Fettbildnern wird die Erhöhung des Grundumsatzes durch reichliche Nahrungsmengen erst später und weniger ausgiebig in Erscheinung treten als bei solchen Menschen, welche trotz reichlicher Ernährung und guter Ausnutzung mager bleiben. Bei solchen schlechten Fettbildnern wird ein größerer Teil der Nahrung der vermehrten Verbrennung anheimfallen.

Aus all dem geht hervor, daß die Zellen die Größe ihres Aufwandes nach der Menge der gespeicherten Reservestoffe einrichten. Sind die Speicher durch länger dauernde reichliche Nahrungszufuhr gefüllt, so lebt die Zelle aus dem Vollen und der laufende Umsatz ist groß. Sind die Depots von „labilem" Eiweiß und Zucker weniger gefüllt oder leer, so wird der Kraftumsatz sparsam sein. Die Höhe des Grundumsatzes ist (unter anderem) eine Funktion des Ernährungszustandes, wobei unter Ernährungszustand nicht nur die Menge des gespeicherten Fettes, sondern auch die Reserven an gespeichertem (nicht atmendem) Eiweiß und Zucker verstanden sind. Ein praktisches Korrelat dieser Anschauung liegt implicite einer Arbeit von ZILLICH zugrunde, wo gesagt wird, daß die Gewichtszunahme eines Kindes vom Ernährungszustand abhängig sei, bei gutem Ernährungszustand sind zur Erreichung einer gleichgroßen Gewichtszunahme größere Nahrungsmengen nötig als bei mageren Kindern.

Als Auswirkung des wechselnden Verhältnisses Fläche zu Masse ergibt sich beim Kind eine relative Kleinheit der verfügbaren Speicherräume. Ihre Aufnahmsfähigkeit nimmt bei Verringerung der Dimensionen nach der 3. Potenz ab, während die Anforderungen des Verbrauches bzw. die entsprechende Nahrungszufuhr nur nach der 2. Pozenz kleiner wird. Mit der relativen Kleinheit der Glykogenspeicher (Leber, Muskeln) hängt vielleicht eine umfangreichere Fettbildung aus Zucker zusammen, welche besonders beim Säugling auffällt, während das rastlos tätige Kleinkind für seine Muskelaktionen größere Zuckermengen verbrennt. Eine andere Folge der kleinen Glykogenspeicher ist die besondere Acetonbereitschaft des Kindes (SCHICK und WAGNER).

Der Luxuskonsum.

Mit der zunehmenden Füllung der Speicher erhöht sich also gleichzeitig auch die Zersetzung der Nahrungsstoffe, also die spezifisch dynamische Wirkung. Aber wie wir gesehen haben, wird auch der Grundumsatz bei reichlicher Nahrungsaufnahme größer; die stärkeren Grade dieser durch reichliche Nahrungsaufnahme bedingten Stoffwechselsteigerung waren schon lange bekannt als sogenannte Luxuskonsumption, d. h. eine erhöhte Verbrennung in den Zellen über ihren gewöhnlichen Bedarf hinaus, über ihren Energiebedarf, wie er bei mäßig reichlichem Kostmaß ermittelt wird.

Da man eine solche Stoffwechselsteigerung für unnütz hielt, wählte man die Bezeichnung Luxusverbrennung.

Es wird weiter unten ausgeführt werden, welche Bedeutung der Luxuskonsum für die Lebensvorgänge besitzt. Hier muß auf seine Bedeutung als Schutzmittel gegen Überfettung bei zu reichlicher Nahrungszufuhr hingewiesen werden, wenn das Regulativ der Nahrungsaufnahme, der Appetit, irregeleitet ist.

Wie erwähnt, werden die resorbierten und im Blut kreisenden Nahrungsstoffe entweder im Gewebe gespeichert oder alsbald verbrannt. Fett kann von den meisten Menschen in großen Mengen deponiert werden und fällt daher der momentanen Verbrennung nur in geringem Maße anheim. Die dynamische Wirkung ist gering. Zucker ist nicht so weitgehend speicherbar. Sehr gering ist die Fähigkeit des Organismus, sich Reserven von Eiweiß anzulegen; was nicht zum Aufbau neuen Gewebes oder als Ersatz für verlorengegangenes gebraucht wird, wird alsbald wieder verbrannt. Bloße Eiweißzufuhr führt nicht zu Neubildung von lebendem Protoplasma, nur in Verbindung mit Training. Bei wachsenden Kindern, welche neues Protoplasma bilden, bei herabgekommenen Genesenden, welche ihren Körperbestand wieder herstellen, ist die dynamische Wirkung verhältnismäßig gering, weil das zugeführte Eiweiß zum Aufbau verwendet wird. Soweit das Eiweiß als Baumaterial dient, hat es eine nur geringe dynamische Wirkung; soweit es darüber hinaus als bloßes Brennmaterial zugeführt wird, wird es wegen der geringen Speicherungsmöglichkeit rasch verbrannt und hat eine große dynamische Wirkung. Die Speicherbarkeit eines Nahrungsstoffes bzw. seine Ansetzbarkeit als Gewebe entscheidet über das Ausmaß seiner dynamischen Wirkung, die sich im Luxuskonsum äußert.

Die Plethopyrose.

Vom energetischen Standpunkt ist die Luxusverbrennung eine Verschwendung. Für den ungestörten Ablauf des Lebensprozesses bietet aber dieser Kraftüberschuß mehr Sicherheit als ein sparsam geführter Energiehaushalt. Viele Funktionen, die über die bloße Erhaltung des Organismus hinausgehen, haben einen kraftvollen Stoffwechsel zur Voraussetzung: Der Säugling, der nicht genug Nahrung erhält, bringt keinen Wachstumszuwachs zustande. Bei knapper Kost werden die Sekrete nur in spärlicher Menge und von schwacher Wirksamkeit gebildet. Auch die Bildung von Immunkörpern, welche gewissermaßen Luxusprodukte darstellen, und die Überwindung von Infekten gelingt leichter bei gewohnheitsmäßiger reichlicher Calorienzufuhr. Alles, was das Leben schützt und leistungsfähig macht, ist an einen lebhaften Stoffwechsel geknüpft. Bisher war die Frage der Nahrungszufuhr vom energetischen Standpunkt allein betrachtet worden. Von gleicher Wichtigkeit sind aber auch die anderen biologischen Äußerungen der Energieverwendung. Solche Äußerungen zeigen sich in den Vorgängen der Hygiogenese, in den Vorgängen, welche die Gesundung bewerkstelligen.

Die Bedeutung dieser Verhältnisse tritt beispielsweise bei der Heilung der Tuberkulose zutage, wobei man sich vor Augen halten muß, daß sich die Folgen einer Mast nicht nur im Gewichtsansatz äußern, sondern auch im Auftreten einer Stoffwechselsteigerung: Führt man einem tuberkulösen Kind (mit Heilungstendenz) durch einige Wochen größere Nahrungsmengen zu, so erhebt sich wie beim Gesunden der Grundumsatz während dieser Zeit allmählich auf ein höheres Niveau. Damit haben die Zellen die Fähigkeit und

Bereitschaft zu alimentär bedingten Leistungssteigerungen bewiesen. Anders verhalten sich Fälle von schwerer Tuberkulose (mit Fehlen einer Heilungstendenz). Führt man bei einem solchen Kind dieselbe Funktionsprüfung durch, so zeigt sich, daß auf die Nahrungsvermehrung eine Stoffwechselsteigerung nicht oder zumindest nicht mit derselben Eindeutigkeit eintritt. Und doch weisen auch diese Kinder einen der Nahrungszufuhr entsprechenden Gewichtsanstieg auf. Bei einem solchen Kind hat die Mast nur einen teilweisen Erfolg, es tritt Speicherung ein, die Stoffwechselsteigerung bleibt aber aus.

Bei der Heilung gewisser Krankheiten durch fortgesetzte reichliche Nahrungszufuhr liegt das therapeutisch wirksame Agens nicht so sehr in der Speicherung toter Reservestoffe, denen als solchen eine direkte Wirkung auf den Krankheitsverlauf wohl kaum zukommen kann, der Heilfaktor ist vielmehr die gleichzeitig auftretende Stoffwechselsteigerung, welche ich mit dem Worte Plethopyrose bezeichnet habe, da eine vermehrte Verbrennung ($\pi \acute{\upsilon} \varrho \omega \sigma \iota \varsigma$) von Nahrungsstoffen dieser Erscheinung zugrunde liegt. Mit dem neuen Wort Plethopyrose soll darauf hingewiesen werden, daß sich eine abundante Kost von der Erhaltungsdiät noch durch andere biologische Äußerungen unterscheidet als lediglich nur durch Mehrproduktion an Wärme bzw. Mast. Der Begriff Luxuskonsum geht von der Unnützlichkeit der Stoffwechselsteigerung aus, während ein neues Wort diesen unzutreffenden tendenziösen Inhalt beseitigen soll.

Die Kraftwechselsteigerung durch Muskeltätigkeit.

Jede Muskelarbeit bewirkt eine starke Steigerung des Kraftwechsels, und zwar ist der Einfluß der körperlichen Tätigkeit auf den Energieumsatz so groß, daß die Bezahlung der Arbeitskosten neben dem Grundumsatz den wichtigsten Posten im Gesamttagesverbrauch darstellt. Grob geschätzt, ist (beim Erwachsenen) etwa ein Drittel des Tagesumsatzes durch die Muskeltätigkeit bedingt. Die Arbeitskosten werden berechnet, indem vom Kraftwechsel, der während der Tätigkeit besteht, der Ruheverbrauch abgezogen wird. Zu den Arbeitskosten gehört auch der Sauerstoffmehrverbrauch, der noch einige Zeit nach dem Aufhören des Muskeltätigkeit anhält. Diese Nachwirkung geht erst nach einer Reihe von Minuten allmählich in den Ruheumsatz über; ihre Dauer hängt hauptsächlich von der Schwere der Arbeit ab; aber auch die Konstitution und der Gesundheitszustand des Organismus haben darauf Einfluß (GOTTSTEIN).

Der Aufwand für die Arbeit addiert sich in ganzer Größe zum Ruheumsatz; wenn Muskeln in Tätigkeit treten, so wird für die mit ihrer Arbeit verknüpfte Wärmeentwicklung keineswegs die dem Ruhezustand entsprechende Wärmebildung der gleichen Muskeln oder der Ruheumsatz anderer Organe eingeschränkt.

Ein Teil der Kraftwechselsteigerung, die während der Arbeit auftritt, ist auf die vermehrte Herz- und Atemtätigkeit zurückzuführen. Die Muskeltätigkeit verlangt eine reichlichere Versorgung mit Sauerstoff und diese kann nur durch Erhöhung der Arbeitsleistung von Herz- und Atemmuskulatur bewerkstelligt werden. Etwa 10% der während der Muskelarbeit auftretenden Kraftwechselsteigerung ist auf Kosten der dabei vermehrten Herz- und Atemtätigkeit zu setzen. Davon kommen ungefähr 4% auf die Erhöhung der Herzarbeit und etwa 6% auf die gesteigerte Anstrengung der Atemmuskeln. Herz- und Atemtätigkeit werden nicht in gleich starkem Maße gesteigert, wie der Sauerstoffverbrauch zunimmt. Es tritt vielmehr eine erhöhte Ausnutzung des Blutsauerstoffs auf, welche einen Teil der Leistungssteigerung erübrigt. Das Herz wird den erhöhten Anforderungen während der Arbeit dadurch gerecht, daß es die Zahl der Pulsschläge erhöht, bei starker Arbeit bis auf das Doppelte, noch ausgiebiger ist aber die Vermehrung des Schlagvolumens, welches auf das Zwei- bis Dreifache vermehrt wird. Die auf diese Weise zustande gekommene Vergrößerung des Minutenvolumens kommt dem ganzen Körper zugute, insbesondere aber den arbeitenden Muskelgruppen, wo durch lokale Gefäßerweiterung die Blutversorgung besonders reichlich wird. Ähnlich verhält es sich mit der Atemtätigkeit; auch hier steigt wegen der besseren Ausnutzung des Blutsauerstoffs die Lungenventilation nicht im gleichen Maß wie der Sauerstoffverbrauch. Die Vermehrung der Lungenventilation kommt in erster Linie durch die Vertiefung der Atmung zustande, daneben auch, aber im geringeren Grade, durch eine Vermehrung der Atemzüge.

Es ist eine altbekannte Tatsache, daß der Ungeübte für ein und dieselbe Tätigkeit mehr Kraft verbraucht als der Geübte. Diese Tatsache kommt auch bei der Kraftwechseluntersuchung zahlenmäßig zum Ausdruck. Durch Training kommen die unzweckmäßigen Mitbewegungen in Wegfall, so daß nach mehrwöchiger Übung Ersparungen in den Arbeitskosten bis zu etwa einem Drittel des anfänglichen Wertes eintreten können. Die ersparende Wirkung des Trainings zeigt sich nicht bei gewöhnlichen mittleren Leistungen, bei denen die tierische Maschine stets so zweckmäßig arbeitet, daß der Verbrauch auch durch die fleißigste Übung nicht weiter eingeschränkt werden kann, sondern erst bei großen Arbeiten. Für das junge Kleinkind, welches die Bewegungen des Gehens erst lernen und üben muß, ist der Kraftverbrauch hierfür sicher höher einzuschätzen als später nach der Erlernung dieser Fertigkeit.

Der Nutzeffekt der Arbeit, d. h. diejenige Menge der aufgewendeten Energie, welche als äußere Arbeit nutzbar gemacht wird, ist ungefähr 33%. Ob beim Kind in dieser Hinsicht andere Verhältnisse bestehen als beim Erwachsenen, ist nicht bekannt.

Überall, wo es sich um Auswirkungen des nach der Körpergröße wechselnden Verhältnisses Fläche zu Volumen handelt, kommt es zu beträchtlichen quantitativen Unterschieden zwischen Kind und Erwachsenem nicht bloß in absoluter Beziehung, sondern auch in relativer Hinsicht. Dieselben Verhältnisse spielen auch bei der Erhöhung des Kraftwechsels durch die Muskeltätigkeit eine bedeutsame Rolle und sie sind die Ursache dafür, daß in dieser Hinsicht zwischen Kind und Erwachsenem keine einfachen Übereinstimmungen bestehen.

Aus HOESSLINS Erwägungen geht hervor, daß die Summe der (möglichen) Tagesarbeit verschieden großer Organismen zu $P^{2/3}$ direkte Beziehungen hat. Da diese Außenarbeit aus den Überschüssen der täglichen Nahrungsmengen bezahlt wird, ist sie schon durch die Nahrungszufuhr mit der Flächenregel verknüpft.

Wenn wir die Arbeitskosten feststellen, welche zur Bewegung des eigenen Körpers und seiner Teile erforderlich sind, so zeigt sich, daß der Leistungszuwachs für die gewohnten Körperbewegungen den kindlichen Grundumsatz um so weniger erhöht, je kleiner das Kind ist. Ein und dieselbe gleiche Bewegung, welche z. B. den Ruheumsatz eines großen Kindes um etwa 80—100% erhöht, steigert den Kraftwechsel eines Kleinkindes nur um etwa 20—25% (HELMREICH). Je kleiner ein Kind ist, um so geringer ist die prozentuelle Steigerung, die der Energieumsatz durch eine verhältnismäßig gleich große und in ihrer Form gleich bedeutsame Muskeltätigkeit erfährt. Die alltägliche Muskelarbeit für die Bewegung des eigenen Körpers spielt mithin im Gesamtkraftwechsel des Kindes eine viel geringere Rolle als beim erwachsenen Organismus. Das Kind muß für die Bezahlung seiner Bewegungen einen viel kleineren Energieverbrauch daransetzen im Verhältnis zu den Kosten des Grundumsatzes als der große Organismus des erwachsenen Menschen. Damit wird es auch erklärlich, daß sich das Kind im Spielalter den ganzen Tag in rastloser Tätigkeit bewegen kann, was bei einem Erwachsenen unmöglich wäre. Und es wird auch verständlich, wenn bei Kraftwechseluntersuchungen kleiner Kinder der Ruhe-Nüchternumsatz durch sichtbare Muskelunruhe nur wenig erhöht wird, während erwachsene Menschen unter solchen Umständen recht beträchtliche Verfälschungen des Ruhe-Nüchternumsatzes aufweisen.

Die Erklärung für diese Verhältnisse liegt nicht darin, daß die Kosten der Arbeit verschieden hoch wären; das Kind wie der Erwachsene müssen jedes Kilogrammeter geleisteter Arbeit mit ungefähr der gleichen Calorienmenge bezahlen. Der Unterschied beruht vielmehr darauf, daß die gewohnte Muskeltätigkeit für das Kind eine weit geringere energetische Leistung darstellt als beim Erwachsenen. Eine rein physikalische Betrachtungsweise vermag diese Verhältnisse als ein mechanisches Problem aufzuklären. Die bei der Körperbewegung geleistete Arbeit ist eine Größe der 4. Dimension, da sie aus Gewicht mal Weg entsteht. Die Arbeit bzw. der ihr entsprechende Energieverbrauch wird mit abnehmenden Körperdimensionen nach der Größenordnung einer 4. Potenz kleiner, während der Grundumsatz, mit dem die Arbeitskosten verglichen werden, nur nach der 2. Potenz kleiner wird. In dieser ungleichmäßigen Abnahme liegt die Erklärung dafür, daß die zwar in ihrer Form gleiche Tätigkeit beim Kind eine relativ weit kleinere energetische Leistung darstellt als beim Erwachsenen.

Während also beim Erwachsenen der Tagesverbrauch in seiner Größe hauptsächlich durch Grundumsatz und Arbeitskosten bestimmt wird, spielt die Bezahlung der Muskeltätigkeit beim Kind energetisch eine kleinere Rolle und der Überschuß der zugeführten Nahrung wird für Wachstum und Ansatz frei.

Der gesamte Tagesumsatz.

Unsere jetzige Art der Kraftwechseluntersuchung ist in mancher Hinsicht unzulänglich, da sie nur die Bestimmung des Grundumsatzes und eventuell der spezifisch dynamischen Wirkung vornimmt. Sie gibt kein Bild über den so wichtigen und umfangreichen Anteil der Arbeitskosten am Gesamtstoffwechsel. Ein Schreiber und ein Arbeiter können denselben Grundumsatz aufweisen, während der Tagesstoffwechsel des Arbeiters vielleicht doppelt so groß ist als der des sitzend tätigen Beamten. Bei den klinischen Untersuchungen bleibt die Größe des Gesamtstoffwechsels verborgen, da meist nur in einem kurzfristigen Versuch der Grundumsatz festgestellt wird. Wie wichtig aber die Verhältnisse des Gesamtstoffwechsels sind, zeigt das Beispiel der Faulheitsfettsucht.

Wir haben bis jetzt keine einfachere Methode, den Gesamtstoffwechsel zu beurteilen, als die Berücksichtigung der Nahrungszufuhr im Vergleich mit der Gewichtskurve. Für das Säuglingsalter haben wir seit jeher gute Kenntnisse über die zum guten Gedeihen nötige Nahrungsaufnahme, und wir können uns über den Gesamtstoffwechsel und seine Komponenten in diesem Alter einigermaßen ein Bild machen.

Eine ziemlich schematisierte Schätzung gibt für die Verhältnisse des Kindes im Vergleich mit denen des Erwachsenen folgenden Verteilungsschlüssel für die Verwendung der zugeführten Energiemengen. Bei mäßig reichlichem Kostmaß entfallen schätzungsweise von der zugeführten Energie:

	beim Kind	beim Erwachs.
auf den Grundumsatz	60%	60%
auf Wachstum und Ansatz	15%	0%
auf die spezifisch dynamische Wirkung	0—5%	10%
auf die Arbeit für die Körperbewegung	15%	25%
auf Verluste durch Exkrete	5—10%	5%

Die Werte beim Erwachsenen gelten nur für Menschen mit geringer körperlicher Beschäftigung. Und doch ist der Anteil der „motorischen Calorien" größer als beim Kind, da die Bewegung des eigenen Körpers beim Erwachsenen auch relativ eine größere Arbeit bedeutet als beim Kind. Wachstum und Ansatz fallen bei einem erwachsenen Menschen, der sich im Stoffwechselgleichgewicht befindet, naturgemäß weg, dagegen sind die Verluste durch die spezifisch-dynamische Wirkung bedeutender als beim Kind. Allgemein werden die Nahrungsstoffverluste in den Exkreten insbesondere für das Kleinkind höher angenommen als beim Erwachsenen, doch bedarf dieser Punkt noch eingehender Untersuchungen.

Die Kosten für alle energetischen Lebensfunktionen im Verlauf von 24 Stunden sind mit einer Calorienmenge anzusetzen, welche den Wert des Grundumsatzes um etwa $^2/_3$ seines Betrages übertrifft. Das über diese Energiemenge zugeführte Nahrungsquantum wird zum Wachstum und zum Fettansatz verwendet.

Der Nahrungsbedarf.

Eine ganze Reihe von Methoden sind bekannt, um den Calorienbedarf des Menschen in verschiedenen Lebensaltern und je nach seiner Lebensweise vorzuschreiben. Der erste wissenschaftliche Versuch, Säuglinge kalorisch richtig zu ernähren, geht auf RUBNER und HEUBNER zurück. Von HEUBNER stammt der Begriff des Energiequotienten. Der Energiequotient entsteht durch Division der pro Tag aufgenommenen großen Calorien durch das Körpergewicht in Kilogramm. Er soll beim Säugling im ersten Quartal 100 betragen, im zweiten 90, im dritten 80, im vierten 70 Calorien. Aber es gibt z. B. schon gleich nach der Geburt Fälle von abweichendem Verhalten von den normierten Größenordnungen des Energiequotienten. So wurde z. B. der Energiequotient der Frühgeburt bedeutend höher als der des ausgetragenen normalgewichtigen Kindes angenommen (was aber sicher nur für einen Teil der Fälle richtig ist). Vom theoretischen Standpunkt aus ist der Nahrungsbedarf überhaupt nicht einer 3. Potenz, wie dem Körpergewichte, proportional, sondern stellt vielmehr eine Flächenfunktion dar. Wenn man aus der energetischen Flächenregel die praktischen Konsequenzen zieht, muß man sinngemäß auch die Quantität der Nahrungszufuhr auf eine Fläche beziehen, also angeben, wie groß die für das Gedeihen nötige Calorienmenge etwa pro Quadratmeter Körperoberfläche ist. Im PIRQUETschen Ernährungssystem wird zum erstenmal die Nahrungszufuhr folgerichtig auf eine Flächenfunktion bezogen. Und zwar verwendet PIRQUET als „Ernährungsfläche" das Quadrat der Sitzhöhe (die Sitzhöhe ist die Entfernung des Scheitels von der Unterstützungsfläche beim aufrecht sitzenden Menschen). Es werden je nach Alter, Beschäftigung und äußeren Lebensbedingungen verschieden große Anteile des Sitzhöhequadrates in Calorien bzw. in Milcheinheiten (Nem) als Nahrung zugeführt, um den verschiedenen Funktionen des Organismus gerecht zu werden.

Für die praktische Nahrungsverschreibung hat PIRQUET die

Begriffe Minimum, Maximum, Optimum und Äquum eingeführt; damit sind Nahrungsquantitäten zum Ausdruck gebracht, welche die Kosten für bestimmte Körperfunktionen decken.

Unter Nahrungs*minimum* versteht man diejenige Nährwertmenge, die einem Individuum in 24 Stunden zugeführt werden muß, damit es bei völliger Muskelruhe sein Körpergewicht erhalten kann. Die zugeführte Nährwertmenge dient in diesem Falle nur zur Aufrechterhaltung der allernotwendigsten Lebensfunktionen, der sogenannten „inneren Arbeit" (Atmung, Blutkreislauf, Verdauung); das Nahrungsminimum bezahlt ungefähr die Kosten des Grundumsatzes. Wird weniger als das Minimum an Nahrung zugeführt (bei Nahrungsmangel oder Appetitlosigkeit), oder wird bei Darreichung des Minimums Arbeit geleistet, so wird das betreffende Individuum an Körpergewicht abnehmen müssen, weil es eigenes Körpergewebe (Fett, Muskel) einschmelzen wird, um den Entgang an zugeführter Nahrung zu kompensieren.

Unter Nahrungs*optimum* versteht man diejenige Nährwertmenge, die einem Menschen unter Berücksichtigung seiner Betätigung, seiner täglichen Arbeitsleistung, des dem Alter entsprechenden Wachstums und der wünschenswerten Veränderung im Körpergewicht (Fettansatz oder Gewichtsabnahme) verordnet wird. Während man das Nahrungsminimum bei einem und demselben Individuum als feststehende Größe annehmen kann, hängt das Nahrungsoptimum von verschiedenen Umständen ab: es kann z. B. bei einem schwerkranken Kinde bis an das Minimum herunterreichen, bei demselben Kinde aber in gesunden Tagen, wenn das Kind lebhaft ist, in einer starken Wachstumsperiode sich befindet und viel Bewegung macht, fast dem *Maximum*, d. i. der größten 24stündigen Nährwertmenge, die noch vom Darm ohne Überlastung resorbiert werden kann, gleichkommen.

Unter Nahrungs*aequum* versteht man jene Nährwertmenge, die man einem Menschen in 24 Stunden bei gewohnter Betätigung des Körpers (Bewegung, Arbeit) zur Erhaltung des Körpergewichtes zuzuführen hat. Die Differenz gegenüber dem Nahrungsoptimum entspricht jener Quote der Nahrungszufuhr, die dem Fettansatz dient. Das Aequum wechselt also je nach der Muskeltätigkeit; Männer ohne körperliche Arbeit z. B. bleiben bei einem Verzehr von durchschnittlich 2300 Calorien im gleichen Körpergewichte, bei mittlerer Arbeit brauchen sie dazu 3000 Calorien, bei schwerer Arbeit 3660 Calorien und darüber.

Im PIRQUETschen System wird, wie schon erwähnt, die notwendige Nahrungsmenge aus dem Sitzhöhequadrat berechnet. Das Studium der spontan aufgenommenen Nährwertmengen in Beziehung zu dieser individuell verschiedenen Körperabmessung hat ergeben, daß das Nahrungsmaximum soviel Nem oder so viel mal 0,66 Calorien beträgt, als die Ernährungsfläche, d. i. das Sitzhöhequadrat, Quadratzentimeter besitzt. Das Maximum der Tagesnahrung bei einem Säugling von 40 cm Sitzhöhe würde also 1600 Nem oder 1066 Calorien betragen. Das Maximum entspricht ungefähr dem dreifachen Calorienwert des Grundumsatzes.

Die Höhe des Aequums liegt bei Kindern je nach ihrer Lebhaftigkeit zwischen 133 und 200% ihres Grundumsatzes. Auch der Fettbestand hat einen bedeutenden Einfluß auf die Höhe des Aequums. Die Erhaltung eines größeren Fettbestandes kostet Calorien (Plethopyrose), während z. B. die Frühgeburt nicht nur wegen ihrer Muskelruhe, sondern auch wegen ihrer Fettlosigkeit ein auffallend niedriges Aequum zeigt. (Unsere Beobachtungen zeigten für Frühgeburten öfter einen Energiequotienten, der unter 100 war, als einen erhöhten Wert, wie die landläufige Meinung annimmt.)

Für die Feststellung des *Optimums* ist es maßgebend, ob eine Zunahme oder Abnahme des Körpergewichtes gewünscht wird. Da es sich bei einer Nahrungsverordnung meist um zu magere Kinder handelt und überdies alle Kinder im Wachstum begriffen sind, so wird man das Optimum gewöhnlich größer als das Aequum annehmen müssen, und zwar sind dem Aequum etwa 33% bis 66% vom Calorienwerte des Grundumsatzes hinzuzurechnen. Zum Minimum, das ja der Höhe des Grundumsatzes entspricht, wären hingegen zur Erreichung des Optimums 66% bis 133% des Grundumsatzes dazuzugeben. Der Zuschlag zum Minimum wird nach folgendem Schlüssel berechnet:

Jedes Kind erhält für Wachstum 33% des Grundumsatzes
Säuglinge und magere Kinder für Fettansatz 33—66% „ „
Kinder nach dem 6. Monat für Sitzen 33% „ „
Kinder nach dem 1. Jahr für Stehen u. Laufen 33—66% „ „

Bei Erwachsenen fällt der Wachstumszuschlag weg, ebenso,

falls es sich nicht um Rekonvaleszente nach schweren Krankheiten handelt, der Zuschlag für Fettansatz.

Zusammengefaßt ist die übliche Nahrungszufuhr *in Prozenten des Grundumsatzes* in den verschiedenen Lebensaltern des normalen Kindes folgende:

in der 1. Lebenswoche und bei Frühgeburten: von 33% ansteigend auf 133%
von der 2. Woche bis zu 3 Monaten: 166%
zwischen 4 Monaten und 6 Monaten: 200%
vom 7. Monat bis zum 14. Jahr: 233%.

Der Wärmehaushalt.

Die Rolle der Wärmebildung beim Stoffwechsel.

Der Zweck des Zellstoffwechsels ist nicht die Wärmebildung, sondern die Unterhaltung des Lebensprozesses. Die Zelle lebt und arbeitet, wie wir schon erwähnt haben, durch die Umformung von „potentieller" Energie in „kinetische" Energie, wobei die Wärme Abfallsprodukt und Endzustand der Energieumwandlung bedeutet. Die chemische Energie der Nahrungsmittel wird auf dem Wege über Formen kinetischer Energie schließlich in Wärmeenergie übergeführt. Dieser Prozeß verschafft der Zelle die Fähigkeit zu den Lebensfunktionen. Von Wärmezufuhr allein kann die Zelle nicht leben. NOORDEN hat diese für das Verständnis der Kraftwechselvorgänge überaus wichtige Erkenntnis folgendermaßen formuliert: „Das Leben, das in einer Zelle durch die mit Wärmeentwicklung einhergehende Oxydation unterhalten wird, kann nicht durch die von anderen Zellen gebildete oder von außen zugeführte Wärme erhalten werden. Zur Erhaltung normaler Funktionen ist ein gewisser chemischer Umsatz nötig, die Wärmebildung ist ein nebenher laufender Vorgang, nicht der primäre. Für gewöhnlich regelt nicht der Wärmeverlust als primärer Faktor die Wärmebildung, sondern umgekehrt der Verlust paßt sich der mit den Leistungen des Organismus wechselnden Wärmebildung an."

Die bei der Lebenstätigkeit abfallende Wärmemenge wird allmählich frei, entsprechend dem stufenförmigen Abbau der Nahrungsstoffe. Die großen Moleküle, insbesondere von Eiweiß und Fett, durchlaufen eine Reihe von intermediären Zwischenstufen, bis sie zu ihren Endformen aufgespalten sind. Infolgedessen wird ihre verfügbare Energie nicht mit einem Male schlagartig in Freiheit gesetzt, sondern es ergibt sich ein länger dauernder gemäßigter Energiestrom. Bei einer derartigen ziemlich gleichmäßigen Wärmeproduktion kommt im Verein mit den gleichbleibenden Wärmeabflußmöglichkeiten ein bestimmter Grad der Erwärmung des Organismus zustande. Beim Warmblüter stellt sich somit die Körpertemperatur als eine sekundäre Erscheinung dar, als eine Folge der gegebenen Lebensintensität. Da der dabei auftretende Grad der Körperwärme anscheinend optimale Lebensbedingungen mit sich bringt, so wird dieser Zustand durch Regulationen dauernd aufrecht erhalten; die komplizierten höheren Organfunktionen des Warmblüters setzen eine konstante Körpertemperatur voraus.

Wärmebildung und Wärmeabfluß.

Im ersten Kapitel haben wir die Vorgänge kennengelernt, durch welche im Körper fortlaufend Wärme entsteht. Soll der Wärmebestand des Körpers (und damit seine Temperatur) nicht andauernd steigen, so muß ununterbrochen Wärme den Körper verlassen. Dies geschieht in erster Linie durch Leitung und Strahlung, und zwar mit um so größerem Effekt, je kälter die Umgebung ist. Daneben kann aber der Organismus Wärme auch durch Wasserverdunstung abgeben, eine Regulation, welche selbst bei Außentemperaturen, die oberhalb der Körperwärme liegen, wirksam ist. Wärmeproduktion und Wärmeverlust haben sich im Laufe der phylogenetischen Entwicklung aufeinander eingestellt, so daß ihre Äquilibrierung meist keiner eingreifenden Regulation bedarf. Für die Wärmemenge, welche bei der Bestreitung der Bedürfnisse des Grundumsatzes entsteht, genügen fast immer die Abflußmöglichkeiten, welche ohne besondere Inanspruchnahme der Wärmeregulation vorhanden sind. Steigt aber die Wärmebildung durch Muskelarbeit oder nach reichlicher Nahrungszufuhr beträchtlich an, so gelingt die rasche Wärmeabwälzung nur bei Eröffnung neuer Abflußmöglichkeiten.

Eine Steigerung der Verbrennungen lediglich zum Zwecke der Erhaltung der gegebenen Körpertemperatur ist unter den gewöhnlichen Lebensbedingungen nur selten erforderlich. Die Verhältnisse sind vielmehr derart, daß viel öfter mehr Wärme gebildet wird, als bei ruhender Wärmeregulation abfließen kann. Dies gilt wenigstens für den tätigen Erwachsenen und für das spielende Kind. Der junge Säugling, der den größten Teil der Zeit schläft oder ruhig daliegt, kann bei niedriger Umgebungstemperatur eher in die Lage kommen, mehr Wärme zu verlieren als gebildet wird.

Der Schutz gegen Wärmeverlust.

Der Schutz gegen Wärmeverlust besteht beim Menschen in den Haaren und im subcutanen Fett. Die Bedeutung der Haare in dieser Hinsicht liegt in der großen Menge stagnierender Luft, welche zwischen ihnen eingeschlossen ist. Diese Luft verzögert die Wegleitung der Wärme vom Körper. Ebenso ist das subcutane Fett ein schlechter Wärmeleiter; eine auch nur 3 mm dicke Fettschicht verringert den Wärmeverlust von der Haut um mehr als 50%.

Da der menschliche Körper über kein genügendes Haarkleid verfügt, bedarf er der künstlichen Bedeckung, um die Körperwärme zu erhalten, wenn die Umgebungstemperatur niedriger als 27° oder 28° ist. Oberhalb dieser Temperatur kann der nackte Körper seinen Wärmebestand erhalten. Die Kleider dienen in derselben Weise wie die Haare dazu, die Wegbewegung der warmen Luft vom Körper zu vermindern. Auch die Wärmestrahlung ist durch die Kleider reduziert. Alle diese Fragen sind besonders bedeutungsvoll für das ganz junge Kind, dessen Wärmeregulation noch nicht voll entwickelt ist und dessen relativ große Körperoberfläche dem Wärmeverlust besonders stark ausgesetzt ist. Beim älteren und größeren Kind gestalten sich diese Faktoren günstiger, wozu noch die Vermehrung der Menge des wärmebildenden Protoplasmas kommt, welche mit der schnellen Entwicklung des Muskelgewebes gegeben ist.

Ein ausgleichender Wärmeschutz zugunsten des Säuglings ist darin gelegen, daß der gesunde Säuglingskörper einen namhaften Fettgehalt aufweist, der im Gegensatz zum Erwachsenen weniger in den inneren Fettlagern aufgespeichert ist, denn als Fettmantel gleichmäßig unter der Haut verteilt ist und als schlechter Wärmeleiter Schutz vor Wärmeverlusten bietet.

Viel ungünstiger steht es in dieser Beziehung mit der Frühgeburt. Je vorzeitiger sie geboren wird, um so weniger Fett enthält ihre Hautdecke, da die Fettablagerung im fetalen Organismus erst in den letzten Wochen der Schwangerschaft vor sich geht. Die reichlichere Lanugobehaarung bietet kaum einen nennenswerten Ersatz. Da die Lebensäußerungen und die damit verbundene Wärmebildung in dem noch unreifen Körper schwach sind, kommt es leicht zu unternormalen Körpertemperaturen.

Haarkleid und Fett sind anatomische Gegebenheiten, welche innerhalb kurzer Zeit ausschlaggebende Änderungen nicht erleiden können. Für rasche Änderungen in der Wärmebilanz verfügt der Organismus über Einrichtungen, welche den Wärmeabfluß in kurzer Zeit weitgehend erleichtern oder drosseln können. Die Benutzung dieser Einrichtungen ist die Wärmeregulation.

Die Wärmeregulation.

Da der Mensch ein monothermer Warmblüter ist, für den die Erhaltung einer gleichbleibend hohen Körperwärme eine Lebenswichtigkeit darstellt, muß er, wie erwähnt, über Regulationen verfügen, welche bei rasch wechselnden Umweltsbedingungen den Wärmebestand des Körpers in engen Grenzen unverändert erhalten. Soweit diese Regulationen die Wärme*bildung*, d. h. die Verbrennungen betreffen, werden sie chemische Wärmeregulation genannt, soweit sie die Wärme*abgabe* regeln, heißen sie physikalische Wärmeregulation, da sie auf rein physikalischen Prozessen (Wärmeleitung, Wasserverdunstung) gegründet sind.

Die bei Kälte und bei Wärme in Aktion gebrachten Vorrichtungen der *physikalischen Wärmeregulation*, welche die Geschwindigkeit des Wärmeabflusses regeln, sind immer die prinzipiell gleichen, sie bestehen einerseits im Spiel der Hautcapillaren, welche wie ein Kühlröhrensystem wirken, und anderseits in der wärmebindenden Kraft der Wasserverdunstung. Dabei spielen Wasserverschiebungen von der Haut nach den tiefer gelegenen Organen oder umgekehrt eine große Rolle. Bei Kälteeinwirkung (wie auch im Fieber) wird durch eine Kontraktion der Hautgefäße der Wassergehalt der Haut geringer und infolgedessen sinkt die Wärmeabgabe von der Haut durch Verminderung der perkutanen Perspiratio insensibilis. Wenn sich die Blutgefäße der Haut (oder irgendeines Gewebes) erweitern, so verläßt mehr Wasser die Blutbahn und das dazwischen liegende Gewebe wird wasserreicher. Damit ist auch von seiten des Körpers die Vorbedingung für eine erhöhte perkutane Perspiratio insensibilis gegeben. Die Wasserverschiebung von der Haut nach innen muß besonders hervorgehoben werden, da mit ihr das schlechte Aussehen der kranken Kinder zusammenhängt. Kontraktion der Hautblutgefäße oder Schließung einer großen Zahl blutführender Capillaren bewirkt ein Abwandern des Wassers nach tieferen Geweben, vielleicht besonders in die Muskeln. Blässe, schlechter Turgor und runzeliges, verfallenes Aussehen sind die Folge. Besteht Fieber, so gehen diese Veränderungen im Vasomotorensystem vielleicht nicht nur durch Vermittelung der Wärmeregulation vor sich, sondern es ist auch mit einer direkten Einwirkung der Infektion auf die Vasomotoren zu rechnen, und diese ist es, welche wir bei schweren Infektionen fürchten.

Neben der perkutanen Wasserverdunstung, die außer von der Hautdurchblutung sowie dem Wassergehalt der Haut von der Umgebungstemperatur abhängt, kommt es bei höheren Lufttemperaturen — etwa über 30—33⁰ — je nach Luftfeuchtigkeit und anderen Umständen zu rasch zunehmender Schweißbildung. Beim Jugendlichen mit seinen funktionstüchtigen, stark erweiterungsfähigen Gefäßen wird die trockene Wärmeabgabe und die Perspiratio insensibilis oft genügen, während die rigideren Gefäßwände beim Alternden eine starke Hautdurchblutung unmöglich machen, so daß die physikalische Wärmeregulierung überdies der Schweißbildung bedarf.

Die dagegen quantitativ zurücktretende Wasserdampfabgabe und Wärmebindung durch die Lunge hängt in erster Linie von der Ventilationsgröße ab.

Die physikalische Wärmeregulation ruht nie; sie löst bei gewissen „mittleren" Temperaturen (30—33⁰), welche je nach Gewohnheit individuell verschieden sind, für den Körper keine Empfindungen aus, bei höheren Temperaturen ist sie mit Hitzegefühl, bei niedrigeren Temperaturen mit Kältegefühl verknüpft. Auffallend ist das geringe Kältegefühl der Kinder, welches die Bedürfnisse des Körpers nicht signalisiert, so daß dadurch Unterkühlungen möglich werden.

Das Spiel der physikalischen Wärmeregulation beeinflußt, praktisch genommen, die Höhe des Grundumsatzes nicht.

Umstritten ist die Frage der *chemischen Wärmeregulation*, die Frage, ob im ruhenden nüchternen Organismus durch Änderungen in der Umgebungstemperatur Stoffwechseländerungen bewirkt werden. GESSLER weist mit Recht darauf hin, daß in dieser Angelegenheit die Interpretation des Begriffes Ruhe von größter Bedeutung ist. Die engste und allein eindeutige Fassung des Begriffsinhaltes der chemischen Wärmeregulation müßte besagen, daß es unter dem Einfluß des auf Nervenbahnen fortgeleiteten

Kältereizes zu einer Stoffwechselsteigerung lediglich zum Zwecke der Wärmebildung kommt, und zwar in vollkommen ruhenden Zellen, ohne daß dabei eine spezifische Funktion (z. B. Kontraktion der Muskelzellen) auftritt. Diese Stoffwechselsteigerung müßte ähnlich wie etwa beim Hyperthyreoidismus eine reine Grundumsatzsteigerung sein. Die Existenz einer in diesem Sinne aufgefaßten chemischen Wärmeregulierung scheint durch die vorliegenden Untersuchungen nicht erwiesen.

Wenn durch kalte Außentemperaturen eine Steigerung des Stoffwechsels entsteht, so ist der Vorgang dabei folgender: Der Kältereiz bewirkt, sicherlich vollkommen unwillkürliche und rein reflektorische, mehr minder sichtbare Spannungen und Zuckungen in der Muskulatur, zugleich ist aber auch eine unangenehme Kälteempfindung vorhanden. Diese bewußte Kälteempfindung scheint die Voraussetzung für die Muskeltätigkeit zu sein. Wird diese Kälteempfindung z. B. durch tiefen Schlaf ausgeschaltet, so kommen keinerlei Muskelzuckungen und Frostzittern zustande und die Stoffwechselsteigerung bleibt aus. Die auf den Kältereiz entstehende Steigerung der Wärmebildung wird nicht bei absoluter Zellruhe erreicht, sondern ist mit Zelleistungen verbunden. Wir glauben daher, daß die auf Kältereiz eventuell entstehende Stoffwechselsteigerung nicht in den enggefaßten Begriff der chemischen Wärmeregulierung gehört und diese daher nicht beweist. Wir glauben, daß man diese Stoffwechselsteigerung nicht als Grundumsatzsteigerung bezeichnen kann, da sie mit Muskelaktionen verknüpft ist, daß sie vielmehr ebenso einen Leistungszuwachs durch vollbrachte Arbeit darstellt wie die gut sichtbaren willkürlich durchgeführten Muskelbewegungen eines frierenden Menschen. Daß sich ein frierender Organismus die Wärmebildung durch die Muskeltätigkeit und durch die spezifisch-dynamische Wirkung großer Nahrungsmengen instinktiv zu verschaffen sucht, gehört nicht in das Gebiet der chemischen Wärmeregulation.

Auch diejenigen Beobachtungen, welche in den Tropen und im Sommer eine etwas geringere Stoffwechselintensität ergeben als bei gemäßigter Umgebungstemperatur, sind nicht schlüssig, da in der Hitze die Ernährung aus verschiedenen Gründen quantitativ und qualitativ naturgemäß eine ganz andere ist als in der Kälte. Und wir wissen, daß beides, die gewohnheitsmäßig genossene Nahrungsquantität sowie die Nahrungsqualität einen großen Einfluß auf die

Höhe des Grundumsatzes hat, und daß die hierbei auftretenden Ausschläge des Stoffwechsels die klimatisch bedingten Kraftwechselunterschiede leicht erklären können.

Die Wärmebildung im Körper ist in ihrem Ausmaß durch die Vorrichtungen der Wärmeregulation in weitem Umfang gegen die Einwirkungen der Außentemperatur geschützt. Erst wenn die Fähigkeiten der Wärmeregulation erschöpft sind, gewinnt die Außentemperatur einen Einfluß auf die Körperwärme und damit auch auf die Intensität des Stoffwechsels. Die thermischen Reize können auf zwei Wegen wirksam werden. Der durch Vermittelung der Hautnerven zur Geltung kommende Einfluß von Kälte und Wärme mobilisiert die Wärmeregulation. Wenn dagegen die Kälte beim Versagen der Wärmeregulation zu einer Senkung der Körper- bzw. der Bluttemperatur geführt hat, so setzt sie den Stoffwechsel herab, während Wärmezufuhr mit einer Erhöhung der Körpertemperatur den Stoffwechsel steigert. Die Kraftwechselintensität ändert sich dann nach denselben Gesetzen wie beim Fieber. Die Außentemperatur kann bei Muskelruhe nur auf dem Umweg über Veränderungen der Körpertemperatur auf das Ausmaß der Oxydationen wirken.

Der Einfluß der Körpertemperatur auf den Stoffwechsel.

Von der Körpertemperatur ist die Intensität des Stoffwechsels in hohem Maße abhängig. Dies zeigt sich besonders deutlich beim Kaltblüter, wo durch große Temperaturunterschiede große Ausschläge beobachtet werden können, aber ebenso eindeutig auch beim Warmblüter, wo bei Unterkühlung (Winterschlaf) und bei Überhitzung und insbesondere im Fieber entsprechende Änderungen in der Intensität des Stoffwechsels zu beobachten sind. Es zeigt sich, daß der Energieumsatz wie alle chemischen Reaktionen der VAN 'T HOFFschen Regel folgt, wonach mit steigender Temperatur die Reaktionsgeschwindigkeit bzw. das Ausmaß der Reaktion zunimmt. DU BOIS studierte bei Fieber verschiedener Ätiologie die Beziehungen zwischen Temperaturanstieg und Stoffwechselsteigerung und fand, daß die überwiegende Mehrzahl der untersuchten Fälle dem VAN'T HOFFschen Gesetz folgen. Er berechnet die auf jeden Grad Temperaturerhöhung entfallende Kraftwechselsteigerung mit 13% des Grundumsatzes, was mit PFLÜGERs Feststellung ziemlich identisch ist, der diese Quote mit 10% angenommen hatte.

Für den kindlichen Organismus ist zu bedenken, daß mit abnehmenden Dimensionen die Masse im Verhältnis zur Oberfläche immer kleiner wird. Da die Wärmeproduktion rechnerisch ungefähr der Oberfläche entspricht, während die Masse das zu erwärmende Substrat darstellt, so ergibt sich, daß um so kleinere Stoffwechselsteigerungen zur Hervorbringung einer bestimmten Temperaturerhöhung nötig sind, je kleiner der Organismus ist. HARI hat dafür durch entsprechende Berechnungen und Untersuchungen den Beweis erbracht. Die klinische Beobachtung bestätigt, daß das Kleinkind leichter und häufiger fiebert als der Erwachsene.

Auch den *umgekehrten* Ablauf kann man als zu Recht bestehend annehmen. Das leichte Unterkühlen von Frühgeburten läßt sich dann (neben der mangelhaften Wärmeregulation) dadurch erklären, daß bei deren geringer Körpermasse eine verhältnismäßig geringe Stoffwechselherabsetzung genügt, um die Körpertemperatur beträchtlich absinken zu lassen.

Wärmeregulation und Fieber.

Beim Fieber scheint es sich, wie man jetzt immer deutlicher erkennt, um einen zweckmäßigen und nützlichen Vorgang zu handeln, der nicht auf einer Schwäche und Störung, sondern auf einem vom Organismus zielvoll herbeigeführten Erregungszustand der wärmeregulierenden Werkzeuge beruht (GESSLER). Die Wärmeregulation arbeitet bei dieser „Einstellung auf ein erhöhtes Temperaturniveau" mit derselben Genauigkeit wie beim Gesunden.

Die Grundlage des Fiebers ist die Stoffwechselsteigerung; sie ist der Ausdruck der erhöhten Tätigkeit aller für die Abwehr wichtigen Organe. Die Stoffwechselsteigerung ist das Primäre, sie ist schon in der Inkubationszeit vorhanden, wo die Temperatur noch normal ist. Wahrscheinlich ist aber die Temperatursteigerung nicht nur die Folge der Stoffwechselsteigerung, sondern ein für die Überwindung der Krankheit nützlicher Behelf, den sich der Körper durch die Einschränkung der Wärmeabgabe sicherstellt. Wie dieser Behelf wirkt, ist nicht klar, vielleicht in dem Sinn, daß die erhöhte Temperatur den Ablauf der chemischen Stoffwechselreaktionen erleichtert und beschleunigt. DU BOIS hat den Zusammenhang von Temperatursteigerung und Stoffwechselsteigerung entsprechend dem VAN'T HOFFschen Gesetz bei Fiebern verschiedener Genese, wie schon erwähnt (S. 53), gezeigt.

Es ist wahrscheinlich, daß sich nicht alle Gewebe mit einer erhöhten Tätigkeit an der Abwehr der Krankheit beteiligen. Funktionen, die augenscheinlich für die Überwindung der Krankheit nichts leisten können, wie die willkürliche Muskeltätigkeit, ruhen ganz. Auch die höheren cerebralen Funktionen ruhen. Dagegen haben die Lymphdrüsen eine recht gesteigerte Tätigkeit, wie man an der Stoffwechselsteigerung lymphatischen Gewebes, die KELLER gezeigt hat, merken kann.

Das Intendierte der fieberhaften Temperatursteigerung zeigt sich darin, daß sie, wenn einmal vorhanden, mit großer Genauigkeit durch die Einrichtungen der Wärmeregulierung erhalten wird. Die Wärmeregulierung paßt dabei mit der gleichen Exaktheit wie beim Gesunden die Wärmeabgabe an die Wärmeproduktion an. Inkongruenzen gibt es nur beim Fieberanstieg und im Fieberabfall, aber auch diese verlaufen anscheinend zweckmäßig.

Die Wärmeregulation im Schlaf.

Der Schlaf des Kindes, insbesondere des Säuglings und Kleinkindes, ist längerdauernd und tiefer als beim Erwachsenen. Andererseits ist das junge Kind nicht imstande, sich bewußt durch Einhüllen vor Wärmeverlusten zu schützen. Es ist daher von Interesse zu wissen, wie sich die Ansprechbarkeit der Wärmeregulation, vor allem die Abkühlungsreaktion, im Schlaf verhält. Genaue Untersuchungen darüber sind nicht bekannt, es spricht aber einiges dafür, daß im Schlaf die Wärmeregulation gegen Kälte nur ungenügend funktioniert[1]. Gesunde, die ermüdet im Freien in tiefen Schlaf verfallen, erfrieren leicht. In ähnlicher Weise fällt beim Winterschläfer durch Ausschaltung der Wärmeregulation die Körpertemperatur bis fast auf die Umgebungstemperatur ab. Eine hinreichende Sicherheitsmaßregel gegen die Gefahr zu großer Abkühlung im Schlaf liegt darin, daß die Kälte bei normaler Schlaftiefe als intensiver Weckreiz wirkt. Kälteeinwirkung wird vom Menschen als sehr unangenehmes Gefühl empfunden. Die Regulation gegen Erwärmung geht dagegen auch im Schlaf vor sich. Schweißausbruch während des Schlafes zeigt dies. Wenn die

---

[1] Dies würde wohl gegen das Vorhandensein einer reflektorischen chemischen Wärmeregulierung sprechen und vielmehr zeigen, daß vor allem bewußte Muskelaktionen bei starken Kälteverlusten die Wärmeproduktion steigern müssen.

Erwärmung nicht übermäßig hohe Grade erreicht, wird durch sie der Schlaf nicht unterbrochen. Die Beobachtung zeigt nun, daß das schlafende Kind gegen Kältereiz weniger empfindlich ist als der Erwachsene. Es wacht nicht so leicht auf, wenn es sich aufdeckt. Unreife der Wärmeregulation und größere Schlaftiefe sind die Ursachen. Häufigere Erkältungskrankheiten sind die Folge.

Die Unreife der kindlichen Wärmeregulation.

Beim Kind arbeitet die physikalische Wärmeregulation oft nicht so prompt wie beim Erwachsenen; insbesondere beim Neugeborenen und beim jungen Säugling sind die Einrichtungen noch wenig entwickelt. Bei niedriger Außentemperatur und mangelhafter Bedeckung können Unterkühlungen vorkommen und bei großer Hitze oder unzweckmäßig starker Einhüllung kommt es eventuell zu Wärmestauung mit erhöhter Körpertemperatur. Nur bei mittlerer Umgebungstemperatur ist der Säuglingsorganismus imstande, seine Eigenwärme auf normaler Höhe konstant zu erhalten.

Die Haut, ein wichtiges Organ der physikalischen Wärmeregulierung hat ihre volle Funktionsfähigkeit noch nicht erreicht. Am meisten entwickelt ist die Fähigkeit, die Durchblutung der Haut zu verändern. Durch Kontraktion der Blutgefäße wird die Wärmeabgabe an der Oberfläche gedrosselt und die Grenze der höher erwärmten Körpermasse von der Haut zum Unterhautfett verlegt, dessen Wärmeleitungsvermögen sehr viel gringer ist. Von der blassen und kühlen Haut ist der Wärmeabfluß wegen des geringen Temperaturgefälles nach außen kleiner als von einer geröteten heißen Haut, in der nicht nur der Blutstrom beschleunigt ist, sondern auch die Zahl der offenen Blutcapillaren groß ist, wie die Hautfarbe bezeugt. Da der Frühgeburt das Unterhautfettgewebe fehlt, ist bei ihr die Gefahr der Unterkühlung besonders groß.

Die Fähigkeit zur sichtbaren Schweißabsonderung fehlt in den ersten Lebenswochen ganz. Auch das reflektorische Frostzittern, das aufs engste (vermutlich durch die gleichen Reflexbahnen) mit der Wärmeregulation verbunden ist, ist beim Säugling nicht zu beobachten. Sicher verschaffen die Muskelleistungen, die mit dem Schreien verbunden sind, dem frierenden Säugling Wärme. Die Untersuchungen verschiedener amerikanischer Autoren zeigen, daß Schreien den Kraftwechsel recht wesentlich erhöht, im Durchschnitt um 65% des Ruheumsatzes (BENEDICT). MURLIN, CONCLIN und MARSH nehmen als das Mittel eine Erhöhung um 100% an, also eine Verdoppelung des Umsatzes während der Zeit des Schreiens. Ungebärdiges Schreien mit Strampeln kann den Grundumsatz sogar um 200% steigern.

Ein Zeichen der Unreife der kindlichen Wärmeregulierung ist in der größeren Labilität der kindlichen Körpertemperatur gegeben. Die Ursache der größeren Schwankungsbreite der gesunden kindlichen Körperwärme liegt einmal darin, daß die äußeren Lebensbedingungen beim Kleinkind meist nicht so ausgeglichen und durch Gewohnheit angepaßt sind wie beim Erwachsenen. Wird das Milieu mit besonderer Sorgfalt den Bedürfnissen des Kindes entsprechend eingerichtet, so sind die Temperaturschwankungen sehr gering, wie die Monothermie des gesunden Säuglings zeigt. Ein zweiter Grund für die Labilität der kindlichen Temperatur ist eben die anfängliche Unreife der wärmeregulatorischen Einrichtungen, die mit der noch unvollständigen Ausbildung und Funktion der nervösen Apparate, insbesondere des Wärmeregulierungszentrums des Säuglings zusammenhängt und die äußeren Lebensbedingungen einen größeren Einfluß gewinnen läßt als beim Erwachsenen.

Dem unreifen Organismus der Frühgeburt fehlt die Fähigkeit der Wärmeregulierung fast ganz; hohe Außentemperatur führt leicht zu Überhitzung, fehlender Wärmeschutz läßt die Temperatur oft tief absinken (in einem selbst beobachteten Fall mit späterer Erholung bis zu 24°). Die Frühgeburt verhält sich damit ähnlich wie ein poikilothermer Organismus.

Längerdauernde Hypothermie ist aber immer ein Zeichen primär herabgesetzten Stoffwechsels, ob sie nun bei der Frühgeburt auftritt, deren Vitalität unter der normalen Intensität der Lebensäußerungen liegt, oder ob sie als Inanitionshypothermie bei ungenügender Nahrungszufuhr entsteht oder ob sie ein Zeichen der Herabsetzung jeglicher Zellfunktion ist, wenn, wie beim Myxödem, der stimulierende Einfluß der Schilddrüse fehlt.

Die Körpertemperatur des Kindes.

Die durchschnittliche Tagestemperatur im Mastdarm liegt bei etwa 37°; die Schwankungen dieses Wertes gehen von etwa 36,5° in den frühen Morgenstunden bis etwa 37,5° in den frühen Abendstunden. Beim Kind sind die Temperaturschwankungen im Verlauf eines einzelnen Tages und während längerer Zeiträume oft größer als beim Erwachsenen, da Veränderungen in der Lebenstätigkeit, Ruhe und Bewegung, Wachen und Schlaf, Hunger und Verdauung beim Kind die Körperwärme meistens ausgiebiger und schneller beeinflussen als beim Erwachsenen. Daß beim atrophischen Säugling die Körpertemperatur besonders labil ist, ist eine wohlbekannte klinische Beobachtung. Nach BÄRENSPRUNG beträgt die Körperwärme im Kindesalter um etwa 0,3—0,4° mehr als beim Erwachsenen und sinkt allmählich mit zunehmendem Alter.

Der Fetus hat eine nur etwa um 0,3° höhere Temperatur als die Mutter. Bald nach der Geburt, im Anschluß an das Reinigungsbad, sinkt die Körperwärme um etwa 2° ab und kann bisweilen die ganze erste Woche hindurch subnormal sein. Die Ursachen davon sind nicht ganz klar, sie liegen vermutlich in der erst allmählich gelingenden Adaption an das extrauterine Leben. Für die verschiedenen Lebensalter gibt JUNDELL folgende durchschnittlichen Rectaltemperaturen an:

Alter	Temperatur
5— 8 Tage	36,82°
4— 5 Wochen	37,13°
2 Monate	37,12°
6 ,,	37,15°
2— 5 Jahre	36,92°
18—22 ,,	36,85°

Die Körpertemperatur wechselt in ihrer Höhe im Laufe des Tages um etwa 1°—1 1/2°. Bei den gewöhnlichen Lebensgewohnheiten liegt das Minimum zwischen 3^h und 6^h morgens und das Maximum zwischen 5^h und 8^h am Abend. Die Ursache dieser Schwankungen liegt in den wechselnden Beziehungen zwischen Wärmeproduktion und Wärmeverlust. Die Faktoren, welche die Körpertemperatur in dieser Weise beeinflussen, sind die Muskeltätigkeit, die Nahrungsaufnahme, die geistige Tätigkeit, der Schlaf, die Temperatur und Ruhe der Umgebung, das Licht mit seinen reflektorischen Einwirkungen usw. Wenn alle diese Einflüsse wirklich geändert werden, dann wird die astronomische Periodizität der Tagestemperaturkurve aufgehoben. Untersuchungen von LINDHARD in der Polarnacht zeigten, daß die Temperaturkurve allein von den Lebensgewohnheiten und nicht von mystischen, kosmischen Einflüssen bestimmt wird.

Bei starken Wärmeverlusten ist der Körper außerstande, die normale Temperatur zu erhalten; die Störungen in den Körperfunktionen sind um so größer, je tiefer die Temperatur fällt. Die höheren Nervenfunktionen leiden zuerst und der Mensch wird benommen und bewußtlos. Die medullären Zentren halten jedoch das Leben bis zu verhältnismäßig sehr tiefen Temperaturen aufrecht. Erholung wurde noch nach einer Körpertemperatur von $22 \frac{1}{2}^0$ beobachtet. Wir selbst sahen, wie erwähnt, Frühgeburten nach Unterkühlung bis auf 24^0 wieder genesen.

Temperatursteigerungen werden nicht so gut und nur in viel geringerem Ausmaß ertragen; als extremer Fall kann z. B. ein Scharlach angeführt werden, bei dem nach $43,6^0$ noch Genesung eintrat (VINCENT und BLOCH).

Hungernde und unterernährte Kinder haben niedrigere Temperaturen als normal genährte. Die Untertemperaturen sind hier ein Zeichen des herabgesetzten Stoffwechsels bzw. der herabgesetzten Lebensintensität. Nahrungszufuhr, am schnellsten Zucker, bringt die Temperatur zur Norm zurück.

Im Anschluß an die Nahrungsaufnahme ist die Körperwärme erhöht, was mit der Wärmebildung der spezifisch-dynamischen Wirkung zusammenhängt. Bei Eiweißkost ist naturgemäß der größte Anstieg zu beobachten.

Während Muskeltätigkeit kann die Körpertemperatur ansteigen, die Erhöhung beträgt jedoch nur wenige Zehntelgrade. Nach starkem Schreiweinen ist bei Säuglingen diese Beobachtung häufig zu machen („Schreifieber"). Beim gesunden Kind kehrt aber die Körperwärme schon nach kurzer Ruhe wieder zur Norm zurück.

Während des Schlafes fällt die Körpertemperatur oft merklich ab. Die Morgentemperatur ist bekanntermaßen niedriger als die Abendtemperatur.

Temperaturen an verschiedenen Körperpartien.

Die Körpertemperatur ist nicht in allen Teilen des Körpers gleich hoch. An der unbekleideten Haut ist sie nach BENEDICT und SLACK etwa 32^0, an den Hautpartien, welche von Kleidern bedeckt sind, einige Grade höher. Von der Hautoberfläche nach den tieferen Gewebsschichten zu nimmt die Körpertemperatur schnell zu, um in 6—7 cm Tiefe die ungefähre Innentemperatur erreicht zu haben. Bei Temperaturmessungen im Rectum muß also das Thermometer entsprechend tief eingeführt werden. Freilich ist auch im Körperinneren nicht überall derselbe Wärmegrad vorhanden, die Leber z. B. ist über 1° höher temperiert als die Rectaltemperatur. Die Bauchhöhle ist wärmer als die Skelettmuskulatur. In tätigen Organen ist die Temperatur höher als in ruhenden. Temperaturänderungen in irgendeinem Körperteil sind im allgemeinen von gleichsinnigen Änderungen in allen Körperregionen gefolgt.

Über die Hauttemperatur gesunder Kinder haben TALBOT und seine Mitarbeiter Untersuchungen angestellt. Unter normalen Verhältnissen beträgt die Hauttemperatur unter der Kleidung am Rumpf zwischen 35 und 36°, an den entblößten Partien des Körpers, wie schon erwähnt, 31—32°. Wird der ganze Körper entblößt, so fällt bei niedriger Außentemperatur die Hautwärme nach einiger Zeit überall auf 31—32°, wobei die rectale Temperatur nicht verändert ist. Während längeren Fastens fiel die Hauttemperatur durchschnittlich um 2—3°, die rectale Temperatur blieb auch hier unverändert hoch. Blässe und leichte Cyanose, die dabei auftreten, sind ein Zeichen, daß es sich um einen regulatorischen Vorgang handelt, und sie erklären auch die geringe Hauttemperatur als Folge der schlechten Hautdurchblutung.

Im allgemeinen wird die Kleidung so gewählt, daß mit dem Ruhen der Wärmeregulation das Gefühl der Behaglichkeit vorhanden ist; dies ist dann der Fall, wenn die Temperatur der Luft unter den Kleidern, welche die Haut umgibt, ungefähr 33° beträgt.

Die Wärmeregulation geht vermutlich von der Erregung der Temperaturpunkte in der Haut aus. Über die Verteilung und die Zahl der Kälte- und Wärmepunkte beim Säugling ist nichts bekannt, doch könnten im Laufe der Entwicklung von der Fetalzeit, wo alle Hautregionen gleich temperiert sind, bis zur vollzogenen Gewöhnung an das extrauterine Leben lokale Veränderungen in der Ansprechbarkeit entstehen, wobei Hautgebiete, welche in unserem Klima durch Kleider vor Kälte geschützt sind, vielleicht einer geringeren Reizdosis bedürfen als Gesicht und Hände, welche dauernd entblößt sind.

Alimentäres Fieber und Durstfieber.

Es gibt im Kindesalter, und zwar in der Säuglingszeit häufiger als später, Temperatursteigerungen, die offenbar durch ein Versagen der wärmeregulatorischen Kräfte hervorgerufen werden, was einen weiteren Beweis für die Unreife der Wärmeregulation beim jungen Kind bedeutet. Man nennt solche Zustände Hyperthermien oder gebraucht auch den Ausdruck alimentäres Fieber, da sie zur Nahrungszufuhr in enger Beziehung stehen.

Die Stoffe, nach deren Zufuhr beim Säugling unter Umständen Temperatursteigerung auftritt, sind teils Kristalloide, teils ist es das Eiweiß. Nach Zufuhr von Zucker und Molkensalzen wird Fieber beobachtet, ebenso nach oral[1] verabreichtem Kochsalz. In gleicher Weise erzeugt Anreicherung des Eiweißgehaltes der Nahrung bis zu einer bei den einzelnen Individuen verschiedenen Höhe Fieber. Als das gemeinsame Agens aller dieser verschiedenen Stoffe würde ihre Eigenschaft, Änderungen im Wasserhaushalt und Wasserbestand des Körpers zu bewirken, erkannt. Es stellt sich damit eine Beziehung zum Durstfieber her, da die Temperatursteigerung hier wie dort durch reichliche Wasserzufuhr zu beseitigen ist. Bezüglich des Durstfiebers weiß man schon lange, daß weitgehende Beschränkung der Flüssigkeitszufuhr Temperatursteigerungen mäßigen bis hohen Grades verursachen kann. Wieweit im einzelnen Fall die Flüssigkeitsbeschränkung gehen muß, hängt von individuellen Eigenschaften des Kindes ab; dieses ,,Flüssigkeitsminimum" ist von Person zu Person je nach der Stoffwechselkonstitution und dem augenblicklichen Wasserbestand verschieden. Als ein Durstfieber ist auch das ,,transitorische Fieber" der Neugeborenen (REUSS) aufzufassen, welches bei einem kleinen Teil der Kinder (bei ungefähr $1/6$ der Fälle) gleichzeitig mit dem tiefsten Stand der physiologischen Körpergewichtsabnahme (meist am 3. oder 4. Tag) zu beobachten ist. Mit dem Eintritt der Wiederaufwärtsbewegung der Gewichtskurve verschwindet diese Temperatursteigerung. Auch bei allen nicht fiebernden Kindern ist nach ERÖSS stets am 2. bzw. 3. Tag die höchste Temperatur in der 1. Woche zu beobachten. Der enge Zusammenhang mit dem Wasserhaushalt zeigt sich auch darin, daß, je größer die Körpergewichtsabnahme ist, um so eher, d. h. bei einem um so größeren Prozentsatz der Neugeborenen ein ausgesprochenes Durstfieber

---

[1] Die Temperatursteigerung, die nach parenteraler Zufuhr von älteren Kochsalzlösungen auftritt ist zum Teil durch den sogenannten Wasserfehler bedingt, der wohl auf Verunreinigung des gestandenen Wassers mit Bakterien und Bakterientoxinen beruht.

entsteht (HELLER). Nach BIRK und EDELSTEIN ist die Gewichtsabnahme des Neugeborenen im wesentlichen eine Folge eines Wasserverlustes durch erhöhte Perspiration.

Übermäßige Einhüllung spielt beim Zustandekommen dieses Überhitzungsfiebers eine gewisse Rolle, da kalte Wickel die Temperatursteigerungen rasch, wenn auch nur vorübergehend, beseitigen. Ebenso ist die sommerliche hohe Außentemperatur bedeutungsvoll, wie aus den Untersuchungen von ADAIR und STEWART hervorgeht, welche in den Sommermonaten bei etwa 80% der Neugeborenen Fieber beobachteten, während in den Wintermonaten die Zahl der fiebernden Neugeborenen nur wenige Prozent betrug.

Ob neben der Wärmestauung durch Wassermangel noch andere Ursachen, z. B. bakteriotoxische, durch Umstellung der Darmflora, im Spiele sind, ist ungewiß.

Nicht nur absolut ungenügende Wasserversorgung führt zum Fieber; auch ein im Verhältnis zum Stoffwechsel *relativer* Wassermangel tut das gleiche. Darin liegt auch das Wesen des alimentären Fiebers begründet, es ist ein relatives Durstfieber, ob es nun durch Zucker, durch Kochsalz oder durch Eiweiß hervorgerufen wird. Voraussetzung seiner Entstehung ist ein ungünstiges Verhältnis von flüssigem zu festem Anteil der Nahrung. Das alimentäre Fieber entsteht ebenso durch Anreicherung des fraglichen Stoffes (Eiweiß, Kochsalz) bei gleichbleibender Flüssigkeitsmenge, wie bei gleichbleibendem Stoffgehalt durch Minderung der Wasserzufuhr. Und umgekehrt die Beseitigung des Fiebers gelingt ebenso durch Mehrgabe von Wasser wie durch Minderung der Fixa. Es beruht also darauf, daß dem Stoffwechsel weniger Wasser zur Verfügung steht, als zur Aufrechterhaltung normaler Verhältnisse nötig ist. Das Zuckerfieber entsteht nur dann, wenn die Zuckergaben zu Durchfall und Gewichtsverlust geführt haben, wenn eine Herabsetzung des Körperwasserbestandes erfolgt ist. Prinzipiell ähnlich steht es mit dem Kochsalz, dessen spezifische Wasseraffinität Beziehungen zum Wasserhaushalt ganz besonders nahe legt. Hier kommt es je nach der Salz- und Wassermenge, die zugeführt wird, und je nach den Wassermengen, die im kindlichen Organismus zur Verteilung und Ausscheidung zur Verfügung stehen, entweder zu Wasserverlusten durch stärkere Diurese oder zur Bildung von Ödem oder Präödem, was gewissermaßen einer Diurese ins Gewebe gleichkommt, wo das Wasser fixiert liegen bleibt und für die Zwecke des Stoffwechsels unbenutzbar ist.

Unklarer sind die Verhältnisse beim Eiweißfieber. Freilich auch dieses entsteht nur, wenn es — trotz fester oder nur wenig gelockerter Stühle — zur Unterbilanz im Wasserhaushalt gekommen ist, was sich an einer Senkung der Gewichtskurve zeigt. Wenn die Flüssigkeitszufuhr ungenügend ist, oder wenn wie beim Fieber dyspeptischer Säuglinge Wasserverluste durch Diarrhöen oder Erbrechen eintreten, sind die Verhältnisse klar. Das Eiweißfieber tritt aber auch bei relativem Wassermangel auf, wo eine, absolut betrachtet, hinreichende Wasserzufuhr trotz ungestörter Resorption im Darm sich unzulänglich erweist zur Aufrechterhaltung der normalen Vorgänge. Man muß dann annehmen, daß bei eiweißreicher Kost der Wasserbedarf erhöht ist. Vor allem steigert die hohe spezifisch-dynamische Wirkung des Eiweißes den Stoffwechsel und der erhöhte Stoffwechsel hat einen Mehrverbrauch an Wasser sowohl zur Abledigung der mehr produzierten Wärme an der Körperoberfläche, als auch zur Lösung und Ausscheidung der Stoffwechselschlacken im Harn zur Folge. Wird dieser Mehrbedarf nicht durch Steigerung der Zufuhr gedeckt, so kann leicht ein Mangel eintreten.

RIETSCHEL und seine Mitarbeiter konnten beim Säugling bei einer 10proz. Eiweißzulage, die statt äquivalenter Mengen von Fett und Kohlehydraten gegeben wurde, eine starke spezifisch-dynamische Wirkung, die mit Fieber einherging, erzielen, vorausgesetzt, daß die Wasserzufuhr gering war. Wasserzufuhr senkte das Ausmaß der spezifisch-dynamischen Eiweißwirkung außerordentlich und brachte auch das Fieber zum Schwinden. Die Senkung der Wärmesteigerung durch Wasserzufuhr war so stark, daß sie nach RIETSCHEL nur in physikalischen Gründen ihre Erklärung finden kann. Bei Erwachsenen war die spezifisch-dynamische Eiweißwirkung mit und ohne Wasserzulage ziemlich gleich hoch, Fieber bestand nicht.

Die Theorie, das alimentäre Fieber als Bakterienfieber zu deuten, wonach die Wasserverarmung der Darmschleimhaut den Darm für pyretogene Bakterienstoffe durchlässig mache, ist wohl abzulehnen. Für die Erklärung als Stoffwechselfieber wird von den meisten Autoren ein Versagen der physikalischen Wärmeregulation herangezogen, entweder steht nicht genug Wasser für die Perspiration zur Verfügung und es kommt zur Überwärmung infolge ungenügenden Wärmeabflusses: „Wärmestauung" (HEIM), oder eine erhöhte Wärmebildung ist die Ursache des Versagens der Perspiration: „Hyperthermie" (RIETSCHEL). Für das Eiweiß wurde die vermehrte Wärmebildung durch die hohe spezifisch-dynamische Wirkung schon erwähnt. Eine erhöhte Wärmebildung könnte auch dadurch zustande kommen, daß der Körper Gewebe einschmilzt, um durch Bildung von Oxydationswasser seinen Wasserbedarf zu befriedigen. FINKELSTEIN hat die Ansicht ausgesprochen, daß bei der Austrocknung des Organismus Flüssigkeit aus den Geweben und Zellen genommen werde und daß der dabei auftretende intermediäre Eiweißabbau fiebererregende Spaltprodukte entstehen lasse. Beim Kochsalz wird die erhöhte Arbeit bei der Sekretion für die Verdünnung als Ursache erhöhter Wärmebildung verantwortlich gemacht. Und beim Fieber des dyspeptischen Säuglings liefert die Veränderung des Quellungszustandes der Kolloide ein Plus an Wärme. Dazu kommt noch, daß im Durst Unruhe und damit neue Wärme aus Muskelarbeit auftritt.

Wie weit und mit welchem Recht die verschiedenen Formen des alimentären Fiebers von dem eigentlichen Fieber zu trennen sind und ob sich „Hyperthermie" und „Fieber" immer sicher abgrenzen läßt, ist noch nicht klar zu durchschauen. Es ist naheliegend anzunehmen, daß es sich bei den besprochenen Fieberzuständen nicht um ein echtes „Fieber" handelt, sondern um eine Hyperthermie oder Wärmestauung, welche allein ein physikalisch-dynamisches Problem ist. Die leichte Beseitigung der Temperatursteigerung durch Wasserzufuhr würde in diesem Sinne sprechen.

Auch bei normalem Wasserbestand gelingt die Beseitigung von Extrawärme, die durch Muskelarbeit gebildet wurde, selbst bei Heranziehung aller Wärmeabflußmöglichkeiten oft nicht so rasch, daß jeder Temperaturanstieg ausbleibt. RIETSCHEL glaubt, wie erwähnt, daß es beim Säugling ein Schreifieber gibt. Jedenfalls schafft die Wasserknappheit, die beim Säugling gar nicht selten besteht (z. B. bei konzentrierter Ernährung), eine Disposition zur Hyperthermie. RIETSCHEL und BECK konnten beim Erwachsenen nachweisen, daß nach wasserarmer Kost eine bestimmte Körperarbeit die Temperatur bis 39^0 steigerte, während im Kontrollversuch bei reichlicher Wasserzufuhr nach derselben Arbeit die Werte nicht über 38^0 hinausgingen.

Daß durch Durst im weiteren Sinne ausgelöste Hyperthermien beim Kind um so viel häufiger auftreten als beim Erwachsenen, zeigt, daß die Wärmeregulation beim Kind noch nicht exakt genug beherrscht wird.

Die Hitzeschädigung.

Die schwerwiegenden Folgen einer Wärmestauung sind es auch, welche den Erscheinungen der sogenannten Hitzeschädigung (Hitzschlag) oder dem Wärmeschaden der Säuglinge zugrunde liegen, wie denn überhaupt die Beziehungen zwischen Hitze und Sommergipfel der Säuglingssterblichkeit sehr enge sind; wenn junge Säuglinge an heißen Sommertagen in eng belegten dunstigen Wohnräumen gehalten werden, so kann es leicht zu einer Überschreitung der Fähigkeiten der Wärmeregulierung kommen; die Körpertemperatur steigt dabei zu abnorm hohen Graden an (unter Umständen bis zu 41°), sonstige Erscheinungen, von Schweißen und geringer Mattigkeit abgesehen, können bei einem Teil dieser Fälle fehlen; kühle Umgebung und reichliche Wasserzufuhr bringen die Temperatursteigerung rasch zum Schwinden. Wenn aber die Wärmeabgabe durch Einwickeln und Zudecken noch erschwert wird, kann es zu irreversiblen komatösen Zuständen kommen, bei denen das tödliche Ende nicht mehr aufgehalten werden kann. Die Kinder sind benommen oder bewußtlos, recht oft treten allgemeine Krämpfe auf; es besteht Herzschwäche verschiedenen Grades, die Atmung ist vertieft und beschleunigt, die Stühle sind vermehrt und durchfällig, im Harn ist Aceton und bisweilen Zucker nachweisbar. Die Temperatursteigerung kann exzessive Grade (43°) erreichen. Daß am Krankheitsbild außer der direkten Wirkung der Überhitzung noch Ernährungsschäden mitwirken, zeigt sich schon daran, daß Brustkinder in den meisten Fällen, zumindesten von den ernsteren Formen der Krankheit, verschont bleiben. Die Toleranz gegen Nahrung ist bei der Hitzeschädigung immer sehr stark herabgesetzt und es braucht sehr lange Zeit, bis sie wiederum die normale Höhe erreicht hat. Die Beziehung zu den alimentären Störungen wird angebahnt durch die Erkenntnis, daß bei dem hochgradigen Wasserverlust durch Perspiration und vertiefte Atmung die Verdauungssäfte in ungenügender Menge und weniger wirksamer Form hergestellt werden. Überfütterung durch Verwechseln von Durst und Hunger, d. h. durch Stillung des erhöhten Flüssigkeitsbedarfes durch Vergrößerung der Milchmenge statt durch Wasserzufuhr hilft an der Schädigung mit. Es ist bekannt, daß Ernährungsschäden mit ihrer Störung des Wasserhaushaltes die Widerstandskraft gegen Hitzeeinflüsse herabsetzen.

Der Sonnenstich.

Während es sich bei der Hitzeschädigung um eine Einwirkung der Wärme mit Ansteigen der Körpertemperatur handelt, beruht der Sonnenstich auf starker Sonnenwirkung auf den Schädel, welche in ihrer reinen Form ohne allgemeine Blutüberhitzung einhergeht. Seelische Störungen, insbesondere Aufregungszustände, treten besonders stark hervor.

Der Stoffwechsel.

Der Eiweißstoffwechsel.

Die Verwendung des Eiweiß im Organismus.

Das Eiweiß dient im wachsenden Organismus zum Ersatz für Abnutzung, zum Ansatz im Wachstum und zur Verbrennung im Betrieb. Vielleicht kann auch eine geringe Menge von Eiweiß als Reservestoff deponiert werden.

Der Bedarf für den Ersatz, so geringfügig er ist, muß zuerst gedeckt sein, bevor Wachstumsansatz möglich ist. Wenn mehr Eiweiß zugeführt wird, als der Wachstumtrieb in Protoplasma umwandeln kann, wird es als bloßes Brennmaterial ebenso wie Zucker oder Fett benutzt und der Stickstoff erscheint im Harn. Wenn die Fähigkeit zur Desaminierung und Ausscheidung im Harn durch übergroße Eiweißgaben überschritten ist, kommt es zu toxischen Erscheinungen.

Eiweiß bzw. Aminosäuren können nur dann als Baustoff verwendet werden, wenn genug anderes Brennmaterial vorhanden ist. Eine entsprechende Energiezufuhr ist eine der Bedingungen für die Eiweißretention; bei reichlichem Caloriengehalt der Nahrung ist die Retention von Eiweiß viel günstiger als bei eben genügender Nahrungszufuhr. Die absolute Menge des zurückgehaltenen Eiweißes wird bei reichlicher Kost größer, wenn auch der Prozentanteil des retinierten Stickstoffs von der zugeführten Stickstoffmenge kleiner ausfällt. Natürlich ist der Stickstoffverlust im Stuhl bei reichlicher Eiweißzufuhr beträchtlicher als bei knapper Diät. Zum Zeichen des erhöhten Eiweißabbaues im Körper nimmt die Stickstoffmenge im Harn stark zu. Der Organismus bemüht sich, sich von dem Stickstoff zu befreien, welcher über seine Bedürfnisse zugeführt wurde.

Dies alles zeigt, daß für dauernde Stickstoffretention und Umwandlung in Gewebe eine mäßige Eiweißmenge ökonomischer verwendet wird als eine große Quantität. Wahrscheinlich wird nicht die gesamte retinierte Stickstoffmenge allsogleich in Protoplasma verwandelt; so z. B. läßt Kuhmilchernährung eine Zeitlang eine beträchtliche Menge von „zirkulierendem" Eiweiß zurück.

Wir verlieren die Aminosäuren aus dem Auge, wenn sie im Gewebe angekommen sind. Die Eiweißsynthese können wir lediglich als Endresultat in Form des Massenwachstums erfassen oder als die Größe der Stickstoffretention, welche aus dem Nahrungseiweiß im Körper verblieb. Beim Erwachsenen ist der normale Zustand ein Gleichgewicht zwischen Stickstoffaufnahme und Ausscheidung. Beim wachsenden Organismus würde dies schon einen abnormen Sachverhalt bedeuten, da beim Kind oft sogar während der Krankheit die Stickstoffretention andauert, selbst wenn Gewichtsverlust eintritt. Beim Kind sind eine Reihe von Faktoren im Spiele, welche für den Erwachsenen überhaupt keine oder nur eine geringe Bedeutung haben.

Nahrungsbrennstoffe und Nahrungsbaustoffe.

Die aufgenommene Nahrung dient zum Teil als Brennstoff, zum anderen Teil als Baustoff. Selbstverständlich spielt der Baustoff beim Kind eine größere Rolle als beim Erwachsenen. Der Betriebsstoffwechsel oder Brennstoffwechsel beruht auf der Dissimilation organischer Verbindungen, die in der Nahrung aufgenommen werden, das sind nach der üblichen chemischen Nomenklatur Fette, Kohlehydrate und stickstoffhaltige Substanzen. Fette und Kohlehydrate sind als Brennstoffe prinzipiell nicht voneinander verschieden, sie können sich gegenseitig weitgehend vertreten, beide sind stickstoffreie Reservesubstanzen, welche im Zellinneren aufgespeichert werden können. Für die Ernährung des Menschen ist es vom energetischen Standpunkt ziemlich gleichgültig, ob er die Hauptmenge der Brennstoffe in Form von Fett oder von Kohlehydraten in den Verdauungskanal aufnimmt. In den freigewählten Kostformen der verschiedenen Menschen wechselt der Fettgehalt der Nahrung zwischen wenigen Prozenten und fast der Hälfte der Gesamtmenge. Freilich ist der Sättigungswert des Fettes größer als der von Kohlehydraten, und es läßt sich durch fettreiche Kost die Zahl der Mahlzeiten herabsetzen.

Anders verhält sich die dritte Gruppe von Nahrungsstoffen, die stickstoffhaltigen Substanzen. Als Brennstoff betrachtet, bildet das Eiweiß nur eine Ergänzung von Fett und Zucker, obwohl es von seinem Stickstoff befreit sowohl in Form von Fett oder Zucker gespeichert werden kann, als auch direkt Energie zu liefern vermag. Eiweiß als Brennstoff hat Nachteile; erstens kann der Stickstoff nicht verbrannt werden und nimmt bei seinem Abgange als Harnstoff noch brennbare CH-Gruppen mit sich (der physiologische Brennwert des Eiweiß ist beträchtlich kleiner als seine Calorimeterverbrennungswärme), außerdem belastet der Harnstoff die Niere, und zweitens ist die Speicherungsfähigkeit für Eiweiß gering, so daß es unter gewissen Umständen (z. B. im Anschluß an die Verdauung) bei der Oxydation direkt in Wärme umgesetzt wird, ohne vorher physiologisch nutzbare Arbeit geleistet zu haben (hohe spezifisch-dynamische Wirkung). Aus diesen Gründen ist es unvorteilhaft, Eiweiß in größeren Mengen direkt als Brennmaterial für den Betriebsstoffwechsel aufzunehmen.

Das Isodynamiegesetz.

Früher wurde die Nahrungszufuhr nur nach der Quantität beurteilt. LIEBIG hat die Betrachtung nach dem Sauerstoffwert eingeführt. RUBNER fand in Tierversuchen, daß sich die einzelnen Nährstoffe im Organismus, soweit es sich um die Deckung des Hungerbedarfes handelt, nach Maßgabe derjenigen Wärmemengen vertreten, die aus ihnen bei ihrem Zerfall im Organismus frei werden. Die Quantitäten der Nahrungsstoffe, welche denselben Brennwert haben, nennt RUBNER isodynam und das geschilderte gesetzmäßige Verhalten nennt er das Gesetz der isodynamen Vertretung der Nährstoffe. Der Betriebsstoffwechsel steht unter der Herrschaft dieses Isodynamiegesetzes.

Das Minimumgesetz.

Zum Aufbau neuen Gewebes beim Kind sowie zum Ersatz abgenutzter Zellen (Haut, Darm usw.) beim Erwachsenen bedarf es, wenn von den Reservesubstanzen abgesehen wird, der Zufuhr von Eiweiß, des Wassers und verschiedener Salze. Diese Baustoffe sind auch nötig zur Herstellung der Verdauungssekrete. Von den Nahrungsbaustoffen findet im Körper keine wesentliche Aufspeicherung statt. Wird über den Bedarf zugeführt, so wird der Überfluß bald wieder abgewälzt. Fehlt die Zufuhr, so schränkt der Organismus den Aufbau ein.

Wachstum und ungestörte Organtätigkeit benötigen die Zufuhr

einer gewissen minimalen Menge von Baustoffen, die nicht unterschritten werden darf. Das Ausmaß dieses Baustoffwechsels unterliegt dem sogenannten Minimumgesetz. Es hat für das ganze Leben seine Geltung, am bedeutungsvollsten ist es aber für den wachsenden Organismus. Der Aufbau neuer Körpersubstanz ist an die Zufuhr entsprechender Bausteine gebunden. Manche dieser Bausteine kann der Organismus nicht selbst zusammensetzen, er muß sie fertig von außen beziehen, und zwar in einer gewissen Menge, welche ein bestimmtes Minimum erreichen muß. Das Tempo des Wachstums hängt also ab von der Quantität des Stoffes, der in geringster Menge vorhanden ist. Das Minimumgesetz entfaltet seine Bedeutung nicht so sehr bei der Aufnahme von Brennstoff, sondern in erster Linie bei der Aufnahme von Baumaterial, das für die Neubildung von Körpersubstanz dient bzw. das die bei der Lebenstätigkeit verbrauchten Stoffe ersetzen soll. Ein solcher Stoff ist vor allem das Eiweiß. Es nimmt im Stoffwechsel eine gewisse Sonderstellung ein, insofern als die Nahrung des Menschen außer dem kalorischen Bedarf, welcher in beliebigem Material zugeführt werden kann, immer eine gewisse Mindestmenge von Eiweiß enthalten muß. Das ist beim wachsenden Organismus ohne weiteres verständlich, wenn er Körpersubstanz ansetzt. Soll das Wachstum fortschreiten, so ist bei der Ernährung darauf zu achten, daß das Eiweißminimum nicht unterschritten wird.

Das Eiweißminimum.

Während wir große Reserven in der Form von Fett anlegen können, findet im menschlichen Organismus keine wesentliche Aufspeicherung von Baustoffen, insbesondere von Eiweiß statt. Wenn mit der Nahrung davon zuviel aufgenommen wird, fließt der Überschuß im Stuhl und Harn wieder ab. Fehlt die Zufuhr, so schränkt der Körper den Aufbau ein, das Kind hört zu wachsen auf; dabei wird zuerst den Körpersäften, später den Zellen Eiweiß entnommen, bis nach einiger Zeit die Zellfunktionen unmöglich werden.

Wir brauchen das Eiweiß, wie schon erwähnt, erstens zum Aufbau des wachsenden Körpers, zweitens findet ein regelmäßiger Ersatz der abgenutzten Körpersubstanzen statt. Es scheint, daß der Betrieb der Lebensvorgänge mit einer Zersetzung von Zelleiweiß verknüpft ist, wobei dieses allmählich ausgewechselt wird. In dritter Linie benötigen wir Eiweiß zur Herstellung von Sekreten, mit deren Hilfe die Nahrung verdaut und assimiliert wird.

Der Bedarf an Eiweiß hängt deshalb nicht allein von der absoluten Größe des Körpers ab, sondern auch von der Intensität der Funktionen, die von ihm geleistet werden, mit anderen Worten, von der Höhe des Energieumsatzes. Der erhöhte Kraftwechsel benötigt eine erhöhte Brennstoffaufnahme und diese erfordert wieder eine erhöhte Herstellung von Verdauungssekreten, was den Eiweißbedarf steigert. Die Tatsache des Erlahmens der Verdauungsfunktionen durch ungenügende Zufuhr von Eiweiß ist sowohl an Tieren als auch am Kind klargestellt worden. R. WAGNER hat bei Kindern im Alter von 10—11 Jahren den Nachweis erbracht, daß bei eiweißfreier Ernährung schon etwa nach einer Woche unverdaute Stärke mit dem Stuhl abgeht. Eiweißzufuhr bringt diesen Zustand alsbald wieder zum Schwinden.

Da der Eiweißbedarf mit der gesteigerten Funktion des Organismus ansteigt, also eine relative Größe ist, ist es fürs erste notwendiger, nicht die absoluten Eiweißmengen festzustellen, sondern ihren prozentischen Anteil in der zugeführten Nahrungsmenge also das „Nährstoffverhältnis" kennenzulernen. Wenn wir den praktischen Eiweißbedarf erfahren wollen, müssen wir untersuchen, welche Eiweißmengen in den verschiedenen Altersstufen mit der Nahrung aufgenommen werden. Über den Eiweißbedarf des Säuglings gibt die Zusammensetzung der Milch Aufschluß. Die Frauenmilch hat etwas über 10% Eiweißgehalt, d. h. 10% des Brennwertes ist in Form von Eiweiß vorhanden. Die Tiermilchen haben fast alle einen höheren Eiweißgehalt, die Kuhmilch z. B. 20%, die Milch des Kaninchens 34%. Nur der Elefant hat eine Milch von etwa 5% Eiweißgehalt. Diese Verschiedenheit erklärt BUNGE mit der Schnelligkeit des Wachstums der verschiedenen Tiergattungen, je schneller das Wachstum, desto mehr Baustoff führt die Milch. Die über die Nahrung der Kinder jenseits des Säuglingsalters bekannten Zahlen für die Eiweißzufuhr liegen etwa zwischen 10% und 20%; es herrscht in der Kinderernährung noch große Willkür. Solange es nicht entschieden ist, ob schneller Gewichtsansatz oder allmähliches Wachstum das Wünschenswertere ist, ist kein Grund vorhanden, durch besonders eiweißreiche Nahrung die Wachstumsgeschwindigkeit extrem zu steigern, was durch reichliche Eiweißzufuhr wohl möglich ist. Beim Erwachsenen schwankt der Eiweißanteil im Verhältnis zur Gesamtnahrung nach den meisten Angaben in engeren Grenzen; der Eiweißgehalt in der Kost Erwachsener liegt zwischen 15 und 17%, bei der armen städtischen Bevölkerung bei etwa 13%. Extreme Schwankungen ergeben sich also für den Menschen nur im Säuglingsalter, je nachdem die Kinder mit Frauenmilch oder mit Kuhmilch ernährt werden. Aus diesen Angaben kann man schließen, daß ein Eiweißgehalt der menschlichen Nahrung über 20% und unter 10% unphysiologisch ist. Innerhalb dieser Grenzen soll sich die Eiweißzufuhr bzw. das Nährstoffverhältnis bewegen (PIRQUET). Ein geringerer Gehalt kann die Verdauung und das Wachstum gefährden, ein größerer Gehalt ist überflüssig. Wird das Eiweiß in unnötig großer Menge gegeben, so wird es nicht als Baustoff, sondern als Brennstoff verwendet.

Die erlaubte untere Grenze der Eiweißzufuhr wurde in zahlreichen Untersuchungen zu ermitteln versucht. Beim wachsenden Organismus gibt es außer dem Stickstoffminimum, das dem bloßen Ersatz dient, auch ein „physiologisches Stickstoffminimum des wachsenden Organismus", d. i. jene Menge, vermöge derer Wachstum erfolgt. Der kleinste Stickstoffumsatz bei eiweißfreier Ernährung mit abundanter Kohlehydratzufuhr wurde von R. WAGNER bei Kindern zwischen 10 und 11 Jahren im Mittel mit 0,059 g N für das Kilogramm Körpergewicht gefunden. Dieser Wert ist hiermit beim wachsenden Organismus bedeutend höher als beim erwachsenen Körper, wo MARTIN und ROBISON in Selbstversuchen 0,038 und 0,035 g N pro Kilogramm Körpergewicht im Harn fanden.

Der praktische Eiweißbedarf, mit dem bei Kindern Ansatz erzielt werden kann, ist viel höher. SIEGERT sowie LUNGWITZ haben bei Kindern mit $8^{1}/_{2}$ kg Körpergewicht pro Tag und Kilogramm 2,8 g Eiweiß zum Gedeihen zuführen müssen; bei Kindern mit 12 bis 14 kg Gewicht waren dazu 2,0 g nötig; bei 20 kg schweren Kindern nur mehr 1,1 g Eiweiß pro Kilogramm Körpergewicht. Das Nährstoffverhältnis war bei gemischter Kost etwa 1:8—9. Diese Eiweißwerte sind im Vergleich zur üblichen tatsächlichen Zufuhr sehr niedrig, vielleicht die untere Grenze für die praktische Ernährung. Damit die Gefahr, daß ein Kind dabei einmal zu wenig Eiweiß aufnimmt, vermieden ist, wird man die Werte etwas erhöhen; 2,5 g Eiweiß bei Kindern im 2.—8. und 2,0 g im 9.—15.

Lebensjahr für Tag und Kilogramm wird den Bedürfnissen unter den verschiedenen Bedingungen entsprechen.

Die biologische Wertigkeit der Eiweißkörper.

Das Nahrungseiweiß verschiedener Herkunft ist nicht gleichwertig in seiner Fähigkeit, Körpereiweiß zu ersetzen. Seine biologische Wertigkeit ist verschieden. Das hat seinen Grund in folgendem: Die verschiedenen Eiweißstoffe der Nahrung haben eine verschiedene Zusammensetzung. Achtzehn verschiedene Aminosäuren kommen in Betracht und die möglichen Kombinationen zwischen diesen sind ebenso fast unendlich in ihrer Zahl wie die Möglichkeiten, Wörter zu bilden aus den Buchstaben des Alphabets. Einige Eiweißkörper enthalten alle bekannten Bausteine, während andere nur aus einer geringeren Anzahl zusammengesetzt sind. Die Struktur, d. h. die Zahl und die Anordnung der verschiedenen Aminosäuren bedingt die besonderen Eigentümlichkeiten der individuell verschiedenen Eiweißarten. Einen Teil dieser Aminosäuren kann der Körper aus stickstoffhaltigem Material selbst aufbauen, ein anderer Teil muß dem Körper aber fertig zugeführt werden, da dieser nicht die Fähigkeit hat, die betreffenden Aminosäuren zusammenzusetzen. Ist die verfütterte Art des Nahrungseiweißes an einem dieser unumgänglich nötigen Bausteine arm, so ist dieses Eiweiß biologisch minderwertig und es muß eine größere Menge davon dem Körper zugeführt werden, um den Minimalbedarf an der betreffenden Aminosäure zu decken. Wenn einer Eiweißart einzelne Aminosäuren gänzlich fehlen, so ist ein Aufbau von neuem Gewebe aus diesem Eiweiß allein unmöglich.

THOMAS definiert folgendermaßen: „Die biologische Wertigkeit gibt an, wieviel Teile Körperstickstoff durch hundert Teile Nahrungsstickstoff vertreten werden können."

Ein für den Menschen biologisch hochwertiges Eiweiß muß so zusammengesetzt sein, daß es in seinem Gehalt an verschiedenen Aminosäuren dem menschlichen Eiweiß ziemlich nahe entspricht. Die Eiweißarten des tierischen Fleisches, des Eies und der Tiermilch erfüllen in dieser Hinsicht einigermaßen die Anforderungen. Jedenfalls ist das tierische Eiweiß dem pflanzlichen biologisch überlegen.

Für das Säugetierjunge ist die Milch als Eiweißquelle von höchstem biologischen Wert, besonders die Milch derselben Tiergattung, der das Junge angehört. Für den menschlichen Säugling ist also Frauenmilcheiweiß dem Kuhmilcheiweiß überlegen. BENJAMIN fand, daß für 100 g Gewichtsansatz beim Säugling eine Stickstoffretention von 3,7 g notwendig war, wenn die Kost Brustmilch war, bei Kuhmilch dagegen eine Retention von 5,3 g. Dieselbe Gewebsmenge wird somit mit größerer Ökonomie bei Brustmilchnahrung als bei Kuhmilchfütterung aufgebaut. Ein Teil des aus der Kuhmilch retinierten Stickstoffs wird offenbar nicht in Körpergewebe umgewandelt, sondern bleibt als „zirkulierendes" Eiweiß unorganisiert. In diesem Sinne ist auch die Beobachtung von SCHLOSSMANN und MURSCHHAUSER zu erklären, welche fanden, daß beim Fasten nach vorhergehender Kuhmilchernährung eine größere Stickstoffausscheidung auftrat, als wenn vorher Brustmilch gegeben worden war.

Über die Frage, ob ein und dieselbe Eiweißart beim wachsenden Organismus die gleiche biologische Wertigkeit besitzt wie beim Erwachsenen, existieren nur wenige Untersuchungen. Nach McCOLLUM scheint das Kartoffeleiweiß, welches für den Erwachsenen eine verhältnismäßig hohe Wertigkeit besitzt, für den wachsenden Organismus recht minderwertig zu sein. Hierher gehört auch die Tatsache, daß das Kuhmilchcasein für das Wachstum weniger wirkungsvoll ist als das Lactalbumin (OSBORNE, MENDEL und FEWY).

Im Zusammenhang mit der Frage der biologischen Wertigkeit der Muttermilch im Vergleich mit der Kuhmilch für das Wachstum des menschlichen Säuglings ist es bedeutungsvoll, daß unter gewissen Umständen praktisch die ganze Eiweißmenge der Muttermilch im kindlichen Körper zurückgehalten wird, was bei der Kuhmilch nie der Fall ist, wo immer ein beträchtlicher Teil zerstört und durch den Harn ausgeschieden wird. Ob das Protein der Muttermilch für die Assimilation besser adaptiert ist als das der Kuhmilch oder ob die anderen Bestandteile der Milch einen maßgebenden Einfluß ausüben, ist nicht klar. Es wurde der geringere Gehalt der Kuhmilch an Lactalbumin als der wachstumsbeschränkende Faktor angesehen, aus anderen Untersuchungen schloß man wieder auf die nicht präzipitierbaren Substanzen der Molke, insbesondere auf die Salze.

Es wurden in der Geschichte der künstlichen Ernährung mannigfache Versuche unternommen, das Eiweiß der Kuhmilch mit Proteinen von verschiedenen Getreidearten biologisch zu vervollständigen, und oft genug hat man gute Erfolge davon gesehen. R. WAGNER glaubt, daß mit der Aufnahme der Breifütterung nach einigen Monaten ausschließlicher Milchnahrung beim Säugling nicht so sehr ein neues Kohlehydrat dem Körper zugute kommt, als daß vielmehr ein neuer Eiweißkörper, das Gliadin, eingeführt wird, welcher die insuffizient werdenden biologisch minderwertigen Milchproteine ergänzt.

Wie schon erwähnt, können die einzelnen Eiweißkörper zwar minderwertig sein, sie können sich aber ergänzen, wenn der eine Stoff diejenigen Aminosäuren enthält, welche dem anderen fehlen. Darin liegt auch die Bedeutung gemischter Kost. Wenn wir eine Reihung der Eiweißkörper nach ihrer biologischen Wertigkeit vornehmen, so müssen wir Fleisch und Milcheiweiß an erster Stelle nennen, dann kommt Kartoffel und Getreideeiweiß, besonders vom Reis, in späterer Folge das Eiweiß der Leguminosen.

Die Resorption des Eiweiß.

Es ist noch nicht geklärt, ob alles Eiweiß der Nahrung, das zur Resorption gelangt, in Form der Aminosäuren aufgenommen wird. Unter normalen Umständen scheint dies ausschließlich der Fall zu sein und die einzelnen aus der Nahrung freigemachten Aminosäuren werden schnell resorbiert. Aus den Aminosäuren bilden die Gewebe ihr eigenes Eiweiß; die ihren Bedarf übersteigende Menge wird desaminiert und in Harnstoff umgewandelt ausgeschieden.

Beim Kind findet man keine Vermehrung der Aminosäuren oder des Gesamtstickstoffs im Blut nach der Nahrungsaufnahme. Der Reststickstoff ist beim Kind derselbe wie beim Erwachsenen (SCHULZ und PETTIBONE).

Wahrscheinlich werden die Aminosäuren nicht in der Darmwand zu Körpereiweiß zusammengesetzt, sondern erst an Ort und Stelle, wo das neue Gewebe aufgebaut wird. Die Details dieser Vorgänge sind noch ganz unbekannt. Ob Muskelzellen, Drüsenzellen usw. warten müssen bis die für ihre besondere Struktur eigentümlichen Bausteine zufällig zu ihnen kommen, oder ob jede Zelle die Fähigkeit hat, diese Bausteine nach ihrem Bedarf zusammenzusetzen, wissen wir noch nicht.

Unter gewissen Umständen kann Eiweiß auch in unverdauter bzw. in unvollständig verdauter Form z. B. als Peptone und Albumosen, die ja wasserlöslich sind, resorbiert werden. Bei Ernährungsstörungen, besonders bei den schwereren Formen, wurde dies beobachtet und diese Proteine wurden dann im Blut bzw. im Harn gefunden. Beim gesunden Organismus scheint dies nur in den allerersten Lebenstagen möglich zu sein, und die in Betracht kommenden Mengen sind außerordentlich klein. Jedenfalls ist die Absorption von Eiweiß, das nicht in seine Bausteine aufgespalten wurde, ein exzeptioneller und ganz abnormaler Zustand.

Das Eiweiß ist der wichtigste Bestandteil des Körpers, da es allein die große Menge des lebenden Protoplasmas zusammensetzt. Fett und Kohlehydrat sind im Organismus lediglich totes Brennmaterial. Von der quantitativen Bedeutung des Eiweiß kann man sich eine Vorstellung machen, wenn man bedenkt, daß fast ein Fünftel des Körpergewichtes (19%) Eiweiß ist, daß also ein Erwachsener von 70 kg über 13 kg Eiweiß enthält oder 2100 g Stickstoff.

Mast fügt beim Erwachsenen verhältnismäßig nur wenig zum lebenden Eiweißbestand des Körpers hinzu. Nach reichlicher Eiweißzufuhr wird zwar eine gewisse Extramenge davon vorübergehend im Körper zurückgehalten, nach Aufhören der Eiweißmast wird sie aber bald wieder aus den Zellen, wo sie gespeichert war, ausgeschieden. Dieses Eiweiß war nicht in lebendes Protoplasma umgewandelt gewesen, sondern lediglich Reservestoff, es wird als labiles, zirkulierendes oder Reserveeiweiß bezeichnet. Eiweißmast kann nur bei der Reparation atrophischer Zustände nach Hunger oder in der Rekonvaleszenz zu vermehrtem Ansatz führen; auch beim *wachsenden* Organismus kann reichliche Eiweißzufuhr den echten Ansatz intensivieren wie man am präzipitierten Wachstum abundant genährter Kinder wohlhabender Eltern erkennen kann. Ein wirklicher Ansatz durch Eiweißzufuhr ist auch im Muskeltraining möglich, wo neues Protoplasma gebildet wird, ebenso wie bei der Ausbildung von Organhypertrophien. Unterernährte kachektische Organismen bringen eine Hypertrophie nicht zustande. Von diesen besonderen Verhältnissen abgesehen wird aber das über den Bedarf zugeführte Eiweiß nur zum kleinen Teil als Reservestoff (wahrscheinlich in Form der Aminosäuren) zurückbehalten. Jeder nennenswerte Überschuß wird vielmehr gleich verbrannt und bewirkt die hohe Kraftwechselsteigerung der „spezifisch dynamischen Wirkung" des Eiweiß.

Wenn das Eiweiß abgebaut wird, wird der Stickstoff alsbald ausgeschieden. Die Elimination beginnt etwa schon eine Stunde nach der Nahrungsaufnahme und hat nach 3—4 Stunden den Höhepunkt erreicht, auf dem sie dann je nach der eingeführten Menge einige Stunden verbleibt.

Diese Stickstoffausscheidung im Harn wird als Index für den Eiweißstoffwechsel benützt, und wenn ein Individuum 1 g Stickstoff ausscheidet, so wissen wir, daß es 6,25 g Eiweiß verbrannt hat.

Der Wachstumstrieb.

Ein Faktor, welcher die Höhe der Stickstoffretention stark beeinflußt, ist der Wachstumstrieb, der naturgemäß nur im Kindesalter wirksam ist. Es ist dies die physiologische Tendenz jugendlichen Protoplasmas entsprechendes Material mit Beschlag zu belegen und in eigene Substanz umzuwandeln. Das normale Wachstum einer Spezies ist das Maß ihres Wachstumstriebes. Der Hund verdoppelt sein Geburtsgewicht in etwa 2 Wochen, der Mensch braucht dazu 6 Monate. Die Eiweißkonzentration der Milch gibt ein ungefähres Bild von der Stärke des Wachstumstriebes einer Tiergattung (s. S. 71). Natürlich darf das nicht in dem Sinne aufgefaßt werden, daß das Eiweißangebot das Wachstum verursache, es ermöglicht es bloß. Der Wachstumstrieb ist nicht ein einzelner Faktor, sondern eine Gruppe von Faktoren arbeitet zusammen um den Aufbau und seine Voraussetzungen zuwege zu bringen. Vitamine und Hormone stehen dabei im Vordergrund. Der Wachstumsimpuls ist am stärksten vor der Geburt und unmittelbar nachher und nimmt dann allmählich ab. ORGLER hat es als Gesetz formuliert, daß je jünger ein Kind ist, umso (relativ) größer seine Fähigkeit ist, Eiweiß zu assimilieren. Dies wird am Anteil des retinierten Stickstoffs gemessen. Die durchschnittliche Retention des mit der Nahrung zugeführten Stickstoffes ist nach ORGLER beim Neugeborenen 78%, bei 2—3 Monate alten Säuglingen 41%, mit 5 Monaten etwa 23%.

Der Eiweißbestand.

Die Höhe der Stickstoffretention ist auch in weitem Maße abhängig vom augenblicklichen Eiweißbestand des Organismus. Die Avidität mit der ein Organismus Eiweiß zurückbehält, ist beim Erwachsenen umso größer, je größer vorhergehende Stickstoffverluste (z. B. durch Hunger oder Krankheit) waren. Dasselbe gilt für den kindlichen Organismus. Anderseits paßt sich der Stoffwechsel auch der zugeführten Eiweißmenge an. Es kann bei reichlicher wie auch bei spärlicher Eiweißzufuhr zu einer positiven Stickstoffbilanz, d. h. zur Stickstoffretention kommen. Dies zeigen Untersuchungen von L. F. MEYER wie auch von KELLER, die an Säuglingen vorgenommen wurden. Als nach einer Zeit angemessener Ernährung eine sehr eiweißarme Diät gegeben wurde, adaptierte sich der kindliche Organismus außerordentlich rasch an das geringe Eiweißangebot und kam nach wenigen Tagen negativer Bilanz wieder zu Stickstoffretention.

Beim normalen Erwachsenen, wo das Eiweiß nur benötigt wird zum Ersatz der geringen dauernden Eiweißverluste oder zur Neubildung lediglich an isolierten Stellen, ist der Eiweißhunger gering; es wird nur wenig davon retiniert, der größte Teil wird desaminiert. Beim Kind wo wegen des Wachstums eine dauernde Verwendungsmöglichkeit für Eiweiß vorhanden ist, besteht gewissermaßen ein dauernder Eiweißhunger und Stickstoff wird in größerer Menge zurückgehalten.

Der spezifische Einfluß der Kohlehydrate auf die Stickstoffretention.

Die Stickstoffretention wird begünstigt durch die Gegenwart von Kohlehydraten in der Nahrung. Beim Erwachsenen wurde oft gezeigt, daß das Stickstoffgleichgewicht auf einer Stufe erreicht werden kann, welche viel niedriger als die Hungerstickstoffausscheidung ist, vorausgesetzt, daß die Nahrung reich an Kohlehydraten ist. Dieser Erfolg beruht auf einer eiweißsparenden Wirkung des Zuckers, wodurch das Körpereiweiß vor der Zersetzung im Stoffwechsel geschützt wird. LANDERGREN glaubt, daß bei Kohlehydratmangel im Körper der Organismus sich Zucker durch Abbau von Eiweiß herstellen muß, indem die Aminosäuren nach der Desaminierung in Blutzucker umgewandelt werden. Die Konstanz des Blutzuckers bei längerem Hungern, trotzdem die Glykogenspeicher erschöpft sind, spricht dafür. Die Zufuhr von Zucker schützt deshalb das Eiweiß vor der Zerstörung, welche notwendig wäre, um den Blutzucker auf der normalen Höhe zu erhalten. Fett leistet diese Aufgabe nicht, da es nicht in Zucker umgewandelt werden kann. Nach RINGER setzt sich der Eiweißstoffwechsel aus 3 Komponenten zusammen: Der „minimale Stickstoffverbrauch" (RUBNERS Abnützungsquote), welcher den Eiweißabbau bei eiweißfreier, aber kohlehydrat- und fettreicher Ernährung darstellt. Diese Menge beträgt für den Erwachsenen 4 g Stickstoff täglich. Dann der Dextrose-Stickstoffverbrauch, welcher die über die Abnützungsquote hinausgehend zerstörte Eiweißmenge betrifft, wenn der Kalorienbedarf nicht durch Zucker, sondern durch Fett (eventuell durch Körperfett) gedeckt ist. Und endlich der „komplementäre" Stickstoff-Stoffwechsel, welcher bei dem Abbau von Eiweiß als Brennstoff besonders bei eiweißreicher Kost in Tätigkeit tritt. Nach der Erklärung von SHAFFER soll die eiweißsparende Wirkung der Kohlehydrate darauf beruhen, daß der Zucker eine Schutzwirkung ausübt gegenüber den intracellulären proteolytischen Enzymen.

Die stickstoffsparende Wirkung der Kohlehydrate ist selbstverständlich auch bedeutungsvoll für das Wachstum, da sie die Retention des Eiweiß durch den Schutz vor der Desaminierung erleichtert.

Der nützliche Einfluß der Kohlehydrate erstreckt sich nach manchen Beobachtungen nicht nur auf die bessere Retention des Stickstoffs für das Wachstum, sondern vielleicht auch auf andere Gebiete des Stoffwechsels, z. B. auch auf die anorganischen Bestandteile, auf Wasser und Natrium. Fett und Kohlehydrat sind also wohl energetisch, nicht aber biologisch von gleicher Bedeutung bei der Ernährung des Kindes.

Der Eiweißabbau.

Wir wollen nun die Vorgänge untersuchen, durch welche das Eiweiß der Nahrung oder des Körpergewebes abgebaut wird und in welcher Form die Schlacken aus dem Körper ausgeschieden werden. Beim gesunden Erwachsenen ist Aufbau und Abbau quantitativ im Gleichgewicht, die „Eiweißlage" wird immer auf einem ungefähr konstanten Niveau festgehalten. Beim wachsenden Organismus herrscht natürlich der Aufbau vor, am intensivsten ist er, wie wir bereits gesehen haben, in der frühesten Jugend und er nimmt dann allmählich ab bis zum Abschluß des Körperwachstums. Aber auch in der Jugend ist stets Eiweißabbau vorhanden.

Der Abbau des Eiweiß wird beurteilt nach den Mengen des Stickstoffs, des Schwefels und des Phosphors, die im Harn ausgeschieden werden. Man kann den Eiweisabbau in zwei Gebiete trennen: Den Abbau von Gewebseiweiß, dessen Spaltungsprodukte unter normalen Umständen immer in ziemlich gleichbleibender Menge ausgeschieden werden, und den Abbau des Nahrungseiweiß, dessen Schlacken je nach der zugeführten Quantität wechseln. Der Abbau von Gewebseiweiß drückt sich am deutlichsten in der Ausscheidung von Kreatinin und Neutralschwefel aus, zum Teil auch in der Harnsäure und im Ätherschwefel. Der Abbau des Nahrungseiweiß wird durch den Harnstoff und die anorganischen Phosphate repräsentiert.

Die einzelnen stickstoffhaltigen Stoffwechselendprodukte im Harn sind beim Kind und insbesondere beim Säugling in einem anderen Mischungsverhältnis vorhanden als beim Erwachsenen, da der Säuglingskörper eine etwas andere Zusammensetzung besitzt als der Erwachsenen-Organismus. Wenn dies, sowie das Wachstum berücksichtigt wird, ist kein nennenswerter oder kein prinzipieller Unterschied zwischen dem Eiweiß-Stoffwechsel des Kindes und dem des Erwachsenen aufzufinden. Die verschiedene Organverteilung ist aus der folgenden kleinen Tabelle ersichtlich:

	Mann		Neugeborenes
Skelett	15,9% des Körpergewichts		15,7%
Muskel	41,8% „	„	23,5%
Fett	18,2% „	„	13,5%
Drüsen und Rest	24,1% „	„	47,3%

Der Hauptunterschied liegt demnach im verschiedenen Gehalt an Muskulatur und Drüsen. Die große Menge der Verdauungsdrüsen beim Säugling ist dadurch bedingt, daß dieser wegen seiner Kleinheit eine relativ (auf das Kilogramm Körpergewicht bezogen) viel größere Nahrungsmenge verarbeiten muß, als der große Körper des Erwachsenen. Dies prägt sich auch im Harnstickstoff aus wie die folgende Tabelle von SJÖQUIST zeigt, wo die wichtigsten Fraktionen im Harn von Kind und Erwachsenen einander gegenübergestellt werden.

	Erwachsener		Kind
Harnstoff N	84—91% des Harnstickstoffs		73—76 %
Ammoniak N	2— 5% „	„	7,8— 9,6%
Harnsäure N	1— 3% „	„	3,0— 8,5%
Übrige N-haltige Stoffe	7—12% „	„	7,3—14,7%

Der Drüsenreichtum des kindlichen Körpers zeigt sich im hohen

Harnsäuregehalt, während der große Ammoniakanteil mit den Eigentümlichkeiten der kindlichen Ernährung und mit dem Wachstum zusammenhängen dürfte. Der Harnstoff ist in Beziehung dazu kompensatorisch vermindert.

Die Desaminierung.

Das Eiweiß wird im Darm zu Aminosäuren zerlegt, und in Form dieser Aminosäuren wird es ins Blut resorbiert. Mit der Pfortader kommen die Aminosäuren zur Leber. Braucht der Körper Aminosäuren zum Aufbau von Gewebe, so passieren sie unverändert an den Leberzellen vorbei zu den Orten des Aufbaues, die Leber mag vom Blut aus auf irgendeine Weise Kenntnis davon erhalten haben. Sie werden ihres Stickstoffs nicht beraubt. Ist kein Bedarf an Baustoffen vorhanden, so werden die Aminosäuren von den Leberzellen desaminiert. Die Desaminierung geht sehr schnell vor sich. Bei der Desaminierung wird der Stickstoff in Form von Ammoniak abgespalten, welches alsbald in Harnstoff umgewandelt wird. Dieser Prozeß geschieht vor allem in der Leber, er kann aber auch in der Muskulatur und möglicherweise in anderen Geweben ablaufen. Der stickstofffreie Teil der Aminosäuren bildet Traubenzucker.

Nicht dasjenige Eiweiß, welches für das Wachstum retiniert wurde, verursacht die Stoffwechselsteigerung der spezifisch dynamischen Wirkung, vielmehr nur jener Teil, dessen Stickstoff im Harn erscheint. Der Mechanismus der spezifisch dynamischen Wirkung des Eiweiß ist bedingt durch die Reizwirkung von seiten der Oxysäuren, welche bei der Desaminierung entstehen. Die Kurve der spezifisch dynamischen Wirkung gibt mithin das Ausmaß der Desaminierung wieder.

Der Harnstoff im Harn.

Der Harnstoff ist unter den stickstoffhaltigen Bestandteilen des Harns quantitativ der wichtigste; der größte Teil des mit dem Eiweiß eingeführten Stickstoffs verläßt den Körper in Form von Harnstoff. Die Größe der täglichen Harnstoffausscheidung wird bedingt durch den Umfang der Eiweißzersetzung im Körper; da diese sich wieder stets der Eiweißzufuhr anpaßt, so hängt die Größe der täglichen Harnstoffausscheidung (ebenso der Gesamtstickstoffausscheidung) vor allen Dingen von der Menge des mit der Nahrung eingeführten Eiweiß ab.

Wird mit der Nahrung mehr Eiweiß zugeführt, als für den Baustoffwechsel erforderlich ist, so fällt der Überschuß dem Betriebsstoffwechsel zu, er dient also nur der Energiezufuhr und kann daher durch isodyname Mengen von Fett oder Kohlehydrat ersetzt werden. Da eine Ablagerung von Eiweiß im Körper des Erwachsenen unter gewöhnlichen Verhältnissen nicht vorkommt, so paßt sich die Eiweißzersetzung der Eiweißzufuhr stets an, es wird im Körper so viel Eiweiß zersetzt, als mit Nahrung aufgenommen wird.

Anders beim Kind. Der wichtigste Umstand im kindlichen Stoffwechsel, welcher die Verteilung des ausgeschiedenen Stickstoffs im Harn auf die verschiedenen Fraktionen beeinflußt, ist die Retention von Eiweiß für das Wachstum. Ein Teil des Stickstoffs, welcher unter gewöhnlichen Umständen beim Erwachsenen aus den Aminosäuren als Ammoniak abgespalten und als solches oder als Harnstoff ausgeschieden wird, wird beim Kind für das Wachstum resynthetisiert und der relative Anteil des Harnstoffs im Verhältnis zu den Stickstofffraktionen des Abnützungsstoffwechsels wird damit kleiner. Wenn man den Harnstoffanteil im kindlichen Urin mit dem des Erwachsenen vergleicht, erhält man niedrigere Werte, umso niedriger, je jünger das Kind ist, bzw. je stärker die Wachstumsintensität wirkt. Beim Erwachsenen sind unter gewöhnlichen Verhältnissen von dem Gesamtstickstoff des Harns etwa 85% in Form von Harnstoff vorhanden. Der Anteil des Ureastickstoffs am Totalstickstoff ist beim Säugling, besonders beim Brustkind, im allgemeinen um etwa 8—10% niedriger als beim Erwachsenen, bei größeren Kindern beträgt die Verminderung etwa 3—5%. Wenn Nahrung gewöhnlicher Zusammensetzung verfüttert wird, ändert sich der Harnstoffquotient (d. h. der prozentuelle Anteil des Harnstoffstickstoffs am Gesamtstickstoff) nur innerhalb sehr enger Grenzen.

Die *absolute* Menge des täglich ausgeschiedenen Harnstoffs geht also im wesentlichen der absoluten Stickstoffmenge im Harn parallel, sie hängt von der Höhe des Eiweißumsatzes ab. Nur die relativen Werte, der Prozentsatz, mit dem sich der Harnstoff an der Gesamtstickstoffausscheidung beteiligt, können über die Besonderheiten des kindlichen Stoffwechsels Auskunft geben.

Wie schon erwähnt, entsteht der Harnstoff aus Ammoniak, welches aus den Aminosäuren durch Oxydation oder Hydrolyse abgespalten wurde. Die Leber ist der hauptsächlichste Ort der Bildung; wenn aber die Leber funktionsunfähig ist, können auch andere Gewebe die Harnstoffbildung durchführen.

Das Ammoniak im Harn.

Der größte Teil des Ammoniaks, das im Körper entsteht, wird in Harnstoff umgesetzt. Ein kleiner Teil erscheint aber doch stets unverändert im Harn. Die Ursache hierfür liegt in folgendem: Das im Harn auftretende Ammoniak dient dazu, die im Organismus aus dem Umsatz des Eiweiß und der organischen Phosphorverbindungen freiwerdenden Mineralsäuren (Schwefelsäure und Phosphorsäure) zu binden und sie als Salze in den Harn überzuführen, soweit die in der Nahrung zugeführten und die im Stoffwechsel freiwerdenden fixen Basen (Na, K, Ca, Mg) dazu nicht ausreichen. Dieser Anteil des Ammoniaks entgeht also der Umwandlung in Harnstoff.

Der Ammoniakgehalt des kindlichen Harns ist hoch, sowohl relativ, d. h. im Verhältnis zum Gesamtstickstoff im Harn, als auch absolut, wenn man seine Menge auf das Kilogramm Körpergewicht bezieht. Der relative Gehalt wird für das erste Lebensquartal beim Brustkind mit ungefähr 20% angegeben, fürs spätere Kindesalter mit 7—10% oder mehr, während beim gesunden Erwachsenen 2—5% des Gesamtstickstoffs in dieser Form mit dem Harn austreten.

Dieser hohe Wert entsteht nicht dadurch, daß mehr Ammoniak gebildet wird, sondern daß weniger in Harnstoff umgewandelt wird. Als Grund hierfür wurde von CZERNY und KELLER der verhältnismäßig hohe Fettgehalt der Säuglingsnahrung, auch beim Brustkind angegeben. Die Seifen verhindern die Absorption eines Teiles der Alkalien und an ihre Stelle tritt im Harn das Ammoniak. Auch wegen des Wachstums und der Knochenbildung geht der kindliche Organismus sparsamer mit den Erdalkalien um und er benützt deswegen zur Neutralisation der bei der Oxydation der Nahrungsstoffe entstehenden Säuren ausgiebiger das Ammoniak.

Der hohe Ammoniakgehalt im Harn des Kleinkindes bedeutet mithin nicht eine Azidose oder eine Azidurie, viel eher eine Alkalopenie, d. h. einen Mangel an Alkali. Hoher Ammoniakgehalt im Harn ist ein Beweis für die Fähigkeit des Organismus Säure zu neutralisieren oder Alkali, das anderswo gebraucht wird, zu ersetzen und ist kein Beweis für aktuelle Azidosis in dem Sinne, daß zu viel Säure in der Zirkulation bleibt.

Bei älteren Kindern tritt ebenso wie beim Erwachsenen ein anderer Faktor in Bezug auf die Ammoniakausscheidung in den Vordergrund, nämlich die Art der Asche der Nahrung. Wird Fleisch gegessen, so ergibt sich bei der Verbrennung im Organismus wie im Tiegel eine saure Asche, deren Bestandteile im Harn ausgeschieden werden und viel Ammoniak zur Neutralisation mitnehmen. Ähnlich verhält es sich mit den Cerealien und anderen Bestandteilen der gemischten Kost, welche wegen des verhältnismäßig großen Eiweißgehaltes und wegen der Abwesenheit von pflanzensauren Alkalien eine saure Kost darstellen. Die Ammoniakausscheidung ist dabei hoch. Bei vorwiegender Pflanzenkost ist wegen des hohen Gehaltes der grünen Gemüse und Früchte an organischen Basen die Menge der zugeführten Alkalien groß und die Ammoniakausscheidung im Harn ist deswegen gering.

Ähnliche Verhältnisse wie bei eiweißreicher Kost treten auf, wenn Körpereiweiß zerfällt, wobei sich ja Säuren verschiedener Art bilden. Bei Hunger und Unterernährung, beim Fieber und beim Diabetes kommt es zur abnormen Säuerung des Körpers und zu vermehrter Ammoniakausscheidung. Ebenso kann eine ,,relative Azidose" bei manchen Darmstörungen der Säuglinge, aber auch älterer Kinder, eine Vermehrung der Ammoniakausscheidung im Harn bewirken, wenn im Gefolge von heftigen Durchfällen mit den dünnflüssigen Entleerungen größere Mengen von $NaHCO_3$ dem Körper entzogen werden.

Ammoniak im Harn ist ein *Säureindikator*, ein Zeichen absoluter oder (durch Alkaliverlust) relativer Säuerung. Dadurch, daß es bei der Neutralisation aushilft, erhält es dem Organismus das für die Umsetzung der Kohlensäure notwendige fixe Alkali. Die Fähigkeit des Körpers in dieser Weise mit sauren Radikalen fertig zu werden geht ziemlich weit und es besteht kaum eine Gefahr, daß sie jemals überschritten wird.

Die Harnsäure im Harn.

Nucleinsäuren mit Eiweiß zu Nucleoprotein verbunden, sind am Aufbau jedes Zellkerns beteiligt. Wenn wir bedenken, daß an den Zellkern die Vererbung geknüpft ist und daß er gleichzeitig das trophische Stoffwechselzentrum der Zelle darstellt, werden wir die

Wichtigkeit und Bedeutung der Nucleinstoffe für das Wachstum und die Entwicklung des Kindes erkennen.

Das Ausmaß des Abbaues der Nucleinsäure und des Nucleoproteins kann durch die Bestimmung der Harnsäure und der Purinbasen im Harn beurteilt werden. Die Nucleinsäuren enthalten Kohlehydrate, Phosphorsäure und Pyrimidinbasen bzw. Purinbasen. Beim Abbau der Nucleinstoffe wird die Phosphorsäure mit basischen Elementen verbunden ausgeschieden, die Kohlehydrate werden verbrannt und die Purinbasen, welche nicht für den Aufbau verwendet werden, werden ebenfall ausgeschieden, nachdem sie zu Harnsäure oxydiert wurden. Die Harnsäure ist mithin ein spezielles Produkt des Stoffwechsels der Kernsubstanzen. Beim Säugling bzw. beim Kind erscheint relativ mehr Harnsäure im Harn als beim Erwachsenen. Während der Harnsäurestickstoff beim Erwachsenen nur etwa 1—3% des Gesamtstickstoffs ausmacht, ist der Anteil beim Kind 3—8,5%. Die relative Harnsäureausscheidung ist beim Säugling etwa 4mal so groß wie beim Erwachsenen, wenn man sie auf das Kilogramm Körpergewicht bezieht. Dieser erhöhte Wert kommt wahrscheinlich durch die erhöhte Arbeit und Sekretion der Verdauungsdrüsen zustande, da der Säugling ja eine relativ größere Nahrungsmenge verarbeiten muß. Dabei gehen eine größere Zahl von Darmepithelzellen zugrunde. Die Harnsäure stammt also vorwiegend aus den Nucleoproteiden der Verdauungssäfte und den abgestoßenen Darmepithelien. Daneben spielt der übrige Zellstoffwechsel nur eine geringe Rolle. Da die Muskulatur kernarm ist, trägt sie nicht viel zur Ausscheidung der Harnsäure bei.

Das Casein der Milch enthält nur Phosphorsäure, aber keine Purinbasen. Daraus folgt, daß der Säugling die für seinen Körperaufbau nötigen Purinbasen selbst herstellt und daß die Harnsäure und die Purinbasen im Säuglingsharn praktisch endogenen Ursprungs sind und nicht der Nahrung entstammen.

Die Menge der in den ersten Lebenstagen ausgeschiedenen Harnsäure steigt bald zu einem Maximum am 3. Tage, um dann langsam wieder abzunehmen. Die Höhe der Ausscheidungskurve fällt mit dem Auftreten des Harnsäureinfarktes im Markteil der Niere des Neugeborenen zusammen. Der intensive Purinstoffwechsel, die saure Reaktion des Harns und die starke Konzentration des Harns infolge der mangelhaften Flüssigkeitsaufnahme sind die Ursachen für die Harnsäureinfarkte.

ORGLER meint, daß die Harnsäureausscheidung bei künstlicher Ernährung beträchtlich höher ist als an der Brust, obwohl die Kuhmilch durchschnittlich weniger Harnsäure enthält als die Muttermilch. Vielleicht ist auch hier wieder die eiweißansatzfördernde Wirkung der Kohlehydrate in der Frauenmilch im Spiel.

Bei älteren Kindern ist die Harnsäure im Harn sowohl exogenen als auch endogenen Ursprungs.

Die Ausscheidung der *Purinbasen* geht ungefähr der gesamten Purinausscheidung bzw. der Harnsäureausscheidung parallel und ist sehr gering. Genauere Untersuchungen im Kindesalter fehlen.

Die Aminosäuren im Harn.

Wenn die Aminosäuren den Blutstrom erreicht haben, bleiben sie nicht lange in der Zirkulation; sie werden entweder zum Aufbau neuen Gewebes verwendet oder sie werden in Zucker umgewandelt. Ein Teil erscheint bald im Harn. Im Säuglingsalter findet man mehr Aminosäuren im Harn als beim Erwachsenen. Dies gilt im besonderen Maße für die Frühgeborenen, welche einen oft dreimal so hohen Gehalt an Aminosäuren im Harn austreten lassen als selbst die Säuglinge. Im Blut dagegen ist beim Säugling der Aminosäurengehalt ebenso gering wie beim älteren Kind. Die Ursache der erhöhten Ausscheidung liegt nicht darin, daß eine unvollständige Oxydation oder Desaminierung der Aminosäuren stattfindet, sondern die Niere des Säuglings und besonders der unreifen Frühgeburt läßt einen größeren Teil der Aminosäuren durchtreten als die Niere des Erwachsenen. Wahrscheinlich steht dies in Zusammenhang mit der starken Wasserausscheidung des Säuglings. Es gehen aber nicht alle Aminosäuren gleichmäßig zu Verlust; Glykokoll z. B. wird seltener im Harn gefunden als manche andere Aminosäure.

Auch *Polypeptide* und *Oxyproteinsäuren* sind im Harn des Säuglings vermehrt gegenüber dem Erwachsenen.

Die Herkunft dieser Aminosäuren ist zum Teil ektogenen Ursprungs, was daraus hervorgeht, daß ihre Menge im Hunger geringer ist, zum Teil aber auch endogener Entstehung, da sie schon in den ersten zwei Lebenstagen, ja noch vor der ersten Nahrungsaufnahme im Harn zu finden sind. Allerdings ist zu dieser Zeit ihre Menge sehr gering.

Vielleicht findet in ganz geringem Ausmaß eine vorübergehende „Speicherung" von Aminosäuren statt, im labilen zirkulierenden Eiweiß und in den Zellen, besonders in den Muskelzellen. Denn bei starken Wasserverlusten, z. B. bei der alimentären Intoxikation, kann eine Ausschwemmung von Aminosäuren eintreten. Ob es sich dabei um endogen entstandene oder in den Geweben gespeicherte Aminosäuren handelt, ist ungewiß.

Da die Aminosäuren vorwiegend aus dem Nahrungseiweiß stammen, so steigt ihre absolute Menge im Harn mit dem Gesamtstickstoff an, aber langsamer als dieser, so daß der relative Gehalt abnimmt. Bei Kuhmilchnahrung ist der Aminosäurengehalt fast doppelt so groß wie bei der Brusternährung, wohl wegen der größeren Eiweißdarreichung.

Kreatinin und Kreatin im Harn.

Ein Teil, etwa 3% des Stickstoffs im Harn ist Kreatinin. Dieses entsteht aus Kreatin, welches die Vorstufe des Kreatinins im Muskelprotoplasma ist. Die Quelle des im Harn auftretenden Kreatinins ist nur das Eiweiß der Muskelzellen bzw. das Eiweiß der Fleischnahrung. Das ausschließliche Vorkommen der Kreatinins in den Muskeln und seine nahezu vollständige Unangreifbarkeit im Organismus lassen es als ein spezielles Produkt des Muskelstoffwechsels erscheinen. Doch darf es kaum als ein wertloses Abbau- und Abfallsprodukt des Eiweißstoffwechsels im Muskel aufgefaßt werden, dazu ist seine Konstanz und seine Menge im Muskel zu groß. Ob der Säugling bei kreatinfreier Nahrung Kreatin in den wachsenden Muskeln bilden kann, ist nicht sicher. In dieser Hinsicht sind die Untersuchungen von DENIS wichtig, welcher in der Milch Kreatin und Kreatinin in deutlichen Quantitäten fand.

Beim Hunger oder wenn die Nahrung vollkommen frei von Kreatin oder Kreatinin ist, ist die Ausscheidung des Kreatinins beim einzelnen Individuum von Tag zu Tag ziemlich konstant; eine Beziehung zur Größe der Wärmeproduktion besteht nicht, auch keine Parallelität zur Quantität des Nahrungseiweißes, wenn dieses kein Fleisch ist. Dagegen besteht eine annähernde Proportionalität zum Körpergewicht. Eine noch engere Beziehung besteht zur Menge der vorhandenen Muskeln. Gewissermaßen als

Index für die Beteiligung der Muskelmasse am Körpergewicht kann der „Kreatininkoeffizient" benutzt werden, d. i. die Zahl der Milligramm Kreatininstickstoff pro Kilogramm Körpergewicht. Für erwachsene Männer liegt diese Zahl ungefähr zwischen 8—11, bei Frauen bei durchschnittlich 5,8; beim Kleinkind ist dieser Wert meist niedriger, etwa 4,6, bisweilen wird er aber fast so hoch wie der Wert bei den Frauen. Beim Neugeborenen ist der Kreatiningehalt in Prozenten des Gesamtstickstoffs oft etwas höher als bei älteren Kindern. Der niedrige Kreatininkoeffizient im Kindesalter illustriert die auch relativ dürftigere Entwicklung des Muskelsystems in der frühen Kindheit.

Aber nicht nur quantitativ tritt die Muskelmasse beim jungen Säugling im Körpergewicht zurück (beim Neugeborenen sind etwa nur 23% des Körpergewichtes Muskulatur, während dieser Anteil beim Erwachsenen ungefähr 41% beträgt), auch in der Zusammensetzung der Muskelzellen ergeben sich Unterschiede. Der Kreatiningehalt des Muskels beim jungen Säugling ist mit 0,07% viel niedriger als der des Erwachsenen (0,3%) und damit wird die niedrige Kreatininausscheidung im Kindesalter erklärt. Muskelarbeit, wenn sie nicht zu anstrengend ist, erhöht die Kreatininausscheidung nicht, vielleicht aber hat der Tonus der Muskulatur darauf einen Einfluß.

Mit dieser Beziehung zur Muskulatur bzw. zu Veränderungen des Muskeltonus wird die bekannte Tatsache erklärt, daß der Erwachsene bei Tag mehr Kreatinin ausscheidet als bei Nacht, während beim jungen Kind die unter Tags und in der Nacht ausgeschiedenen Mengen gleich groß sind. Dieses abweichende Verhalten in der frühen Kindheit könnte einen Hinweis auf die Beziehung zur Muskulatur bedeuten, da die Lebensweise des Kleinkindes oder gar des Säuglings, was Muskeltonus und Schlaf betrifft, bei Tag und Nacht weniger verschieden ist als beim Erwachsenen, welcher Umstand überhaupt eine größere Gleichartigkeit der täglichen und nächtlichen Stoffwechselvorgänge beim Kind mit sich bringen dürfte.

Von der Nahrung erscheint nur das im genossenen Fleisch vorgebildete Kreatin bzw. Kreatinin im Harn. Vollkommen frischer Muskel enthält nur sehr wenig Kreatinin, aber in Form des Fleisches der Nahrung enthält er mehr Kreatinin als Kreatin, besonders wenn das Fleisch gut gekocht ist, wo nur wenig Kreatin übrig bleibt. Nur ein kleiner Teil erscheint im Harn unverändert als Kreatin, der größere Teil als Harnkreatinin. Ein weiterer Teil wird aber wahrscheinlich im Muskel als Kreatin gespeichert.

Man kann durch Hungern oder durch Zufuhr kreatininfreier Nahrung den exogenen Teil leicht ausschalten. Eine vermehrte Ausscheidung von Kreatin und Kreatinin tritt dann auf, wenn Muskeleiweiß in größerem Umfang zerfällt. Im Hunger, beim Diabetes oder im Fieber, bei Infektionskrankheiten, bei myotonischen Zuständen sowie bei Chorea oder Tetanie kommt es dazu, besonders wenn gleichzeitig die Nahrungszufuhr mangelhaft ist. In ähnlicher Weise ist bei Hyperthyreoidismus die Kreatininausscheidung gesteigert. Eine Herabsetzung der Kreatininausscheidung findet sich bei Myatonie, beim HERTERschen Infantilismus, beim Kretinismus und Myxödem sowie bei der Rachitis.

Unter normalen Bedingungen erscheint fast nur Kreatinin im Harn. Wird auch Kreatin ausgeschieden, so spricht man von Kreatinurie. Der normale erwachsene Mann hat keine Kreatinurie, die gesunde erwachsene Frau nur intermittierend in Verbindung mit den Vorgängen im Sexualapparat und den Größenveränderungen des Uterus. Nur bei Hunger oder Unterernährung kommt es zur Ausscheidung von Kreatin, doch verschwindet es bei diesen Zuständen wieder schnell aus dem Harn, wenn Kohlehydrate oder Fette zugeführt werden, in einer Menge, welche die Bedürfnisse des Kraftwechsels deckt. Wie schon erwähnt, verursachen alle Zustände, welche zu einem Gewebszerfall führen (z. B. Fieber), Auftreten von Kreatinurie.

Die allgemeine Meinung nimmt jetzt an, daß Kreatin als ein Bestandteil des Harns bei allen normalen Kindern erscheint, besonders im Nachtharn. Die Kinder scheiden, anders als die Erwachsenen, Kreatin, das mit der Nahrung zugeführt wurde, im Harn aus. Überdies soll Milch, wie erwähnt, deutliche Mengen von Kreatin enthalten. Ob bei eiweißreicher Kost mehr Kreatin im Harn erscheint als bei eiweißarmer Diät, ist noch nicht ausgemacht.

Bei Kindern ist die Kreatinurie eine physiologische Erscheinung. Säuglinge scheiden regelmäßig Kreatin aus. Bei Knaben dauert diese Erscheinung bis etwa zum 6. Lebensjahr an, bei Mädchen noch länger, bis zur Pubertät. Die Kreatinausscheidung ist unregelmäßig und eng verknüpft mit der Menge des ausgeschiedenen Harns. Man hat die Kreatinurie des Kindes mit der Milchnahrung in Beziehung bringen wollen, doch stimmt dies nicht; denn die Kreatinurie findet sich auch bei milchfrei ernährten Kindern. Möglicherweise handelt es sich um einen „Ausschwemmungsprozeß" infolge der verhältnismäßig großen Wasseraufnahme des Kindes; vielleicht auch um eine Insuffizienz des kindlichen Stoffwechsels, das Kreatin umzuwandeln.

Der Kohlehydratstoffwechsel.
Die Bedeutung der Kohlehydrate im Stoffwechsel.
Die Nahrung wird entweder als Brennstoff oder als Baustoff verwendet. Die Kohlehydrate gehören zu den Brennstoffen, da sie in erster Linie die Energie erzeugen, welche zur Verrichtung der Lebensfunktionen nötig ist. Die Arbeit der Muskeln, die Atmung, der Betrieb der Blutzirkulation und unter gewissen Umständen auch die Erhaltung der Körperwärme wird vorwiegend durch Kohlehydrate bestritten. Die Kohlehydrate sind das beste Material für den Betriebsstoffwechsel, sie verbrennen leicht und hinterlassen als Schlacken nur Kohlensäure und Wasser, deren Ausscheidung die geringsten Schwierigkeiten bietet. Da der Blutzucker wassergelöst ist und in allen Zellen und Körpersäften vorhanden ist, ermöglicht er überall sofortige Energieerzeugung.

Für die Ernährung des Menschen ist es ziemlich gleichgültig, ob die Hauptmenge der Brennstoffe in Form von Fetten oder von Kohlehydraten in den Verdauungskanal aufgenommen wird. Energetisch besteht nur der Unterschied, daß die Fette weit konzentriertere Kraftträger sind als die Kohlehydrate. Der Säugling erhält wohl in der Milch etwa die Hälfte der Calorien in der Fettform, er kann aber auch mit fettarmer Nahrung auskommen. Durch die Zulage von Mehl nach einigen Monaten ausschließlicher Milchnahrung wird die Nahrung des Säuglings kohlehydratreicher. Es ist dies die Zeit, wo durch die zunehmende Lebhaftigkeit des Kindes der Bedarf der Muskulatur nach Zucker größer wird.

Das Kind jenseits des Säuglingsalters hat eine sehr starke Muskelbetätigung und dadurch einen hohen Calorienbedarf und insbesondere einen großen Kohlehydratbedarf. Es muß sich also in der Art seiner Ernährung wie diejenigen Berufsangehörigen verhalten, welche schwere Muskelarbeit leisten. In der kindlichen Ernährung sind daher die calorienliefernden Nahrungsmittel wie Brot, Kartoffel und Fett von großer Bedeutung. Meist sind beim Kind die

Kohlehydrate eindeutig die Hauptbestandteile der Nahrung. Kohlehydratnahrung ist eine voluminöse Nahrung aber von verhältnismäßig geringem Sättigungswert, so daß zahlreichere Mahlzeiten als beim Erwachsenen nötig sind. Bei den großen Nahrungsmengen, die ein Kind braucht, erhält es darin die erforderlichen Eiweißmengen in der Regel leicht.

Als Betriebsmaterial für die Muskeltätigkeit ist der Zucker den anderen Nahrungsmitteln überlegen. Der Aufwand für eine und dieselbe Arbeit ist um ungefähr 10% höher, wenn sie vorwiegend auf Kosten von Fett geleistet wird, als wenn sie auf Kosten von Kohlehydrat geschieht (KROGH und LINDHARD). Zucker und Fett verhalten sich mithin in Bezug auf Energielieferung bei der Muskelarbeit keineswegs isodynam. Der Organismus bevorzugt denn auch, soweit der Vorrat an leicht mobilisierbarem Kohlehydrat reicht, dieses dem Fett gegenüber.

Bei Menschen mit unseren Lebensgewohnheiten scheint es ein unentbehrliches Minimum der Kohlehydratzufuhr zu geben. Ist die Nahrung eines Gesunden kohlehydratfrei, so können das Fett und zum Teil auch das Eiweiß nicht vollständig verbrannt werden. Der Abbau bleibt auf der Stufe der Ketonkörper stehen. Diese Ketonkörper sind die β-Oxybuttersäure, die Acetessigsäure und das Aceton. Ihr Vorhandensein hängt mit dem Symptomenkomplex der endogenen Säurevergiftung, der Acidose zusammen. Dabei wirkt das Fett nach SHAFFER zu 90% ketogen, das Eiweiß nur zu 45%. Zufuhr von Zucker bringt die Ketonkörper zum Schwinden. NAUNYNS alter Satz: „Die Fette verbrennen im Feuer der Kohlehydrate", bedeutet, daß Kohlehydratverbrennung und Calorienverbrennung gekoppelt sind; an die Zuckerverbrennung ist der Abbau der anderen Nahrungsstoffe gebunden. Für die Verbrennung einer großen Nahrungsmenge ist eine entsprechend große Zuckerzufuhr nötig. Dies ist insbesondere für den Zuckerkranken wichtig; aber auch für den gesunden Organismus gilt, daß die Kohlehydrate im Stoffwechsel nicht lediglich als Heizmaterial dienen.

Da bei einem so rasch wachsenden Organismus, wie es das Kind, insbesondere der Säugling ist, die eiweißsparende Wirkung reichlicher Kohlehydratzufuhr von Bedeutung ist, muß die Wichtigkeit der Kohlehydrate in der kindlichen Nahrung besondere Berücksichtigung finden. Wenn auch die Mengen ersparten Eiweißes nur gering sind, so spielt dies immerhin bei der eiweißarmen Kost, welche die Frauenmilch darstellt, eine nicht zu unterschätzende Rolle.

Das Schicksal der Kohlehydrate im Körper.

Die mit der Nahrung aufgenommenen Kohlehydrate werden durch die Verdauung in Blutzucker (d-Glukose) umgewandelt; eine andere Quelle des Blutzuckers ist das Eiweiß. Der Blutzucker ist die gelöste kristalloide Transportform in den Körpersäften. Die haltbare kolloidale Stapelform ist das Glykogen, welches in der Leber gebildet wird. Bei reichlicher Zufuhr wird Zucker auch in Fett umgewandelt und solchergestalt als Energieträger aufgespeichert.

Die Aufgabe des Zuckers im Körper ist in erster Linie eine energetische; der Zucker dient als Brennstoff für alle Körperzellen, seine kalorische Ausnutzung ist eine vollständige, er verbrennt dabei zu den nicht weiter oxydierbaren Endprodukten Kohlensäure und Wasser, deren Eliminierung leicht durchzuführen ist. Außerdem dient der Zucker als Material für die Funktion der quergestreiften Muskulatur in Form einer Kohlehydrat-Phosphorsäureverbindung, welche eine Zwischenstufe zwischen der Stapelform des Traubenzuckers, dem Glykogen, und dem Traubenzucker selbst darstellt und im Muskel gewissermaßen eine Art Bereitschaftsform für die energetische Leistung desselben bedeutet. Vielleicht spielt auch außerhalb des Muskels eine Verbindung zwischen Phosphorsäure und Zuckermolekül eine Rolle. Die eigentliche Reaktionsform des Zuckers ist nicht sicher bekannt (α-Glukose?).

Auch in nicht energetischer Beziehung ist der Zucker für den Stoffwechsel bedeutungsvoll, da, wie erwähnt, eine gewisse geringe Menge von ihm notwendig ist, damit Fett und Eiweiß vollständig verbrennen können und nicht auf den Abbaustufen der Ketonkörper stehen bleiben. Die Verbrennung von Zucker verhindert die endogene Säurevergiftung.

Alle Zellen oder wenigstens die meisten können Glykogen speichern. Sie nehmen aus dem Blut Glukose auf und polymerisieren sie durch Anhydritbildung zu Glykogen. Bei Bedarf geben sie unter Hydrolyse den Zucker wieder an das Blut ab. Für den Stoffwechsel der Kohlehydrate stehen Leber und Muskelzellen ganz im

Vordergrund. Die Muskelzellen speichern, wenn Überfluß da ist. Die Leberzellen sind aber immer mit der Verarbeitung von Zucker beschäftigt, in ihnen befindet sich das Hauptdepot. Wird zu wenig Zucker zugeführt, so bereiten sie ihn aus anderen Substanzen, aus den Aminosäuren oder selbst aus Fett.

Der Zucker ist innerhalb der Zellen in der schwerlöslichen kolloidalen Form des Glykogens vor dem Verbrauch einigermaßen geschützt. Damit das Glykogen zur Benutzung für die Zellen geeignet wird, muß es erst durch Fermente in den löslichen Zucker umgewandelt werden. Auf die Mobilisierung des Zuckers hat das Sekret der Nebenniere, das Adrenalin (bzw. das sympathische Nervensystem) großen Einfluß. Adrenalinzufuhr erhöht den Zuckergehalt des Blutes. Möglicherweise steht die Regulierung des Zuckergehaltes im Blut überhaupt unter der Wirkung des Adrenalins, das ja dem Blut dauernd zufließt. Eine antagonistische Wirkung auf die Glykogenfunktion der Leber hat das Inkret des Inselapparates im Pankreas. Das Insulin protegiert den Aufbau und die Stabilität des Glykogens in der Leber, es dämpft die Mobilisierung der gespeicherten Kohlehydrate.

Die Leber gibt von dem in ihr gespeicherten oder gebildeten Zucker je nach den Bedürfnissen der Organe ab, die ihn aus dem Blut wegnehmen, um ihn zu verbrennen oder von neuem zu speichern. Sie reguliert den Blutzuckergehalt und beugt einer Überschwemmung des Blutes mit Zucker vor. Das Blut des gesunden Menschen enthält immer ungefähr 0,1% Zucker, selbst wenn kein Zucker mit der Nahrung aufgenommen wird oder wenn der Mensch hungert. Diese Menge wird genau festgehalten. Tritt mehr Zucker in den Saftstrom über, ohne daß ihn die Organe verbrauchen, so entfernen im allgemeinen die Nieren den Überschuß und im Harn erscheinen dann größere Mengen von Traubenzucker als die normalen Spuren.

Das Blutzuckerniveau ist in den ersten Lebenswochen niedriger als im späteren Kindesalter. Die Blutzuckerwerte normaler Kinder bis zum Alter von 2 Wochen betragen ungefähr $0,8^0/_{00}$, von der 6. Woche bis zu 1 Jahr liegen die Werte etwa bei $1,1^0/_{00}$, darnach sind sie von derselben Höhe wie beim Erwachsenen.

Bei unterernährten Kindern ist der Nüchternblutzucker herabgesetzt, und zwar um so mehr, je größer die Differenz zwischen dem tatsächlichen Gewicht des Kindes und seinem Sollgewicht ist.

Das Schicksal der Kohlehydrate im Körper. 95

Beträgt das Gewicht des Kindes nur 50% seines Sollwertes, so liegen die Blutzuckerwerte bei etwa 0,8⁰/₀₀, bei 60% etwa bei 0,9⁰/₀₀; mit der Besserung des Ernährungszustandes steigen die Blutzuckerwerte an, um bei Erreichung des Sollgewichtes wieder normale Höhe zu zeigen.

RINGER und BAUMANN haben eine Zeichnung hergestellt, welche sehr klar die Faktoren vor Augen führt, die die Zuckerkonzentration im Blute regulieren. Sie stellen die Blutbahn als ein schräges Rohr dar mit einigen Öffnungen, durch welche die Glukose hinzutreten kann, und mit anderen Öffnungen, durch welche

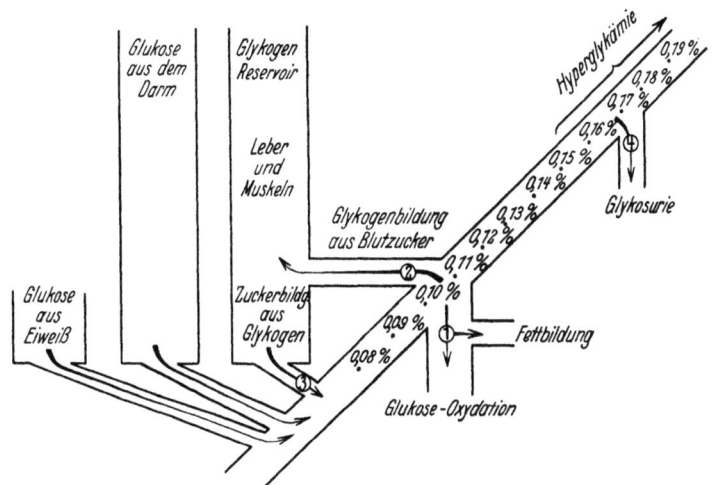

Abb. 5. Die Blutzuckerregulation (nach RINGER und BAUMANN). 1 und 2 unter Kontrolle des Pankreashormons, 3 unter Kontrolle des sympathischen Nervensystems und des Adrenalins, 4 reguliert durch die Nierenschwelle.

sie den Blutstrom verlassen kann. Die vom Darmtrakt resorbierte, von den Proteinmolekülen abgespaltene und von den Depots in der Leber und in den Muskeln mobilisierte Glukose strömt in das Blut ein. Bei normalem Blutzuckerniveau verläßt die Glukose die Zirkulation, wenn sie verbrannt wird oder für die Fettbildung gebraucht wird. Steigt das Niveau etwas höher an, so kann sie in der Leber in Form von Glykogen gespeichert werden. Steigt das Niveau noch höher, so werden die drei Abströmungswege wohl weiter und eventuell auch stärker in Anspruch genommen, schließlich aber wird der Blutzucker die Nierenschwellen überschreiten und es wird zur Glykosurie kommen. DUBOIS fügt dieser Darstellung noch einen vierten normalen Abflußweg hinzu, nämlich die von BENEDICT beschriebene normale tägliche Kohlehydratausscheidung, welche ungefähr 1 g beträgt. Die normale Nierenschwelle differiert bei verschiedenen Individuen, in der Regel jedoch kommt es erst zu einer Zuckerausscheidung, wenn der Blutzucker nach einer sehr reichlichen Zuckermahlzeit über 0,15—0,16% gestiegen ist.

Wenn ein gesunder Mensch rasch eine große Menge von Zucker zu sich nimmt, so kann es bei der leichten Resorbierbarkeit des Stoffes dazu kommen, daß der Zuckergehalt des Blutes vorübergehend über das normale Maß ansteigt. Dies geschieht deswegen, weil entweder die Fähigkeit der Leber, den Zucker zu speichern, überschritten wurde, oder weil der Zucker nicht wie gewöhnlich nur auf dem Blutweg, sondern bei dem reichlichen Vorhandensein im Darm dann auch durch die Lymphgefäße aufgesaugt worden war. Da die Mesenteriallymphgefäße die Leber nicht passieren, so gelangt der Zucker unter Umgehung der Leber direkt in den Kreislauf. Die Blutzuckerkurve des Normalen verläuft in der Weise, daß nach einmaliger Zuckergabe, wenn die Glukose nüchtern einverleibt wurde, schon innerhalb der ersten halben Stunde der Höhepunkt der Hyperglykämie erreicht wird; nach 1 Stunde ist der Wert schon im Abklingen und nach 2 Stunden ist er wieder zur Norm zurückgekehrt, wobei oft ein vorübergehendes Absinken unter den Ausgangspunkt (posthyperglykämische Hypoglykämie) stattgefunden hat. Wird Zucker in kurzen zeitlichen Intervallen mehrmals hintereinander verabreicht, so steigt der Blutzucker entweder überhaupt nicht mehr an, oder zum mindesten schwächer als das erstemal und verläßt bei späteren, eventuell auch bedeutend größeren Zuckergaben sein normales Niveau nicht mehr.

Nach Zuckerdarreichung zeigt die Blutzuckerkurve beim Kind keinen so hohen Anstieg wie beim Erwachsenen (was wohl mit den besseren Speicherungsmöglichkeiten des Kindes zusammenhängen dürfte). Während der Blutzuckergehalt beim Erwachsenen $1/2$ Stunde nach Zuckerdarreichung Werte von $1,7^0/_{00}$ erreicht, steigt die Kurve beim Kinde nur bis etwa $1,4^0/_{00}$ an. Die Zuckertoleranzkurve verhält sich beim unterernährten Kind ebenso wie beim normalen.

War die Zuckergabe nicht größer als etwa 50 g, so führt diese alimentäre Hyperglykämie im Kindesalter, wenn wir vom Säuglingsalter absehen, gewöhnlich nicht zur Glykosuria e sacharo. Immerhin ist eine solche „transitorische Glykosurie" im Kindesalter nicht selten und sie tritt vor allem im Verlauf fieberhafter Erkrankungen auf, wo Appetitmangel, Halsschmerzen usw. eine sehr kohlehydratreiche Ernährung (Limonaden, Himbeersirup) notwendig machen. Zuckerausscheidung nach alimentärer Überlastung gehört bei infektionskranken Kindern zu den gewöhnlichen Ereignissen.

Außer dieser alimentären Glykosurie und der diabetischen Glykosurie gibt es im Kindesalter wie beim Erwachsenen noch andere Arten von Zuckerausscheidung im Harn. Beim Säugling kommen nicht selten (ähnlich wie bei Schwangeren und Wöchnerinnen) Ausscheidungen von *Lactose* vor; die Diagnose ist aus der Nichtvergärbarkeit des ausgeschiedenen Zuckers zu stellen.

Eine nicht zu häufige Form von Glykosurie im Kindesalter stellt die familiär auftretende sogenannte „*renale Glykosurie*" dar, die Glykosuria innocens nach H. SALOMON. Die dauernd geringe Tageszuckerausscheidung im Harn ist fast unabhängig von der Kohlehydrataufnahme. Da der Nüchternblutzucker normal oder sogar herabgesetzt ist und der Ablauf der alimentären Blutzuckerkurve wie beim Gesunden verläuft, so ist für die Ausscheidung von Zucker eine Erkrankung der Nieren mit Herabsetzung der Nierenschwelle anzunehmen. Diese extrainsuläre Glykosurie ist prognostisch sehr günstig zu beurteilen und bedarf keiner eingreifenden diätetischen Maßnahmen. Insulin beeinflußt diese Zuckerausscheidung nicht. *Lävulosurien* und *Galaktosurien* sind äußerst seltene Befunde und kommen höchstens bei Leberschädigungen vor. Ebenso ist *Pentosurie* eine praktisch bedeutungslose Rarität.

Außer im Blut ist auch in den anderen Körperflüssigkeiten Zucker enthalten. Von einer gewissen praktischen Wichtigkeit ist der Zuckergehalt des Liquor cerebrospinalis, da Abweichungen von der Norm differentialdiagnostisch verwertbar sind. Der normale Liquorwert liegt zwischen 50 und 70 mg%. Bei entzündlichen Erkrankungen der Hirnhäute (Meningitis jeder Art) ist der Liquorzucker vermindert, bei den übrigen Erkrankungen des Zentralnervensystems (Encephalitis und Polyomyelitis oder Gehirnerkrankungen nicht entzündlicher Natur) ist der Liquorzucker normal oder sogar erhöht. Der *Blut*zucker ist in allen diesen Fällen unverändert normal.

Der Säugling hat, wie schon erwähnt, einen hohen Bedarf an Kohlehydraten in der Nahrung. Die Kohlehydrate sind, wie weiters ausgeführt wurde, nicht unbegrenzbar durch das Eiweiß oder das Fett der Nahrung ersetzbar. Der Säugling hat vielmehr einen nicht rein aus kalorischen, sondern aus funktionellen Gründen zu erklärenden Kohlehydratbedarf, der eine gewisse Minimalzufuhr unbedingt erheischt. Die Zufuhr soll zwischen 5 und 10% der Nahrungscalorien betragen. Dieser relativ hohe Bedarf zeigt, wie wichtig das ungestörte Arbeiten der Verdauung und der Resorption der Kohlehydrate für den Säugling ist.

Im intermediären Stoffwechsel ist der Milchzucker ebenso wie der Rohrzucker nicht verwertbar, nur die bei seiner Spaltung entstehenden Monosaccharide werden assimiliert. Lactose und Galactose bedürfen bei ihrer Verwertung der Mitwirkung der Leber (FISCHLER). Lactosefütterung wird also bei Leberschädigung besonders leicht zu Zuckerausscheidung im Harn führen, worauf ja die Galaktoseprobe von BAUER beruht. Zuckerausscheidung bei Milchernährung ist daher vorsichtig zu bewerten. Die Zufuhr von 12% Milchzucker in der Nahrung soll bei Dystrophie häufig den Übertritt von Milchzucker bewirken. Wiederholt wurde Galaktose im Harn von Säuglingen nachgewiesen (L. F. MEYER, GÖPPERT).

Zum Vergleich der Assimilationsgrenzen der verschiedenen Kohlehydrate beim Säugling macht ASCHENHEIM folgende Angaben, an denen das Auffällige ist, wie hoch die Zahlen beim Säugling im Vergleich zu denen des älteren Kindes und des Erwachsenen sind.

Toleranzgrenze für	g pro kg	Ausgeschieden
Galaktose	etwa 4	Galaktose
Dextrose	8—12	Dextrose
Lävulose	4— 5	Lävulose
Lactose	6— 8	neben Lactose auch gärfähiger Zucker
Saccharose	6— 8	Hexosen

Für die gefundenen Werte ist die Konzentration des Zuckers, d. h. die Menge Wasser, in der er bei der Zufuhr aufgelöst war, von Bedeutung. Hohe Konzentrationen führen bei gleichen absoluten Mengen leichter zur Ausscheidung (UTTER). Gleichzeitige Verabreichung von Casein, Eiern oder Sahne erhöhen die Toleranz. Es gibt also keinen absoluten Wert der Toleranzgrenze, sondern diese hängt von einer Reihe begleitender Umstände ab und ist eine wechselnde, keine für ein bestimmtes Individuum oder gegebenes Alter konstante Größe.

Vielfach wurde versucht, mit Hilfe der Glykämiekurve Aufschluß über die Zuckerassimilation zu erhalten. Die Glykämiekurve nach einer Frauenmilchmahlzeit verläuft gesetzmäßig anders als nach der Kuhmilchmahlzeit (KEILMANN-ROSENBUND, JÄGER-WELCKER). Bei Frauenmilch zeigt sich ein steiler Anstieg, dem ein ebenso rascher Abfall wieder folgt, während im zweiten Falle eine wesentlich später einsetzende geringere Erhebung sowie ein Hinziehen über längere Zeit bemerkbar ist.

IBRAHIM und seine Schüler untersuchten die Absonderung der zur Verarbeitung der Kohlehydrate nötigen Fermente; sie stellten fest, daß Saccharase sehr früh, und zwar im 4. Fetalmonat auftritt, Lactase erst spät, nämlich im 8. Monat. So wird es verständlich, daß Lactase bei Frühgeburten zur Zeit der Geburt fehlen kann. Auch Maltase erscheint noch vor der Lactase. Amylase findet man vom 6. Fetalmonat an.

Der Darm selbst wird zu seiner Fermentproduktion durch das entsprechende Kohlehydrat, das mit ihm in Kontakt kommt, gereizt. Auch der Darm des Neugeborenen bedarf einer solchen Anregung, zumal bei ihm Lactosurien nicht selten gefunden werden; sie sollen in 40% der Fälle bei den Neugeborenen auftreten und zeigen nachweislich eine Abhängigkeit von der Nahrungszufuhr. Hier liegt das gleiche Verhalten vor wie bei den Frühgeburten, bei denen auch erst die Ernährung die Lactasebildung anregt. Es ist auch von Bedeutung, daß die Colostralmilch einen niedrigen Gehalt an Milchzucker besitzt, der erst am Ende der 1. Woche auf seine volle Höhe zu kommen pflegt. Es ist also physiologisch beachtenswert, daß die Lactase nicht sofort in hohem Maße in Anspruch genommen wird.

Jenseits der Neugeborenenperiode tritt nach RIETSCHEL bei Brustkindern Lactosurie auf, wenn den Kindern nach einigen Hungertagen gestattet wird, nach Belieben an reich ergiebigen Ammenbrüsten zu trinken. Wenn die Hungerperiode nicht mit Vollernährung abgebrochen wurde, sondern die Kinder behutsam steigend zuerst kleine und dann erst größere Nahrungsmengen bekamen, so unterblieb die Lactosurie. Es muß eine Anpassung der Fermentproduktion angenommen werden. Hunger schädigt diese, so wie jedes untätige Organ herabgesetzte Funktionen und verminderte Leistungsfähigkeit aufweist.

Die Lactase wird nur teilweise in das Darmlumen hinein, in den Chymus, sezerniert. Ein weit größerer Teil bleibt sicher im Epithel zurück, in welchem stets mehr als in den Darmsekreten gefunden wurde. RÖHMANN glaubt sogar, daß Lactase und Saccharase nur intracellulär wirken, EULER spricht von Enzymwirkung an den Zelloberflächen, die vom Substrat berührt werden. Auf diese Weise wird es auch verständlich, warum der Milchzucker langsamer resorbiert werden dürfte als andere Doppelzucker. Es ist sehr wohl möglich, daß die Diffusionsgeschwindigkeit dadurch gehemmt wird, daß das Milchzuckermolekül erst in der Darmwand selbst gespalten wird und nicht wie die Moleküle der anderen Disaccharide bereits in kleinere Moleküle zerlegt in das Epithel eintritt.

Die Saccharase[1] wirkt ganz vorwiegend im Jejunum, auch hier im oberen Teile stärker als im unteren, das Ileum ist nur wenig beteiligt. Bei der Lactase verteilt sich die Spaltungstätigkeit gleichmäßiger auf Jejunum und Ileum, auch das Kolon weist noch etwas Wirkung auf.

Artfremde Nahrung beeinflußt beim jungen Säugling die Tätigkeit der Lactase ungünstig, Verdünnen hebt diese Hemmung auf. Diese Zusammenhänge zeigen enge Beziehungen zu den Erfahrungstatsachen der Ernährungslehre des Säuglings. Die höhere Gefährdung durch Kuhmilch, der Vorteil der Verdünnungsmaßnahmen sind auffällige Analoga.

Es verläßt stets etwas Milchzucker ungespalten den Dünndarm und fällt im Dickdarm den Bakterien anheim. Beim gesunden Kinde findet man keinen Milchzucker im Stuhl, wohl aber bei Durchfällen schwereren Grades. Hier müssen also große quantitative Unterschiede in der Menge des Milchzuckers, die den Dickdarm erreicht, vorhanden sein. Daß kleine Spuren normaliter in den Dickdarm übertreten, bedeutet nicht eine schwere Verzögerung der Milchzuckerspaltung und eine damit verbundene Resorptionshemmung, sondern es ist ein für den Gesamtablauf der Verdauung sicher nicht schädlicher, vielleicht sogar nützlicher Vorgang.

Die Diastase ist ein aus mehreren Fermenten bestehendes Fermentgemisch, dessen Endprodukt Maltose dann durch die Mal-

---

[1] Das Ferment welches Rohrzucker in Dextrose und Lävulose spaltet.

tase angegriffen wird. Diese begleitet in der Natur die Amylase fast immer. Auch im tierischen und menschlichen Organismus treten diese beiden Fermente zusammen auf. Im Säuglingsspeichel jedoch, der amylasehaltig ist, vermißte ALLARIA die Maltase. Im Pankreas und im Darm treten beide Fermente auf.

Es findet mit dem Alter eine Mehrproduktion an diesem Ferment statt, auch die Amylasebildung ist eine werdende Funktion. Die analoge Folgerung für die Verhältnisse der Pankreasdiastase scheint berechtigt, zumal von SIMCHEN erhöhte Bereitschaft jüngerer Säuglinge zur Stärkeausscheidung im Stuhl nachgewiesen wurde, wenn Mehl verabreicht wird.

Hohe Acidität zerstört die Amylase. Die niedrige Acidität, welche während eines großen Teiles der Verdauung beim Säugling herrscht, schließt Amylasefunktion keineswegs aus. Es kommt noch hinzu, daß eine anregende Wirkung von Proteolyseprodukten für die Amylase nachgewiesen ist. Die wirksamen Produkte werden mehr bei der peptischen als bei der tryptischen Verdauung gebildet; sie werden also beim Säugling nicht in größerem Maße vorhanden sein.

Verminderte Fermentproduktion tritt bei Dyspepsie und chronischen Störungen auf. Daß die Fermentschwäche der Störung bereits vorausgeht, also in der Ätiologie eine gewisse Rolle spielt, ergibt sich daraus, daß SIMCHEN die Stärkeausscheidung als Vorboten einer Dyspepsie noch vor den ersten schlechten Stühlen gefunden hat.

Die Frage, ob die Cellulose, die schon relativ jungen Säuglingen im Grießbrei zugeführt wird, den Darm reizen kann und so zu verschlechterter Ausnützung Veranlassung gibt, verneinen PFERSDORFF-STOLTE. Die Kotverluste sind so geringfügig, daß sie vernachlässigt werden können.

Außer bei der Cellulose, welche als eine für die Verdauungsfermente unangreifbare Substanz unresorbierbar ist, ist die Resorption der Kohlehydrate im allgemeinen gut. Selbst bei Mehlabkochungen und Breien entstehen im allgemeinen keine nennenswerten Kotverluste. Am günstigsten liegen die Verhältnisse bei den Zuckern, von denen normaliter nichts in den Stuhl gelangt. Das Verschwinden des Zuckers beruht aber nicht zur Gänze auf guter Resorption, denn ein kleiner Teil des Zuckers fällt genau so wie die Polysaccharide, soweit sie nicht resorbiert sind, den Darmbakterien anheim und verschwindet dadurch. Dieser Anteil ist aber nur sehr gering. Nach den Berechnungen FREUDENBERGS würden etwa 0,8% des Zuckers unresorbiert bleiben und der Gärung anheimfallen.

Die Milchzuckerspaltung erfolgt im Darm keineswegs unter irgendwie angespannten Bedingungen; das gleiche gilt für den Rohrzucker. Man kann daher mit hoher Wahrscheinlichkeit sagen, daß die Ausnützung der löslichen Kohlehydrate im Darme tatsächlich und nicht nur scheinbar eine gute ist. Bei stürmischen Diarrhöen liegen die Verhältnisse natürlich ganz anders. Dann geht tatsächlich dem Körper Kohlehydrat verloren.

Bei intaktem Epithel hält die Resorption mit der Spaltung Schritt.

Die Azidose.

Eine Frage, welche mit dem Kohlehydratstoffwechsel sicher in engstem Zusammenhang steht, ist das Problem vermehrter Säurebildung, der sogenannten Azidosis, deren höhere Grade als Säurevergiftung klinisch in Erscheinung treten. Es handelt sich dabei um (Fett-)Säuren, welche wahrscheinlich auch beim Gesunden als normale Zwischenprodukte im Stoffwechsel der Fette, und wohl auch der Eiweißkörper entstehen, aber unter den gewöhnlichen Verhältnissen, d. h. bei gleichzeitiger Oxydation von Kohlehydraten, zu Kohlensäure und Wasser zersetzt werden. Diese organischen Säuren sind die Betaoxybuttersäure und die Azetessigsäure; dazu kommt das wahrscheinlich erst in den Ausscheidungsorganen aus der Azetessigsäure entstehende Azeton. Diese drei Körper gehen nun bei einer Reihe von Störungen des Stoffwechsels in größerer Menge in den Harn über und zwar immer dann, wenn Kohlehydrate nicht ausreichend verbrannt werden. Dies ist der Fall, wenn dem Organismus Kohlehydrate überhaupt nicht zugeführt werden wie im Hunger, oder wenn der Körper sie nicht ausnützen kann wie in vielen Fällen von Diabetes. Kohlehydratmangel spielt für die Entstehung der Azidose sicher eine Rolle, denn die Darreichung von Kohlehydraten oder auch sehr großer Eiweißmengen bringt die Hungerazidose sofort zum Schwinden. Bei der Eiweißzufuhr ist das wirksame der aus Eiweiß sich bildende Zucker. Die Zuckerkarenz ist aber in manchen Fällen nur ein Teilfaktor der Schädigung; vielleicht muß in solchen Fällen ein reichlicher Fettverbrauch dazutreten. Im Mittelpunkt der Erscheinungen dürfte die Leber stehen.

Der hemmende Einfluß der Kohlehydrate auf die Ketonbildung beruht nicht bloß auf dem ausreichenden Vorhandensein von Glykose im Blut, sondern auch auf dem Vorhandensein einer genügenden Menge eines Oxydationsproduktes der Glykose, welches auf einen der Acetonkörper oder seine Vorstufen einwirkt.

Ketonurie tritt im Kindesalter häufig als Begleiterscheinung von leichten Infektionen auf, was auf die Alteration des Stoffwechsels durch das Fieber zurückführbar ist, sowie auf eine partielle Kohlehydratverarmung durch die vorübergehende Anorexie.

Im Gegensatz zur Ketose ist unter Azidose ein deutlicher Ausschlag auf die Seite der Säure im Säure-Basen-Gleichgewicht des Blutes innerhalb der normalen Variationsbreite zu verstehen. Daß dies nicht so leicht eintritt, geht aus der Tatsache hervor, daß die Natur durch folgende Mechanismen sehr freigibig für den Ausgleich von weitgehenden Schwankungen in der Säureaufnahme und Säurebildung vorgesorgt hat: 1. Die Ausscheidung von CO_2-Überschuß und flüchtigen Säuren durch die Lungen. 2. Änderungen in der Basen-Bindungsfähigkeit der Blutzellen in Abhängigkeit von dem jeweiligen Oxydations- oder Reduktionszustand des Hämoglobins. 3. Ausscheidung von nicht flüchtigen Säuren durch die Nieren. 4. Die Puffer-Rolle der Blutsalze.

Durch diese Einrichtungen wird die bestehende Wasserstoffionenkonzentration der Körperflüssigkeiten in sehr engen normalen Grenzen erhalten.

Das Auftreten der Säure zeigt auf jeden Fall eine beträchtliche Störung der intermediären Vorgänge des Stoffwechsels an. Die im Harn ausgeschiedenen und die im Gewebe verbleibenden Mengen der Betaoxybuttersäure verbrauchen viel Alkali und können zu einer Säurevergiftung (Alkalimangel) führen. Es entsteht dann vor allem beim Diabetes jener Zustand, der als Koma (diabeticum) bezeichnet wird.

Um eine reine Hungerazidose handelt es sich bei der Acetonausscheidung der Neugeborenen, welche dann auftritt, wenn die Kinder statt Nahrung nur nährwertlose Flüssigkeit (Tee mit Sacharin) erhalten. Wie die Untersuchungen von SCHICK und WAGNER zeigen, kommt das Neugeborene mit Kohlehydratreserven zur

Welt, welche in 2—3 Tagen aufgebraucht sind. Die ersten Spuren von Aceton erscheinen nach 50 Stunden im Harn, nach 72 Stunden wird ihre Menge sehr reichlich. Kohlehydrat bringt die Acetonkörper nach 6—8 Stunden zum verschwinden, mäßige Eiweiß- oder Fettmengen beeinflussen sie jedoch nicht. Neuerliche Kohlehydratkarenz führt aber viel schneller (schon nach 4 Stunden) zu neuerlicher Acetonausscheidung, da nunmehr keine Kohlehydratreserven vorhanden sind. Damit das Neugeborene seine Kohlehydratreserven schonen kann, soll man es nicht hungern lassen. Es genügen schon ganz geringe Zuckermengen um die Entstehung von Acetonkörpern zu verhindern. Wie die Verhältnisse bei Frühgeburten liegen, ist unbekannt. Es ist wahrscheinlich, daß in Analogie zu anderen Reservestoffen (Fett, Eisen) auch in Bezug auf Glykogenreserven die Frühgeburt schlechter daran ist als das reife Kind.

Ähnlich wie beim Neugeborenen ist vielleicht auch die Acetonbereitschaft der Schwangeren, besonders in der zweiten Hälfte der Gravidität zu erklären; es kommt nicht so sehr eine pathologische Funktion der Leber in Betracht, als vielmehr der Umstand, daß die Kohlehydratreserven infolge der starken Inanspruchnahme so knapp bemessen sind, daß schon geringer Mangel der Kohlehydratzufuhr genügt, um zur Acetonkörperbildung zu führen.

Das Problem des Milchzuckers.

Der Milchzucker oder die Lactose ist ein Disaccharid von der Formel $C_{12}H_{22}O_{11}$, eine Verbindung von 1 Molekül Dextrose und 1 Molekül Galaktose unter Austritt von 1 Molekül Wasser. Er kommt nur in der Milch der Säugetiere und des Menschen vor. In der Kuhmilch zu etwa 5%, in der Frauenmilch zu etwa 6,7%; die Frauenmilch schmeckt deswegen süßer als Kuhmilch. Der Milchzucker wird in der Milchdrüse erst aus dem Traubenzucker des Blutes gebildet.

Beobachtungen an erwachsenen Menschen und an Tieren haben gezeigt, daß der Milchzucker verhältnismäßig leichter als ein anderer Zucker in den Harn übergeht; und zwar erscheint nach Milchzuckerfütterung kein anderer Zucker im Harn als Milchzucker, ein Beweis, daß nicht herabgesetzte Oxydationsfähigkeit des Organismus, sondern unvollkommene Spaltung vor der Resorption Schuld an der Lactosurie ist. Daß ebenso wie bei den übrigen zusammengesetzten Zuckern auch bei der Lactose der Gärung eine Spaltung vorausgeht, hatte schon E. FISCHER erwiesen, welcher das den Milchzucker invertierende Ferment der Milchzuckerhefe Lactase nannte. Ungespaltenen Milchzucker kann der Organismus nicht verwerten. Parenteral (d. i. subcutan oder intravenös beigebrachter Milchzucker wird unverändert ausgeschieden, da sowohl dem Blut als auch den Geweben im allgemeinen die Fähigkeit abgeht, den Milchzucker zu spalten.

Die Inversion des Milchzuckers erfolgt hauptsächlich in den obersten Darmpartien, also in einer verhältnismäßig engen Zone. Namentlich bei Einführung größerer Mengen von Lactose kann es also leicht dazu kommen, daß die Geschwindigkeit des Diffusionsstromes diejenige des Ablaufs der Spaltungsvorgänge überwiegt. Daher das leichte Auftreten von Lactosurie bei Kind und Erwachsenem.

Im Harn des Gesunden tritt der Milchzucker nur dann auf, wenn große Mengen davon eingenommen wurden. Stillende Frauen scheiden bei Milchstauung Milchzucker mit dem Harn aus; allerdings zerfällt die Lactose leicht wieder in Traubenzucker wenn die Milch nicht sezerniert wird. Bei darmkranken Säuglingen kann es nach LANGSTEIN und STEINITZ zum Durchtritt des ungespaltenen Milchzuckers durch die Darmwand kommen, ein Vorgang, der sich dann als Lactosurie zu erkennen gibt. Es sei erwähnt, daß sich der Milchzucker ebenso wie der Traubenzucker im Harn durch Reduktionsproben und durch Drehung der Polarisationsebene nach rechts nachweisen läßt, daß er aber zum Unterschied vom Traubenzucker durch Bierhefe nicht vergärt werden kann.

Der Milchzucker stellt insofern ein Problem dar, als ihn die Brustdrüse aus dem Traubenzucker des Blutes erst herstellen muß, obwohl er im Darm des Säuglings bei der Resorption wieder in die beiden Komponenten Glucose und Galaktose gespalten werden muß. Warum wählt die Natur diesen Umweg, anstatt den Traubenzucker des Blutes unmittelbar für die Milch zu verwenden? Es ist unklar ob dies durch die Sekretionsbedingungen der Brustdrüse bestimmt ist, oder ob es im Interesse des Säuglings liegt. Die klinische Beobachtung spricht eher zugunsten des letzteren Standpunktes. Milchzucker wirkt nicht sehr ansatzfördernd, auch in großen Mengen ergibt er keine Gewichtszunahme. Das bedeutet, daß er nur zur Bestreitung des Energieverbrauches dient und zur

Gänze zur Oxydation kommt. Experimentelle Untersuchungen von STEUBER und SEIFERT haben gezeigt, daß der Milchzucker der Frauenmilch so gut wie ausschließlich zur Erfüllung motorischer Leistungen, nicht aber zur Fettbildung im Körper verbraucht wird. Man könnte daran denken, daß diese zwangsläufige Verbrennung des Zuckers den Sinn hat, das Milcheiweiß möglichst vollständig für den Ansatz zu sparen.

TALBOT und HILL fanden bei einem Säugling bei Anreicherung der Kuhmilchnahrung mit Milchzucker eine gradweise Verbesserung der täglichen Stickstoffretention. Sie geben hierfür die Erklärung, daß die Darmbakterien nun die Lactose an Stelle des Eiweißes angreifen und daß nun mehr Eiweiß zur Resorption übrigbleibt.

Ein zweites Problem ist darin gelegen, daß der Milchzucker in wässriger Lösung oder als Zusatz zu Kuhmilchverdünnungen auffallend leicht zu Durchfällen führt, während er im Milieu der Frauenmilch auch von der schwersten Ernährungsstörung vertragen wird. Nur in diesem Milieu ist er für den Säugling der „physiologische" Zucker.

Der Gedanke liegt nahe, daß der von der Brustdrüse sezernierte Zucker vielleicht ganz andere biologische Eigenschaften aufweist als das Milchzuckerpräparat der Technik, das durch Herstellungs- und Trocknungsprozesse möglicherweise biologisch verändert wird. Es konnten aber hierfür keine Anhaltspunkte gefunden werden (PAFFRATH). Wohl wird der Milchzucker in der Vollmilch schlechter gespalten und resorbiert, doch bleibt die Frage offen, warum Milchzucker-Wasserlösungen und Zusätze zu Kuhmilchverdünnungen zu schlechten Stühlen Veranlassung geben.

Nach CZERNY-KELLER entfaltet der Milchzucker, der im Darmlumen nicht gespalten wird und der nach Ansicht verschiedener Autoren langsamer als die anderen Zuckerarten zur Resorption gelangt (s. S. 100), eine ähnliche Wirkung, wie schwer resorbierbare Salze von hohem Wasserbindungsvermögen, welche das Wasser im Darmlumen zurückhalten und die Faeces in flüssiger Form zur Ausscheidung bringen. Ob übrigens das Wasser unter die Stoffe gehört, welche die Darmperistaltik anregen, ist nicht sichergestellt. Gewiß üben aber die bei der bakteriellen Zersetzung der Zuckerarten entstehenden Produkte eine derartige Wirkung aus. Organische Säuren und bestimmte Gase (besonders Kohlensäure und

Wasserstoff) sind nach BOKAY wohl die wichtigste Ursache für die Entstehung von Durchfällen, und dürften also auch unter normalen Verhältnissen bei der Anregung von Darmbewegungen eine wichtige Rolle spielen. Die Frauenmilch gestattet dem Milchzucker die physiologische Gärung, verhindert aber, daß es zu pathologischen Gärungen kommt (BESSAU).

Die Milchsäure in Blut und Harn.

Das wichtigste intermediäre Produkt des Zuckerabbaues ist die Milchsäure (Fleischmilchsäure bzw. rechts Milchsäure). Der normale Gehalt derselben im Blut wird wechselnd angegeben; wahrscheinlich entspricht der Wert von 0,011% dem normalen Verhalten. Ein erhöhter Milchsäurespiegel im Blut findet sich vor allem beim wachsenden Organismus, wo es zu einer fermentativen Zuckerspaltung (Glykolyse) kommt, die ohne Gegenwart von Sauerstoff verläuft.

Bei der Glykolyse wird 1 Mol Glucose in 2 Mol Milchsäure zerlegt. Diese Vorgänge spielen bei Tumorzellen und bei Embryonen eine Rolle.

Auch an Zellen erwachsener Organismen wurde noch eine ganz geringe anaerobe Glykolyse gefunden. Nach WARBURG gibt es „kein Wachstum ohne Glykolyse", woraus beim Kind, speziell beim Säugling eine erhöhte Glykolyse resultiert. Die der wachsenden Zelle stets innewohnende Neigung zu erhöhter Milchsäurebildung prägt sich auch in vivo am glykolytischen Endprodukt, der Milchsäure des Blutes aus; die Sauerstoffversorgung der Gewebe des Säuglings reicht nicht aus, um die gesteigerte Glykolysefähigkeit seiner Zellen zu unterdrücken.

Der Organismus macht die anaerobe Spaltungsreaktion verschiedenen Zwecken dienstbar. Er verwendet sie bekanntlich im Muskel zur Gewinnung von mechanischer Arbeit, in der wachsenden Zelle zur Gewinnung von Substanz.

Der Durchschnittswert für den Milchsäuregehalt des Blutes bei älteren Säuglingen liegt mit 13,8 mg% um etwa 30% über dem des Erwachsenen.

Säuglinge des 1. Trimenons zeichnen sich durch besonders hohe Werte aus (Durchschnittswert 18,7 mg%).

Diese Verhältnisse werden mit dem erhöhten Wachstum der Säuglinge speziell im 1. Trimenon, in Zusammenhang gebracht.

Die Jahreskurve der Milchsäurewerte zeigt im Frühjahr einen deutlichen Anstieg analog dem besonderen Wachstum in dieser Zeit und der Erhöhung des titrierbaren Alkalis, sowie der Serumphosphatwerte. Brustkinder haben besonders hohe Werte.

Der Milchsäurespiegel im Blut ist ferner erhöht bei Muskeltätigkeit, wo durch den Lactazidosezerfall Milchsäure entsteht, welche indeß rasch wieder umgesetzt wird. Auch beim Schreien der Kinder kommt es im Zusammenhang mit der dabei auftretenden Alkalose zu einer vorübergehenden Vermehrung der Milchsäure im Blut.

Im Harn tritt die Milchsäure immer dann auf, wenn die normale Verbrennung notleidet. So z. B. bei starker Muskelanstrengung etwa im Gefolge von Krämpfen, bei Lebererkrankungen, bei verschiedenen schweren Infektionen, wie Meningitis zerebrospinalis, Flecktyphus oder bei schwerer Tuberkulose. Außerdem lassen Sauerstoffmangel Milchsäure in den Harn übertreten.

Die im Darm durch Bifidusgärung entstehende Milchsäure (optisch inaktive Gärungsmilchsäure) erscheint jedoch ebensowenig wie die Milchsäure der Nahrung im Blut.

Der normale Milchsäurewert im kindlichen Liquor ist etwa 15 mg%. Die Milchsäure ist durch Spaltung aus dem Liquorzucker entstanden. Bei Meningitis cerebrospinalis steigt parallelgehend mit der Liquorzuckerabnahme (s. S. 97) der Milchsäuregehalt der Cerebrospinalflüssigkeit dauernd an und kann gegen Ende einer Meningitis tuberculosa das 10 fache des ursprünglichen Wertes betragen. Die Reaktion des Liquors wird dementsprechend im Verlaufe einer Meningitis sauer.

Die Kohlehydrate und die Wasserspeicherung.

Die Beziehungen der Kohlehydrate zur Wasserspeicherung im Körper sollen hier kurz erwähnt werden. Kohlehydratreich ernährte Kinder zeigen oft raschen Gewichtsansatz der hauptsächlich auf Wasserretention zurückzuführen ist. Daß die Kohlehydratkost den Körper wasserreicher gemacht hat, sieht man an der anfänglich auffallenden großen Gewichtsabnahme beim Hungern, welche nach kohlehydratreicher Kost größer ist als nach vorwiegender Fettkost. Bei der Kohlehydratkost wurde der Körper wasserreicher und der Organismus schwemmt im Hunger zuerst das Wasser aus. Tierversuche haben gezeigt, daß kohlehydratreich

Die Kohlehydrate und die Wasserspeicherung.

ernährte Tiere einen niedrigeren Aschegehalt aufweisen als Fetttiere. Die überwiegende Kohlehydraternährung verursacht somit vielleicht eine Verringerung der Mineralbestandteile.

Eine andere Beziehung der Kohlehydrate zum Wasserstoffwechsel liegt darin, daß bei der Verbrennung der Kohlehydrate im Körper relativ große Mengen von Wasser frei werden. So entstehen aus 100 g trockener Stärke $55^{1}/_{2}$ g Wasser und aus 100 g Glucose 60 g Wasser.

Der Fettstoffwechsel.

Die Fettverteilung am Körper.

Jede Zelle enthält Fette. Die größten Anhäufungen finden sich aber im subcutanen und intramusculären Fettgewebe, in den Fettlagern der Bauchhöhle sowie im Knochenmark. Die echten neutralen Fette bestehen aus Triglyzeriden dreier hohen Fettsäuren: Der Stearinsäure, der Palmitinsäure sowie der ungesättigten Ölsäure; sie leiten sich vom Glycerin durch Ersatz der drei alkoholischen Radikale durch die Reste dieser Fettsäuren ab. Das Fett im menschlichen Organismus ist im wesentlichen eine Mischung aus diesen drei Fettarten, wobei Tripalmitin, Tristearin und Triolein in wechselndem Mengenverhältnis vorhanden sein können. Für die Konsistenz der Fette ist die Menge der einzelnen sie aufbauenden Fettsäuren maßgebend. Jene Fette, welche vorwiegend die feste Stearinsäure oder Palmitinsäure enthalten, sind fest wie Rinder- und Hammeltalg, jene Fette dagegen welche große Mengen der bei gewöhnlicher Temperatur flüssigen Ölsäure enthalten, sind halbfest; der Schmelzpunkt des reinen Tristearins beträgt 91^0, derjenige des Tripalmitins 65^0, des Trioleins dagegen minus 5^0. Das Menschenfett besteht zu 67—85% aus Triolein.

Auch bei einem und demselben Menschen hat das Fett an verschiedenen Körpergebieten eine etwas veränderte Zusammensetzung bzw. Konsistenz, was vermutlich mit funktionellen Besonderheiten des Fettgewebes zusammenhängt. Denn das Fettgewebe dient nicht allein als Energiespeicher, sondern hat daneben noch andere Aufgaben im Organismus zu erfüllen. Unter der Haut dient das Fett als Wärmeschutz, an den inneren Organen wirkt es als Stütze zur Festhaltung locker angehefteter Organe; die großen Fettlager in der Umgebung der Niere haben wohl diese Funktion. Nerven und Gefäße sind an den Extremitäten besonders in den Gelenksbeugen zum Schutz gegen mechanische Insulte in Fett eingehüllt. An den Stellen, wo die Körperlast beim Stehen oder

Sitzen die Haut zwischen Knochen und Unterlage zusammenpreßt ist ein Fettpolster zur Abschwächung des Druckes eingeschaltet. Im allgemeinen ist das an der Körperoberfläche abgelagerte Fett ölsäurereicher und geschmeidiger als das Innenfett und hindert die Körperbewegung weniger als das palmitin- und stearinreichere Fett der Bauchorgane, welches durch seine festere Konsistenz besser seiner Stützfunktion genügen kann. Der Reichtum an höheren Fettsäuren verursacht auch die festere Beschaffenheit des BICHATschen Fettpolsters, welches zur Unterstützung des Saugaktes dienen soll, indem es verhindert, daß die Wangen dem herabgesetzten Innendruck in der Mundhöhle beim Saugen nachgeben und einsinken. Auf die Anordnung und Mischung des Fettgewebes aus weicherem oder festerem Fett haben vermutlich auch die Temperaturverhältnisse Einfluß in dem Sinn, daß an der kühlen Körperoberfläche das leichter schmelzbare Ölfett abgelagert wird, während im wärmeren Körperinneren das Stearinfett mit höherem Schmelzpunkt gespeichert wird. Vielleicht kann das leicht erstarrende Stearinfett im allgemeinen nur an solche Körperpartien abgelagert werden, wo es sich durch die Wärme in geschmolzenem Zustand erhält.

Auch an einer und derselben Körperregion ändert sich im Laufe des Lebens die Zusammensetzung und damit die Konsistenz des Fettes. Das Neugeborene, welches den Mutterleib mit seiner warmen Innentemperatur unlängst verlassen hat, wo auch die Hautoberfläche auf 39° erwärmt war, eine Temperatur die unter normalen Verhältnissen nur im Körperinneren erhalten wird, hat dementsprechend auch an den Körperdecken stearin- und palmitinreicheres Fett von festerer Konsistenz. Erst im Laufe der Säuglingszeit findet eine Umlagerung des konsistenteren Fettes von außen in die inneren Fettlager statt, bis die Verhältnisse geschaffen sind, die auch beim Erwachsenen bestehen und die oben beschrieben wurden. Mit dem leichteren Erstarren des Hautfettes beim Säugling hängt eine pathologische Erscheinung zusammen, die nur dem frühesten Kindesalter (bis zum 6. Monat) eigen ist und Sklerem (Fettsklerem) genannt ist. Wenn schwache und atrophische junge Säuglinge einen herabgesetzten Stoffwechsel haben, der im Verein mit einer mangelhaften Wärmeregulierung die normale Temperatur an der Körperoberfläche nicht erhalten kann, so daß die Hautdecke abkühlt, dann kommt es zum Erstarren des subcutanen Fettes. Es beginnt an den peripheren Körpergebieten, deren Blutversorgung relativ schlecht ist, also meist an den Unterschenkeln und breitet sich in schweren Fällen über den ganzen Körper aus. Die fettlosen Hautpartien, wie die Handfläche und die Fußsohle, Penis und Scrotum, bleiben von dieser Verhärtung stets frei. Die Starrheit des Gewebes bedingt eine mehr oder minder ausgesprochene Bewegungseinschränkung. Die Haut ist blaß und kalt. Der Allgemeinzustand zeigt alle Zeichen der darniederliegenden Vitalität, Herztätigkeit und Atmung sind schwach, Apathie und Somnolenz zeugen von herabgesetzter Nerventätigkeit.

In den ersten Lebenstagen kommt es bei debilen Kindern und asphyktischen Frühgeburten neben dem Erstarren des Hautfettes bisweilen noch zu einer serösen Transsudation ins Unterhautzellgewebe und in die Muskulatur und man spricht dann von Sklerödem. Das Wesen des Sklerödems ist noch nicht geklärt, die abnorme Durchlässigkeit der Gefäße für das Serum wird teils mit Infektion, teils mit Unterkühlung begründet.

CZERNY unterscheidet bei dem Fettpolster der Säuglinge und Kleinkinder normales, pastöses und myxödematöses Fett. Während das myxödematöse Fett durch eine innersekretorische Störung verursacht ist, scheint die Bildung des normalen und des pastösen Fettes hauptsächlich von der Art der Ernährung abhängig zu sein. Wahrscheinlich üben aber auch konstitutionelle Momente einen Einfluß auf diese Unterschiede in der Art des Fettansatzes aus. Die Haut pastöser Kinder sieht blaß, stumpf, schlecht durchblutet, etwas starr, gewissermaßen leblos aus. Der Eindruck des leblosen ist nicht durch die Beschaffenheit der Haut selbst hervorgerufen, er ist verursacht durch die große Masse des pastösen Unterhautfettgewebes, die jeden Einblick in das Muskelspiel bei Bewegungen verwehrt. Das normale Fettpolster sitzt scheinbar fest der unter ihm befindlichen Muskelfaszie auf. Es paßt sich jeder Bewegung des Muskels an und scheint ihn elastisch auf seiner Oberfläche zu umschließen. Das pastöse Fettgewebe dagegen erscheint beim Palpieren zunächst weich. Diese Weichheit ist hauptsächlich durch eine abnorme Verschieblichkeit des Fettpolsters über der Muskelunterlage hervorgerufen; man kann das pastöse Fettgewebe durch Druck nicht deformieren, sondern nur in seiner Gesamtheit verschieben. Infolge dieser Verschieblichkeit, deren Ursachen nicht bekannt sind, hängt das pastöse Fettgewebe locker, wie ein Kleid über den Muskeln und folgt deren Bewegungen nur grob. Es ruft so, wie gesagt, den Eindruck des Leblosen hervor. Das operativ gewonnene Fettgewebe pastöser Kinder erscheint nach MOSSE und BRAHM starr, etwas glasig und behält auch nach Stunden noch seine Form, während das Fettgewebe eutrophischer Kinder sich schon nach kurzer Zeit der Schwere entsprechend abplattet und sich der Form der Unterlage anpaßt. MOSSE und BRAHM schließen aus diesen Beobachtungen, daß vielleicht im pastösen Fettgewebe nicht nur das Fett, sondern auch das Stützgewebe Besonderheiten aufweisen könnte, bzw. daß überhaupt das Stützgewebe Träger des pastösen Zustandes sein könnte (FINKELSTEIN und SOMMERFELD nehmen auch beim Säuglingssklerem an, daß die Veränderungen in der Stützsubstanz und nicht im eigentlichen Fett zu suchen sind). Pastöse Kinder neigen bei Infekten zu großen Wasserverlusten, was darauf beruht, daß das Wasser bei diesen Kindern nur locker gebunden ist. Es ist wahrscheinlich, daß dieses locker gebundene Wasser in dem pathologischen Fettpolster deponiert ist.

Erst in den letzten Wochen der Schwangerschaft, wenn der Wachstumstrieb des Fetus schon etwas schwächer geworden ist, setzt eine ziemlich reichliche Fetteinlagerung in den kindlichen Körper ein, so daß das Neugeborene mit reichlichen Fettreserven den Mutterleib verläßt. Die Frühgeburt ist also umso-fettärmer, je zeitlicher sie vor dem normalen Ende der Schwangerschaft geboren wird. Die normale Fülle des Neugeborenen hält beim gesunden Kind im ersten und zweiten Lebensjahre ziemlich unvermindert an; erst bis das Kind nach der Erlernung des Stehens und Gehens mit der Zunahme der Körperbewegung mehr Energie für die Muskeltätigkeit verbraucht, nimmt der Fettvorrat des Organismus ab, so daß es bei manchen Individuen besonders zur Zeit der Streckung, wenn das schnelle Längenwachstum einsetzt, zu einer „physiologischen" Magerkeit kommt. Um die Pubertät herum wird meist der Fettgehalt des Körpers wieder reichlicher.

Das im Körper zur Ablagerung kommende Fett wird beim Kind ziemlich gleichmäßig auf alle Fettdepots verteilt, nur in der ersten Lebenszeit besteht eine gewisse Bevorzugung des subcutanen Fettgewebes. Das subcutane Fettgewebe ist beim normal genährten Kind in allen Körperregionen ziemlich gleichmäßig gefüllt; wenn aber ein abgemagertes Kind durch reichliche Nahrungszufuhr aufgefüttert wird, dann erfolgt die Ablagerung des Fettes (und des Wassers) in der Weise, daß die mit Blut am besten versorgten, herznahen Gebiete schneller gefüllt werden als die peripheren Körperteile. Die Füllung schreitet vom Kopf über den Stamm nach abwärts und greift dann erst auf die Extremitäten über, von deren Wurzel zur Peripherie fortschreitend. Die Abmagerung geht in umgekehrter Reihenfolge vor sich. Die dünnen „Spitalsbeine" der Atrophiker sind die noch mager gebliebenen Extremitäten von Kindern, deren Gesicht und Rumpf schon die Mastwirkung zeigen. Die Inaktivität mag durch Atrophie der Muskulatur das ihrige dazugetan haben. Hierher gehört auch das noch einigermaßen volle Gesicht der „Traviataschönheit", welches den Rest des entschwindenden paniculus adiposus kachektischer tuberkulöser Mädchen darstellt. Mit dem BICHATschen Fettpolster, das ebenfalls trotz starker Abmagerung noch lange persistiert, hat es wohl eine ähnliche Bewandtnis; beim Säugling wie auch beim älteren Kind hält sich das Wangenfett länger als andere Fettmassen. Das zähe Festhalten dieses Fettkörpers hat möglicherweise darin seinen Grund, daß er reich an schwer schmelzbaren Fettsäuren ist.

Neben dem BICHATschen Fettpolster gibt es noch andere lokale Fettansammlungen, welche wegen ihrer chemischen Zusammensetzung, wegen ihres frühen Auftretens im embryonalen Leben, wegen ihrer anatomischen Beziehungen und wegen ihrer Dauerhaftigkeit im Hunger als echte Organe anzusehen sind, sie sind oft im weiblichen Organismus stärker entwickelt als im männlichen Körper. Hierher gehört das Fett in der Umgebung der Milchdrüse, der Symphyse und eine Fettansammlung in der Glutealgegend, welche zwischen Fascia superficialis und Aponeurose eingelagert vom subcutanen Fett abgegrenzt ist. Auch bei völligem Schwund des Fettes in anderen Körperteilen ist diese Fettmasse (auch bei männlichen Individuen) noch vorhanden. Ziemlich stabil ist bei kleinen Kindern auch das Fett im Netz und am Dickdarm, dagegen wenig haltbar ist das Fett der Nierenkapsel. Bisweilen sind tuberkulöse Mesenteriallymphdrüsen von mächtigen Fettablagerungen umgeben.

Das Schema der Fettablagerung nach dem Prinzip der Absättigung aus dem Blutstrom (MAYERHOFER) tritt deutlich nur beim Kind vor der Pubertät hervor. Durch die Reifung kommt die Fettverteilung am Körper weitgehend unter den Einfluß der

Keimdrüsen und zeigt die als sekundäres Geschlechtsmerkmal bekannte Anordnung und Anreicherung an bestimmten Körpergegenden, wobei nun auch die Geschlechtsunterschiede deutlich in den Vordergrund treten. Auch die Lipophilie, d. i. die lokal stärkere oder geringere Avidität zur Fettspeicherung tritt erst in der späteren Kindheit deutlicher hervor; freilich ist es noch nicht sicher, ob es eine solche von hormonalen Einflüssen unabhängige örtlich verschiedene Bereitschaft zur Fettablagerung gibt. Die Reichlichkeit der lokalen Blutversorgung ist sicher von Einfluß, an paralytischen Extremitäten über funktionsloser Muskulatur ist die Fettablagerung auffallend gering.

Die Entstehung des Körperfettes.

Das im Körper zur Ablagerung gelangende Fett stammt entweder aus dem Fett der Nahrung oder von Kohlehydraten. Vielleicht gibt es auch eine Fettbildung aus Eiweiß, sei es durch direkte Entstehung oder wahrscheinlicher auf dem Umweg über die Zukkerbildung aus Eiweiß. Die quantitativ größte Bedeutung hat selbstverständlich die Deponierung des Nahrungsfettes, welches, wenn es in mäßiger Menge aufgenommen wird, nicht unverändert zur Speicherung gelangt, sondern in seiner chemischen Konstitution und in seinem Schmelzpunkt das besondere Gepräge des menschlichen Fettes erhält. Bei sehr reichlicher Fettzufuhr wird das Nahrungsfett in ziemlich unveränderter Zusammensetzung in den Depots gestapelt. Dieser Punkt wird weiter unten noch besprochen werden.

Es ist zu erwarten, daß das aus Kohlehydraten im Körper synthetisierte Fett viel leichter die Züge des arteigenen Körperfettes annehmen wird als fertig zugeführtes artfremdes tierisches oder pflanzliches Nahrungsfett. Es wurde seit jeher angenommen, daß Unterschiede zwischen Kohlehydratfett und aus Fütterungsfett gebildetem Körperfett bestehen. Während aber die früheren Untersucher das Kohlehydratfett für konsistenter hielten als das aus dem Nahrungsfett gebildete Fett, scheinen die Untersuchungen von DEGWITZ und BAMBERGER das Gegenteil zu beweisen. Diese Untersucher fanden, daß das aus der Umwandlung von Kohlehydraten stammende Fett ölsäurereicher ist und mehr freie Carboxylgruppen enthält. Es weist wesentlich höhere Jodzahlen auf als das nach vorhergehender fettreicher Nahrungszufuhr gebildete Fett, wobei zu erinnern ist, daß die Jodzahl des Fettes den Gehalt des Fettes an Ölsäuren ausdrückt. Die praktische Bedeutung dieser Befunde könnte darin liegen, daß das Kohlehydratfett wegen seines Ölsäurereichtums flüssiger und aus diesem Grunde leichter einschmelzbar ist. Zum Fettaufbau aus Kohlehydraten werden große Mengen von Zucker gebraucht und es scheint dabei ein verhältnismäßig großer Wasserbalast mitzugehen, so daß dadurch der Organismus wasserreicher wird. Selbstverständlich ist die Bildung des Kohlehydratfettes mit keiner Vitaminzufuhr von außen verbunden.

Eine Erkenntnis, welche sich immer mehr Geltung verschafft und die insbesondere für den wachsenden Organismus zutrifft, ist der Einfluß der Nahrungsqualität auf die Zusammensetzung des aufgebauten Gewebes. Das neuaufgebaute Gewebe, und zwar nicht bloß die gespeicherten Reservestoffe, sondern auch die Zellbestandteile, tragen die Züge der zugeführten Nahrung. Daß ein solcher Einfluß sowohl für die Biologie als auch für die Pathologie insbesondere des kindlichen Organismus von größter Bedeutung ist, ist klar. Dieser Einfluß von der Art der zugeführten Nahrung auf den Aufbau und die Zusammensetzung der Körpersubstanz ist nirgends so deutlich wie bei der Fettzufuhr (und beim Mineralstoffwechsel). Die Untersuchungen von DEGWITZ und seinen Mitarbeitern (an Tieren) haben neuerdings gezeigt, daß bei reichlicher Fettzufuhr das Depotfett im Fettgewebe nach Schmelzpunkt, Molzahl und Gehalt an flüchtigen Säuren die Züge des Nahrungsfettes trägt, sofern das Reservefett vorwiegend aus Fütterungsfett abgelagert wurde. Dabei ist es gleichgültig, welche anderen Faktoren in der Nahrung oder Umwelt mitwirken. Auch das Zellfett in den übrigen Körpergeweben trägt teilweise das Gepräge des Nahrungsfettes (z. B. was den Gehalt an flüchtigen unlöslichen Säuren betrifft), wodurch dargetan ist, daß Zellfett und Depotfett nichts prinzipiell verschiedenes sind. Das Zellfett muß nicht arteigen sein, wenigstens für die Zeit des schnellsten Wachstums. Es gehört nicht zum lebenden Protoplasma, es ist nur Energieträger. Es besteht ein Unterschied zwischen dem Fett natürlich und künstlich genährter Kinder. Brustkinder haben ein an Ölsäure reicheres Fettpolster gegenüber künstlich genährten Säuglingen, deren Körperfett mehr feste Säuren enthält. Die niederen flüchtigen wasserunlöslichen Fettsäuren werden am deutlichsten den Zellen aufgedrängt. Kuhmilchfett ist wegen des hohen Gehaltes an solchen niederen flüchtigen Fettsäuren biologisch minderwertig. Früher dachte man, daß dadurch die Kuhmilch auf den Darm reizend wirke und Ernährungsstörungen verursache (CZERNY), während BAMBERGER nun den Angriffspunkt der Schädlichkeit nicht im Darm, sondern innerhalb der Körperzellen vermutet. Deswegen wünscht er wie DEGWITZ eine chemische Angleichung der Säuglingsnahrung an die Muttermilch.

Auch beim Abbau des Körperfettes, welcher ja der Nutzbarmachung für den Organismus vorauszugehen hat, zeigt sich ein Unterschied je nach der Zusammensetzung und Konsistenz. Das feste Fett zerfällt langsamer, indem, entsprechend der KNOOPschen Oxydation, die gesättigten Fettsäuren immer um zwei Atome ärmer werden. Das feste Fett ist, wie wir schon am BICHATschen Fettpolster gesehen haben, beim Abbau widerstandsfähiger und widersteht länger der Einschmelzung. Das ölsäurehaltige Fett zerfällt dagegen einfach an der Stelle der Doppelbindung in Bruchstücke, die dann schneller abgebaut werden können.

Die Rolle des Fettes im Stoffwechsel ist vor allem eine energetische. Es dient als Material des Betriebsstoffwechsels und ist dabei von den Kohlehydraten prinzipiell nicht unterschieden. Die Fette können energetisch als konzentrierte Kohlehydrate aufgefaßt werden. Biologisch hingegen nimmt das Nahrungsfett eine Sonderstellung ein, indem gewisse Fette die Träger von fettlöslichen Vitaminen sind.

Für die Speicherung kommt in Betracht, daß das Fett einen konzentrierten Energieträger darstellt, der wenig Raum benötigt. Der tierische Organismus bevorzugt deswegen die Aufspeicherung in der Form des Fettes, um als beweglicher Körper an Raum und Gewicht zu sparen, während die lokostabilen Pflanzen die Aufspeicherung, außer in den Samen, wesentlich in Form von Stärke besorgen.

Die Annahme, daß dem Fett selbst in der Nahrungszufuhr oder in den Depots des Körpers ein gewisser Einfluß auf die Immunität zukomme, ist durch nichts gerechtfertigt. In dieser Hinsicht sind sie nur als Träger der Vitamine von Wichtigkeit, da die Vitamine vermutlich Minimumstoffe darstellen, deren Vorhandensein die unbedingte Voraussetzung für viele Körperfunktionen, wahrscheinlich auch für die Immunkörperbildung ist.

Außer der Fettspeicherung aus der Nahrungsaufnahme, welche

normalerweise in den Zellen des Fettgewebes vor sich geht, gibt
es auch noch pathologische Ablagerungen von Fett innerhalb der
Zellen anderer Gewebe, wobei das Fett in Form von sichtbaren
Tropfen auftritt. Diese pathologische Fettvermehrung in den Zellen der inneren Organe heißt Fettinfiltration. Oft stammt dieses
Fett aus anderen Gebieten und ist durch Wanderung in die betreffenden Zellen gekommen. Oft auch ist dieses Fett in den Zellen
unsichtbar präformiert gewesen und ist erst bei Änderung des Kolloidzustandes des Protoplasmaeiweißes sichtbar geworden (Fettphanerose). Bisweilen haben sich auch im Zellinneren synthetische
Umwandlungen von Eiweißkörpern und Kohlehydraten in Fett
vollzogen.

Wir haben oben erwähnt, daß der Ölsäuregehalt des Fettes
(subcutanes Fettgewebe) vom Kindesalter an mit zunehmenden
Jahren, zuerst schnell und dann langsamer, immer größer wird.
Bei verschiedenen Erkrankungen (insbesondere bei Tuberkulose)
und auch beim Hungern verändert sich nun der Ölsäuregehalt des
Eingeweidefettes und nähert sich dem des Unterhautfettes. Ob
dies dadurch zustande kommt, daß zuerst die Triglyceride der Ölsäure verbrannt werden, oder ob eine Veränderung der chemischen
Zusammensetzung des inneren Fettes zustande kommt oder eine
Emigration des peripheren Fettes nach dem Körperinneren, ist
noch nicht erwiesen.

Es ist ein Geschlechtsmerkmal, welches schon in der späteren
Kindheit hervortritt, daß der weibliche Organismus eine reichlichere Fettspeicherung entwickelt als der männliche Körper. Auf
diesem größeren Fettvorrat beruht zum Teil die größere biologische
Stabilität des weiblichen Körpers, sowohl was den allgemeinen
Lauf der physischen Entwicklung als auch den Kampf mit den
äußeren Lebensumständen betrifft. Da der Organismus beim Hungern vorwiegend vom Fette lebt, so ist beim männlichen Individuum der Fettvorrat schneller erschöpft und die Existenz muß
eher auf Kosten des Körpereiweißes geführt werden.

Die Lipoide.

Neben den einfachen, typisch zusammengesetzten Triglyceriden
spielen beim Aufbau der Zellen noch andere fettähnliche Stoffe
eine Rolle, welche unter dem Sammelbegriff der Lipoide zusammengefaßt werden. Doch scheint diese Bezeichnung nur von phy-

sikalischen, nicht von chemischen Gesichtspunkten aus gerechtfertigt. Zu den Lipoiden gehören die Phosphatide, die Cerebroside sowie die Sterine.

Am Aufbau der Phosphatide sind neben Glycerin und den hohen Fettsäuren Phosphorsäureradikale sowie stickstoffhaltige basische Substanzen beteiligt. Als Typus der verschiedenartigen Phosphatide kann das Lecithin gelten. Es ist eine autooxydable, höchst zersetzliche Verbindung. Bei der Aufspaltung des Lecithins entsteht Cholin. Die Lecithine spielen im Haushalt des Organismus eine überaus bedeutsame physikalisch-chemische Rolle. Das Cholin ist ein ganz allgemein verbreiteter Organbestandteil, von seinen Wirkungen ist die adrenalin-antagonistische Blutdrucksenkung hervorzuheben sowie seine Sekretinwirkung im Darm. Es wirkt auch peristaltikanregend. Im nativen Blut wird Cholin nicht gefunden.

Die Sterine gehören zu den wichtigsten Bestandteilen der tierischen (wie auch der pflanzlichen) Zellen. Mit den eigentlichen Fettlipoiden haben sie vom rein chemischen Standpunkt aus nichts gemein. Sie treten teils im freien Zustand, teils in Form von Fettsäureestern auf. Der wichtigste Vertreter ist das Cholesterin, das sich in besonders reichlichen Mengen im Gehirn, im Eidotter, in der Galle sowie im Sekret der Talgdrüsen findet.

Es ist fraglich, ob der Organismus das Cholesterin synthetisch aufzubauen vermag oder ob er darauf angewiesen ist, es fertig aus der Nahrung zu beziehen. Letzten Endes scheint das Cholesterin aus den Pflanzen zu stammen. Es geht ein richtiger Cholesterinkreislauf durch die Leber: Das vom Darm aus resorbierte Cholesterin (als Lösungsmittel desselben dürfte die Galle eine große Rolle spielen) wird teilweise von der Leber mit der Galle ausgeschieden und sodann vom Darm von neuem aufgenommen. Neue Untersuchungen weisen jedoch darauf hin, daß die Leber und Gallenwege nicht, wie früher angenommen wurde, den allgemeinen Ausscheidungsort des Cholesterins darstellen, es wird vielmehr über klinische Beobachtungen berichtet, nach denen trotz totalem Verschluß des Ductus choledochus und vollendeter Abflußbehinderung der Galle zum Darm erheblich mehr Cholesterin ausgeschieden als zugeführt wird. Diese Beobachtungen weisen, wie experimentelle Untersuchungen SPERRYS sowie BEUMERS und HEPPNERS schon vorher getan hatten, auf den Darm als Ausscheidungsort für das Cholesterin hin, da die Untersuchung der einzelnen Darmwandabschnitte auf ihren Cholesteringehalt eine starke Vermehrung des Cholesterins in der Dickdarmwand ergab. Dies legt den Schluß nahe, daß hier ein Ort der Cholesterinausscheidung gegeben ist.

Sicherlich ist das Cholesterin eine den zerstörenden Kräften des Stoffwechsels gegenüber sehr resistente Substanz. Im Hunger findet trotz umfangreicher Einschmelzung des Gewebes kein Abbau des Cholesterins statt.

Die Bedeutung des Cholesterins im Organismus ist noch wenig durchschaut. Im Kindesalter scheint eine Beziehung zu den Vitaminen, den Wachstumsstoffen zu bestehen (s. das Ergosterin). Der Cholesteringehalt des Blutes unterliegt physiologischen und pathologischen Schwankungen. Hypercholesterinämie ist bei Fettsucht, Diabetes und bei schweren Lebererkrankungen (nicht bei Icterus catarrhalis) sowie in der Gravidität beobachtet worden. Hypocholesterinämie findet sich bei Kachexien im Zusammenhang mit schweren Infektionskrankheiten. Außerdem besteht eine Beziehung zu den Xanthomen.

Die Lipoide sind einer der wichtigsten chemischen Bestandteile jeder Zelle, der in Form der sogenannten Lipoidmembran die Zellen umhüllt, somit Grenzschichten der Zelle bildet, die nach heutiger Ansicht für den gesamten Stoffaustausch der Zelle maßgebend sind.

Fragt man sich, durch welche Eigenschaften der Lipoide die Befähigung zu dem feinen Zwischenspiel des Stoffwechsels bedingt sein kann, so ist in erster Linie die große Labilität ihrer chemischen Struktur zu nennen, die nicht allein rein chemischen Umsatzmöglichkeiten unterworfen ist, sondern in besonders hohem Maße Veränderungen durch physikalisch-chemische Einflüsse erfährt. Denn sie werden hinsichtlich ihrer Löslichkeit, Niederschlagsbildung, Stoffaufnahme und Dissoziabilität schon durch sehr geringe Schwankungen des sie umgebenden Milieus, Salzkonzentration, Ionisierungsänderungen, Licht-, Luft- und Temperatureinflüsse weitgehend verändert. Ihre Beziehungen zu Fermenten als Enzymaktivatoren und Enzymhemmer, ihre sichergestellte Wirkung als Co-Enzym, ihre Fähigkeit zur Immunkörperbildung, vor allem ihre enge Verknüpfung mit Vitaminen, stellen sie als Biokatalysatoren an erste Stelle. Man darf in ihnen daher die Regulierungsfaktoren der Feineinstellung des Stoffwechsels sehen.

Das Lipochrom.

Es ist interessant, daß das Lipochrom, der Farbstoff des Körperfettes, Beziehungen zum Vitamin A hat; fast alle Produkte, welche an Lipochrom reich sind, enthalten große Mengen von Wachstumsvitamin. Das Fett von Kindern der ersten Lebensmonate besitzt besonders viel Lipochrom. Durch Ansammlung von Lipochrom nimmt das Fettzellgewebe des Menschen im Hunger bisweilen eine ockerrote Farbe an. Vermutlich sucht der Organismus das Lipochrom und mit ihm das Vitamin A festzuhalten, da beide dem Körper für synthetische Prozesse unentbehrlich sind.

Im Serum findet sich ein gelber Farbstoff, der in die Klasse der Lipochrome gehört: das Carotin. Dieser Farbstoff ist exogener Herkunft, er stammt aus der Nahrung: aus der Butter, aus den Eiern und vor allem aus den grünen Gemüsen. In allen grünen Pflanzen findet sich neben dem Chlorophyll stets Xanthophyll und Carotin. Bei Zufuhr großer Mengen von Gemüse insbesondere bei reichlicher, langdauernder Fütterung mit Carotten, kommt es im Säuglings- und Kleinkindesalter häufig zur Carotinämie, die sich in einer eigentümlichen kanariengelben Tönung der Epidermis äußert, welche besonders an den Nasolabialfalten, an der Planta pedis und Palma manus hervortritt. Zum Ikterus hat die Carotinämie keine Beziehung (die Skleren bleiben dauernd ungefärbt); sie dürfte hingegen identisch sein mit der auch aus der Pathologie des Erwachsenen-Diabetes bekannten Xanthose, die besonders häufig bei kindlichen Diabetikern auftritt. Da der diätetisch behandelte Diabetiker oft große Mengen von Gemüse zu sich nimmt, so ist die Xanthose in erster Linie als eine Konsequenz des besonderen diabetischen Kostregimes aufzufassen. Neben dem rein exogenen Ursprung des gelben Farbstoffes kann der diabetische Organismus durch seine Lipämie an dem Zustandekommen der Xanthose mitwirken, indem das Fett dem Lutein als Vehikel dient.

Der Wasserstoffwechsel.
Die Bedeutung des Wassers beim Stoffwechsel.

Das Wasser gehört zu jenen Stoffen, welche der Körper unaufhörlich verliert. Zu einer gewissen Quote vollzieht sich der Wasserverlust direkt zwangsläufig nach rein physikalischen Gesetzmäßigkeiten; ein Beispiel hierfür ist die Wasserausscheidung mit der Exspirationsluft. Eine entsprechende Wasserzufuhr gehört mithin zu den elementarsten Lebensvoraussetzungen. Solchermaßen stellt sich im allgemeinen das Problem des Wasserstoffwechsels dar, der primäre Verlust erfordert sekundär den Ersatz und ein starker Trieb, der Durst, stellt die genügende Aufnahme sicher.

Es läßt sich das Problem aber auch von der umgekehrten Seite betrachten: Wasser wird dauernd mit jeder Nahrung zugeführt und der Organismus hat oft gewissermaßen Mühe, die großen Wassermengen zur Ausscheidung zu bringen. Ein solcher Standpunkt wird besonders beim Säugling am Platze sein, der an der Brust oder bei der Ernährung mit verdünnten Kuhmilchmischungen unnötig große Wassermengen aufnimmt. Wenn der Hunger gestillt ist, ist damit auch der Durst reichlich befriedigt, wahrscheinlich ist ein separates Durstgefühl in den ersten Lebensmonaten überhaupt noch nicht entwickelt. Angebotenes Trinkwasser wird auch in den heißen Sommermonaten vom satten Säugling nicht getrunken (WIMBERGER). Die fehlende Differenzierung des Hunger- und Durstgefühls beim Säugling bringt in der heißen Jahreszeit eine Gefahr mit sich, wenn die aus dem Wasserbedürfnis hervorgehende Trinklust mit Milch befriedigt wird. Dabei kommt es durch Toleranzüberschreitung zu Ernährungsstörungen.

Eine enge und für das Kindesalter wichtige Beziehung besteht auch zum Wachstum. Gewebewachstum erfolgt nur da, wo — innerer Wachstumstrieb vorausgesetzt — neben sämtlichen Zellbausteinen reichlich Wasser zur Verfügung steht. Der Anwuchs geht in zwei Phasen vor sich: in der ersten wird durch Quellung der wachsenden Zellkolloide Wasser aufgenommen, in der zweiten Phase werden feste Substanzen assimiliert. Diese assimilierte Substanz bindet wenig Wasser. Mit fortschreitendem Wachstum tritt eine relative Entquellung ein. Mit Erreichung der Terminalform macht sich allmählich eine absolute Entquellung bemerkbar.

Ungenügende Versorgung mit Baumaterial, also auch mit Wasser, führt zu einer Aufbauhemmung: zu Dystrophie. Hierher gehören sämtliche Inanitionszustände, auch bei *relativem* Unterangebot eines der Hauptnährstoffe.

Das intermittierend zugeführte Wasser wird in Depots aufgenommen, um im Laufe des Tages verbraucht zu werden; wegen seines verhältnismäßig großen Volumens können aber nennenswerte Reserven für längere Zeiträume nicht angelegt werden. Unter normalen Umständen ist eine Thesaurierung auch gar nicht nötig.

Das im Körper enthaltene Wasser wird fortwährend gewechselt und erfüllt dabei seine biologischen Funktionen. Zwischen den Gewebselementen rieselt es dauernd als Säftestrom, welcher das Lösungsmittel für die zu transportierenden festen Stoffe ist.

Nahrung wird auf diesem Weg an die Zellen herangebracht, Abfallstoffe werden weggespült. Die Gewebe entnehmen aus dem umgebenden Wasserstrom die nötige Flüssigkeit, um den Zustand kolloidaler Quellung im Wechsel der Stoffe zu erhalten. Und bei der Ausscheidung des Wassers aus dem Körper werden je nach dem eingeschlagenen Weg entweder Stoffwechselschlacken entfernt (z. B. durch die Niere) oder es wird den Bedürfnissen der physikalischen Wärmeregulierung gedient.

Die Wasserspeicher.

Wasser wird, wie gesagt, ständig abgegeben, es wird aber nur schubweise zugeführt. Trotzdem bleibt die Konzentration des Blutes konstant und die lebenswichtigen Vorgänge können unter immer gleichen Wirkungsbedingungen vor sich gehen. Dies ist nur dadurch möglich, daß es Orte der Wasseransammlung gibt, in welche überflüssiges Wasser abgegeben, und aus denen, wenn nötig, Wasser bezogen werden kann. Diese Depots faßt man mit einem nichts präjudizierenden Wort als „Gewebe" oder nach VOLLHARD als „*Vorniere*" oder nach NOEGGERATH als „Vorflutniere" zusammen. Die drei wichtigsten Wasserreservoire sind die Haut mit dem Unterhautzellgewebe, die Muskulatur und die Leber. Die Funktion dieser drei Gebiete ist aber nicht vollkommen identisch; Haut und Muskulatur bieten durch ihren hohen Gehalt an Bindegewebe große Möglichkeiten für die Wasserretention, sie sind reine Magazine, während die Leber neben der Speicherung noch die Aufgabe hat,. das aus dem Darm zuströmende Wasser aus den Venen in die Lymphgefäße überzuführen. Die Leber ist gewissermaßen das Ventil, durch welches der Überfluß aus dem Blut eliminiert wird; sie ist der wichtigste Regulator des Wasserhaushaltes zwischen Digestion und Blut.

Die Muskulatur und die Haut bzw. das Unterhautzellgewebe sind beim Kind im besonderen Maße geeignet, reichlich und schnell Wasser aufzunehmen. Das Wasserbindungsvermögen des jugendlichen Muskels ist größer als das des ausgewachsenen, und außerdem quillt der jugendliche Muskel schneller (LUBINSKI). Aus der Kürze der „Quaddelzeit" (d. i. das kürzere oder längere Bestehen einer gesetzten Quaddel [MC CLURE und ALDRICH]) beim Säugling, welche mit zunehmendem Alter immer länger wird, geht wiederum hervor, daß beim Kind die Haut und das Unterhautzellgewebe um so leichter mit Flüssigkeit durchtränkt werden kann, je jünger der Organismus ist (LEONHARDT).

Bezüglich der besonderen Verhältnisse der Wasserrentention in der kindlichen Leber ist daran zu erinnern, daß dieses Organ in der Kindheit eine relativ viel bedeutendere Größe aufweist als später, was wohl zum Teil auch mit der relativ viel größeren Flüssigkeitsaufnahme zusammenhängen kann. Die Bedeutung der Leber für den Wasserstoffwechsel wurde erst in den letzten Jahren von MAUTNER und PICK erkannt; über ihre Funktion kann man sich folgende, zum Teil durch Beobachtungen erhärtete Vorstellungen machen: Nach SCHADES Auffassung zerfällt jede Capillare in zwei verschieden funktionierende Anteile; im ersten Teil ist der Blutdruck höher als die physikalischen Kräfte, welche sich dem Wasseraustritt entgegenstellen, es tritt Wasser aus; von einer bestimmten „Umschlagstelle" ab ist aber der Blutdruck niedriger als diese Kräfte: es strömt Wasser in die Blutbahn ein. Dieser Umschlagspunkt verschiebt sich mit jeder Änderung des Blutdrucks und mit jeder Änderung des Kontraktionszustandes der Gefäßmuskulatur.

In ähnlicher Weise können in den Lebergefäßen durch Änderung des intracapillaren Druckes die Verhältnisse variiert werden, daß hier der Wassergehalt des Blutes entscheidend beeinflußt wird.

Es sind in den Lebervenen besondere Einrichtungen vorhanden, welche den Austritt bzw. den Eintritt von Wasser herbeiführen. MAUTNER und E. P. PICK haben zuerst die „Lebersperre" beschrieben, welche in einer eigenen Muskulatur bzw. in Muskelwülsten in den Lebervenen ihre anatomische Unterlage besitzt. Durch Kontraktion der Lebervenen kommt es zu einer Erweiterung der Lebercapillaren, zu einem Anstieg des Druckes in denselben und zu einem Austritt von Wasser aus der Blutbahn. Die abgepreßte Flüssigkeit tritt durch die Leberzellen in die Lymphräume über und kommt von hier später in den Ductus thoracicus. Die Leber ist ja bekanntermaßen ein Organ der Lymphbildung. MOLITOR und KUNZ konnten aber auch an der Oberfläche der Leber mit freiem Auge Wasser austreten und abtropfen sehen. Damit ist erwiesen, daß unter gewissen Bedingungen (z. B. nach dem Trinken) Wasser auch direkt in die Peritonealhöhle übertritt, von wo ja bekanntlich Flüssigkeit besonders rasch resorbiert wird.

Der Mechanismus der Lebersperre ist somit imstande, einen Wasserüberschuß aus der Blutbahn abzufangen und zu speichern, aber auch darüber hinaus den Zu- und Abstrom des Wassers zwischen Blut und Gewebe zu regulieren.

Ob wirklich der Vagus diese Venensperre schließt und der Sympathicus sie öffnet, ist vorläufig noch hypothetisch. Ebenso hypothetisch ist es auch, ob in der Leber Hormone gebildet werden, welche die Diurese beeinflussen (MOLITOR und PICK). Die Leber preßt das Wasser aus der Blutbahn ab und kann es auch im eigenen Gewebe bis zu einem gewissen Grad wie ein Schwamm aufnehmen und retinieren, der Überschuß wird aber an die Lymphräume und in die freie Peritonealhöhle abgegeben. Die Leber kann *rasch* eingreifen und auch kleine Überschüsse aus der Blutbahn abfangen, größere Wassermengen können aber nur in den Muskeln deponiert werden.

Die wasserbindenden Kräfte im Organismus.

Das im tierischen Körper enthaltene Wasser ist zum Teil in den Zellen fixiertes Quellungswasser, zum anderen Teil frei zirkulierendes tropfbar flüssiges Lösungswasser. Das kolloidal gebundene Wasser ist deswegen so wichtig, weil es einen großen Teil des vorhandenen Körperwassers ausmacht und als Zellbestandteil für die Funktion der Organe von elementarer Bedeutung ist. Das nicht gebundene „Depotwasser" ist jener Anteil, welcher schnell und leicht aufgenommen und abgegeben werden kann und an den Wasserschwankungen im kindlichen Organismus in erster Linie beteiligt ist. Es liegt extracellulär, den capillaren Raum der Gewebslücken erfüllend.

Von größter Wichtigkeit für die gesamte Wasserbindung im Organismus sind die wasserbindenden Kräfte der Eiweißkörper. Es handelt sich hier um eine Reihe sehr verwickelter Vorgänge, in welche wir noch wenig Einblick haben. Den stärksten Einfluß übt die Reaktion des umgebenden Mediums aus und geringfügige Änderungen des Milieus rufen große Schwankungen in der Wasserbindung der Eiweißkörper hervor. Die Wasserbindung wird aber auch von dem Zustand oder besser gesagt von den veränderlichen Vorgängen in der Zellhaut beeinflußt, und man nimmt an, daß die Permeabilität der Protoplasmahaut von der Zelle selbst beeinflußt werden kann.

Die Frage der wasserbindenden Kraft der *Kohlehydrate* ist noch nicht ganz klargestellt (s. S. 108). Die in den Magen-Darmkanal aufgenommenen Kohlehydrate werden in Monosaccharide zerlegt und nach der Resorption in der Leber und in der Muskulatur als Glykogen abgelagert. Die nicht resorbierten Zucker wirken nach Art der schwer resorbierbaren Salze abführend (z. B. der Milchzucker). In ihren osmotischen Wirkungen verhalten sich die Kohlehydrate grundsätzlich gleich wie die Salze.

Im Hinblick auf den Wasserhaushalt besteht die besondere Wirkung des Zuckers in einer starken Vermehrung des Lymphflusses aus dem Ductus thoracicus (MEYER-BISCH), in einer Herabminderung der Perspiration und der Schweißsekretion (GERBER sowie PELLER und STRISOWER), sowie in einer Steigerung der Diurese. Die Frage, ob reichliche Zufuhr von Kohlehydraten auch beim gesunden jungen Kind zu allgemeiner Wasserretention führt, wie beim Säugling mit einem Mehlnährschaden ist noch nicht entschieden. Beim gesunden Erwachsenen läßt sich eine Wasserretention nicht feststellen (GRAFE, HOESSLIN).

Auch die *Fette* haben Beziehungen zur Wasserbindung. Während die Wasseravidität der Fettsäuren gering ist, befördert das Cholesterin den Wassereintritt in die Zellen und führt zu starker Imbibition. Aus den Untersuchungen bei Mästungen an Mensch und Tier ist bekannt, daß Fetteinlagerung mit Wasserretention einhergeht. Dies gilt aber nicht nur für die Nahrungsfette, welche als Reservestoffe gespeichert werden, sondern auch für die biologisch viel wichtigeren Cholesterine und Phosphatide.

Die Wasserbindung hängt letzten Endes von den Austauschvorgängen des Wassers und der *Salze* an den Zellen ab; der Bestand und der Stoffwechsel der Mineralsubstanzen, durch welchen die physikalisch-chemischen Gleichgewichte erhalten werden, ist demgemäß für den Wasserhaushalt von größter Bedeutung. Die Konstanz der osmotischen Konzentration der Körperflüssigkeiten beruht auf dem Zusammenwirken osmotischer Partialdrucke bestimmter Kolloide, von denen in erster Linie der des Kochsalzes, dann der des Natriumcarbonats maßgebend ist, während der Anteil der Verbindungen des Kaliums, Magnesiums und Calciums an der Erhaltung der osmotischen Gesamtkonzentration gering ist. Infolgedessen hat man bei der Betrachtung des Zusammenhanges zwischen Wasser- und Mineralhaushalt dem Verhalten der Kochsalzbilanz von jeher besondere Beachtung geschenkt.

Die Frage, ob Kochsalzaufnahme beim wachsenden Organismus prinzipiell zu Wasserretention führt, scheint verneint werden zu müssen. Kochsalz- und Wasserzufuhr beeinflußt die Körpergewichtskurve nicht. Damit steht in Einklang, daß die relativ salzreich ernährten Kuhmilchkinder im Vergleich zu den salzarm ernährten Brustkindern keinerlei Zeichen von besonderer Wasserspeicherung zeigen. Gerade dieses Beispiel ergibt, daß der gesunde wachsende Organismus mit recht beträchtlich nach oben und unten schwankenden Salz- und Wassermengen ohne Störung fertig wird. Nur bei sehr jungen Säuglingen in den allerersten Lebensmonaten können sehr große Salzzulagen (z. B. 4 g täglich) Wasserretention herbeiführen (ROMINGER und BERGER). Dies alles gilt für gesunde Kinder. Bei dystrophischen Kindern, z. B. im Zustand des Mehlnährschadens, oder bei atrophischen Säuglingen, bei denen infolge der Inanition gegebenenfalls eine Ödembereitschaft bestehen könnte, wirken Natriumsalze ödemfördernd.

In langfristigen ununterbrochenen Mineralstoffwechseluntersuchungen an Säuglingen konnte ROMINGER zeigen, daß eine trockene Salzretention auch des Kochsalzes, eine ,,Chloruration sèche" nach MARIE, ohne daß diese irgend etwas mit einem Präödem zu tun hätte, auch beim Säugling vorkommt. Das gesunde Flaschenkind erfährt nach ROMINGER Feststellungen eine ,,Superminerallisation" ohne jede besondere Störung, insbesondere ohne erhöhte Wassereinlagerung.

Unter physiologischen Bedingungen gehen beim wachsenden Organismus Salz und Wasser meist verschiedene Wege. Sie stehen natürlich in genug nahen Beziehungen, aber nur unter bestimmten pathologischen Verhältnissen kommt eine gegenseitige Abhängigkeit von Salz und Wasser vor.

Das alimentäre Ödem.

Ödematöse Zustände nicht nephritischer oder kardialer Grundlage treten im Verlauf der ersten beiden Lebensjahre häufig in Erscheinung, jedenfalls viel häufiger als im späteren Kindesalter oder beim Erwachsenen.

Das Gemeinsame dieser Hydropsien ist ihre Abhängigkeit von alimentären Einflüssen. Ihr Musterbild stellt das Ödem beim „Mehlnährschaden" dar, bei dem sich keine funktionellen oder pathologisch-anatomischen Störungen von Niere oder Herz nachweisen lassen; es handelt sich somit um eine reine Stoffwechselstörung. Dabei sind offenbar bei Kochsalzgaben osmotische, bei Kohlenhydratzugaben kolloidale, also Quellungsvorgänge für die Wasserretention im Gewebe verantwortlich zu machen.

Bei Säuglingen mit sogenannter hydropischer Konstitution sehen wir Wassereinlagerungen und Wasserausschwemmungen schnell vor sich gehen, ohne daß wir in der Lage wären, die Art oder Menge der zugeführten Nahrung dafür verantwortlich zu machen.

Ödembereitschaft wird nicht durch einfache Supermineralisation bewirkt. Wasser und Salze gehen, wie erwähnt, beim gesunden Kinde getrennte Wege. Für die Entstehung des Ödems ist immer eine Gewebsschädigung verantwortlich zu machen, die — wie beim Sklerödem — rein lokal durch Kälte bewirkt werden kann.

Eine Stütze für die Annahme, daß *neben* „Gewebenährschaden" auch Gefäßschädigungen bei der Entstehung von Ödemen eine Rolle spielen, läßt sich aus der kindlichen Pathologie erbringen, im Ödem bei der Barlowschen Krankheit, dem kindlichen Skorbut. Hier ist eine Angiodystrophie oder Angiomalacie erwiesen, zugleich mit der avitaminotischen Ernährungsstörung der Gewebe.

In der Pädiatrie kennen wir aber auch extrarenale Hydropsien, die sich nicht als alimentäres Ödem erklären lassen.

Die Exsiccose.

Während in der Pathologie des Erwachsenen negative Wasserbilanzen eine viel geringere Bedeutung besitzen als Wasserretentionen, ist dies beim Säugling anders. Der junge wachsende Organismus ist außerordentlich empfindlich gegen Wasserentziehung und die absolute, ja schon die relative Wasserverarmung spielt in der Pathogenese einer ganzen Reihe von krankhaften Zuständen eine wichtige Rolle.

Im Falle großer Gewichtsschwankungen bei gesunden Säuglingen handelt es sich um Kinder mit „hydropischer Konstitution" (CZERNY), die neuerdings von FINKELSTEIN als Paratrophia hydrolabilis bezeichnet wird. FINKELSTEIN unterscheidet die Dystrophien der hydrostabilen und hydrolabilen Kinder und bringt zum Ausdruck, daß die Kinder mit hydrolabiler Konstitution gewissermaßen prädestiniert seien bei den verschiedensten Störungen durch große, leicht eintretende Wasserverluste in das schwere Stadium der Pädatrophie: in die Dekomposition zu gleiten.

Darüber, daß bei der schwersten Form der akuten Ernährungsstörungen des Säuglings eine schwere Austrocknung, eine Exsiccose vorliegt, kann kein Zweifel bestehen. Der Gewichtssturz, das Stehenbleiben der aufgehobenen Hautfalte, also die Verschlechterung des Gewebsturgors, das Zurücksinken der Bulbi in die Orbita, das Einfallen der Fontanellen und die Herabsetzung der Agilität der Muskeln sind die typischen klinischen Erscheinungen des plötzlichen hochgradigen Wasserverlustes.

Der hohe Grad der Exsiccose bei der alimentären Toxikose kann nicht durch die Wasserverluste im Stuhl und durch das Erbrechen allein erklärt werden. Die Wasserabgabe im Stuhl wird fast genau durch die Herabsetzung der Harnmenge ausgeglichen. Große Wasserverluste durch die vertiefte Atmung sind mit im Spiele.

Von größter Bedeutung bei der Pathogenese der alimentären Toxikose ist die Schnelligkeit, mit der beim jungen Kind die Katastrophe durch die Exsiccation eintritt.

Nach TOBLERS Tierversuchen unterscheiden wir drei Phasen des Wasserverlustes:

In der ersten Phase wird lediglich das dem Organismus zur Verfügung stehende Wasser der Wasserdepots, also im wesentlichen das der Muskeln und der Haut abgegeben, das sogenannte „Konzentrationswasser". Dies stellt einen Wasserverlust ohne Salzverlust dar.

In der zweiten Phase kommt es zum Wasserverlust mit Salzausgabe, damit die Körperzusammensetzung gewahrt werden kann.

In der dritten Phase wird Quellungswasser der Organkolloide frei gemacht, also es tritt eine Destruktion oder Dekomposition ein. Die Entquellung bei der Dekomposition im Gefolge eines Mehlnährschadens führt meist nicht zur Exsiccose, weil, wie die Leichenanalysen ergaben, eine Wasseranreicherung des Gesamtorganismus besteht.

Alle diese Störungen betreffen somit nicht sosehr die Wasseraufnahme als vielmehr die Wasserbindung, welche im Vergleich zu der des gesunden Kindes locker ist. Auf die verschiedensten Anstöße hin (Ernährungsfehler, Infekt, Hitze usw.) treten dann plötzliche Wasserabgaben ein.

Der Wasserstoffwechsel beim Kind.

Beim gesunden Erwachsenen sehen wir die Wasserregulation in festen, nicht leicht beeinflußbaren Bahnen verlaufen. Ausdruck davon ist die Gleichmäßigkeit seines Körpergewichtes, weiter die Konstanz, ja der Rhythmus seines Blutwasserspiegels. Durch die verhältnismäßig langsame Wasserresorption aus dem Magen-Darmkanal, die verhältnismäßig langsame Wasserbindungsfähigkeit seiner Muskulatur und die Exaktheit seiner renalen Wasserausscheidung vermag sich der gesunde Erwachsenenorganismus auch bei Wasserbelastung vor Erschütterungen seines Gesamtwasserstandes zu schützen. Anders der junge wachsende Organismus; sein Wasserwechsel ist labil, leicht störbar. Das zeigt sich schon in den starken täglichen Schwankungen seines Körpergewichtes, weiter in dem Auf und Ab des Blutwasserspiegels, der keinen Rhythmus erkennen läßt. Seine renale Wasserausscheidung ist wechselnd und vielfach unvollkommen. Infolge der größeren Wasserdurchlässigkeit seines Magen-Darmkanals, der bei ihm leichter und schneller vor sich gehenden Wasserquellung der Muskulatur pflanzt sich jede Erschütterung des Wasserbestandes gewissermaßen durch den gesamten Organismus des Kindes fort.

Der Wasserstoffwechsel ist beim Kind in quantitativer Hinsicht umfangreicher als beim Erwachsenen: Der Gesamtwasserbestand ist höher, die tägliche Zufuhr mit der Nahrung ist größer und dementsprechend ist auch die Ausscheidung reichlicher, all dies selbstverständlich nur in relativem Maße. Auch im Tempo des Wasserdurchflusses und des Wassertransportes ist ein Unterschied, sie erfolgen beim jungen Kind schneller als beim Erwachsenen. Wenn man die Wasserzufuhr für das Kilogramm Körpergewicht berechnet, bekommt man beim Erwachsenen Werte von ungefähr 35 g, beim Säugling hingegen von 140—150 g, also viermal so viel. Dazu ist noch das durch die Verbrennung der Nahrungsstoffe freiwerdende („Oxydations-") Wasser in Rechnung zu stellen, so daß die Zahlen auf ungefähr 40 g bzw. 160 g erhöht werden müssen.

Beim Neugeborenen ist das Blut noch lebhaft am Wasserhaushalt des Gesamtorganismus beteiligt, im vorgeschritteneren Alter des Kindes wird die Blutkonzentration immer stabiler, bis schließlich beim Erwachsenen das Blut als starres Überlaufsrohr nur vermittelnd in den Wasserhaushalt des Organismus eingreift. Mit zunehmendem Alter gelingt es immer weniger, den Wassergehalt des Blutes durch die Nahrung zu beeinflussen.

Wie schnell sich der Blutwasserspiegel beim jungen Säugling ändern kann, zeigt sich beim Schreiweinen, wo eine Bluteindickung entsteht, wohl durch erhöhte Wasserabgabe aus dem Blut ans Gewebe, erkennbar auch an den häufig beim Schreiweinen entstehenden Ödemen.

Durch die refraktometrische Untersuchung des Serumeiweißgehaltes kann man die Tagesschwankungen des Blutwassergehaltes verfolgen. Jenseits des 2. Lebensjahres ist die abendliche Erhöhung des Gehaltes an Serumeiweiß die Regel, und zwar geschieht dies in ziemlich gleichförmiger Weise. Beim Säugling dagegen finden wir nicht nur mangelhafte abendliche Eindickung, sondern auch stark herausfallende Einzelwerte, so daß regellose und lebhafte Schwankungen des Blutwasserspiegels entstehen. Diese Labilität des Wasserstandes des Säuglingsblutes ist nicht an bestimmte Ernährungsformen oder Konstitutionen gebunden; sie ist beim gesunden Brustkind ebenso vorhanden wie beim Flaschenkind und legt vielleicht die Deutung nahe, daß die exakte zentrale Regulierung noch unvollkommen ist.

Die Veränderungen des Blutwassergehaltes nach *oraler* Wasseraufnahme zeigen nach ROMINGER beim Säugling insofern Eigentümlichkeiten, als hier die Hydrämiereaktion besonders schnell einsetzt und meist mit beträchtlichen Nachschwankungen abläuft. Dies deutet darauf hin, daß die Wasserabgabe aus dem Blut ins

Gewebe rasch erfolgt, daß aber sehr bald Rückströmungen einsetzen.

Ob nun Wasser getrunken wurde oder nicht, jedenfalls nehmen beim Kind die Depots in weit größerem Ausmaß an den Schwankungen teil als beim Erwachsenen, was vielleicht wieder für die Unfertigkeit der Regulationen beim jugendlichen Organismus spricht.

Seit es eine wissenschaftliche Pädiatrie gibt, wird die tägliche Wägung des Säuglings als eine der wichtigsten klinischen Untersuchungsmethoden angewendet; die Wägung gibt in erster Linie ein Bild vom Wasserwechsel, denn alle beträchtlichen und schnellen Körpergewichtsveränderungen sind auf Veränderungen des Wasserbestandes des Säuglingsorganismus zurückzuführen. Die Wasseransatzkurve läuft mit der Körpergewichtskurve ungefähr parallel. Das täglich aufgenommene Körpergewicht gibt nach einem Vergleich von ROMINGER sozusagen die Wasserstandslinie an. Obwohl der Säugling eine besonders gleichmäßige Ernährung und Lebensweise hat, so zeigt seine Gewichtskurve im Verlauf der 24 Stunden auch in der Gesundheit einen wellenlinienartigen Verlauf im Gegensatz zur gleichmäßigen Kurve des Erwachsenen. Dies zeigt die große Labilität des kindlichen Wasserhaushaltes an. Sicherlich ist das Auf und Ab jeder Gewichtskurve das Ergebnis einer Reihe von verwickelten biologischen Vorgängen, so daß wir nur eine Interferenzlinie vor uns haben. Immerhin ist aber die Ermittlung der Gewichtskurve von allen zur Verfügung stehenden klinischen Methoden zur Beurteilung des Stoffbestandes bis jetzt die brauchbarste.

Die Flüssigkeitsmenge der in den Darm ergossenen Verdauungssekrete (Speichel, Magensaft, Galle, Pankreassaft, Darmsaft) ist sehr groß; sie ist bedeutund größer als die im Blutserum enthaltene Wassermenge. Sie wird teilweise schon während der Verdauung wieder aus dem Darm resorbiert, so daß normalerweise nicht die ganze Menge gleichzeitig im Darm vorhanden ist. Es ist leicht einzusehen, daß die Wasserverluste durch die Durchfälle bei Darmstörungen den Wasserhaushalt außerordentlich belasten müssen und in erster Linie die Ursache der dabei auftretenden Gewichtsstürze sind. Zum großen Teil betrifft der Wasserverlust das leicht disponible freie Depotwasser und die Menge des gebundenen Wassers ist auch bei pathologischen Wasserverlusten normal; dabei ist das Sensorium frei. Nur in den Fällen von voll ausgebildeter Intoxikation ist der an die organische Substanz gebundene Wasseranteil herabgesetzt (um etwa ein Fünftel), es ist Entquellung der organischen Substanz eingetreten (THOENES).

Aus dem Wenigen, was wir bisher aus den Wasserbilanzversuchen beim Säugling wissen, ist etwa folgendes als Eigentümlichkeit hervorzuheben.: Der Wasserwechsel ist bedeutend abhängiger von den verschiedenen peripheren Faktoren der Wasserabgabe und Wasserretention als beim Erwachsenen. Änderungen in der Ausscheidungsart auf den vier Ausscheidungswegen: Niere, Darm, Haut und Lungen sind häufiger und schließlich erfolgen Wassereinlagerung und Wasserabgabe beim jungen Kind besonders schnell und leicht; infolge der leichten Wasserresorption und der Schnelligkeit der Quellung des jugendlichen Muskels erfolgt die Aufnahme des angebotenen Wassers vollständiger und leichter in die Wasserdepots und darüber hinaus in die Gewebe.

Die Labilität des Wasserhaushaltes ist eine Eigentümlichkeit aller Säuglinge, nicht nur konstitutionell minderwertiger. Ihre wesentlichen Ursachen sind die beschleunigte Wasserresorption durch die Magen- und Darmwand und die beschleunigte Quellungsfähigkeit des Muskelgewebes.

Die Wege der Wasserausscheidung.

Für die Wasserausfuhr stehen dem Organismus verschiedene Organe zur Verfügung: die Niere, der Darm, die Lunge und die Haut. Wie schon erwähnt, hat die Wassereliminierung je nach dem Ausscheidungsweg eine verschiedene Bedeutung für den Stoffwechsel und für die Wärmeabgabe.

Auch beim jungen Kind fällt der Hauptteil der Wasserausscheidung der Niere zu; eine ungenügende Wasserabscheidung von der Lunge, von der Haut oder vom Darm spielt unter normalen Verhältnissen gar keine Rolle, weil die gesunde Niere jeden Wasserüberschuß sofort entfernt. Schon die Niere des jungen Säuglings erfüllt alle Funktionen im allgemeinen fehlerlos. Die Regulierung des Wasserhaushaltes geschieht beim gesunden (wie beim fiebernden) Säugling hauptsächlich durch die Diurese. Die extrarenale Wasserausfuhr schwankt in verhältnismäßig engen Grenzen.

Extrarenal wird immer eine ziemlich gleichbleibende Menge von Wasser ausgeschieden, dagegen wechselt die Diurese in sehr weiten Grenzen. Die renale Wasserausscheidung hängt aber nicht allein von der Wasserzufuhr, sondern auch von der Menge der Nährstoffe und Salze ab, welche die Nahrung enthält. Je reicher die Nahrung an diesen Substanzen ist, um so mehr Wasser wird zurückgehalten, da deren Verarbeitung Wasser in Beschlag nimmt. PALMKE fand bei reiner Wasserzufuhr eine „überschießende" Ausscheidung von 117% der eingeführten Menge, bei Zukkerwasser betrug aber die Ausscheidung nur 84% und bei Milch gar nur 71%.

Soweit das Wasserbedürfnis der Zellen nicht durch Zufuhr von außen gedeckt wird, muß das Wasser von den Depots, von den Muskeln, von der Haut, von den Schleimhäuten und von den inneren Organen zur Verfügung gestellt werden. Daher die Trockenheit der Haut und Schleimhäute, die Oligurie und der Durst bei Wassermangel.

Die Perspiratio insensibilis.

Das Ausmaß der Perspiratio insensibilis hängt im allgemeinen von der Größe des Individuums ab. Enger noch ist die Beziehung zum Gasstoffwechsel, was durch Versuche an Gesunden und Kranken erwiesen wurde. Nach den Untersuchungen von BENEDICT und ROOT ist eine ziemlich große Proportionalität zwischen der täglichen Wärmeproduktion und dem unsichtbaren Wasserverlust vorhanden. Auch vom Grad der Muskeltätigkeit wird die Perspiratio insensibilis beeinflußt, je größer die Muskelarbeit, um so größer ist der Wasserdampfverlust. Neben diesen somatischen Gebundenheiten ist der Einfluß äußerer Faktoren auf die gesamte Perspiratio insensibilis verhältnismäßig klein. Kleidung, Luftströmung und Umgebungstemperatur vermögen das Ausmaß des Wasserverlustes nicht wesentlich zu verändern. Entkleidung ist praktisch ohne Einfluß. Nur wenn die Temperatur der Umgebung 26° C oder darüber beträgt, wächst der Verlust, dies ist gewöhnlich mit Schweißausbruch verbunden. Andererseits verringert sich der Verlust, wenn der Körper friert und besonders wenn die Extremitäten sehr kalt sind.

Der vom lebenden Organismus abgegebene Wasserdampf kann zwei Quellen entstammen, der Haut und den Lungen. Die Abgabe durch die Haut geschieht auf zweierlei Weise; erstens durch die Poren der Schweißdrüsen. Da dies meist langsam und ohne größere sekretorische Aktivität vor sich geht, kommt es dabei oft genug zu keiner sichtbaren Schweißbildung. Daneben gibt es aber noch einen Verlust an Wasserdampf durch die Haut selbst, was z. B. aus der Tatsache des Austrocknens und des Gewichtsverlustes nach dem Tode eines Menschen hervorgeht.

Der Wasserverlust durch die Haut beträgt ungefähr die Hälfte oder etwas weniger vom Gesamtverlust durch die Perspiratio insensibilis.

Der Wasserverlust durch die Lungen kommt dadurch zustande, daß Luft mit einem wechselnden Wassergehalt in den Atmungstrakt eingeführt wird, schätzungsweise auf 30 oder 35° C erwärmt und daher aus den Lungen mit bedeutend mehr Wasserdampf gesättigt ausgestoßen wird. Die Perspiratio insensibilis durch die Lungen hängt auf diese Weise mit den gewechselten Luftmengen nahe zusammen. Je größer die Lungenatmung, das Minutenvolumen, ist, um so stärker ist die Wasserabgabe. Dies wird besonders deutlich während der Muskelarbeit und während des Schreiens der Säuglinge. Starkes Schreien oder größere Unruhe kann die extrarenale Wasserabgabe um etwa 50%, ja selbst bis zu 100% erhöhen. Während des Schlafs dagegen ist die Perspiratio insensibilis um ungefähr 25% erniedrigt. (Übrigens wird auch die renale Wasserabgabe beim tiefen Schlaf in der Nacht um etwa $1/3$ ihres normalen Betrages herabgesetzt.) Die stärkere Perspiratio insensibilis während des Fiebers hat nicht nur in dem vergrößerten Atemminutenvolumen, sondern auch in der höheren Wärme der Exspirationsluft ihre Ursache.

Wie sehr die Wasserdampfausscheidung durch die Lungen von der Größe des Atemvolumens abhängig ist, konnte BRATUSCH-MARRAIN und vor ihm schon L. F. MEYER am Beispiel der Cholera infantum zeigen, wo das Atemvolumen auf das Zwei- bis Dreifache des normalen Ausmaßes gesteigert sein kann. Die quantitative Bestimmung der Stuhlmengen konnte die Gewichts- und Wasserverluste bei weitem nicht erklären, dagegen war die Perspiratio insensibilis stets gesteigert; während sie normalerweise 200—400 g pro Tag beträgt, fand BRATUSCH bei dieser Krankheit tägliche Wasserausscheidungen über 500, ja bis 1000 g, und zwar betraf diese Steigerung fast ausschließlich die pulmonale Ausscheidung. Diese Steigerung der pulmonalen Wasserausscheidung steht in engstem Zusammenhang mit der großen Atmung, welche nicht so sehr in einer Frequenzsteigerung als in einer Vertiefung der einzelnen Atemzüge besteht und welche eine vermehrte Durchlüftung und damit eine gesteigerte Flüssigkeitsabdunstung aus den Lungen zur Folge hat. Ob die große Atmung durch das Bestreben des Organismus, das durch die Entquellung der Gewebe freigewordene Wasser auszuscheiden, bedingt ist, muß als Hypothese noch dahingestellt bleiben.

De Rudder dagegen stellt auf Grund seiner Beobachtungen über die Perspiratio insensibilis, die er durch Wägungen am Säugling angestellt hat, den Einfluß der Wasser*zufuhr* auf die Größe des unsichtbaren Wasserverlustes in den Vordergrund. Die Größe der Ruheperspiration hänge prinzipiell von der Größe der Wasserzufuhr ab. Der Einfluß anderer Faktoren, z. B. physikalischer Einflüsse, trete dagegen weit zurück. Bei geringer Flüssigkeitszufuhr oder bei Durst wird die Perspiratio nur wenig von der Zufuhr beeinflußt; bei zunehmender Flüssigkeitsmenge wird fortschreitend ein immer größerer Anteil der zugeführten Flüssigkeit auf dem Wege der Perspiratio ausgeschieden, aber dies scheint eine obere Grenze zu haben. Die Perspiratio ist somit nicht ein rein physikalisches Problem (Verdunstung), sondern der Körper reguliert damit in gewissen Grenzen aktiv einen Teil seines Wasserhaushaltes.

Die Perspiration setzt sich nach De Rudder zusammen aus: der „Durstperspiration", dem Perspirationszuwachs durch die zugeführten Flüssigkeitsmengen, dessen Summe mit der Durstperspiration die „Ruheperspiration" ergibt, deren Größe in ausgesprochener Abhängigkeit von der Größe der Wasserzufuhr steht, und dem Perspirationszuwachs durch Arbeitsleistung. Unruhe führt zu Steigerungen von 20—100% der Ruheperspiration und darüber, welche Steigerungen nachträglich keineswegs durch Drosselung der Ruheperspiration kompensiert werden.

Die Größe der Ruheperspiration ist eine Funktion zweier Variabler, der Calorienzufuhr und der Trinkmenge. Die Ruheperspiration steigt mit steigender Flüssigkeitszufuhr an. Bei konstanter Flüssigkeitszufuhr steigt die Perspiration mit steigender Calorienzufuhr. Trinkmenge und Calorienzufuhr sind hinsichtlich ihrer Einwirkung auf die Perspiration nicht voneinander unabhängig; Steigerung der Calorienzufuhr wirkt sich an der Perspiration um so stärker aus, je größer die verfügbare Flüssigkeitsmenge ist. Unter dem Gesichtspunkt der Perspiration im Dienste der Wärmeabgabe steigert ein über hinreichende Wassermengen verfügender Körper seine Perspiration um 100%, wenn die umzusetzende Energiemenge um 100% steigt. Solches ist beim Säugling jenseits einer Trinkmenge von 700 ccm der Fall („Stadium des Wasserüberangebotes"). Sinkt indessen die verfügbare Flüssigkeitsmenge ab, so kann sich die Steigerung der Energiezufuhr in zunehmend schlechterem Maße an der Perspiration auswirken.

Eine Caloriensteigerung um etwa 100% verursacht eine Steigerung der Perspiration: bei einer Trinkmenge von etwa 400 ccm um 40—45%, bei 600 ccm um 65%, bei 700 ccm um 90%.

Die Perspiration ist ein vom Körper in gewissen Grenzen aktiv regulierter Teil des gesamten Wasserhaushaltes und kein rein physikalisches Phänomen.

Da die Perspiration eine jener Möglichkeiten darstellt, wie der Körper sich von Wärmeenergie entledigt, so ist nach DE RUDDER ein Zusammenhang mit der „Hyperthermie"-Theorie naheliegend. Dem Körper steht bei geringem Flüssigkeitsangebot hinreichend Wasser nur bis zu einem gewissen Calorienumsatz zur Verfügung, wird letzterer überschritten, so kommt es zur Wärmestauung. Vielleicht versucht der Körper durch Höherstellen seiner Eigentemperatur eine Vermehrung der Wärmeabgabe durch Strahlung.

Der Mineralstoffwechsel.

Die Rolle der Mineralstoffe im Körper.

In allen Zellen und in allen Körperflüssigkeiten sind Mineralien enthalten. Ein gewisses Quantum von diesen verläßt täglich (zum Teil zwangsläufig) den Organismus, die Neuzufuhr stößt aber auf keine Schwierigkeiten, da die meisten Nahrungsmittel genügende Mengen der nötigen Stoffe enthalten. Die zugeführten Mineralien werden zum Teil als Zellbestandteile beim Ersatz abgenutzten Gewebes zurückbehalten. Beim Kind ist dieser Anteil größer, da darüber hinaus noch neue Zellen gebildet werden müssen. Die Mineralien, welche als Zellbestandteile zurückbleiben, werden in organischen bzw. kolloidalen Bindungen verankert, was um so leichter möglich ist, als die stabilen Zellmineralien meist mehrwertig sind (z. B. S, P, Fe) und mit ihren mehrfachen Valenzen einen festen Einbau ins Eiweißmolekül gestatten. Diese Mineralien, welche echte Zellbestandteile sind und deswegen nur sehr langsam erneuert werden, heißen auch fixe Mineralien. Der andere Teil der täglich aufgenommenen Mineralien geht verhältnismäßig viel rascher durch den Körper und hat dabei organfunktionelle Wirkungen zu verfolgen. Diese Wirkungen sind reine Ionenwirkungen mit pharmakologischen Effekten an Nervenzellen oder Muskelzellen usw., wofür etwa Calcium oder Kalium oder Magnesium Beispiele liefern. Diese Stoffe sind anorganische und dissoziierbare Salze, welche in den Körpersäften gelöst enthalten sind. Außer diesen pharmakologischen Wirkungen an Organen sind aber auch physikalisch-chemische Aufgaben zu erfüllen, welche hauptsächlich vom intermediären Stoffwechsel gestellt werden. Als Beispiel sei die Neutralisation saurer Stoffwechselprodukte genannt.

Von großer Bedeutung ist natürlich auch die Rolle der Mineralien in den Knochen; erst die eingelagerten Salze machen das weiche osteoide Gewebe starr und schaffen damit wirksame Hebel und Werkzeuge der Muskeln.

Im Vergleich zu den organischen Bestandteilen des Körpers ist die Menge der anorganischen ziemlich hoch.

Die Mineralien als Zellbausteine.

Welche Bedeutung die Mineralstoffe für den Aufbau des Organismus, besonders beim wachsenden Kinde haben, erkennt man, wenn man bedenkt, daß die Gesamtmenge der Mineralstoffe im menschlichen Körper mit Einschluß der Knochen etwa 5% des Körpergewichts beträgt. Ein Kind von 20 kg Gewicht besitzt also rund 1 kg Mineralstoffe, von denen etwa fünf Sechstel auf die Knochen entfallen. Die Mineralstoffe, welche im menschlichen Körper vorhanden sind, sind neben dem schon erwähnten Schwefel und Phosphor sowie dem Eisen die Halogene Chlor, Jod, Fluor und Brom, die Alkalien Natrium und Kalium, die Erdalkalien Calcium und Magnesium, dann Aluminium, Arsen, Mangan und Silicium. Die Mengen der einzelnen vertretenen Stoffe sind sehr verschieden und manche von ihnen kommen nur in bestimmten Zellarten vor. Während in der funktionellen Wirkung in gewissen Grenzen gegenseitige Vertretung stattfinden kann, ist dies für den Aufbau unmöglich. Als Baustein kann ein Mineral durch ein anderes nicht ersetzt werden. Hier gilt das Minimumgesetz. Wie schon erwähnt, kommen Mineralstoffe in allen Zellen und in allen Körperflüssigkeiten vor, wobei die Zellen mehr Kalium und die Flüssigkeiten mehr Natrium enthalten. Der Kaliumreichtum jedes lebenden Protoplasmas hat vielleicht darin seine Bedeutung, daß das Kalium der einzige radioaktive Bestandteil der Zelle ist und Strahlung von ihm ausgehen kann. Dabei kann das Kalium durch andere radioaktive Substanzen oder Elemente ersetzt werden. Durch die Radioaktivität weckt das Kalium das Zellleben katalytisch. Bei der Regelung des osmotischen Druckes spielt dagegen das Kalium im Gegensatz zum Natrium nur eine untergeordnete Rolle, es ist in der Gewebsflüssigkeit sehr spärlich vorhanden. In den Körperflüssigkeiten steht das Natrium im Vordergrund, welches die Isotonie der Flüssigkeit mit dem Gewebe herstellt.

Die Zellen werden nicht nur durch die Salze der Außenlösungen, sondern auch durch die im Zellinnern enthaltenen Salze, die „Binnensalze" beeinflußt. In den verschiedenen Zellarten sind sie in verschiedener Menge vorhanden, jedenfalls in anderer Menge als im umspülenden Medium. Wieviel freilich von der durch chemische Analyse festgestellten Zellsalzmenge *gelöst* vorhanden ist, ist unbekannt.

Während für die Funktionen das Mischungsverhältnis (das Ionengleichgewicht) von Wichtigkeit ist, ist für das Leben der Zelle die absolute Menge der vorhandenen bzw. dargebotenen Mineralstoffe maßgebend. Freilich wechselt Bestand und Bedarf je nach der Entwicklungsperiode des Kindes.

Von den Mineralstoffen, welche in einer irgendwie nennenswerten Menge innerhalb der Zellen vorhanden sind, haben wir das *Kalium* schon angeführt. Die Zellen enthalten davon ungefähr 10—15mal soviel als die Gewebsflüssigkeit. Reich an Kalium sind die Muskelzellen und das Herz. Wiewohl nun das Kalium für das Leben der Zellen anscheinend von größter Wichtigkeit ist, so ist doch nicht bekannt, daß Kalium im Organismus thesauriert würde. Dies scheint unnötig, da es kaliumarme Nahrungsmittel nicht gibt. Dagegen liebt der Organismus *Kochsalz*depots, wenn er sie auch entbehren kann. In welchen Geweben die über den Wachstumsbedarf hinaus aufgenommene Kochsalzmenge in biologisch unwirksamer Form retiniert wird, ist noch unbekannt. Über lange Zeiträume sich erstreckende klinische Beobachtungen haben aber bei reichlichem Salzangebot eine dauernde Retention dargetan (ROMINGER und MEYER). Auch in den Zellen ist etwas Kochsalz enthalten. *Calcium* findet sich im Organismus in großen Mengen. Der allergrößte Teil davon ist als totes Mineral im Knochen abgelagert, wo er neben der Funktion der Verfestigung als Vorrat zu dienen hat. Wird zu wenig Calcium mit der Nahrung zugeführt oder ist der Bedarf an Kalk im intermediären Stoffwechsel übergroß, so wird der Knochenkalk in erster Linie angegriffen. Daneben enthalten aber das Blut und die Gewebe ebenfalls Calcium, welches als aktives tätiges Calcium wirksam ist. Auch *Magnesium* befindet sich in den Weichteilen. Die Hauptmenge des Magnesiums ist aber im Knochen abgelagert, wo es einen nicht unbeträchtlichen Teil am Mineralgehalt des Knochens repräsentiert. Die Hälfte bis zu einem Neuntel der Mineralmenge kann als Magnesium vorhanden sein. Magnesium- und Calciummenge gehen keineswegs parallel; im rachitischen Knochen tritt möglicherweise an die Stelle des Calciums das Magnesium (E. SCHLOSS).

Als fixer Zellbestandteil spielt auch der *Schwefel* quantitativ eine große Rolle. In der Hauptsache kommt er als Bestandteil des Körpereiweißes in Betracht. Der Schwefelstoffwechsel ist zum größten Teil Eiweißstoffwechsel. Auch die Horngebilde der Haut, die Epidermis mit ihren Anhangsgebilden, den Haaren und Nägeln, enthalten und verbrauchen viel Schwefel. Ebenso wie jede Zellneubildung Schwefel braucht, benötigt sie auch *Phosphor*, da die Zellkerne besonders reich an Phosphor sind. Der Phosphor ist in den Zellkernen in Form komplizierter Verbindungen enthalten, die als Nucleoproteide aus Eiweißstoffen, aus einer Kohlehydratgruppe und aus Phosphorsäure bestehen. Viel Phosphor befindet sich in der Muskulatur. Auch die Phosphatide enthalten Phosphor. Neben dem Phosphor im Muskel wird die Hauptmenge des Phosphors im Knochen gebraucht, wo er neben dem kohlensauren Kalk als phosphorsaurer Kalk abgelagert ist. Im Blut ist der Phosphor in organischer und in anorganischer Bindung enthalten. Vom anorganisch gebundenen Phosphor ist in den roten Blutkörperchen ungefähr viermal soviel enthalten als im Serum. Der normale Gehalt des Serums an anorganischem Phosphor ist ungefähr 5 mg%, ein Wert, der bei Rachitis bis zur Hälfte herabgesetzt sein kann. Bei der Tetanie ist der Serumphosphor normal, dagegen der Serum-Kalkspiegel erniedrigt. Brustkinder haben im allgemeinen höhere Serumphosphorwerte als künstlich genährte Kinder.

Ausser im Hämoglobin kommt das *Eisen* nur in relativ kleiner Menge vor. Immerhin ist es als katalytisch wirkender Aktivator für viele Stoffwechselvorgänge von großer Bedeutung.

Auch die Ausscheidungen des Körpers sind reich an Mineralstoffen; Kot, Harn und Schweiß enthalten mehr oder minder große Mengen, welche der täglichen Zufuhr ungefähr entsprechen.

Die funktionelle Wirkung der Mineralien im Organismus.

Die funktionellen Wirkungen der Mineralien an den verschiedenen Geweben und Organen, die den Wirkungen der pharmakologischen Stoffe zu vergleichen sind, sind zum großen Teil Ionenwirkungen. Die Mineralstoffe sind in Form anorganischer Salze im Blut und in den Körperflüssigkeiten gelöst und haben ihre Angriffspunkte an den Zellen. Jedes Mineral für sich wirkt als erregendes oder lähmendes Gift, wobei zwischen den vier Kationen Ca, Mg, Na und K Antagonismen bestehen. Durch die simultane Einwirkung der verschiedenen Ionen auf die Zelle und ihren funktionellen Antagonismus kommt eine Giftwirkung nicht zustande; vielmehr ist ihre Anwesenheit für die normalen Eigenschaften der Zelle, insbesondere für ihre normale Erregbarkeit unumgänglich notwendig. Doch müssen die Ionen in einem bestimmten richtigen Verhältnis physiologischer Ausgeglichenheit (Ionengleichgewicht) vorhanden sein. Die Giftbindung der Ionen ist leicht lösbar; schon durch die Umspülung mit giftfreiem Blut, noch mehr, wenn an Stelle des reinen indifferenten Blutes ein mit dem antagonistischen Ion beladenes Blut zu den ergriffenen Geweben gelangt, werden die Zellen wieder entgiftet.

Die Antagonismen der Ionenwirkung sind mannigfaltig, es sollen nur einige Beispiele herausgegriffen werden. Ein elementarer Gegensatz besteht z. B. zwischen Natrium und Calcium an der Zellmembran. Während Natrium die Zellhaut durch Auflockerung der Kolloide durchgängiger macht, setzt Calcium durch Kolloidverfestigung die Permeabilität herab. Ein anderes Beispiel ist der Gegensatz zwischen Calcium- und Kaliumwirkung am Herzmuskel: Calcium hebt den Muskeltonus und steigert die systolische Wirkung, während Kalium tonussenkend und verlangsamend wirkt. Magnesium wirkt lähmend auf das Nervensystem, Calcium hebt diese lähmende Wirkung auf.

Die besonderen Wirkungen der einzelnen Ionen.

Unter allen Substanzen im menschlichen Körper sind die Ionen zur stärksten aktiven Wirkung befähigt. Die meisten dieser Wirkungen kommen durch die Zusammenarbeit der Kolloide und der Ionen zustande. Darüber hinaus scheinen aber den Ionen noch besondere Beeinflussungen der reizbaren Elemente des Körpers zuzukommen. Wieweit sie wirklich frei von Kolloidstörungen verlaufen, ist oft noch unklar. Lösungen, welche bestimmte Salze in solchen Mengenverhältnissen gemischt enthalten, daß alle Kolloidschädigungen fehlen, die an sich jedem einzelnen der Salze beim Alleinsein in der Lösung zukämen, heißen physiologisch äquilibrierte Salzlösungen. Das Serum des Blutes und der Saft der Gewebe stellt eine solche optimal äquilibrierte Salzlösung dar. Ihre wichtigsten Bestandteile sind die drei Salze $NaCl$, KCl und $CaCl_2$. Dabei ist das Mengenverhältnis dieser drei Salze ein solches, daß auf 100 Molekülteile $NaCl$ etwa 2 Moleküle KCl und ebenso 2 Moleküle $CaCl_2$ kommen. Das Mischungsverhältnis ist dabei biologisch wichtiger als die absolute Konzentration. Wir wollen nun kurz die Wirkungen besprechen, wenn eines dieser Salze im Überschuß oder mangelhaft vertreten ist. Von den reinen Ionenwirkungen des *Natriums* ist noch wenig bekannt. Eine Beziehung besteht zum Muskelgewebe. Die Erregbarkeit der Muskeln erlischt vollständig, wenn ihnen bzw. ihrer Zwischenflüssigkeit die Natriumionen (durch äquimolekulare natriumfreie Lösung, z. B. Rohrzuckerlösung) entzogen werden (Entzug von Calciumionen steigert dagegen die Erregbarkeit enorm). Auch am Nervensystem macht sich ein Einfluß geltend, indem beim Überwiegen der Natriumionen isolierte nervöse Elemente erregt werden.

Für den Ablauf der vegetativen Leistungen des Körpers ist besonders die Konstellation von *Kalium* zu Calcium von Wichtigkeit. Beide haben diesbezüglich eine gegensätzliche Wirkung. Ein Übergewicht von seiten des Kalium bedeutet Vagusreizung, das Überwiegen der Calciumionen geht mit Sympathicusreizung einher. Die Regulierung scheint von einem vegetativen Zentrum aus zu geschehen. Eine solche antagonistische Wirkung macht sich besonders am Nervensystem und am Herzen geltend, wo Kalium als lähmendes Herzgift wirksam ist. Schon geringe Steigerung im Plasma ist schädlich, doch hat dies kaum eine praktische Bedeutung, weil der Körper das kaliumreiche Plasma rasch entgiften kann durch Aufnahme des Kaliums aus der Blutflüssigkeit in die nicht giftempfindlichen Zellen und durch Ausscheidung des Kaliums durch die Nieren.

Neben der kolloidverfestigenden geloiden Wirkung des *Calciums* auf die Zellen ist die Wirkung auf die Erregbarkeit der reizbaren Gebilde des Körpers von besonderer Wichtigkeit. Im allgemeinen steigert die Entziehung von Calcium die Erregbarkeit der Organe, während Calciumzufuhr ihre Erregbarkeit merklich vermindert. Dies gilt für Nerven, für Muskeln und für Drüsenzellen.

Die Fähigkeit zu dauernden rhythmischen Reizerscheinungen ist, wie die Versuche mit Ringerlösung ergaben, an die Gegenwart von Calcium geknüpft. Während Kalium, wie erwähnt, durch Vagusreizung tonusherabsetzend und herzverlangsamend wirkt, steigert Calcium den Tonus und die Kontraktionsgröße des Herzens; es bewirkt eine energischere Systole. Kalium- und Calciumwirkung kompensieren einander.

Entziehung von Calcium steigert die Erregbarkeit des vegetativen Nervensystems wie der cerebrospinalen motorischen Nervenendigungen für Giftwirkung, ebenso für manche entzündungserregende Stoffe. Vorhergehende Calciumverarmung schafft auch eine Überempfindlichkeit gegenüber der Calciumwirkung.

Calcium ist in jeder Zelle vorhanden; der Calciumgehalt des ganzen Körpers einschließlich des Skelettes ist 1—2%. Das ausnahmslose Vorkommen des Calciums in jeder Zelle spricht dafür, daß es zumindest für die normale Lebenstätigkeit der Zelle unentbehrlich ist. Von allen Mineralstoffen zeigt das Calcium am häufigsten Bilanzstörungen. Wenngleich die Epithelkörperchen zum Kalkstoffwechsel in enger Beziehung stehen, so ist doch nicht immer in ihnen die Ursache der Kalkstoffwechselstörungen zu suchen.

Eine stark lähmende Wirkung auf alle Teile des Zentralnervensystems sowohl auf die sensibeln als auch auf die motorischen Apparate hat das *Magnesium*. Diese Wirkung kommt vielleicht durch die Verdrängung der Calciumionen zustande, denn Calcium hebt diese Wirkung wieder auf. Auch die Wärmeregulierung wird gelähmt. Magnesium bildet schwer diffundierende Kristalloide, welche schwer resorbiert werden. Das Bittersalz hält dementsprechend sein Lösungswasser fest, wodurch die abführende Wirkung im Darm zustande kommt.

Die Tatsache, daß der *Phosphor* einen integrierenden Anteil vieler Eiweißarten und anderer Gewebsbaustoffe und -flüssigkeiten bildet, sowie sein Vorkommen als regelmäßiges Abfallprodukt unter den Stoffwechselschlacken haben schon seit langer Zeit seine Wichtigkeit im Stoffwechselgeschehen erkennen lassen. Je mehr sich aber unsere physiologischen und allgemeinbiologischen Kenntnisse erweitern, desto umfassender erscheint die Rolle des Phosphors im Stoffhaushalt.

Besonders beachtenswert erscheint sein Eingreifen in den intermediären Stoffwechsel, was erstmals bei dem noch immer nicht völlig aufgeklärten physiologischen Zerfall der Kohlehydrate erkannt wurde.

Die Möglichkeit der Veresterung der Orthophosphorsäure mit biologisch wichtigen Stoffen ist aber nicht auf diesen einzelnen Fall beschränkt, sondern stellt im Stoffwechselgetriebe offenbar einen chemischen Vorgang von umfassender Bedeutung dar, dessen Erkenntnis sich aber noch im Anfangsstadium befindet.

Eine weitere viel umfassendere Verankerung der Phosphorsäure liegt aber in der großen Klasse der Phosphatide vor, die bekanntlich Ester der Phosphorsäure mit einem Alkohol, zumeist dem Glycerin, sind, der seinerseits mit den höheren Fettsäuren (Stearin- Palmitin- und Ölsäure) verestert ist, während die Phosphorsäure noch eine Stickstoffbase, meist Cholin, salzartig gebunden hält, sodaß im ganzen also die Struktur der Lecithine vorliegt.

Die Phosphatide stellen eine größere Sonderklasse der Lipoide dar.

Eisen braucht der wachsende Körper in wesentlichen Mengen zur Neubildung von Blut (Hämoglobin). Die Aufgabe des Eisens beschränkt sich aber nicht auf die Bildung von Hämoglobin, sondern es ist von essentieller Notwendigkeit für die Oxydationsprozesse in allen Geweben; das Eisen wirkt im Stoffwechsel als Katalysator, und zwar wohl ausschließlich in organischer Bindung. WARBURG und MEYERHOF haben gezeigt, daß die Zugabe von Eisensalzen zu unbefruchteten Seeigeleiern die Oxydation deutlich steigert, was bei keinem anderen Metallsalz zu beobachten ist. Aus dieser wichtigen Rolle des Eisens folgt, daß ungenügende Eisenzufuhr weitreichende Konsequenzen haben kann.

Anorganisches Eisen hat keinen Einfluß auf den Stickstoffwechsel, während organisches Eisen ihn günstig beeinflußt, d. h. die Stickstoffretention begünstigt.

Die intensive therapeutische Wirkung des Eisens bei Anämien geht daraus hervor, daß nach NÄGELI schon am 2.—3. Tage ganz erstaunliche Umwälzungen des Blutbildes im Sinne einer Hyperfunktion des Knochenmarkes beobachtet werden. Bisweilen versagt das Eisen oder es treten dyspeptische Störungen, häufiger Zustände von Obstipation auf.

Die Bedeutung der Mineralien im intermediären Stoffwechsel.

Wir haben ausgeführt, daß die Mineralien wichtige Bausteine des Körpers sind. Außer diesen fixen Mineralien gibt es die in den Körpersäften gelösten Mineralstoffe, welche in ionisiertem Zustand funktionelle Wirkungen ausüben. Die größte Bedeutung kommt aber den Mineralien im intermediären Stoffwechsel zu, wo sie außerordentlich wichtige physikalisch-chemische Aufgaben durchzuführen haben. Eine solche physikalisch-chemische Aufgabe liegt in der Herstellung der Isotonie bzw. weiter gefaßt in der Regelung der osmotischen Verhältnisse; die Stoffbewegung zwischen Zellinnerem und Körpersäften wird durch den osmotischen Druck der sehr leicht diffundiblen Salze und daher zum Teil durch die Konzentration der Mineralstoffe reguliert. Eine andere physikalisch-chemische Wirkung liegt in der Herstellung der optimalen Reaktion der Körpersäfte. Am Zustandekommen der für die Verdauung nötigen sauren oder alkalischen Reaktion der Darmsäfte sind die Mineralstoffe in hervorragendem Maße mitbeteiligt. Im Blut haben die kohlensauren Mineralien die Aufgabe, den Transport der Kohlensäure zu besorgen.

Groß ist der Bedarf an Mineralstoffen zur Absättigung von sauer reagierenden organischen und anorganischen Stoffwechselprodukten. Aus allen drei Nahrungsstoffgruppen entstehen beim Abbau saure Zwischenprodukte und auch saure Endprodukte. Bei der Verbrennung der stickstoffreien Nahrungsstoffe (Kohlehydrate und Fette) bleibt Kohlensäure zurück und bei der Verbrennung des Eiweißes werden Aminosäuren, Schwefelsäure und Phosphorsäure gebildet. Für die Neutralisation all dieser Säuren werden in erster Linie die Alkalien der Nahrung herangezogen, und zwar Natrium und Kalium bzw. Calcium und Magnesium in Form von kohlen- und pflanzensauren Salzen oder in anorganischer Form als einbasische und zweibasische phosphorsaure Salze. Für das Verständnis des Säurebasengleichgewichts im Blut ist es notwendig, sich zu vergegenwärtigen, daß den sauren Bestandteilen im Blut, welche von den Anionen HCO_3, H_2PO_4 und insbesondere Cl dargestellt werden, wozu noch saure Proteinkörper kommen, als basische Valenzen die Kationen Na, K, Ca, Mg gegenüberstehen. Die besondere Bedeutung des Cl zeigt sich darin, daß mehr als die Hälfte der Kationen im Blut an Cl gebunden sind. Die H_3PO_4 und die Milchsäure spielen im Verhältnis dazu quantitativ keine Rolle. Ist ein Mangel an anorganischen Basen der Nahrung vorhanden, so greift der Organismus zum Ammoniak, einem basischen Stoffwechselprodukt des Eiweißes, um die sauren Valenzen zu neutralisieren (s. S. 84). Auch normalerweise ist immer eine gewisse Menge von Ammoniak im Harn. Jede Vermehrung des Harnammoniaks zeigt aber an, daß ein Mangel an anorganischen Basen im Körper vorhanden ist; statt den an sich giftigen Ammoniak in den ungiftigen

Harnstoff umzuwandeln, wird er zur Neutralisierung der Säuren benutzt und im Harn ausgeschieden. Diese Schutzvorrichtung der Ammoniakverwendung ist sehr weitgehend. Wenn sie aber abnorm großen Anforderungen nicht genügen kann, dann muß der Organismus zu den fixen Alkalien in den Zellen bzw. zu den Erdalkalien in den Knochen greifen, wodurch es zu einer Demineralisierung des Körpers kommt. Überschüssige Säuren in der Nahrung können zu großen Salzverlusten führen. Dagegen schützt reichliche Alkalizufuhr das Calcium und hält es für den Ansatz frei (STOLTE). Für die Neutralisierung der sauren Stoffwechselprodukte können sich die drei eben geschilderten Faktoren weitgehend vertreten. Die Menge des Harnammoniaks gibt dabei einen Indikator ab für den Bestand des Körpers an anorganischen Basen. Der Bedarf an alkalischen Valenzen ist in erster Linie von der Art der Nahrung abhängig und läßt sich von dieser Seite aus maßgebend beeinflussen.

Andere physikalisch-chemische Aufgaben der Mineralstoffe bestehen z. B. darin, manche Eiweißstoffe in den Körpersäften löslich zu halten; dies gilt z. B. für die Globuline. Auch Katalysewirkungen gehen von den Mineralstoffen aus, man denke nur an die Sauerstoffübertragung unter der Einwirkung des Eisens oder an die Fermentreaktionen.

Der Haushalt der Mineralstoffe.

Um den Haushalt der Mineralstoffe zu verstehen, muß man wissen, zu welchem Zwecke und in welchen Mengen sie im Körper gebraucht werden. Darüber wurde einiges in den vorhergehenden Seiten gesagt. Es ist auch bedeutungsvoll, in welchen Mengen die Mineralien dem Organismus mit der Nahrung angeboten werden. Solche Stoffe, welche in jedem Nahrungsmittel in großen Mengen vorhanden sind und daher täglich zugeführt dem Körper jederzeit zur Verfügung stehen, wird der Organismus nicht thesaurieren. Deponiert werden die selteneren Stoffe wie etwa das Eisen oder das Jod. Dabei ist zwischen der Verwendung als Zellbaustein und gespeichertem Vorrat zu unterscheiden. Die Vorräte werden innerhalb der Zellen in kolloidaler Form als organische Verbindungen gespeichert.

Der Bestand und der Bedarf an Mineralstoffen wechselt je nach der Entwicklungsperiode des Kindes. So ist z. B. der Bedarf an Calcium und Phosphor besonders dann groß, wann das stärkste

Knochenwachstum statthat, also in der frühen Kindheit und wieder während der Pubertät.

Für die Aufnahme und Retention der Mineralien ist oft auch die Form, in welcher sie angeboten werden, von Bedeutung. Doch gilt dies mehr für den gesunden Organismus, wenn er an keinerlei Salzmangel leidet, als für den in seinem Mineralhaushalt gestörten Organismus. Der gesunde Organismus wird oft in der Retention große quantitative Unterschiede zeigen, je nachdem ob ihm ein Mineral in leicht resorbierbarer organischer Verbindung angeboten wird oder in anorganischer Form. Der „hungernde" Organismus wird sich die nötigen Mineralstoffe in jeder Form, in der er sie erhält, einverleiben.

Die salzreich ernährten Kuhmilchkinder retinieren absolut mehr Salze als die salzarm ernährten Brustkinder; die prozentuelle Retention ist im allgemeinen beim Brustkind besser. Dasselbe zeigt sich auch bei einem und demselben Kind, wenn es abwechselnd Perioden von Kuhmilchernährung und Frauenmilchernährung unterworfen wird. Perioden der Salzausschwemmung konnten auch in langdauernden (3 Monate) ununterbrochenen Versuchen nicht nachgewiesen werden. Die Salzretention steigt also mit zunehmendem Alter des Kindes nicht allein wegen des Wachstums, sondern auch wegen der Aufnahme größerer Salzmengen in der vermehrten Nahrungsquantität.

Wie der Vergleich von Körpergewichtskurven und Salzretentionskurven zeigt, besteht im allgemeinen zwischen ihnen kein Parallelismus. Unter physiologischen Bedingungen gehen Wasser und Salze getrennte Wege. Erst unter besonderen pathologischen Verhältnissen wird offenbar die Wasser-Salzbewegung im Organismus eine zwangsläufige. Es gibt aber jedenfalls Wasserschwankungen, die mit dem Salzstoffwechsel nichts zu tun haben.

Bei Eiweißretention bzw. erhöhter Eiweißzufuhr kommt es zu einer erhöhten Retention von Mineralien. Auch mäßige Fettzulage erhöht die Mineralretention; bei großen Fettzulagen wird sie hingegen verschlechtert. Erhöhung der Kohlehydratzufuhr geht, vorausgesetzt daß keine Ernährungsstörung erfolgt, mit Erhöhung der Mineralretention einher.

Bei der exsudativen Diathese verhalten sich die Säuglinge sowohl in der Retention der Gesamtsalze wie der Einzelmineralien genau ebenso wie gesunde Säuglinge.

Bei Dystrophikern kann die Mineralretention bei genügendem Angebot und Fehlen von Durchfällen eine gute sein.

Ebenso bei Dekomposition; erst wenn akute Gewichtsstürze auftreten, wird die Mineralbilanz gleich Null und dann negativ. Es scheint sich dabei nicht um primäre, sondern um sekundäre Vorgänge zu handeln.

Bei akuten dyspeptischen Zuständen ist die Mineralbilanz stets mehr oder weniger gegenüber der Norm beeinträchtigt. Die Verminderung ist mitunter nur gering, meist aber wird während der Durchfallsperiode nur die Hälfte bis ein Viertel der unter normalen Umständen zum Ansatz kommenden Salzmenge retiniert. In einzelnen Fällen kommt es sogar zu negativen Bilanzen. Von einer wirklichen Alkalibedrohung kann bei akuten Dyspepsien trotzdem nicht die Rede sein. Die während der Durchfallsperiode einsetzende Beeinträchtigung der Retention wird zwar manchmal durch eine Steigerung derselben in der Nachperiode rasch ausgeglichen; es bleibt aber beim akuten einfachen Durchfall, selbst bei langfristiger Beobachtung, die Tatsache bestehen, daß der Mineralanwuchs eine Störung erleidet. Wenn auch eine Schädigung durch eine derartige verminderte Salzretention nicht in Frage kommt, so ist es doch für die pathogenetische Betrachtung der Ernährungsstörungen wichtig, daß jeder Durchfall die Mineralbilanz beim Säugling beeinflußt.

Wir wollen nun im folgenden den Haushalt der für den Körper bedeutungsvollsten Salze näher besprechen.

Das Kochsalz.

Das *Kochsalz* ist als anorganisches Mineralsalz immer in der kristalloiden Zustandsform und geht daher ziemlich rasch durch den Organismus. Seine besondere Bedeutung beruht einesteils in der innigen Verknüpfung mit dem Wasserstoffwechsel, zum anderen Teil ist es die Muttersubstanz für die Magensalzsäure. Da der Körper aus vielen, zum Teil rein physikalischen Gründen ununterbrochen Wasser abgibt, so hat er auch immer Kochsalzverluste, welche durch tägliche Zufuhr ergänzt werden müssen. Der Kochsalzspiegel im Blut wird innerhalb enger Grenzen aufrecht erhalten. Der Kochsalzgehalt im Blutserum normaler Säuglinge beträgt nach SCHEER 0,500—0,590%, nach STOLTENBERG und OPITZ 0,550 bis 0,650%. SLAVIK findet durchschnittlich höhere Zahlen, seine Werte liegen zwischen 0,600 und 0,680%. Im Gesamtblut, welches neben der Flüssigkeit ja auch Zellen enthält, von denen wir schon gehört haben, daß sie kochsalzärmer sind als die Körpersäfte, ist der prozentuelle Kochsalzgehalt natürlich etwas geringer als im Serum. Für den nüchternen Säugling sind die Werte bei ungefähr 0,48 bzw. 0,49%.

Der Kochsalzspiegel im Gewebswasser (Cantharidenblaseninhalt) ergibt die gleichen Resultate. Niedrigere Kochsalzwerte sowie größere Differenzen zwischen denselben im Serum und im Gewebswasser kommen unter normalen Umständen selten vor.

Frühgeborene Kinder haben vielleicht eine gewisse Neigung zu höheren Chlorwerten im Gewebswasser.

Bei Störungen des Wasserhaushaltes (Gewichtsstürze und steile Anstiege) zeigt der Chlorspiegel entgegengesetzte Schwankungen.

Kleine Mengen NaCl oder der natürliche Kochsalzgehalt der Nahrung oder aber große Mengen NaCl mit entsprechend viel Zufuhr von Lösungs- und Ausscheidungswasser wirken eiweißsparend; herrscht aber Wassermangel, so steigert sich der Eiweißumsatz.

Exsudative Kinder weisen gegenüber normalen Kindern kein prinzipiell anderes Verhalten bei einer Kochsalzbelastung auf, indem es unter beiden solche gibt, die darauf mit einer Kochsalzretention in den Geweben reagieren.

Bei exsudativen Kindern sind die Spannungen zwischen Gewebswasser und Serumkochsalzspiegel größer und labiler als bei normalen Kindern.

Der Chlorgehalt im Blut ist deutlich abhängig von der Magensaftsekretion. Nach der Nahrungsaufnahme kommt es zu einer Senkung des Chlorspiegels im Blut, doch stellen sich die normalen Verhältnisse im weiteren Verlauf der Verdauung allmählich wieder her.

Besondere Verhältnisse ergeben sich für den Haushalt des Kochsalzes im Fieber. Die allgemein geglaubte Retention ist hier nicht gesetzmäßig, sie tritt bei weitem nicht immer auf (BIRK); in manchen Fieberfällen finden sich direkt Kochsalzverluste. Aber eine Störung des Kochsalzhaushaltes ist doch in den allermeisten Fällen nachzuweisen, und zwar beginnen die Veränderungen schon im Stadium der Inkubation.

Eindeutiger sind die Verhältnisse bezüglich des Kochsalzspiegels im Blut. Der Blutkochsalzgehalt fällt im Beginn des Fiebers; auch die Ausscheidung nimmt ab, dagegen steigt der Salzgehalt im Gewebssaft. Mit dem Wasser ist das Kochsalz ins Gewebe, insbesondere in die Haut gelangt und entzieht sich dort der Ausscheidung; ein Ansteigen des Körpergewichtes ist die Folge. Im weiteren Verlauf des Fiebers kehren sich die Verhältnisse um, die vermehrte Ausscheidung im Harn, welche den normalen Kochsalzgehalt wieder herstellt, kommt aber erst *nach* der Änderung im Blutspiegel. Die Ursache der Störung liegt im Infekt selber, ein Zusammenhang mit der Temperatursteigerung und der Entwicklung der klinischen Symptome besteht im allgemeinen nicht.

Die normale Ausscheidung des Kochsalzes erfolgt neben den geringen Mengen im Schweiße fast völlig durch den Harn, bei bestehenden Durchfällen geht ein größerer Anteil auch in den dünnflüssigen Stühlen ab.

Der Kalk.

Der *Kalk* ist nicht nur ein funktionell wichtiger Bestandteil des Körpers, sondern er spielt auch quantitativ eine große Rolle. Die funktionelle Bedeutung liegt darin, daß das Calcium als Bestandteil jeder Zelle für die normale Lebenstätigkeit notwendig ist. Aber nur 3% des im Körper befindlichen Kalkes sind solches aktiv tätiges Calcium im Blut und im Gewebe; die übrigen 97% sind als Vorratskalk im Knochen abgelagert und erfüllen dort eine zweite Aufgabe, nämlich die Verfestigung des weichen Osteoidgewebes. Daß der Knochenkalk für den Zellstoffwechsel die untergeordnete Bedeutung eines Depotstoffes hat, erkennt man daran, daß er bei Kalkhunger in erster Linie angegriffen wird, und zwar ist die Spongiosa der subepiphysären Knochenschicht als das bei Kalkhunger am leichtesten angreifbare Kalkmagazin anzusehen. Ihr kommt für die Regelung des Kalkhaushaltes eine entscheidende Bedeutung zu.

Der Kalkgehalt der aufgenommenen Nahrung genügt immer den Bedarf an funktionellem Zellkalk reichlich zu decken. Beim Kind ist aber der Bedarf an Kalk deswegen so groß, weil das Knochenwachstum so große Mengen an Stützkalk benötigt; und dabei kann während der Periode des größten Knochenwachstums, in der ersten Lebenszeit und während der Pubertät, gelegentlich einmal die Kalkzufuhr ungenügend werden, besonders wenn die kalkreichen Nahrungsstoffe, die Milch und die Gemüse, in zu geringer Menge zugeführt werden und das Trinkwasser kalkarm ist. Die Folge einer solchen *Kalkarmut* des Körpers ist aber keineswegs die Entstehung einer Rachitis, sondern einfacher osteoporotischer Knochenveränderungen.

Die Resorption hängt von verschiedenen Umständen ab; die vorliegenden Untersuchungen scheinen zu ergeben, daß das Calcium der Frauenmilch besser resorbiert wird als das Calcium der Kuhmilch, in dem Sinne, daß der geringe Calciumgehalt der menschlichen Milch fast zur Gänze retiniert wird, während von dem reichlichen Kalkangebot der Kuhmilch schon ein geringerer Teil zur Deckung des Bedarfs genügt.

Der Kalkgehalt im Serum ist beim Erwachsenen und beim Säugling gleichgroß und beträgt ungefähr 10 mg%. Warum der Neugeborene etwas erhöhte Werte hat, ist unklar. Besonders hervorheben möchten wir, daß der Kalk im Serum bei der Rachitis nicht oder nur wenig herabgesetzt ist; die Rachitis ist ja nicht durch mangelhafte Kalkzufuhr bedingt. Eine starke Herabsetzung des Blutkalkes findet man dagegen bei der Spasmophilie.

Der Calciumgehalt des Blutes fällt im Herbst, erreicht den niedrigsten Wert im Beginne des Frühjahres und steigt im Sommer wieder an. Dies hängt zum Teil mit der jahreszeitlichen Schwankung der Ultraviolettstrahlung zusammen, ferner mit den gehäuften Infekten in den Wintermonaten.

Während der klinisch noch gänzlich erscheinungslosen Inkubations- und Prodromalzeit von Infekten kommt es zu einer Mobilisierung von Kalk aus dem großen Kalkreservoir des Skeletts und in der Folge zu einer Hyperkalkämie. Während der Krankheit selbst und bis in die fieberfreie Zeit der Rekonvaleszenz findet man dann die Werte starken Schwankungen unterworfen. Während des eigentlichen Fiebers ist die in der Inkubationszeit noch ungestörte Retention vermindert; die Resorption ist dabei intakt, aber der Ansatz im Blut und Gewebe ist gestört, so daß es zu gesteigerter Abgabe von Kalk durch die Faeces kommt.

Die Ausscheidung des Calciums geschieht zum größten Teil durch den Darm; die Darmdrüsen sind zum Teil Ausscheidungsorgane, neben der Sekretion der Verdauungssäfte geht auch eine Exkretion von Kalk, Eisen und Phosphorsäure einher. Ein Teil des Kalkes wird auch durch die Niere ausgeschieden. Bei knapper

Calciumzufuhr ist die Calciumausscheidung durch den Darm nur 2—3mal so groß wie mit dem Harn. Bei reichlicher Zufuhr nimmt die Darmausscheidung unverhältnismäßig zu.

Der Phosphor.

Wir haben schon oben erwähnt, daß der *Phosphor* ein Bestandteil jeder Zelle ist; die Bedeutung des Phosphors als Zellbestandteil liegt zum Teil darin, daß er als mehrwertiges Element eine große Bindungsfähigkeit für andere Stoffe besitzt und deshalb als Kern von großen organischen Molekülen verwertet wird. Der Phosphor wirkt gewissermaßen als Amboceptor von mineralischen und organischen Substanzen. In ähnlicher Weise ist die Förderung des Kalkansatzes im Knochen bei phosphorreicher Kost aufzufassen. Der Knochenkalk kommt zum Teil in Form von Carbonaten und Phosphaten zur Ablagerung, aber neben diesem Auftreten in Salzform gibt es auch organische Calcium-Phosphorverbindungen im Knochen.

Ein anderes Beispiel für die kopulative Tätigkeit des Phosphors ist die Rachitis, bei der der Kalkgehalt des Knochens herabgesetzt ist, ohne daß jedoch Mangel in der Kalkzufuhr vorhanden ist; der Knochen hat nur die Fähigkeit verloren, den Kalk zu speichern. Von größerer pathogenetischer Bedeutung ist hier der Phosphorstoffwechsel, und der Phosphorgehalt des Blutes ist denn auch bei der Rachitis oft bis zum halbem Wert herabgesetzt.

Die Zufuhr von Phosphor ist eine ziemlich reichliche. Der Phosphor wird teils in organischer Form dem Körper dargeboten, im Eiweiß und in verschiedenen Fetten (auch im Milchfett), zum Teil wird er in anorganischer Bindung mit den pflanzlichen Nahrungsstoffen dem Körper zugeführt.

Der Gehalt im Blut wird in engen Grenzen konstant aufrecht erhalten, und zwar kommt der Phosphor hier sowohl in organischer als in anorganischer Bindung vor. Der Gehalt an anorganischem Phosphor im Serum beträgt durchschnittlich 5 mg%; in den Blutkörperchen ist ungefähr viermal soviel enthalten. Dieser Spiegel ist nur bei der Rachitis stark erniedrigt, während er bei der Spasmophilie normal ist. Reichliche Zufuhr von anorganischem Phosphor erhöht beim normalen Kind in mäßigen Grenzen für einige Stunden den anorganischen Phosphorspiegel; ausgiebiger und länger dauernd ist die Erhöhung nach Phosphorgabe bei Vitamin D-Anreicherung. Dagegen hat bei rachitischen Individuen Phosphorzufuhr keinen Einfluß auf den (erniedrigten) Gehalt im Blut; es tritt dabei kaum eine Erhöhung des Serumspiegels auf.

Brustkinder haben höhere Werte als künstlich genährte.

Im Inkubations- und Prodromalstadium von Infektionen findet ebenso wie beim Serumkalk auch eine Erhöhung des Phosphorspiegels statt. Die Retention ist dabei verschlechtert, der erhöhte Blutphosphor geht auf dem schnellen Nierenwege ab. Im eigentlichen Fieber kommt es meist zu Phosphorverlusten, in manchen Fällen aber verläuft die phosphatämische Kurve während des Fiebers ohne System.

Die Ausscheidung des Fleischphosphors geschieht durch die Niere, der Pflanzenphosphor wird durch den Darm ausgeschieden, da die Ca-Salze der Pflanzen schwerlösliche Phosphate bilden.

Die Menge des im Kote ausgeschiedenen Phosphors ist bei den Brustkindern sehr gering, und wenn man die Zahlen für den Phosphorgehalt des Hungerkotes berücksichtigt, darf man annehmen, daß 90—95% des in der Nahrung eingeführten Phosphors zur Resorption gelangen.

Phosphor in organischer Bindung ist im Stuhl der Brustkinder in so geringer Menge enthalten, daß man ihn wohl dem Gehalt der Faeces an Sekreten und Epithelien zuschreiben darf.

Beim gesunden Kinde können die organischen Phosphorverbindungen der Kuhmilch ebenso wie die der Frauenmilch in Lösung gehen und resorbiert werden.

Das Eisen.

Eisen wird dem Säugling in geringen Mengen in der Milch angeboten. Der Eisengehalt der Kuhmilch beträgt nach EDELSTEIN und CSONKA durchschnittlich 0,7 mg pro Liter, während Frauenmilch mit 1,63—1,93 mg (BAHRDT und EDELSTEIN) 2—3mal so viel Eisen enthält. Der Eisengehalt der Ziegenmilch beträgt 2,02 bis 4,2 mg Fe_2O_3 pro Liter (MCLEAN); die Untersuchungen KRASNOGORSKIS zeigen aber, daß das in der Muttermilch enthaltene Eisen unvergleichlich besser resorbiert und zurückgehalten wird als das der Ziegenmilch. Der geringere Gehalt in der Frauenmilch wird weitaus kompensiert durch die bessere Ausnützung. Auch das Eisen des Spinats und des Eidotters wird von älteren Kindern gut ausgenutzt, doch lange nicht so wie das der Brustmilch. Wir dürfen annehmen, daß beim Brustsäugling die Ausnutzung des Eisens eine nahezu vollständige ist.

Für das ältere Kind kommen als Eisenspender in erster Linie die Vegetabilien in Betracht, und unter den animalischen Nahrungsmitteln das Blut und das Ei.

Über den Eisenverbrauch des älteren Kindes liegen zuverlässige Angaben nicht vor und noch weniger über den Eisenbedarf. Die allgemeinen klinischen Erfahrungen haben gezeigt, daß eine vorwiegende Ernährung mit der eisenarmen Kuhmilch das Eisenbedürfnis des älteren Kindes nicht deckt, daß aber eine gemischte, an Vegetabilien reiche Nahrung dem Bedarfe genügt.

Leber und Milz dienen als Speicher für Eisensalze. Nach ASHER dient die Milz dem Eisenstoffwechsel, indem sie im Stoffwechsel freiwerdendes Eisen vor Ausscheidung bewahrt und so für die Zwecke des Körpers erhält. Nach Wegnahme der Milz war bei Hund und Mensch die Eisenausscheidung gesteigert; der Eisengehalt der Leber war bei entmilzten Tieren wesentlich vermehrt (SCHEINFINKEL).

An jenen Stellen des Organismus, wo sich das Eisen neben dem Gallenfarbstoff in den Geweben befindet, spielt es eine bedeutende Rolle für die Pathogenese des Ikterus. Beim acholeretischen Ikterus und beim Icterus neonatorum findet man in der Haut zweiwertiges Eisen. Hält man sich an die Herkunft des Eisens aus dem Blutfarbstoff, so muß, wenn Bilirubin aus dem Hämochromogen entsteht, gleichzeitig auch zweiwertiges Eisen entstehen. Zweiwertiges Eisen verfällt im Körper schließlich durch Oxydation einer Umwandlung in dreiwertiges Eisen und dieses kann mit Eiweiß gebunden werden. In diesem Sinne könnte man auch von Funktionseisen (Fe II), Depoteisen (Fe III) und Transporteisen (d. h. Fe II oder Fe III in den Säften) sprechen. Wo zweiwertiges Eisen neben Gallenfarbstoff nachweisbar wird, darf man von Hämoglobinabbau oder besser von Hämochromogenabbau sprechen, wenn das Eisen neben dem Bilirubin in der Zelle gefunden wird.

ABDERHALDEN fand, daß Tiere, die ausschließlich mit Fleisch

oder ausschließlich mit Gemüsen gefüttert worden waren, genau dieselbe Eisenreaktion in ihren Eingeweiden und ihren Geweben gaben als die, denen Eisensalze zugeführt worden waren. ABDERHALDEN meinte daher, daß organisches und anorganisches Eisen in derselben Form resorbiert werde. MEINERTZ hingegen glaubt, daß Eisen hauptsächlich in organischen Verbindungen resorbiert wird, daß aber auch anorganisches Eisen an der Hämoglobinproduktion teilhat.

Eisen in Form von Albuminaten (Ferratin) zugeführt, wird resorbiert und vermehrt die Eisenalbuminatspeicher in der Leber. In dieser Form zugeführt, wird es wahrscheinlich als ein Eisen-Alkalipepton resorbiert. KOCHMANN fand, daß die Quantität des resorbierten Eisens von der Art der gleichzeitig zugeführten organischen Nahrung abhängt. Wenn Kohlehydrat oder Fett mit einer bestimmten Menge Eisen, die an sich eine positive Bilanz ergeben würde, zugeführt wird, so kann sich eine negative Bilanz ergeben. Andererseits kann eine derartige Nahrung sich mit einer Ferratin-, Metaferrin- oder Eisenphosphatdarreichung, welche eine negative Bilanz ergeben müßte, derart addieren, daß eine positive Bilanz und Eisenretention resultiert.

Das Eisen wird hauptsächlich durch den Darm ausgeschieden (im Tag 25 mg Fe); MEINERTZ stellte fest, daß insbesondere der Dickdarm an der Elimination des Eisens beteiligt ist; in geringerem Maße hat auch die Leber durch die Galle und die Niere Anteil an diesem Prozeß. In übermäßigen Mengen zugeführtes Eisen wird, nachdem es vorübergehend in der Leber und anderenorts gespeichert wurde, zum größten Teil durch den Darm eliminiert; die Niere nimmt daran kaum Teil, die Leber gar nicht. Andererseits wird das durch den Zerfall von Hämoglobin und wahrscheinlich auch das durch Gewebszerfall — alle Gewebe enthalten Eisen — freiwerdende Eisen hauptsächlich durch den Harn ausgeschieden. Nach QUINCKE kann indessen auch das Eisen des Blutes durch den Darm ausgeschieden werden.

Eisen wird zwar, wie erwähnt, nur zum kleineren Teil durch den Harn ausgeschieden, fehlt jedoch in demselben nie; es ist in organischer Bindung vorhanden und läßt sich daher nur in der Harnasche nachweisen. NEUMANN und MAYER sowie WOLTER fanden unter normalen Verhältnissen eine tägliche Eisenausscheidung durch den Harn von ungefähr 1 mg.

Das Kalium.

Die im Organismus vorhandene *Kaliummenge* ist normalerweise doppelt so groß wie die Calciummenge. Der Kaliumgehalt des Serums beträgt 21 mg%; bei Infekten besteht im Initialfieber eine Tendenz zur Erhöhung. Im Fieber wird mehr Kalium als Natrium ausgeschieden, umgekehrt ist es während der Genesung. Auch im Hunger verschiebt sich das Verhältnis K:Na im Harn zugunsten des Kaliums, da der hungernde Organismus von den kaliumreichen Geweben lebt.

Bei fettreicher Ernährung wird mehr Kalium durch die Faeces als durch den Harn ausgeschieden, bei fettarmer Ernährung wird das Kalium hauptsächlich durch die Niere ausgeschieden.

Der Schwefel.

Der *Schwefel* wird dem Körper in organischer Form mit dem Eiweiß (Cystin) und in anorganischer Form als Sulfat zugeführt. Da die verschiedenen Proteinkörper konstante Mengen von Schwefel enthalten, kann die Schwefelausscheidung im Harn, nahezu mit derselben Exaktheit wie die Stickstoffausscheidung, als Maß für den Eiweißstoffwechsel gelten. Es geht also im großen und ganzen die Gesamtschwefelausscheidung im Harn parallel mit der Gesamt-N-Ausscheidung; die Menge des ausgeschiedenen Gesamtschwefels beträgt ungefähr $1/5$—$1/6$ der ausgeschiedenen Stickstoffmenge.

Eine andere Beziehung des Schwefels zum Stickstoffstoffwechsel äußert sich darin, daß nach einer Periode negativer Stickstoffbilanz der Stickstoffansatz besser erfolgt, wenn auch die Schwefelzufuhr ungenügend gewesen war und nun gleichzeitig mit der reichlicheren N-Zufuhr auch eine Wiederherstellung der Schwefelbestände erfolgt. Diese doppelte Bedeutung, die dem Cystin für den Organismus zukommt, mag die Ursache sein für die wichtige Rolle, die es für das Wachstum spielt.

Die Retention des Schwefels wird von den Kohlehydraten genau so beeinflußt wie die Stickstoffretention. Bei Kohlehydratzufuhr kommt es zu einer größeren Ersparnis als bei Fettzufuhr.

Der Schwefel wird im Harn in verschiedenen Formen ausgeschieden: als anorganische Sulfate, als ätherische Sulfate und als Neutralschwefel. Beim Erwachsenen werden bei eiweißreicher Kost

90% des Gesamtschwefels als anorganischer Schwefel ausgeschieden, 5,2% als Ätherschwefelsäure und 4,8% als Neutralschwefel; bei geringer Eiweißzufuhr werden nur 65,5% als anorganischer Schwefel ausgeschieden, 13,2% als Ätherschwefelsäure und 26,3% als Neutralschwefel. Kei Kindern ist bei mäßigem Eiweißangebot der Prozentsatz des anorganischen Schwefels, wie in allen Fällen, in denen eine aktive Stickstoffretention stattfindet, geringer und es steigt dafür die Menge des Neutralschwefels an. Ätherschwefelsäure, die aus bakterieller Eiweißfäulnis im Darme stammt, findet man im Säuglingsalter beim Brustkind nur in Spuren, beim künstlich genährten Kind in etwas größerer Menge.

Die Vitamine.

Einteilung der Vitamine.

Die Vitamine sind ganz allgemein diejenige Gruppe organischer Substanzen, welche neben den Energieträgern und den mineralischen Stoffen einen für das Leben unentbehrlichen Bestandteil der Nahrung darstellen und deren Abwesenheit in der Nahrung eine Reihe von Störungen im Organismus hervorruft (Avitaminosen). Unabhängig von ihrem Brennwert und ihrem Gehalt an Eiweiß und mineralischen Bestandteilen muß die zugeführte Nahrung eine Reihe von Eigenschaften besitzen, um ihrer Rolle im Stoffwechsel vollauf entsprechen zu können.

Da die nähere chemische Natur der Vitamine vorderhand zum größten Teil noch unbekannt ist, ist man von ihrer Existenz nur durch die Insuffizienzerscheinungen, welche durch ihren Mangel in der Nahrung im Organismus ausgelöst werden, unterrichtet.

Für die Einteilung der einzelnen Vitamine werden von den meisten Autoren folgende Bezeichnungen benutzt:

Vitamin A ist der fettlösliche, antixerophthalmische Faktor; beim Vitamin B trennt man heute den hitzeunbeständigen, antineuritischen Stoff B von dem hitzestabilen, wasserlöslichen Pellagrafaktor G (oder P-P = Pellagra-präventiver Faktor GOLDBERGERS); C ist das wärmeempfindliche, wasserlösliche antiskorbutische und D das fettlösliche antirachitische Vitamin.

Zu Beginn der Vitaminforschung vermutete man, daß das *A-Vitamin* auch gleichzeitig das antirachitische Vitamin sei; es stellte sich jedoch heraus, daß A-haltige Fette die Rachitis nicht verhinderten. Wichtig war dabei die Beobachtung, daß die Wachstumshemmung, die mit der Rachitis einhergeht, durch Milchfett fast durchwegs günstig beeinflußt wird, dagegen nicht die Rachitis. Schließlich kam man zwingend zu der Annahme zweier Faktoren des ursprünglichen Vitamins A, die heute mit A und D bezeichnet werden. Nach FRANK jedoch wäre diese Trennung noch weiter fortzuführen; man muß jedenfalls daran denken, daß der fettlösliche akzessorische Nährstoff eine ganze Gruppe von Vitaminen enthält, die sich nach POULSSEN in drei verschiedene Faktoren trennen lassen:

1. ein wachstumbeförderndes oder antixerophthalmisches Vitamin A,
2. ein antirachitisches Vitamin D und
3. ein Vitamin E, dessen Fehlen bei Ratten Sterilität bewirkt.

Ähnlich liegen die Verhältnisse beim *Vitamin B*. Schon ABDERHALDEN erkannte, daß das aus Hefe, Kleie usw. extrahierte Vitamin kein einheitlicher Körper ist, sondern sich aus den Wachstums-, Atmungs- und Erhaltungsstoffen zusammensetzt. Einige Autoren nehmen an, daß es einen ganzen Komplex von B-Vitaminen gibt.

In neuester Zeit spricht man von einer dreigeteilten Natur des Vitamin B. Man unterscheidet zwischen dem antineuritischen, thermolabilen Vitamin, dem thermostabilen Antipellagrafaktor und dem thermolabilen Vitamin, das mit der Erhaltung des Körpergewichtes in Beziehung gebracht wird. Die Nomenklatur wurde schließlich von der Amerikanisch-Biochemischen Gesellschaft folgendermaßen vorgeschlagen:

1. Der Ausdruck Bios wird für die das Hefewachstum beschleunigenden Faktoren beibehalten.
2. Die Bezeichnung B gilt für den hitzeunbeständigen, antineuritischen Faktor.
3. Die Bezeichnung G soll für den wasserlöslichen Faktor verwendet werden, der Wohlbefinden und Wachstum beeinflußt und pellagraverhütend wirkt.

Über die Existenz zweier Stoffe im *Vitamin C* besteht ebenfalls kein Zweifel. Die beiden Stoffe können durch Hitzewirkung voneinander getrennt werden. Die hitzebeständige Substanz soll nur unvollkommenen Schutz gegen den Skorbut gewähren, die andere besitzt an und für sich überhaupt keine antiskorbutische Wirkung. Zusammen ergänzen sich beide Faktoren und gewähren vollständigen Schutz. Zusatz von wenig Alkali bei der Sterilisation führt zu raschem Verlust des gesamten Vitamingehaltes.

LEICHTENTRITT und ZIELASKOWSKI nehmen im Vitamin C den eigentlichen antiskorbutischen Faktor und einen wachstumsfördernden Anteil an, der bei nicht gedeihenden Kindern wirksam ist.

Der Wirkungsmechanismus.

Es gibt viele Versuche, die Vitaminwirkung zu erklären. Naheliegend wäre die Annahme, daß die Vitamine die Verdauung anregen und die Resorption der Nahrungsstoffe begünstigen. Versuche am PAWLOWschen Hund zeigten aber, daß die Funktion der Magendrüsen durch vitaminfreie Kost nicht gestört wird. Aus Stoffwechselversuchen geht hervor, daß die vitaminfreie Nahrung in demselben Maße wie die vitaminhaltige vom Organismus aufgenommen wird, daß aber der Körper bei Vitaminmangel anscheinend die Fähigkeit verliert, die Nahrung richtig zu assimilieren. Oder mit anderen Worten: die Vitamine haben mit dem Verdauungsvorgang im Magen-Darmtrakt nichts zu tun, erst jenseits desselben befähigen sie die Körperzelle zur normalen Assimilation der Nahrung; das Protoplasma büßt bei Vitaminmangel weitgehend sein Bindungsvermögen gegenüber den wichtigsten Bestandteilen der Nahrung ein. Die Nahrung verliert für das Protoplasma des Körpers zum großen Teile ihren physiologischen Nutzwert.

ABDERHALDEN hat sich die Einwirkung der Vitamine so vorgestellt, daß diese, insbesondere der B-Stoff, einen entscheidenden Einfluß auf den physikalischen Zustand der Zellinhaltstoffe, vielleicht besonders der Zellgrenzschicht haben.

Die Wirkung der Vitamine hat man mit der von Katalysatoren verglichen. Sie sollen die Stoffwechselprozesse beschleunigen. Ob sie hierbei aktiv eingreifen oder nur dadurch wirksam sind, daß sie bestimmte Zustände schaffen, die für die Oxydation Vorbedingung sind, bleibt unentschieden.

Nach CASCELLA sollen die Vitamine durch eine Aktivierung der endokrinen Drüsen wirken.

Sicher ist, daß die Vitamine auf bis jetzt noch nicht ganz geklärte Weise in das Geschehen des Organismus eingreifen und daß der Angriffspunkt in der Zelle selbst liegt.

Die Speicherung der Vitamine.

Eine wichtige Frage bezieht sich auf die Fähigkeit des Organismus, Vitamine zu speichern. Im Fetus sammeln sich gewisse Vitaminvorräte an; dadurch werden nach der Geburt, selbst wenn der junge Säugling einige Zeit vitaminfrei ernährt wird, Ausfallserscheinungen verhütet. Für die einzelnen Vitamine ist dieser Vorrat nicht nur sehr verschieden groß, sondern er wird auch verschieden schnell erschöpft. Der Säugling bekommt wohl von Anfang an mit der Milch Vitamine zugeführt, doch ist der Gehalt der Milch an den Vitaminen A, B, C und D nicht gleich und wohl auch kaum korrespondierend mit den im Säugling vorhandenen Vorräten und der Schnelligkeit von deren Verbrauch.

Das *Vitamin A* wird nach Osborne und Mendel hauptsächlich in der Leber gestapelt; ist doch der Lebertran als die reichste Fundgrube für diesen Körper bekannt. Shermann und Kramer haben auch festgestellt, daß junge Ratten zur Zeit der Geburt einen Vorrat an Vitamin A in der Leber besitzen, Goldblatt und Soames, daß die Leber das Vitamin A um so reicher aufstapelt, je reicher daran die Nahrung ist. Es ist nun sehr bemerkenswert, daß Beobachtungen am Krankenbett von jungen Kindern zu gleichgearteten Folgerungen über die Beziehungen von Leber und Xerophthalmie führten. Dahin gehören die klinischen Untersuchungen von R. Wagner. Sie haben es sehr wahrscheinlich gemacht, daß gerade bei denjenigen jungen Säuglingen, bei welchen Ernährungsstörungen unter Beteiligung der Leber auftreten, und bei sehr jungen Kindern mit Ikterus Xerophthalmie besonders leicht zustande kommt, und daß zwischen der Leberfunktionsstörung und der Xerophthalmiebereitschaft ein gewisser Zusammenhang besteht.

Der gesunde menschliche Organismus verfügt über beträchtliche Reserven von *Vitamin A*, so daß die diesbezügliche Karenz lange Zeit vertragen wird, ohne sichtbare klinische Störungen zu veranlassen. Menschliche Säuglinge können von der Geburt an mindestens 6 Wochen lang praktisch fettfrei ernährt werden und nehmen dabei wie Durchschnittskinder an Gewicht zu.

Nach Untersuchungen von Cramer soll das Vitamin A auch in gewissen Fettdepots des Körpers, den sogenannten „Fettdrüsen", als welche er das subpleurale Fett, das Nierenfett und andere Fettlager bezeichnet, aufgespeichert sein. Auch der Muskel vermag Vitamin A zu speichern, denn Pferdefleisch ist reich an Vitamin A.

Das Hauptdepot für *Vitamin B* ist ebenfalls die Leber. Da das Vitamin B auch in Gehirn und Muskeln, Niere und Herz gefunden wird, so dürften diese Organe gleichfalls das Vitamin B zu speichern vermögen. Aron und Gralka zeigten jedoch, daß das Vitamin B nicht in wesentlichen Mengen im Organismus retiniert wird.

Das *Vitamin C* soll nach Hess im Organismus nicht gespeichert werden können.

Ebenso scheint eine nennenswerte Speicherung von *Vitamin D* beim Kind nicht stattzufinden.

Die Avitaminosen.

Länger dauernder Mangel an A-Stoff führt nach BLOCH zu einer Wachstumshemmung beim Kinde. Bei mangelhafter Zufuhr werden die Kinder apathisch und leiden in ihrer psychischen und körperlichen Vitalität. Das erste Symptom der A-Avitaminose, welches sich schon lange Zeit vor dem Auftreten körperlicher Erscheinungen einzustellen pflegt, ist die Appetitlosigkeit; später zeigen sich bei Versuchstieren rapider Kräfteverfall und stürzende Gewichtsabnahmen und schließlich tritt der Tod ein. Das histologische Bild der Organe entspricht dabei denjenigen Befunden, welche bei an allgemeiner Inanition infolge Hungers verendeten Tieren erhalten werden.

Wie es scheint, hat die an Vitamin A insuffiziente Ernährung auch einige spezifische trophische Störungen mit allgemeiner oder nur sekundär-lokaler Herabsetzung der Immunität gegen Infektionen zur Folge. So bedingt Fehlen des Vitamin A die bekannten charakteristischen Veränderungen am Auge, die man als Xerophthalmie bzw. Xerose und Keratomalacie bezeichnet. Obwohl diese Erkrankung am häufigsten bei Säuglingen auftritt, ist sie jedoch nicht unbedingt eine Eigentümlichkeit dieser Lebensperiode. Xerophthalmie kann auch später vorkommen, besonders dann, wenn das an das Nahrungsfett gebundene Vitamin vom Organismus nicht verwertet werden kann (z. B. bei chronischem Durchfall oder Leberfunktionsstörungen). Der A-Stoff wird, wie erwähnt, im Organismus gespeichert und bei Vitaminunterernährung allmählich aufgebraucht. Durchfälle und Leberkrankheiten verhindern die Resorptions- bzw. Speicherungsmöglichkeiten.

Keratomalacie kann man experimentell selbst bei Anwesenheit allerdings geringer Mengen von Vitamin A durch bloße Erhöhung der Kochsalzkonzentration erzeugen. Bei Schilddrüsenverfütterung kann es ebenfalls trotz A-haltiger Kost zu Xerophthalmie kommen, ebenso bei Verabreichung von Hypophysen-, Eierstocks- oder Thymuspräparaten. Dies läßt die Annahme zu, daß bei Steigerung der innersekretorischen Vorgänge entweder der Bedarf an Vitamin A größer ist oder die Vorräte des Körpers schneller erschöpft werden.

A-haltige therapeutisch wichtige Nährstoffe sind in erster Linie Lebertran, ferner Butter, Eigelb und Tomatensaft.

Die Bedeutung des A-Faktors bei Infektionskrankheiten ist hinreichend bekannt; es ist anzunehmen, daß bei fieberhaften Infekten mit der Stoffwechselsteigerung auch der Vitaminbedarf des Organismus zunimmt (STOLTE u. a.).

Die eindeutigen B-Ausfallserscheinungen der Beriberi sind bei Kindern bis jetzt nur aus Ländern mit überwiegender Reisernährung beschrieben. Es sollen jedoch auch in Mitteleuropa abgeschwächte Formen der kindlichen Beriberi vorkommen und das mangelhafte Gedeihen mancher Brustkinder soll durch entsprechende B-haltige Diät der Mutter beseitigt werden können (WEST).

Die Pellagra kommt, ähnlich wie die Beriberi, bei Brustkindern vor, wenn deren Mütter erkrankt sind.

Der infantile Skorbut oder die MÖLLER-BARLOWsche Krankheit ist eine C-Avitaminose. Vom infantilen Skorbut ist gehäuftes, an Epidemien erinnerndes Auftreten beschrieben. Die Ursache ist in der Regel Gemüseknappheit oder zu lang ausgedehnte Milchsterilisation. Bei Brustkindern gehört Skorbut zu den allergrößten Seltenheiten.

Da bei einer „Skorbutepidemie" nicht alle Kinder gleichmäßig erkranken, so müssen noch konstitutionelle Momente angenommen werden, die jedoch auch durch die Unterschiedlichkeit möglicherweise bestehenden Vitamindepots im Organismus und deren verschiedenen Aufbrauch oder durch mangelhafte Ausnutzung des C-Stoffes erklärt werden können.

Die Blutungen, die dem Krankheitsbild das Gepräge geben, können als Schädigungen der Endothelzellen bzw. der Kittsubstanzen der Gefäße infolge Fehlens des Faktors C angespochen werden oder als Unfähigkeit des Organismus, die Intercellularsubstanz zu bilden und zu erhalten.

Von C-reichen Nahrungsstoffen kommen Citronen, Orangen und Tomaten in Betracht. Die Säfte aus anderen Obstsorten stehen diesen wesentlich an Wirkung nach. Bei der Behandlung des Skorbut muß man mindestens 6 ccm Citronen- oder Orangensaft pro Kilogramm Körpergewicht verabreichen.

Die D-Avitaminose ist die Rachitis.

Man hat vielfach die Frage aufgeworfen, ob gewisse Beziehungen zwischen Alter und Avitaminose bestehen. Die allgemeine, durch zahlreiche Versuche begründete Anschauung geht dahin, daß junge Individuen gegen den Entzug von Vitaminen viel empfindlicher sind wie die erwachsenen Organismen.

Das Kind benötigt alle Vitamine schon aus dem Grunde, weil es im Gegensatz zum Erwachsenen neben der Erhaltung seiner Substanz noch seinen Ansatz fördern, wachsen muß. Fehlernährungen zeigen sich also am ehesten am jungen Organismus.

Während der wachsende Organismus dauernd alle bekannten Vitamine braucht, kann der erwachsene Mensch Vitamin A (und C?) anscheinend für längere Zeit entbehren, was offenbar mit dem Speicherungsvermögen für diese Nährstoffe zusammenhängt.

Ganz junge Kinder bleiben von der C-Avitaminose Skorbut verschont und erst mit etwa dem 5. oder 6. Lebensmonat nimmt die Skorbuthäufigkeit zu. Vor dem 4. oder 5. Monat dürfte die Zufuhr von Vitamin C (Obstpreßsaft oder Gemüse) entbehrlich sein. Dagegen können Säuglinge schon in den ersten Lebensmonaten von der A-Mangelkrankheit, d. h. Keratomalacie betroffen werden. Daraus läßt sich schließen, daß die Vitamin A-Depots bei dem schnell wachsenden Säugling sich verhältnismäßig rasch erschöpfen. Hierin dürfte die Erklärung zu finden sein, daß junge Mehlnährschadenkinder Keratomalacie bekommen, aber keinen Skorbut.

Die rachitischen Knochenerkrankungen, die mit der Abwesenheit von Vitamin D in der Nahrung in Beziehung zu bringen sind, stehen ebenfalls ganz unter dem Gesetz der Altersbedingtheit. Nach WIELAND erkranken diejenigen Knochen am leichtesten, die zur Zeit des Eintritts der Rachitis am raschesten wachsen (daher Überwiegen der Kraniotabes im 1., der Thoraxrachitis im 2. Lebenshalbjahre und der Extremitätenrachitis in der ersten Hälfte des Kleinkindesalters). Die größte Häufung hat die Rachitis gegen Ende des 1. Lebensjahres.

Die verschiedene Empfänglichkeit des Säuglings gegenüber Avitaminosen ist ferner abhängig von der Jahreszeit. Die Keratomalacie zeigt ihren Höhepunkt im Frühling, das ist in der Zeit des größten Wachstums. Eine ähnliche Abhängigkeit besteht bekanntlich auch bei der Rachitis und beim Skorbut. Bei diesen Erkrankungen mangelt es im Winter und im Frühling an der Zufuhr D- bzw. C-haltiger Nahrungsmittel.

Auf Beziehungen zwischen Konstitution und Avitaminosen hat LEICHTENTRITT hingewiesen.

Die Herkunft der Vitamine.

Über die Herkunft der Vitamine, die der menschliche und tierische Organismus bekanntlich nicht aufzubauen vermag, weiß man erst seit neuerer Zeit etwas mehr. Ursprünglich vermutete man nur zwischen dem Blattgrün, zu dessen Bildung Licht nötig ist, und den Vitaminen Beziehungen. Im allgemeinen glaubt man jetzt, daß Ultraviolettstrahlen auf die Keime von Samen in verschiedenen Keimungsstadien einwirken. Auch die Bildung der Vitamine durch Bakterien ist vielfach nachgewiesen.

Die fettlöslichen Vitamine sind hauptsächlich in bestimmten tierischen Fetten, in der Milch bzw. in der Sahne und in der Butter und am reichlichsten im Dorschlebertran enthalten; außerdem auch in gewissen grünen Gemüsen.

Das *Vitamin A* kann aus dem unverseifbaren Anteil des Lebertrans nach Abtrennung des Cholesterins und Destillation im Hochvakuum isoliert werden. Die wirksame Fraktion besteht aus einem Gemisch höherer ungesättigter Alkohole, sie wirkt bereits in einer Menge von $1/_{260}$ mg bei der Ratte wachstumserhaltend.

Die fettlöslichen Vitamine der A-Gruppe sind wohl gegen Hitze (120°) sehr resistent, aber gegen Sauerstoff besonders empfindlich. Der Wachstumsfaktor A soll, sofern er nicht mit seinen Lipoidadnexen in Fett gelöst ist, außerordentlich empfindlich gegen Wärme sein.

Das *Vitamin B* entsteht in der grünen Zelle. Es wird in allen Samen, besonders den Getreidesamen aufgespeichert. Es begleitet dort das Eiweiß und befindet sich in der Rindenschicht des Samens, die als Kleie beim Mahlen entfernt wird.

Eine besondere Fähigkeit, das Vitamin aufzuspeichern, besitzen die äußeren Schichten des Reis (die Reiskleie) und die Hefezellen; diese beziehen das Vitamin von der keimenden Gerste. Mit den pflanzlichen Produkten gelangt es ebenso wie das Vitamin A in den tierischen Organismus, wo es in verschiedenen Geweben und Sekreten angetroffen wird. Besonders reich an Vitamin B sind hier Eidotter, Milch, Fleisch, Leber, Hirn, Rückenmark und Herz normal ernährter Tiere. In der Milch bezüglich des Vitamins B unzulänglich ernährter Mütter kann die Substanz ebenso fehlen, wie dies beim Vitamin A der Fall ist. Solche Muttermilch ist dann für den Säugling insuffizient. Mangel an Vitamin B spielt jedoch bei der in Europa jetzt üblichen Ernährungsweise in der menschlichen Pathologie kaum eine Rolle, weil wir neben den Getreidesamen Nahrungsmittel genießen, die genügend Vitamin B enthalten: Milch, Fleisch, Ei, Gemüse. Nur unter ganz extremen Bedingungen, z. B. bei ausschließlicher Ernährung mit geschältem Reis, kann eine B-Avitaminose auftreten: die Beriberi.

Das Vitamin B ist wasser- und alkohollöslich. Bei Erhitzen auf 130° wird es vernichtet. Die Substanz B beschleunigt stark die alkoholische Gärung. Das B beeinflußt aber auch die Tätigkeit anderer Zellen, was durch die Steigerung ihrer Atemtätigkeit festgestellt werden kann. Der eigentliche antineuritische Faktor (Vitamin B, Vitamin F, Vitamin B-P) ist thermolabil und nur das Antipellagravitamin (P-P-Faktor) ist thermostabil.

Das antiskorbutische *Vitamin C* entsteht ebenso wie alle Vitamine in der grünen Pflanze. Als praktische Quelle dieser Substanz können fast alle frischen pflanzlichen und tierischen Nahrungsmittel dienen. Besonders reich an Vitamin C erweisen sich grüne Gemüse und Obst, namentlich frische Citronen, Apfelsinen und bestimmte Brassicaarten (Wrucken). Das Vitamin C ist wasserlöslich und gut löslich in verdünnten Säuren und Alkohol. Es zeichnet sich durch große Labilität aus. Er wird bereits durch $1^{1}/_{2}$stündiges Erhitzen auf 100° vernichtet, aus diesem Grund wird es durch alle Konservierungsverfahren, die mit höheren Temperaturen einhergehen, vernichtet; es ist auch gegen Trocknung sehr wenig widerstandsfähig. Ebenso wird es durch Zusätze zur Konservierung in der verschiedensten Form vernichtet.

Das antirachitische *Vitamin D* steht in inniger Beziehung zum Licht. Es ist an das Cholesterin gebunden, welches durch Ultraviolettbestrahlung rachitisheilende Eigenschaften erhält. Als Provitamin des antirachitischen Vitamins wurde von WINDAUS und POHL das Ergosterin erkannt, das durch Bestrahlung mit Ultraviolettlicht aktiviert werden kann. Die experimentellen Forschungen der Amerikaner in den letzten Jahren haben zu dem interessanten Resultat geführt, daß auch an und für sich unwirksame Öle, z. B. Olivenöl, durch Bestrahlung mit der Quarzlampe aktiviert werden und rachitisheilend wirken. Für das Auftreten von

Rachitis ist außer dem Vitamin D-Mangel noch eine fehlerhafte Korrelation von Kalk zu Phosphor (Hypophosphatämie) verantwortlich, deren Genese noch unklar ist.

Vitamin E oder Fortpflanzungsvitamin: Seine Existenz ist bisher nur im Tierexperiment erhärtet worden. Es kommt in einer Reihe von Nahrungsmitteln vor, im geringen Ausmaß in der Butter und im Lebertran, reichlich enthalten ist es in Weizenkeimlingen und im grünen Salat. Im Schweineschmalz fehlt es gänzlich.

Was die für den Säugling in Betracht kommenden Nahrungsmittel betrifft, so verhalten sie sich bezüglich ihres Vitamingehaltes folgendermaßen:

Eidotter ist Vitamin A- und D-hältig. Die Leber, als Speicherorgan für Vitamine, ist reich an Vitamin A; der Vitamingehalt des Lebertrans, der sowohl A- wie D-Stoffe enthält, ist sehr verschieden. Pflanzliche Öle sind entweder sehr arm an fettlöslichem Vitamin oder sie enthalten weder A- noch D-Stoff. Ebenso unwirksam sind tierische Fette. Der Vitamin A-Gehalt der Butter ist abhängig von der Fütterung bzw. von der Jahreszeit. Im allgemeinen wird Butter so gut wie frei von Vitamin D angesehen. Hefe weist einen hohen Vitamingehalt auf. Aus Hefe werden die Vitamin B-Präparate meist hergestellt. Der Faktor C ist nach MAURER in Hefe viel spärlicher, A nur in sehr geringen Mengen, D so gut wie gar nicht vorhanden. Reiskleie und die Abfallprodukte beim Polieren des Reises werden als reich an Vitamin B angegeben. Der B-Gehalt des Brotes hängt in erster Linie vom Kleie- und Hefeanteil ab, kaum aber von der höheren Temperatur des Backprozesses. Nestlemehl enthält kein Vitamin C; über seinen Gehalt an wachstumförderndem Vitamin sind die Ansichten geteilt. Spinat enthält keinen antirachitischen Faktor, wohl aber Vitamin A. Der Gehalt der Kohlrübe und der Stoppelrübe (weiße Rübe) an C-Vitamin muß mit dem der Orangen, Tomaten und Citronen in eine Reihe gestellt werden. Orangensaft soll auch reich an Vitamin A und B sein. Bananen enthalten verhältnismäßig große Mengen von den einzelnen Vitaminen.

Der Vitamin A-Gehalt der Milch, der ziemlich groß ist, hängt von der Art der Fütterung der Milchtiere ab. Vitamin B ist in der Milch weniger reichlich vorhanden, Vitamin C nach manchen Autoren so gut wie gar nicht; der C-Gehalt der Milch scheint jedoch sehr verschieden zu sein. Ebenso weichen die Ansichten über den C-Gehalt der Trockenmilch voneinander ab.

Ziegenmilch enthält mindestens soviel Wachstumsvitamin wie Kuhmilch; an Vitamin C ist sie arm.

Frauenmilch besitzt zwar ebensoviel Vitamin A wie Kuhmilch, aber nur halb soviel Vitamin B. Die Frauenmilch enthält neben antiskorbutischem antirachitisches Vitamin, doch soll der D-Gehalt ebenso wie in der Kuhmilch jahreszeitlichen Schwankungen unterworfen sein.

Die für den künstlich genährten Säugling verwendete Milch muß in erster Linie vor der Zerstörung der Vitamine geschützt werden. Das fettlösliche Vitamin A ist, wie erwähnt, weitgehend hitzebeständig. Getrocknetes Casein z. B. muß 48 Stunden auf $120°$ erhitzt werden, ehe sein A-Vitamin zerstört wird. Einmaliges Aufkochen der Milch, wie es im Haushalt meistens geübt wird, ist vollkommen unbedenklich. Die Gefahr des A-Vitaminmangels ist eher bei zu weit gehenden Milchverdünnungen oder bei Verwendung fettarmer Milch (Magermilch) gegeben. Das Vitamin C hingegen ist gegen Erhitzen auf $100°$ nicht resistent, daher ist langes Kochen der Milch für den Säugling mit Gefahren verbunden. Auch die jetzt übliche Pasteurisation der Milch (30 Minuten langes Erhitzen auf $63°$ C) soll nach STEPP das C-Vitamin zerstören, doch spricht die Seltenheit der Skorbuterkrankungen gegen diese Annahme.

Die antirachitische Wirkung der bestrahlten Milch hängt von ihrem Gehalt an aktiviertem Ergosterin ab, der starken unkontrollierbaren Schwankungen unterworfen ist. Es soll sogar Milcharten geben, die überhaupt kein Ergosterin als Provitamin enthalten. Zu bedenken ist, daß durch die Bestrahlung eine Schädigung des Vitamins C (vielleicht auch von A und B nach STEENBOCK, BLACK und Mitarbeitern) und der Eiweißkörper in der Milch stattfindet.

Hypervitaminosen.

Es wird auch über Hypervitaminose durch Überfütterung mit Vitaminen berichtet. Ob es neben der D-Hypervitaminose (Vigantolschäden) noch andere Hypervitaminosen gibt, darüber sind die Ansichten noch geteilt; auch bei Radiostol, Lebertran, Präformin, bei bestrahltem Eigelb und selbst bei Höhensonnenbestrahlungen wurden sie bei besonders empfindlichen Kindern ebenso wie bei Vigantolüberdosierung als eine über die Norm hinausgehende Erhöhung des Kalk- und Phosphorspiegels im Blute, Appetitlosigkeit, Durchfälle, Kalkablagerungen in bestimmten Organen und Pigmentierung der Haut beobachtet.

Die Erscheinungen der Hypervitaminosen können durch reichlichere Zufütterung der anderen Vitamine zum Verschwinden gebracht werden. So kann z. B. durch Erhöhung der Vitamin B-Quote die toxische Wirkung großer Lebertrandosen kompensiert werden. Es muß also offenbar eine bestimmte Korrelation der Vitamine vorhanden sein.

Die Diener des Stoffwechsels.

Der Kreislauf.

Die Aufgabe des Kreislaufs.

Das System: Herz, Gefäße und Blut dient vor allem der Kommunikation zwischen den einzelnen Organsystemen, es ist in erster Linie ein Transportorgan. Verschiedene Stoffe, welche nur an bestimmten Körperstellen gebildet werden, benutzen das Vehikel des Kreislaufs, um in jene Körpergebiete zu gelangen, wo sie gebraucht oder verarbeitet werden. So wählen z. B. die meisten Inkrete den Blutweg, um die Erfolgsorgane aufzusuchen. Auch die Immunstoffe, soweit sie humoraler Natur sind, übrigens auch die weißen Blutzellen, kommen von den Bildungsstätten auf dem Blutweg zu den Orten, wo sie benutzt werden.

Eine der Hauptaufgaben des Kreislaufs ist die Befriedigung der Stoffwechselbedürfnisse. Sauerstoff und energiespendende Nahrung müssen dauernd und ohne Unterbrechung zu den Zellen hingebracht werden und die im Stoffwechsel entstehenden Schlacken müssen fortlaufend abtransportiert und zu den Ausscheidungsorganen geschafft werden. Die Erledigung der Stoffwechselbedürfnisse ist ein quantitatives Problem und diese quantitative Gebundenheit zeitigt bei der Erfüllung der Leistung für Kind und Erwachsenen Unterschiede in der Funktion des Kreislaufs. Der Kreislauf steht in der engsten quantitativen Abhängigkeit vom Stoffwechsel. Der Stoffwechsel schreibt die Größe der zu bewältigenden Aufgabe den Kreislauforganen vor und durch die anatomischen Besonderheiten der kindlichen Anlage wird die Kreislaufarbeit beim Kind gegenüber den Verhältnissen beim Erwachsenen modifiziert und kompensatorisch beeinflußt.

Die klinischen Auswirkungen der hämodynamischen Probleme skizziert PFAUNDLER folgendermaßen:

Die Funktionsfähigkeit eines jeden Organs ist, wie die des Gesamtkörpers, in erster Linie abhängig von der O_2-Versorgung, die als wichtigste Leistung dem Blut und dem Blutkreislauf zufällt. Für die Steuerung des Kreislaufs ist nach PLESCH einzig und allein maßgebend der Verbrennungsprozeß in den Geweben. Wenn durch vermehrte Leistung, z. B. der Muskulatur bei Körperarbeit, der O_2-Bedarf ansteigt, so kann dem Mehranspruch genügt werden durch Vermehrung des Minutenvolumens — erreichbar durch erhöhtes Herzschlagvolumen, durch erhöhte Pulsfrequenz und Stromesgeschwindigkeit, durch eine vollkommenere arterielle O_2-Sättigung, erhöhte O_2-Kapazität des Blutes, durch bessere Lungenventilation und durch bessere Ausnutzung des O_2 in den Geweben. Diese Faktoren stehen untereinander in engster Abhängigkeit, und in der Symptomatik der Blut- und Kreislaufkrankheiten kommen vielfach die Gesetze zum Ausdruck, die diese wechselseitigen Beziehungen beherrschen. Greift ein Schaden einen dieser Faktoren an, so machen sich zumeist kompensierende Veränderungen der anderen Faktoren bemerkbar. Ist beispielsweise durch Hämoglobinverarmung die O_2-Kapazität des Blutes vermindert, so erhöht sich das Minutenvolumen. Wenn dies durch Erhöhung des Herzschlagvolumens (vollständigere systolische Entleerung des Herzens und vermehrte Herzkapazität) geschieht, entstehen Herzpalpitationen, anämische Herzdilatationen und -hypertrophien; wenn es durch Erhöhung der Pulsfrequenz geschieht, entstehen anämische Tachykardien, wenn es durch Erhöhung der Strömungsgeschwindigkeit geschieht, entstehen anämische Klappengeräusche und Nonnensausen; insoweit diese Kompensation der Hämoglobinarmut eine erhöhte respiratorische und zirkulatorische Arbeit fordert, vermehrt sich der O_2-Verbrauch der Anämischen. E. MÜLLERS Erhebungen haben die am Erwachsenen gefundenen hämodynamischen Gesetze vielfach auch für das Kind bestätigt.

Die Lage des Herzens im Brustkorb.

Beim Säugling liegt das Herz ungefähr in der Mitte zwischen dem Scheitel und dem unteren Ende des Rumpfes vor dem 5.—8. oder 9. Brustwirbel und hinter der unteren Hälfte des Sternums sowie der 3.—6., bisweilen sogar der 7. Rippe linkerseits.

Die anatomische Herzspitze ist im allgemeinen im Niveau der 5. Rippe (GUNDOBIN) oder im 5. Intercostalraum gelegen, in oder etwas lateral von der linken Mamillarlinie. Daß der untere Herzrand und die Herzspitze nicht im Niveau derselben Rippe liegen, ergibt sich aus dem Verlauf des Rippenbogens. Der Spitzenstoß wird gewöhnlich im 4. Intercostalraum wahrgenommen.

Beim jungen Kind wird ebenso wie beim Erwachsenen der größere Teil der vorderen Fläche des Herzens, welche der Brustwand gegenüber liegt, durch den rechten Vorhof und den rechten Ventrikel gebildet. Das von den Lungen unbedeckte Herzgebiet ist bei der Geburt verhältnismäßig größer als im späteren Leben und der größere Teil der Vorderwand des rechten Ventrikels und bisweilen auch ein kleiner Teil des linken Ventrikels und des rechten Herzohres sind nackt. Im selben Maß als die Lungen im Laufe der 1. Lebenswoche ihre volle Ausdehnung gewinnen, wird die freie Herzoberfläche etwas kleiner. Die Thymus bedeckt im allgemeinen die vordere Fläche des rechten Vorhofs mit Ausnahme des Herzohrs und greift bisweilen auch etwas auf die Basis des rechten Ventrikels über.

Während des Lebens geht eine fortschreitende physiologische Senkung der Brusteingeweide vor sich. Diese hängt mit der Senkung des Zwerchfells und mit einer Verminderung der Elastizität des Thorax zusammen, welche auch die Tatsache erklärt, daß die Rippen beim älteren Menschen einen schrägeren Verlauf haben als beim Menschen in den mittleren Jahren oder gar beim Kind. Daß sich damit ein Wechsel in dem Hochstand des Herzens verbinden muß, ist selbstverständlich. Die Zwerchfellkuppe steht beim Neugeborenen um mindestens $1^{1}/_{2}$ Intercostalräume höher als beim Erwachsenen (s. S. 243). Darauf ruht das Herz auf.

Der Spitzenstoß.

Bezüglich der Lageveränderung der Herzens während der Kindheit ist neben dem allmählichen Abwärtssteigen auch eine Verschiebung nach rechts um einen kleinen Betrag zu konstatieren.

Für die klinische Beurteilung der Herzlage ist die Position des Spitzenstoßes zu verwerten. Im 1. Lebensjahr wird der Spitzenstoß meistens im 4. Intercostalraum gefunden. Vom 2. bis zum 7. Jahr ist er im 4. oder im 5. Intercostalraum oder in beiden gleichzeitig wahrzunehmen. Nach dem 7. Lebensjahr ist er fast immer im 5. Intercostalraum zu finden. Bis zum Ende des 3. Jahres liegt der Spitzenstoß meist $^{1}/_{2}$—1 cm außerhalb der Mamillarlinie; im 4., 5. und 6. Jahr liegt er gewöhnlich in der Mamillarlinie; späterhin liegt er in der Mehrzahl der Fälle innerhalb der

Mamillarlinie. Dieser Wechsel in der Lage des Spitzenstoßes zur Mamillarlinie ist zum Teil in dem Einwärtsrücken des Herzens begründet, zum Teil auch in der Lateralbewegung der Mamillae, welche durch das Breitenwachstum der vorderen Brustwand bedingt ist (STARK).

Die Lage des Herzens ist beim Säugling mehr horizontal. Mit fortschreitendem Alter wird die Stellung des Herzens vertikaler; ähnliche Lageveränderungen macht übrigens das Herz bei jedem Inspirium mit. Die besondere Position des Spitzenstoßes beim Kleinkind ist bedingt durch die höhere Lage der Zwerchfellkuppel, die Ursache hiervon liegt zum Teil darin, daß der Bauchraum einen relativ um so größeren Teil des Rumpfes auf Kosten der Thoraxhöhle beansprucht, je kleiner der Organismus ist, denn entsprechend der energetischen Flächenregel nimmt mit der Abnahme der Körperdimensionen die zu verarbeitende relative Nahrungsmenge zu.

GUNDOBIN bringt die Lage des Spitzenstoßes mit der Form des Thoraxquerschnittes in Beziehung. Beim Neugeborenen ist der antero-posteriore Diameter nahezu gleich groß wie der transversale Durchmesser (7,2 gegen 7,7 cm). Je mehr mit zunehmendem Wachstum der Querdurchmesser überwiegt, um so mehr rückt der Spitzenstoß hinein.

Bei allen Änderungen der Herzlage durch Verschiebungen des Zwerchfells wechselt die rechte Herzgegend in viel geringerem Maße ihren Standpunkt als der linke Herzrand, weil der rechte Herzrand (gebildet vom rechten Vorhof) näher dem Fixpunkt und Drehpunkt der Herzbefestigung (Ursprung der großen Gefäße) gelegen ist und deswegen bei Lageveränderungen geringere Exkursionen macht als der weiter entfernte linke Herzrand (das untere Ende des linken Ventrikels).

Der Herzspitzenstoß ist bei Säuglingen wegen der engen Intercostalräume nur mit Mühe zu fühlen. Die Breite desselben beträgt nicht mehr als 1—2 cm. Vom 2. Jahre ab kann der Herzstoß sich bis auf 4 cm verbreitern. Es hat dies seine Ursache in der Vergrößerung der Intercostalräume und der Reduzierung des Unterhautzellgewebes. Bei Kindern mittleren Alters kann es vorkommen, daß die Herztätigkeit auch unter normalen Bedingungen sich palpatorisch in 2—3 Intercostalräumen nachweisen läßt, wobei der Herzstoß bedeutend verbreitert ist. Zur Erklärung dieser Tatsache ist die Dünne und Nachgiebigkeit des kindlichen Brustkorbes in Betracht zu ziehen und zu bedenken, daß beim Kind das Herz der Brustwand stärker anliegt als beim Erwachsenen.

Die Herzdämpfung.

Die große oder relative Herzdämpfung, welche für die Herzgröße maßgebend ist, reicht (nach FEER) beim Säugling oben bis zur 2. linken Rippe, links 1—2 cm über die linke Mamillarlinie hinaus und rechts verläuft sie außen vom Sternalrand. Bei stärkerem Meteorismus kann hier die Parasternallinie erreicht werden. Mit zunehmendem Alter verkleinert sich die Herzdämpfung verhältnismäßig, so daß sie mit 8—10 Jahren oben etwa bis zur 3. Rippe und links bis zur Mamillarlinie reicht, rechts den rechten Sternalrand noch ein wenig überschreitet. In den ersten Jahren geht die Dämpfung links häufig über den Spitzenstoß hinaus. Man muß dies beachten, um nicht fälschlich ein perikardiales Exsudat anzunehmen.

Die kleine oder absolute Herzdämpfung ist auch beim Kind immer nur links vom Sternum zu finden, dessen Rand sie nicht überschreitet; sie reicht beim Säugling oben bis zur 3. Rippe, im Alter über 6 Jahre jedoch nur mehr bis zur 4. Rippe; außen verläuft ihre Grenze in der Mamillarlinie.

Die untere Herzgrenze wurde an Leichen von Säuglingen meist im 5. Intercostalraum gefunden. Sie rückt mit zunehmendem Alter nach unten. An Leichen im Alter von 6—12 Jahren war sie in der Höhe des Ansatzes des 6. Rippenknorpels.

Der Perkussion stehen besonders im Säuglingsalter erhebliche Schwierigkeiten entgegen: Überlagerung des Herzens durch die Lungen, Hochdrängung des Zwerchfells bei Füllungszustand der Abdominalorgane und liegender Körperhaltung, aber auch Verbreiterung der Dämpfung durch eine normal große Thymus (FEER). Mit zunehmendem Alter werden diese Fehler geringer.

Die Lage der Herzostien.

Die Lage der Herzostien und der Klappen, auf die Brustwand projiziert, ist beim Neugeborenen folgendermaßen: Das Pulmonalostium liegt an der Verbindung des oberen Randes der 3. Rippe mit dem linken Rand des Sternums. Der Aortenursprung liegt am Sternum links von der Mittellinie, in der Höhe der 3. Rippe. Das Mitralostium liegt ebenfalls am Sternum, etwas nach links von der

Mittellinie, auf der Höhe des 3. Intercostalraumes und der 4. Rippe. Seine Öffnung ist ungefähr frontal gestellt. Die Tricuspidalklappe liegt recht von der Mitralklappe etwas tiefer (in der Höhe der 4. Rippe, des 4. Intercostalraumes und bisweilen auch bis zur 5. Rippe). Das Foramen ovale liegt mit seiner Längsachse in der Medianlinie des Körpers auf der Höhe des 3. Intercostalraumes. Die Klappe des Foramen ovale ist beinahe genau in die Frontalebene des Körpers eingestellt.

Kurz zusammengefaßt ist der Kindertypus der Herzlagerung dadurch charakterisiert, daß die obere Grenze der absoluten Herzdämpfung auf der 3. Rippe und der Herzspitzenstoß im 4. Intercostalraum liegt; daß der Spitzenstoß nach außen von der Mamillarlinie zu fühlen ist; daß die untere Herzgrenze in der Höhe der 5. Rippe sich befindet, und daß die Herzachse eine mehr horizontale Richtung inne hat. Es gilt dies vor allem für das 1. Lebensjahr. Mit Beginn des 2. Lebensjahres stößt man schon auf Abweichungen von diesem Typus und mit steigendem Alter nehmen alle Herzgrenzen dieselbe Lage wie beim Erwachsenen ein, was man gewöhnlich schon bei 10 bis 12jährigen Kindern zu konstatieren vermag.

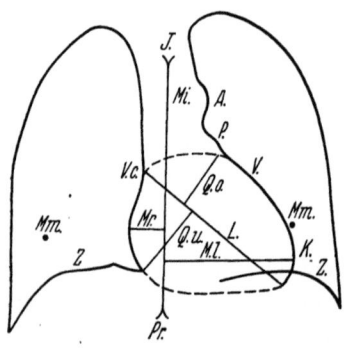

Abb. 6. Orthodiagramm eines 9³/₄ Jahre alten Kindes (im Sitzen aufgenommen) nach VEITH. A = Aortenbogen, P = Pulmonalis, V = Vorhof, K = Kammer, Vc = Vena cav. sup., Mm = Mamilla, J = Jugulum, Pr = Prozessus xyphoideus, Mi = Mittellinie, Z = Zwerchfellkuppe, Mr = Medianabstand rechts, Ml = Medianabstand links ($Mr + Ml = T$, d. h. Transversaldurchmesser), L = Längsdurchmesser, Qo = oberer Querabstand, Qu = unterer Querabstand.

Wie SAHLI nachgewiesen hat, ändern sich beim Säugling die Grenzen der Herzdämpfung bei Lagewechsel des Kindes nicht.

Die *orthodiagraphische Untersuchung* läßt in den verschiedenen Lebensaltern gewisse Unterschiede der Herzformen erkennen, die auf eine Verschiedenheit der Herzlage in der Thoraxhöhle zurückzuführen sind. Dies findet seinen Ausdruck in dem in entsprechender Weise wechselnden Verhalten des Neigungswinkels des Herzens, der über die Lage des Herzens

Die Lage der Herzostien.

im Brustraum Aufschluß gibt. Der Winkel, den die Achse des Herzens mit der Horizontallinie einschließt, ist im Säuglingsalter am kleinsten (bei den zwei Säuglingen der Untersuchungsreihe von P. REYHER 17⁰ bzw. 28⁰). Zur Zeit der ersten Streckung, zu Beginn des Schulalters, erhebt er sich über 40⁰, um danach vom 10. bis etwa zum 14. Lebensjahr gegen 30⁰ zu betragen. Auch das normale Herz überragt mit seinem rechten Vorhof den rechten Ventrikel um $1/2 - 1 1/2$ cm.

Die Ränder des unverhältnismäßig großen Herzschattens beim Säugling sind noch wenig gegliedert. Im Laufe des Kleinkindesalters tritt die Änderung ein. Der Mittelschatten wird schmaler, sein Hals länger. Die Bogenzeichnung des linken Herzschattenrandes tritt immer deutlicher heraus, pflegt aber erst im Schulalter regelmäßig vorzukommen. Vorher findet man noch viele Fälle mit infantiler Herzfigur.

Das Verhältnis zwischen Länge und Breite des Herzens verändert sich mit zunehmendem Alter infolge des Umstandes, daß das Organ ein etwas schnelleres Längenwachstum besitzt (GUNDOBIN). Die Form des Herzens ist beim Neugeborenen mehr kugelförmig, später ähnelt sie einem liegenden Oval (REYHER).

Durchschnittswerte des Herzorthodiagramms.
Zusammengestellt nach den Tabellen von DIETLEN, GROEDEL und VEITH[1].

Kinder		Untersuchung im Liegen					Untersuchung im Sitzen				
		Mr	Ml	T	L	Fl	Mr	Ml	T	L	Fl
I. 102—110 cm	Min.	2,4	5,45	8,2	8,85	43,5	2,0	5,0	7,4	8,0	44
	Mittel	2,6	6,1	8,7	9,3	51	2,55	5,45	8,0	8,4	47
	Max.	2,75	6,7	9,1	9,5	54,5	3,3	6,2	8,4	8,6	49
II. 111—120 cm	Min.	2,15	5,85	8,75	9,35	56,5	2,2	5,4	8,4	8,6	51
	Mittel	2,9	6,35	9,25	9,9	63,5	2,85	5,97	8,82	9,3	58
	Max.	3,4	7,0	9,8	10,55	69,5	3,7	6,8	9,8	9,9	64
III. 121—130 cm	Min.	2,25	6,0	9,2	9,9	52,5	2,2	5,2	8,2	9,0	54
	Mittel	3,0	6,9	9,9	10,6	72,5	3,04	6,35	9,4	10,1	64
	Max.	3,75	8,25	11,15	12,0	82	3,8	7,5	10,75	11,5	77
IV. 131—140 cm	Min.	2,45	5,8	9,05	9,8	66	2,1	6,1	8,7	9,3	63
	Mittel	3,3	6,9	10,2	10,9	77	3,08	6,79	9,87	10,9	72,5
	Max.	4,3	8,05	11,6	12,0	95	4,5	8,3	11,4	12,0	82

[1] Aus HECHT, Die Erkrankungen des Kreislaufsystems in PFAUNDLER-SCHLOSSMANN, Handbuch der Kinderheilkunde.

Der Kreislauf.

Zusammenstellung der Orthodiagrammgröße von 38 Kindern.
Untersuchung im Sitzen nach Theo Groedel[1].

	Fälle	Alter	Größe in cm	Gew. in kg	Puls	Blutdruck Min.	Blutdruck Max.	Mr	Ml	T	TDL[2]	T zu TDL
Altersgruppe												
3,5 Jahre	2	3,5	98	27,1	125	80	128	2,8	5,3	8,1	15,3	1,9
5 „	8	5	106	28,7	108	76	124	2,8	5,1	7,9	14,6	1,89
6 „	6	6	106	34,8	101	82	127	3,2	5,8	9,0	17,4	1,9
7 „	6	7	116	30,0	103	84	131	3,3	6,6	9,9	18,1	1,9
8 „	7	8	125	37,9	103	92	147	3,0	6,5	9,5	18,5	1,7
9 „	4	9	127	49,2	101	83	134	2,6	7,5	10,1	18,6	1,9
10,3 „	5	10,3	130	49,1	92	94	142	3,2	6,6	9,8	18,3	1,9
Größengruppe												
unter 100	5	5	96	27,4	116	79	129	3,2	5,4	8,6	15,4	1,7
100—110	7	5,3	104	33,0	101	81	127	3,4	5,8	9,2	17,1	1,8
110—120	9	6,3	115	37,3	103	83	129	3,1	6,4	9,5	18,2	1,9
120—130	11	8,4	123	42,9	105	94	143	2,7	6,7	9,4	17,8	1,9
130—140	6	9,3	135	46,4	91	78	136	3,4	6,7	10,1	19,7	1,98
Gewichtsgruppe												
20—30	7	6,7	106	30,2	111	91	139	3,0	5,8	8,8	16,4	1,9
31—40	13	6,2	111	36,8	101	81	127	3,1	5,7	8,8	16,0	1,85
41—50	15	8,1	124	46,0	101	87	140	2,8	6,7	9,5	18,3	1,9
Allgm. Durchschnitt	38	7,0	116	39,4	103	84	133	3,1	6,3	9,4	17,7	1,9

Neuerdings bezieht man zweckmäßigerweise die planimetrisch gemessene Herzfläche entweder auf das Produkt aus Standhöhe und Thoraxbreite (Bernuth) oder auf das Quadrat aus der 3. Potenz des Körpergewichtes (Hecht).

Das Herzgewicht.

Die Herzmasse steht das ganze Leben hindurch zur Körpermasse in einer bestimmten Relation. Die Zunahme der Herzmasse ist korrespondierend der Zunahme der Körpermasse und nicht entsprechend dem Emporrücken des Lebensalters. Jede Zunahme der Körpermasse hat auch eine Vergrößerung des Herzgewichtes zur Folge. Der Anteil des Körpergewichtes, der auf das Herz entfällt, ist mit geringen Schwankungen in allen Lebensaltern ungefähr $1/2\%$. Von dieser Regel macht in nennenswertem Maße nur der Säugling eine Ausnahme. Als Neugeborener hat er ein Herzgewicht, welches mit ungefähr 0,65—0,8% größer ist als seiner Körpermasse ent-

---

[1] Aus Hecht, Die Erkrankungen des Kreislaufsystems in Pfaundler-Schlossmann, Handbuch der Kinderheilkunde.
[2] Transversal-Durchmesser der Lungen.

sprechen würde. Die relative Größe des Neugeborenenherzens hat darin ihre Ursache, daß in der Fetalzeit neben der Versorgung des kindlichen Organismus auch der Placentarkreislauf mit seinem Mehr an Blut bewerkstelligt werden mußte. Wenn man das Gewicht des Herzens des Neugeborenen mit der Summe des Körpergewichtes und des Gewichtes der fetalen Placenta vergleicht, so erhält man ungefähr die für das übrige Leben geltende Verhältniszahl.

Nach der Geburt nimmt die Herzmasse an Gewicht rasch ab und zwar durch tatsächlichen Abbau von Muskelsubstanz. Das absolute Herzgewicht wird kleiner als es der Relation zur Körpermasse entsprechen würde, es wird sogar absolut kleiner als beim Neugeborenen, so daß die Beziehung zum Körpergewicht mit etwa 0,38—0,45% unter das übliche Verhältnis von 0,5% zu stehen kommt. Diese Kleinheit des Säuglingsherzens ist sicherlich ein Korrelat des auffallend niedrigen Kraftwechsels, welcher die ersten Lebensmonate auszeichnet.

In der Pubertät erfährt das Herz eine sehr rasche, fast sprunghaft zu nennende Vergrößerung. BENEKE glaubt, daß es sich hier um eine mit der Entwicklung der Keimdrüsen einhergehende Veränderung der Herzgröße handelt und er zeigt dies dadurch, daß die Herzvolumina von Personen zwischen 16 und 20 Jahren, bei welchen die Pubertät noch nicht eingetreten ist, diese ruckweise Volumenzunahme des Herzens nicht aufweisen. Diese Angaben von BENEKE werden von W. MÜLLER dahin erklärt, daß die Zunahme des Herzens eine einfache Folge jener allgemeinen Massenzunahme sei, welche der ganze Körper während der Pubertätsentwicklung erfährt.

Die Größenentwicklung des kindlichen Herzens geht zum Teil unabhängig vom Körperwachstum in ungleichmäßigem Tempo vor sich. Die stärkste Volumszunahme erfolgt im 1. Jahr; dann bleibt der Herzumfang bis zum 5. Lebensjahr annähernd der gleiche, während das Herzgewicht entsprechend der Zunahme seiner Muskelmasse ansteigt. Weiterhin nehmen die Herzgröße und die Muskelmasse ständig zu, jedoch nicht entsprechend dem Fortschreiten des Alters und dem Längenwachstum, sondern ungefähr proportional der Körpermasse. Kurz vor der Pubertät ist die Herzmasse relativ am kleinsten. Um das 7. Lebensjahr beginnt das Herz, das bis dahin verhältnismäßig größer als die Blutgefäße war, relativ kleiner zu werden und diesem Umstand ist es teilweise zuzuschreiben, daß die Leistungsfähigkeit des Kindes in dieser Periode herabgesetzt ist.

Das Herzgewicht ist nach BOYD in den verschiedenen Altersstufen folgendes:

Beim Neugeborenen	20,6 g
Mit 1½ Jahren	44,5 „
„ 3 „	60,2 „
„ 5½ „	72,8 „
„ 10½ „	122,6 „
„ 17 „	233,7 „

PREISICH untersuchte das Herzvolumen bei Kindern und fand in allen Lebensaltern große Schwankungen. Seine Durchschnittswerte sind in der folgenden kleinen Tabelle vereinigt:

Neugeborenes	19 ccm
½— 1 Jahr	43 „
1— 2 Jahre	50 „
2— 3 „	67,5 „
4— 5 „	98,5 „
6— 7 „	123,3 „
8—12 „	133 „

Diese Werte von PREISICH sind jedoch für normale Kinder nur annäherungsweise zu verwenden, da die Untersuchungen an Herzen von an Diphtherie gestorbenen Kindern vorgenommen wurden.

Bei der Bestimmung des Herzvolumens ist zu bedenken, daß sich immer ein Teil des Herzens im Kontraktionszustand befindet. Das Gesamtvolumen ist also kleiner als die Summe der Volumina der einzelnen, in Diastole befindlichen Herzabschnitte.

Die Herzmuskulatur.

Die Dicke der Ventrikelwandungen gibt gewissermaßen einen Index für die Herzarbeit ab. Beim Neugeborenen beträgt sie für den linken und rechten Ventrikel ziemlich gleicherweise ungefähr 5 mm. Nach den Untersuchungen von FALK zeigt der linke Ventrikel von Geburt an ein ununterbrochenes Dickenwachstum, bis er mit 14 Jahren die Stärke von 1 cm erreicht. Die Wanddicke des rechten Ventrikels nimmt von der Geburt bis zum Alter von 15 Jahren im ganzen nur 0,1 cm zu.

Beim Neugeborenen übertrifft die Corticalis des linken Ventrikels die des rechten kaum an Dicke. Im Gesamtvolumen oder Gesamtgewicht der beiden Herzkammern kommt der Unterschied zwischen links und rechts noch weniger zum Ausdruck, weil die

Spongiosa des rechten Ventrikels gegenüber jener des linken überwiegt. Das Verhältnis des Volumens der Muskulatur der rechten Kammer zu jener der linken Kammer ist etwa 1:1,3. Bald nach der Geburt wird aber diese Differenz durch das Wachstum des linken Ventrikels beträchtlicher und schon nach wenigen Monaten ist das Verhältnis der rechten zur linken Kammer wie 1:2,3, was den Proportionen beim Erwachsenen gleichkommt. Die relative Stärke des fötalen rechten Ventrikels hängt damit zusammen, daß er sich während des Bestehens des Embryonalkreislaufes durch das Foramen ovale hindurch und durch den Ductus Botalli am großen Körperkreislauf beteiligen muß.

Die Muskelbündel des kindlichen Herzens sind feiner und näher beisammen; sie sind ein Fünftel so lang wie beim Erwachsenen. Die Fibrillen des spärlicher als beim Erwachsenen dazwischen liegenden Bindegewebes sind von feiner Struktur; Fettzellen fehlen darin. Die einzelnen Muskelzellen sind bei der Geburt etwas kürzer und deutlich dünner. Die Zellkerne sind zuerst rund und werden erst allmählich oval und spindelförmig, sowie länger; bisweilen sind 2 Kerne in den Zellen. Die Atrioventrikular-Klappen enthalten kein elastisches Gewebe. Die Ganglienzellen sind kleiner als beim Erwachsenen; sie zeigen deutliche NISSL-Körper. Perikardialfett fehlt beim Neugeborenen, der sein Fett vorwiegend unter der Haut ansammelt; es ist spärlich während der ganzen Kindheit (2—3 g im Alter von 2 Jahren) und entwickelt sich in größerem Ausmaß erst nach der Pubertät (15 g mit 14 Jahren) (MÜLLER).

Der Herzmuskel Neugeborener besitzt eine besondere Lebenszähigkeit. Nach Aufhören der Atmung schlägt das Herz relativ noch lange Zeit weiter, wobei jeder neue Reiz, z. B. Herzmassage, imstande ist, von neuem die erloschene Fähigkeit wieder anzufachen. Die Ursache dieser Lebenszähigkeit ist unbekannt. Aus dieser Tatsache läßt sich die praktische Schlußfolgerung ziehen, daß die Maßnahmen zur Wiederbelebung asphyktisch geborener Kinder längere Zeit hindurch fortzusetzen sind.

Das Gewichtsverhältnis der Vorhöfe und der Ventrikel verschiebt sich etwas während der Kindheit. Bei der Geburt und im 1. Lebensjahr ist das Gewicht der Ventrikel ungefähr viermal oder fünfmal so groß als das der Vorhöfe. Nach dem 1. Lebensjahr wachsen die Ventrikel stärker als die Vorhöfe, so daß ihr Anteil am Herzgewicht relativ größer wird, bis ihr Gewicht ungefähr das sechsfache von dem Gewicht der Vorhöfe beträgt. Dieser Zustand ist in der späteren Kindheit erreicht und ändert sich weiterhin nicht mehr wesentlich (W. MÜLLER).

Die Abhängigkeit des Kreislaufs vom Kraftwechsel.

Der Kreislauf ist ein Diener des Stoffwechsels; mit diesen Worten ist seine Hauptaufgabe im Organismus charakterisiert. Das Bedürfnis des Stoffwechsels ist das Regulativ, welches das Ausmaß der Kreislauftätigkeit quantitativ bestimmt. Es ist klar, daß die engsten Beziehungen zwischen Blutumlauf und Stoffwechsel bestehen müssen, stellt doch das Blut das Vehikel dar, welches wie auf einem laufenden Band Sauerstoff und Nahrung den Zellen zubringt. Die Blutquantität, welche in jeder Minute den Zellen zur Verfügung gestellt wird, muß dem Bedarf bzw. dem Verbrauch angemessen sein. Dabei muß in erster Linie an die Sauerstoffzufuhr gedacht werden, welche keine Unterbrechung erleiden darf, da vom Organismus Sauerstoff in nennenswerter Menge nicht gespeichert werden kann. Wenn wir die Bedürfnisse der Gesamtheit aller Zellen, also des ganzen Organismus betrachten, so ergibt sich, daß das Minutenvolumen des Herzens dem Sauerstoffverbrauch des Körpers proportional ist. Die Blutmenge, welche im Verlauf einer Minute von der linken Kammer den Körperzellen zur Verfügung gestellt wird, muß die während dieser Zeit zum Leben nötige Sauerstoffmenge abgeben können. Das Minutenvolumen verschieden großer Organismen läßt sich demnach aus dem Sauerstoffverbrauch mit einiger Annäherung errechnen, vorausgesetzt, daß der Grad der Ausnützung des Blutsauerstoffs bekannt ist. Ein Beispiel soll dies zeigen. Der Sauerstoffgehalt des arteriellen Blutes beträgt beim ruhenden Menschen durchschnittlich 19 Volumsprozent der Blutmenge, der Sauerstoffgehalt des venösen Blutes etwa 12 Volumsprozent. Der mit der Atmung ins Blut aufgenommene Sauerstoff ergänzt diese Differenz und bedeutet somit ungefähr 7 Volumsprozent oder $1/14$ der Blutmenge, welche die Lungen oder irgend einen anderen Teil der Blutbahn, z. B. den linken Ventrikel passiert. Wenn in einem speziellen Fall der Sauerstoffverbrauch während 1 Minute beispielsweise 200 ccm beträgt, so kommt diese Quantität 7 Volumsprozenten oder $1/14$ der Blutmenge gleich, welche während dieser Minute durch die Lungen oder durch den linken Ventrikel läuft;

200 ccm sind somit $^1/_{14}$ des Minutenvolumens, während das ganze Minutenvolumen 2,8 l beträgt. Freilich enthält eine solche Art der Schätzung des Minutenvolumens, insbesondere für die erste Lebenszeit, mancherlei Ungenauigkeiten. Mangels exakter Untersuchungen im Kindesalter seien diese Werte aber immerhin zur oberflächlichen Orientierung angeführt. Die beigegebene Tabelle soll das prinzipielle Verhalten illustrieren, daß mit dem zunehmenden Größerwerden des Organismus das Minutenvolumen in ungefähr dem gleichen Verhältnis wie der Sauerstoffverbrauch ansteigt.

Alter in Jahren	Körpergewicht in kg	Sauerstoffverbrauch proMinute cm³	Minutenvolumen des Herzens cm³	Pulsfrequenz	Schlagvolumen cm³
0	3	24	335	135	2,5
$^1/_2$	6	53	740	130	5,7
1	10	87	1220	120	10,2
2	12,7	104	1460	111	13,2
3	14,7	114	1600	107	15,0
4	16,5	123	1730	103	16,8
5	18	129	1810	99	18,2
6	20,5	140	1960	95	20,6
7	23	151	2120	92	23,0
8	25	159	2240	90	25,0
9	27,5	169	2370	88	27,0
10	30	179	2510	86	29,2
11	32,5	188	2650	84	31,6
12	35	195	2740	82	33,4
13	37,5	203	2850	80	35,7
14	41	214	3000	78	38,5
15	45	225	3150	76	41,4

Das Minutenvolumen entsteht als Produkt aus Schlagvolumen mal Pulsfrequenz. Wenn man das Minutenvolumen durch die Zahl der Pulsschläge teilt, so erhält man das einzelne Schlagvolumen. Die Tabelle gibt auch einen Überblick über die ungefähre Größe des Schlagvolumens in den einzelnen Lebensaltern.

Die Pulsfrequenz.

Die Pulsfrequenz des Kindes ist höher als die des Erwachsenen. Diese höhere Pulsfrequenz ist nicht etwa als Ausdruck eines erhöhten Stoffwechsels des jugendlichen Organismus zu deuten, sondern sie ist lediglich die Folge seiner kleineren Dimensionen mit der Verschiebung des Verhältnisses Fläche zu Volumen. Der Energieumsatz, bei Kind und Erwachsenem relativ gleich groß, bestimmt die vom Herzen ausgehende Blutmenge und diese ist gleich dem Schlagvolumen des Herzens mal der Zahl der Herzrevolutionen. Da beim Kind, d. h. mit der Abnahme der Körpergröße, das Herz (bzw. das Schlagvolumen) als Teil des Körpers mit der 3. Potenz kleiner wird, während das Minutenvolumen (=Energieumsatz) nur nach der 2. Potenz, also weniger stark abnimmt, so muß sich das kindliche Herz öfters entleeren, um den Anforderungen des Stoffwechsels nachzukommen. Die Vermehrung der Pulszahl ist eine Regulation, um bei relativ gleichbleibendem Schlagvolumen das verhältnismäßig größer werdende Minutenvolumen zustande zu bringen.

Auf der Tabelle (S. 183) sieht man den zuerst schnellen und dann allmählich immer langsamer werdenden Abfall der Pulsfrequenz im Kindesalter. Der reife Neugeborene hat mit einer großen Schwankungsbreite eine Herzaktion von durchschnittlich 135 Schlägen in der Minute. Knapp nach der Geburt, unter dem Einfluß der Umstellung vom fötalen zum extrauterinen Leben, fällt bei vielen Kindern der Puls tief ab, oft bis gegen 70 Schläge in der Minute, um in den nächsten Tagen wieder bisweilen sogar auf übernormale Werte anzusteigen. Am Ende des 1. Jahres hat die Pulsfrequenz bis auf etwa 115 abgenommen und am Ende des 2. Jahres bis gegen 108. Mit 4 Jahren ist die Pulszahl gegen 103, mit 5 Jahren bei 99, mit 6 Jahren bei 95, mit 8 Jahren etwa 90, mit 10 Jahren etwa 86, mit 12 Jahren bei 82 und mit 14 Jahren ungefähr 78. Während der ganzen Kindheit ist die Schwankungsbreite der normalen Pulsfrequenz überaus groß, so daß die aufgezählten Mittelwerte nur als Beispiele betrachtet werden können.

Interessant und von praktischer Bedeutung sind die Überlegungen PIRQUETS über die Beziehungen zwischen Pulsfrequenz und Sitzhöhe. Die „Pulsdauer", d. h. der reziproke Wert der Pulsfrequenz, zeigt eine direkte Relation zur 3. Wurzel aus dem Herzgewicht („Herzseite"), und da das Herzgewicht mit dem Körpergewicht parallel geht, auch zur 3. Wurzel aus dem Körpergewicht, oder mit anderen Worten: Die Pulsdauer ist eine Funktion der 1. Potenz. Die Pulsdauer ist auch proportional einer anderen linearen Abmessung des Körpers, der Sitzhöhe. Als praktische Konsequenz dieser Erwägungen kann der Puls beim Menschen in der „Sitzhöhezeit" gemessen werden, man zählt ihn soviele Sekunden lang, als die Sitzhöhe in Zentimetern beträgt. Trotz einer großen Variabilität ist zu sagen, daß im Kindesalter die Zählung des Pulses nach der Sitzhöhe übersichtlicher ist als die Zählung des Minutenpulses. Für gesunde Kinder *jeden* Alters ist ein Sitzhöhepuls von etwa 100 Schlägen die Norm; geringe Abweichungen von dieser Zahl zeigen sich einerseits bei Säuglingen, welche bis etwa 80 heruntergehen (vermutlich wegen des niedrigen Stoffwechsels), während andersseits die Kinder in der Pubertät etwas höhere Werte von durchschnittlich 110 Pulsen in der Sitzhöhezeit haben.

Sowohl bei verschiedenen Kindern derselben Altersklasse, als auch beim einzelnen Kind selbst variiert die Pulsfrequenz, wie angedeutet, innerhalb weiterer Grenzen als beim Erwachsenen, und dies gilt nicht nur für die Herzaktion bei der Arbeit, sondern auch während der Ruhe. Vielleicht zieht es der kindliche Organismus prinzipiell vor, verlangte Leistungssteigerungen im Minutenvolumen nicht in erster Linie durch Vergrößerung des Schlagvolumens, sondern durch Erhöhung der Pulsfrequenz zustande zu bringen. Wenn andersseits die Muskelarbeit der Körperbewegung beim Kleinkind nur eine verhältnismäßig geringe Frequenzerhöhung im Verhältnis zum Ruhepuls bewirkt, so hat dies darin seinen Grund, daß aus rein physikalischen Gründen diese Arbeit und damit die Bestreitung der Arbeitskosten im Verhältnis zum Grundumsatz um so weniger ins Gewicht fällt, je kleiner ein Organismus ist (s. S. 40). Die gleichfalls nur geringe Pulsfrequenzsteigerung während der Verdauung ist auf die niedrige spezifisch dynamische Wirkung zurückzuführen. Die Höhe der Pulszahl steht immer im Verhältnis zur eben durchgeführten Leistung, doch steigt sie auch bei starker Arbeit analog wie beim Erwachsenen nicht über 160 bzw. 180 Schläge in der Minute an.

Die Bradykardie wird im Kindesalter vielfach vermißt, wo man sie beim Erwachsenen anzutreffen pflegt, so beim Typhus abdominalis, in der Rekonvaleszenz nach akuten Infektionskrankheiten und beim Ikterus. Auf diese Tatsache fällt vielleicht durch den Tierversuch, in dem bei ganz jungen Katzen eine nur geringe Ansprechfähigkeit des Vagus festgestellt werden konnte, ein Licht. Übrigens gelingt auch ein richtiger Vagusdruckversuch beim Kleinkinde kaum jemals. Die Tatsache, daß eine Durchschneidung des Vagus bei Hunden in den ersten Lebenswochen die Häufigkeit der Herzkontraktionen nicht beeinflußt, und daß im Laufe des ersten Lebensmonates die Beschleunigung der Herzkontraktionen bei der Inspiration fehlt, lassen eine unvollkommene Entwicklung des Hemmungszentrums im verlängerten Mark annehmen.

Die Existenz und Erregbarkeit des Hemmungszentrums jedoch wird durch die Verlangsamung der Herzkontraktionen des Neugeborenen während der Geburt bewiesen. Diese Bradykardie muß entweder durch die Zusammenpressung des Schädels oder durch die CO_2-Anhäufung im Blut erklärt werden.

Auf Grund von Tierversuchen muß man annehmen, daß die vasomotorischen Zentren sich später als die Atmungszentren entwickeln (GUNDOBIN).

Nicht nur das ganze Herz in toto arbeitet beim Kind schneller als beim Erwachsenen, auch den einzelnen subordinierten Zentren kommt ebenso wie dem Sinusknoten eine raschere Reizproduktion zu als späterhin.

Die Überleitungszeit.

Die Überleitungszeit nimmt im Verlaufe des Kindesalters bis zur Pubertät zu und zwar beträgt sie nach der Geburt 0,10 Sek., im Säuglingsalter meist etwas weniger, 0,09 Sek. (bis höchstens 0,12 Sek.), in den ersten Jahren der Kindheit 0,12 Sek., und gegen die Pubertät hin 0,14 Sek. Beim Erwachsenen sind die Werte zwischen 0,14 Sek. und 0,17 Sek. die Regel. Dabei besteht eine gewisse Abhängigkeit von der Pulsfrequenz in dem Sinne, daß dem langsameren Pulse eine längere Überleitungszeit entspricht. Die Frühgeburten weisen etwas niedrigere Werte auf als die Säuglinge. Die Kürze der Überleitungszeit beim Kleinkind hat auf die Höhe der kritischen Frequenz bzw. auf das Entstehen einer Vorhofpfropfung einen maßgebenden Einfluß.

WENKEBACH hat für den Erwachsenen bei einer Frequenzsteigerung auf 180 pro Minute oder darüber eine Schädigung der Herzleistung nachweisen können, die dadurch zustande kommt, daß die Herzaktion vor Beginn der nächsten noch nicht beendet ist. Mit dieser „kritischen Frequenz" setzt die „Vorhofspfropfung" ein. Beim jungen Kind ist nun die Überleitungszeit, wie erwähnt, wesentlich kürzer als beim Erwachsenen. Die ventrikuläre Systolendauer ist gleichfalls kürzer und so kann eine Pulszahl von mehr als 180 noch mit einem ungestörten Ablauf der Herzaktion einhergehen. Allerdings ist darauf hingewiesen worden, daß kleine Kinder sich auch bei bereits etablierter Vorhofpfropfung, kenntlich an der starken Pulsation der Jugularvenen, auffallend wohl befinden können (HECHT).

STANLEY KENT sieht die Ursache dafür, daß die Überleitungszeit bei neugeborenen Tieren kürzer ist als bei erwachsenen, darin, daß die Verbindung zwischen den einzelnen Herzteilen bei ersteren breiter und in Form und Anordnung noch nicht so eigenartig differenziert ist als im späteren Leben. Die Differenzierung besteht nach KENT darin, daß sich die Muskelfasern den glatten ähnlicher verhalten, und daß ein Netzwerk feiner Fasern auftritt, das geeignet ist, die Reizleitung zu verlangsamen, wie denn auch den glatten Muskelfasern im allgemeinen eine langsamere Aktion zukommt.

Der Blutdruck.

Der Blutdruck ist in den ersten Lebenstagen niedrig. Dies begünstigt den Verschluß der fötalen Blutbahnen. Er steigt in der 1. Lebenswoche von ungefähr 60 mm Hg in der Arteria brachialis auf etwa 70 mm an und am Ende des 1. Monats steht er etwa bei 80 mm. Am Ende des 1. Lebensjahres ist er auf ungefähr 84 mm angestiegen und bleibt auf dieser Höhe mit nur geringer Steigerung bis zur Schulzeit. Mit 10 Jahren hat er ungefähr 90 mm erreicht. Mit 12—13 Jahren ist der Wert von 100 mm überschritten und eine weitere rasche Steigerung fällt zeitlich mit dem Beginn der Geschlechtsentwicklung zusammen, so daß mit etwa 15 Jahren fast die Größe des Blutdrucks Erwachsener, d. i. 120 mm, erreicht ist. Neben der Abhängigkeit des Blutdrucks vom Alter des Kindes besteht in gewissen Grenzen außerdem auch eine gleichsinnige Beziehung zum Gewicht und zur Größe des Kindes.

Ebenso wie die Pulsfrequenz variiert auch die Höhe des Blutdrucks im Kindesalter stärker als beim Erwachsenen, sowohl innerhalb derselben Altersklasse als auch beim Einzelindividuum. Auch der Anstieg des Blutdrucks bei der Arbeit ist beim Kind viel unregelmäßiger als beim Erwachsenen.

Der niedrige Blutdruck im Kindesalter rührt zum Teil daher, daß bei der klinischen Blutdruckmessung immer auch der Widerstand der Arterienwand mitbestimmt wird, und derselbe ist beim Kind sehr niedrig.

Der Pulsdruck (oder die Pulsamplitude) ist roh gesprochen die Differenz zwischen dem maximalen („systolischen") und dem minimalen („diastolischen") Blutdruck. Da die genaue inhaltliche

Definition und die praktische Ermittlung noch kontrovers sind, ist es schwer, Normalzahlen für das Kindesalter anzugeben. Nach SALLE, welcher die oszillatorische Methode von RECKLINGHAUSEN benützte, liegt der minimale Blutdruck im Alter von 3 Jahren um ungefähr 22 mm Hg tiefer als die von uns oben angegebenen Werte für den maximalen Blutdruck. Bis zum Alter von 10 oder 11 Jahren steigt die Breite der Pulsamplitude bis ungefähr auf 29 mm Hg an. Bei den wenigen von SALLE untersuchten Säuglingen schwanken die Werte zwischen 10 und 19 mm Hg. Beim Erwachsenen beträgt die Pulsamplitude nach HOPFNER im Mittel 40 mm Hg.

Die Umlaufsdauer des Blutes.

Die Umlaufsdauer des Blutes ist beim Kind eine kürzere als beim Erwachsenen. E. MÜLLER gibt an, daß der Blutkreislauf beim Kind etwa 30 Sekunden benötigt, während er sich beim Erwachsenen in ungefähr 53 Sekunden vollzieht. VIERORDT hingegen hat hierfür um vieles kleinere Werte berechnet, er schätzt die Umlaufsdauer beim Neugeborenen auf 12 Sekunden, beim Dreijährigen auf 15 Sekunden, beim Vierzehnjährigen auf $18^1/_2$ Sekunden und beim Erwachsenen auf 22 Sekunden.

Die respiratorische Arrhythmie.

Die normale Herztätigkeit verläuft nicht ganz regelmäßig bzw. die Dauer der aufeinanderfolgenden Pulsschläge schwankt in geringen Grenzen; die Schwankungen sind um so unbedeutender, je jünger das Individuum ist. Die Differenz zwischen den kleinsten und größten Pulsperioden in $^1/_{50}$ Sek. gemessen verhält sich folgendermaßen:

```
Bei Neugeborenen . . . . . 3,4
 „  Säuglingen   . . . . . . 2,8
 „  Frühgeburten . . . . . 2,5
 „  jungen Kindern . . . . 6,25
 „  älteren    „     . . . . 8,4 bzw. 10,3
```

Man ersieht aus dieser Tabelle, daß die Zunahme der Schwankungen in der Länge der einzelnen Pulsperioden mit dem Alter bzw. mit der Abnahme der Pulsfrequenz verknüpft ist; es stellt sich dabei um die Zeit der Pubertät physiologischer Weise oft eine klinisch auffallende Arrhythmie ein, die wegen ihrer Abhängigkeit von der Atemtätigkeit als respiratorische Arrhythmie bezeichnet wird.

Die respiratorische Arrhythmie.

Die respiratorische Arrhytmie ist von den übrigen Gruppen unregelmäßigen Pulses (Extrasystolen, Pulsus irregularis perpetuus, Reizleitungsstörungen und P. alternans) insofern abzutrennen, als die durch die Atmung bedingten Schwankungen des Herzrhythmus mit der Wirkung eines extrakardialen Nerven, nämlich des Vagus, in ursächlichem Zusammenhang stehen, während die übrigen Arrhythmieformen in der Beschaffenheit der Herzmuskulatur ihre Ursache haben. Die Irregularität besteht darin, daß die Herzpausen verschieden lang sind, während die Präsystole (Vorhofsaktion samt Überleitungszeit) und die Systole gleichbleiben, so daß die Differenzen in der Länge der Pulsperiode lediglich auf Rechnung der Unterschiede in der Länge der Diastole zu setzen sind. Die einzelnen Herzschläge sind dabei gleich stark und die Töne gleich laut. Das Intervall zwischen dem 1. und dem 2. Herzton wechselt nicht, wohl aber der Zeitraum zwischen dem 2. und dem nächstfolgenden 1. Herzton, also die Herzpause. Es handelt sich nach ENGELMANNS Nomenklatur um eine rein chronotrope Störung. Die Einzelpulse zeigen keinerlei Abweichung von der Norm und keine Differenzen untereinander, nur das Intervall zwischen den Einzelpulsen differiert. Während des Inspiriums folgen die Pulse rasch aufeinander, während des Exspiriums tritt deutliche Verlangsamung ein. Auf die kürzeste Pulsperiode kann plötzlich zu Beginn des Exspiriums die längste folgen. Tiefe Atemzüge verstärken die Unregelmäßigkeit, ebenso Schluckbewegungen. Fordert man den Patienten auf den Atem anzuhalten, dann verschwindet die Arrhythmie, die Irregularität hält aber nach Eintritt des Atmungsstillstandes noch für die Dauer einer ganzen Atemphase an. Atropin lähmt die Endigungen des Vagus und bewirkt dadurch Zunahme der Pulsfrequenz sowie Beseitigung der respiratorischen Arrhythmie. Dieser Versuch zeigt auch, daß man es bei der respiratorischen Arrhythmie mit einer physiologischen kindlichen Vagotonie zu tun hat. Auch alle anderen Einflüsse welche die Pulsfrequenz steigern, z. B. das Fieber, verringern die respiratorische Arrhythmie; deshalb ist sie auch im frühen Kindesalter mit der ihm eigenen hohen Schlagfrequenz so wenig ausgesprochen, ebenso bei schweren Herzerkrankungen wie etwa bei Endokarditis. Mit dem Herabgehen der Pulsfrequenz in der späteren Kindheit nimmt die respiratorische Arrhythmie zu, um gegen die Zeit der Pubertät so ausgesprochen zu sein, daß man früher von „Wachstumsarrhythmie" oder „juveniler Arrhythmie" sprach und später den Ausdruck „Pubertätsarrhythmie" gebrauchte. BIEDL nennt die respiratorische Arrhythmie ein fast niemals fehlendes Frühsymptom der beginnenden Pubertät. Bei nervösen und besonders bei kardiovaskulär erregbaren Kindern kann sie so hohe Grade annehmen, daß das Einsetzen der raschen Schläge als Herzklopfen empfunden wird.

Die respiratorische Arrhythmie ist ein physiologischer Zustand, der besonders beim ruhenden Kinde auftritt und durch jede psychische Aktivität unterdrückt werden kann. Aus dieser Feststellung ergibt sich, daß eine Ruhekur das Symptom nur verstärken kann, während es bei Anstrengungen und körperlicher oder geistiger Arbeit weitgehend schwindet.

Die *Extrasystolien*, eine häufige Erscheinung beim Erwachsenen, wurden im Kindesalter früher viel zu oft diagnostiziert. Die graphische Kontrolle ergibt, daß vielfache Verwechslungen mit respiratorischer Arrhythmie vorliegen. Im allgemeinen ist die Neigung zu Extrasystolen im Kindesalter, besonders vor dem 10. Lebensjahr, eine sehr geringe, daher auch ihre Bedeutung größer als im späteren Leben.

Manchmal findet man besonders bei älteren Kindern Extrasystolien, die sporadisch auftreten und gar keine Beschwerden machen.

Mit zunehmendem Alter (d. i. mit fallender Pulsfrequenz) werden die absoluten Werte der Systolendauer länger. Aber auf die Pulsperiode bezogen wird die Systolendauer relativ immer kürzer, d. h. die Systole nimmt einen immer kleineren Teil der Zeit der ganzen Herztätigkeit in Anspruch, da die Dauer der Herzruhe immer größer wird. Bei Säuglingen füllt die Dauer der Systole 62% der Zeit der ganzen Pulsperiode aus, während in den späteren Kinderjahren dieser Anteil 50—51% beträgt. Beim Erwachsenen sind diese Zahlen noch geringer.

Systolendauer in Prozent der Pulsperiode (nach HECHT).

Beim Neugeborenen 54,5
„ Säugling 62,2
bei der Frühgeburt 61,3
„ jungen Kindern 50,0
„ älteren „ 51,5

Im Säuglings- und frühesten Kindesalter führt das Verhältnis der Präsystole und Systole zur Pulsperiode normalerweise niemals zum vollständigen Verschwinden der Herzpause, eine „Vorhofspfropfung" ist daher ausgeschlossen (s. S. 186).

Besonderheiten des kindlichen Sphygmogramms.

Bei der Betrachtung des Sphygmogramms Neugeborener sieht man eine deutlich ausgeprägte Wellenform, die nach LANDOIS wahrscheinlich von den Atembewegungen abhängt. Außerdem fällt die kleine Höhe der Einzelerhebungen sowie das Fehlen der Rückstoßelevation im absteigenden Kurvenschenkel auf. Die kleine Höhe läßt sich durch die Schwäche der Herzkontraktionen, der Monokrotismus durch die Pulsfrequenz und die geringe Elastizität der Arterien erklären. Nach EMINET ist die Pulskurve bei Kindern der Regel nach inäqual. Im höheren Alter (14—15 Jahre) ist der Puls gleichmäßiger, von dikrotischem Charakter, und nähert sich dem Normalpuls des Erwachsenen. Im Schulalter kann man eher die Neigung zum Prädikrotismus als zum Dikrotismus beobachten.

Das Elektrokardiogramm.

Die absolute Größe des Elektrokardiogramms bei derselben Eichung der Saite (z. B. 1 cm Ausschlag = 1 Volt) ist von geringer Bedeutung, da ja die Abweichungen in ihrer Größe nicht nur vom Aktionsstrom des Herzens, sondern auch vom Leitungswiderstand der Haut abhängen. So hat z. B. ein Myxödem ein nur auf dem hohen Leitungswiderstand der Haut beruhendes besonders kleines Elektrokardiogramm, das auf Schilddrüsenmedikation rasch vergrößert wird (NOBEL und SAMET).

Die S-Zacke ist beim Neugeborenen am größten und beträgt mehr als das 3fache der R-Zacke, im Verlaufe des Säuglingsalters übertrifft sie die R-Zacke kaum mehr um die Hälfte und im übrigen Kindesalter ist sie, ziemlich unabhängig von der Altersklasse, durchschnittlich halb so groß als die R-Zacke. Für den gesunden Erwachsenen wird hingegen als durchschnittliche Größe der S-Zacke 5% von der R-Zacke angegeben; sie beträgt also dann etwa den 10. Teil von ihrer relativen Größe im Schulalter.

Die S-Zacke verhält sich nicht nur bei der 1. Ableitung (vom rechten Arm und linken Arm) in dieser Weise, sondern auch bei der 2. Ableitung (rechter Arm und linkes Bein), wenn auch weniger ausgesprochen. Dies spricht dagegen, nur die Linkslagerung des Herzens und den Zwerchfellhochstand in der ersten Lebenszeit als Ursache der großen S-Zacke anzunehmen. Vielleicht spielen noch andere Momente mit, die in Drehungen des Herzens, möglicherweise aber auch in viel wesentlicheren Eigentümlichkeiten des kindlichen Herzens, nämlich im Erregungsablauf liegen.

Der Vorhofsquotient (NICOLAI) (Initialzacke: Atriumzacke bzw. R/P) unterscheidet sich bei älteren Kindern nur unwesentlich von dem des Erwachsenen, während der Neugeborene eine relativ 5 mal größere Atriumzacke hat. Ähnlich sind die Verhältnisse beim Ventrikelquotienten (Initialzacke: Finalschwankung bzw. R/T). Während der Ventrikelquotient beim älteren Kind kaum größer ist als beim Erwachsenen, ist er beim Neugeborenen sehr schwankend.

Gespaltene P-Zacken findet man unter normalen Verhältnissen ziemlich selten; viel häufiger findet man Spaltung der R-Zacke und der S-Zacke. Die Q-Zacke (die der Initialzacke vorangehende negative Zacke) ist beim Neugeborenen nicht selten; in der 3. Ableitung (vom linken Arm und linken Bein) ist sie im frühesten Kindesalter eine sehr häufige Erscheinung. Die der Finalschwankung folgende negative Zacke tritt stets nur in der 1. und 2. Ableitung auf, und zwar meist bei älteren Kindern.

Die Herztöne.

Die Herztöne sind beim Kind, von der ersten Altersstufe abgesehen, in der Norm lauter als beim Erwachsenen und schärfer begrenzt. Infolge des niedrigen Blutdrucks überwiegt in den ersten Jahren auch an den arteriellen Ostien der 1. Ton. Relativ häufig findet man den 2. Pulmonalton akzentuiert nicht nur beim Schreien und bei Erregung. Bisweilen ist er gespalten, desgleichen der 1. Ton an der Herzspitze.

Bei kachektischen Säuglingen ist der Puls oft nicht mehr fühlbar, so daß man die Frequenz der Herzkontraktionen nur am Herzen beurteilen kann. Bei sinkender Herzkraft kann der 2. Ton vor dem Tode verschwinden.

Akzidentelle Herzgeräusche.

Herzgeräusche in den ersten 2—3 Jahren deuten meist auf angeborene Herzfehler. Erworbene kommen in dieser Epoche kaum vor und akzidentelle sind selten. Dagegen sind die akzidentellen Herzgeräusche im Schulalter ungemein häufig. Sie sollen sich zu dieser Zeit nach Angabe mancher Autoren bei mehr als der Hälfte der Kinder finden. Es sind weiche, leise, meist kurze systolische Geräusche, besonders in der Gegend der Pulmonalis oder Mitralis. Manchmal an beiden Stellen gleichzeitig. Die Herzdämpfung ist dabei normal groß. Der systolische Ton geht nicht verloren, das Geräusch ist mesosystolisch. Charakteristisch ist die Inkonstanz, das Verschwinden oder Kommen bei Lagewechsel. Im Liegen verschwindet das Geräusch oft. Umgekehrt ist es oft im Liegen vorhanden und verschwindet im Stehen. Man muß deshalb das Herz stets in beiden Stellungen auskultieren. Das Geräusch kann bei Aufregung, rascher Atmung, starkem Inspirium auftreten oder stärker werden und in der Ruhe verschwinden. Das Geräusch ist oft am stärksten auf der Höhe der Inspiration und verschwindet auf der Höhe der Exspiration. Der Ursprung ist vielleicht kardiopulmonal oder durch Anstreifen der Pulmonalis vorn bedingt.

Bei anämischen Kindern beruhen die akzidentellen Geräusche wohl auf der gesteigerten Strömungsgeschwindigkeit des dünnflüssigen Blutes, darum findet sich daneben oft auch Nonnensausen (FEER).

In den ersten 3—4 Jahren sind akzidentelle Herzgeräusche selten, nur bei Anämie werden sie auch hier manchmal angetroffen. Bei großen abgemagerten Kindern entstehen bisweilen systolische akzidentelle Geräusche an der Mitralis, die vielleicht auf Insuffizienz der Muskelringe oder der Papillarmuskeln bei intakten Klappen beruhen (sogenannte atonische Geräusche).

Venengeräusche sind bei älteren anämischen Kindern häufig in Form des bekannten Nonnensausens. Solche Kinder lassen bisweilen auch an verschiedenen Stellen der Herzgegend und deren Umgebung leise, aber langgezogene oder sogar kontinuierliche Geräusche erkennen, die inkonstant sind und sich öfters beim Lagewechsel ändern. Wahrscheinlich entstehen sie in den großen Venen.

Die Bewertung der gesamten Muskulatur als Maßstab für die Herzkraft ist durch die anatomisch nachweisbare Kongruenz der Entwicklung beider Muskelsysteme gegeben und läßt den allgemeinen Habitus bei der Beurteilung eines Herzgeräusches direkt in Rechnung setzen. Herzgeräusche bei muskelstarken Kindern sind meist organischen Ursprungs, während sie sich bei asthenischen Individuen sehr oft als funktionell erweisen. Schwere Herzleiden bedingen allerdings zumeist eine Inaktivitätsatrophie der gesamten Skeletmuskulatur. Die Träger „atonischer" Geräusche sind mehr oder minder hochaufgeschossene Kinder mit schlechtem Turgor und Tonus und deutlich erkennbaren neuropathischen Zeichen.

Das Geräusch verschwindet meist ohne Lageveränderung durch den Gefäßtonus beeinflussende Momente.

Im Pubertätsalter finden sich nicht selten Störungen, die man zum Teil als Besonderheiten des juvenilen Herzens bezeichnet hat. Die Erscheinungen bestehen in Herzklopfen, Druckgefühl auf der Brust und Kurzatmigkeit. Dabei findet sich häufig ein hebender Spitzenstoß und ein verstärkter 2. Pulmonalton, bisweilen auch ein systolisches Geräusch oder Verbreiterung der Herzdämpfung, außerdem harte geschlängelte Arterien, wobei man eher eine funktionelle Starre als eine juvenile Arteriosklerose annehmen darf. Der Blutdruck ist nicht erhöht. Die Durchleuchtung ergibt im allgemeinen eher ein kleines Herz, bisweilen zeigen sich Übergänge zum Tropfenherz, das man bei engbrüstigen Individuen neben allgemeinem Infantilismus zugleich mit einer engen Aorta finden kann. Bei den Störungen des juvenilen Herzens handelt es sich gewöhnlich nur um eine funktionelle Minderwertigkeit dieser Altersstufe, eine Art Wachstumsstörung, die später, wenn auch nicht in allen Fällen, wieder verschwindet.

Die Besonderheiten der kindlichen Blutgefäße.

Der Querschnitt der Aorta und der anderen Arterien ist beim Kind relativ weit, einer der Gründe, weshalb der Blutdruck beim Kind niedrig ist und die Herzarbeit verhältnismäßig leicht. Die kurze Dauer der Systole beim Kind und die leichte Möglichkeit zu schneller Pulsfrequenz findet hierin die anatomische Voraussetzung. Entsprechend dieser geringeren Arbeit ist der linke Ventrikel, wie schon erwähnt, verhältnismäßig dünner, so daß beim Kind wie beim Erwachsenen der Herzmuskel pro Gewichtseinheit seiner Masse ungefähr dieselbe Arbeit leistet.

Der Querschnitt des aufsteigenden Schenkels des Arcus aortae beträgt nach THOMA beim Neugeborenen und während der ersten 10 Lebenstage etwa 28 mm^2. Dieser Querschnitt verdoppelt sich im 2. Jahre, ist im 5. oder 6. Jahre 5 mal so groß und beträgt in der Mitte des 3. Dezenniums etwa das 10 fache. Während dieser Zeit ist das Körpergewicht ungefähr auf das 20 fache angewachsen und das Gewicht des Herzens ungefähr auf das 15 fache; es ist daher das Lumen der Aorta im Verhältnis zum Körpergewicht beim Neugeborenen doppelt so groß als beim Erwachsenen und im Verhältnis zum Herzgewicht fast anderthalbmal so groß als beim Erwachsenen. Die Änderung dieses Verhältnisses beginnt schon beim Kleinkind, schreitet aber während der frühen Kindheit nur langsam weiter; kurz vor und während der Pubertät ändern sich dann diese Verhältnisse rascher, um aber erst zur Zeit der Reife ihre endgültige Form anzunehmen.

Ähnliche Verhältnisse gehen aus den Untersuchungen von THOMA an der Leiche hervor. Für die Mittelbreite der Aorta ascendens fand er in den verschiedenen Altersstufen folgende Zahlen:

Bei Neugeborenen . . . . 0,82 cm
„ 1— 2 jährigen Kindern . . . . 1,18 „
„ 3— 4   „   „   . . . . 1,35 „
„ 5—10   „   „   . . . . 1,51 „
„ 17—20 „   . . . . 2,07 „
„ 20—29 „   . . . . 2,24 „

GÖTTCHE konnte bei lebenden Kindern zwischen 4 und 15 Jahren mit der Röntgenmethode analoge Werte von 1—2 cm für die Breite der normalen Aorta finden; die Durchschnittszahlen erhöhen sich mit dem Alter.

Auch das Verhältnis der Weite des Aortenbogens zur Weite seiner Äste ändert sich bedeutend während der Kindheit. Bis zur Geburt gleicht die Summe der Querschnitte der Blutgefäße, durch welche das Blut vom Aortenbogen abströmt (der absteigende Teil der Aorta thoracica, die Arteria anonyma, die linke Carotis communis, die linke Art. subclavia und die kleineren Arterienäste), ungefähr dem Querschnitt der Gefäße, welche das Blut in den Aortenbogen führen (Aorta ascendens und Ductus arteriosus). Mit Verschluß des Ductus arteriosus verringert sich der Querschnitt des Zustromes zum Aortenbogen plötzlich nahezu auf die Hälfte von dem Querschnitt der Gefäße, in welche das Blut vom Bogen abfließt. Erst zur Reifezeit wird der Querschnitt der zuführenden Gefäße wieder gleich dem Querschnitt der vom Bogen wegführenden Gefäße. Beim Fetus somit die kranialen Körperabschnitte besonders reichlich mit Blut versorgt, wodurch das rasche Wachstum des Schädels vor der Geburt erklärt ist.

Die Entwicklung der Aorta abdominalis weist ebenfalls Besonderheiten auf. Der Querschnitt dieses Gefäßes ist beim Neugeborenen 16,5 mm^2, beim Erwachsenen etwa 80 mm^2 oder 5mal so groß wie beim Neugeborenen. Während dieser Zeit verdreißigfacht sich jedoch das Volumen des Körperabschnittes, der von diesem Gefäße versorgt wird. Es ist daher der Querschnitt der Aorta abdominalis beim Neugeborenen relativ 6 mal so groß als nach der Pubertät. Der Verschluß der Nabelarterien wirkt auf die Bauchaorta ebenso wie die Amputation einer Gliedmaße auf den Arterienstamm wirkt, der dieses Glied versorgt, und in der frühen Kindheit unterliegt das Gefäß tatsächlich einer Verkleinerung seines Kalibers um den 4. Teil. Erst im 2. Lebensjahr erreicht die Aorta abdominalis wieder ihr ursprüngliches Kaliber. Während der Querschnitt der aufsteigenden Aorta nach der Geburt beträchtlich kleiner ist als der der Gefäße, welche sie versorgt, ist die Bauchaorta bedeutend weiter als die Summe ihrer Äste. Dieser Unterschied bleibt in gewissem Ausmaße während der Kindheit und Reifezeit bestehen, ist jedoch am ausgeprägtesten im frühen Kindesalter.

Damit wird wiederum der unteren Extremität die reichliche Blutversorgung gewährleistet, welche die Voraussetzung für das rasche Wachstum der Beine während der Kindheit ist.

Das Wachstum der großen Arterien ist nach der Geburt durch die progressive Zunahme der Anzahl und der Dicke der elastischen Fasern und des Bindegewebes charakterisiert. Das Wachstum der Muskelelemente steht hierbei dem der elastischen Gewebe bedeutend nach. Was die kleineren Arterien betrifft, so bleibt während des intrauterinen Lebens die Entwicklung der Gefäße der oberen Extremität und gar erst die der unteren Extremität hinter denen des Schädels (relativ) zurück, sowohl was die Dicke der Wand und die Entwicklung der elastischen Elemente in ihr, als auch was das Lumen anlangt. Schon im 1. Jahr nach der Geburt beginnt dieser Vorsprung sich rasch auszugleichen und die Femoralis z. B. weist nun ein stärkeres Wachstum auf, so daß sich die Verhältnisse denen beim Erwachsenen nähern. Die Arterien des Schädels (Carotis comm., Vertebralis) und die Subclavia sind beim Kleinkind relativ weit, beim Erwachsenen wird ihr Lumen relativ enger. Die im frühen Kindesalter verhältnismäßig engen Iliacae comm. vergrößern später ihr Kaliber. Die Arteria pulmonalis ist sowohl während des ganzen intrauterinen Lebens als auch während der ganzen Kindheit (wie später beim Erwachsenen mittleren Alters) absolut breiter als die Aorta. Die größeren Arterienstämme, welche Kopf, Nacken und Extremitäten versorgen, verbreitern sich entsprechend der Größenzunahme dieser Körperteile, jedoch ist diese Relation nicht immer exakt. So vergrößert sich nach THOMA der Querschnitt der beiden Carotides communes von der Geburt bis zur Mitte des 3. Dezenniums um das 5fache, ebenso wie das Volumen von Kopf und Nacken 5mal so groß wird; andererseits aber vergrößert sich die linke Subclavia nur auf das 7fache, während das Volumen der linken oberen Extremität nahezu auf das 16fache anwächst.

Über das Längenwachstum der Arterien ist nahezu nichts bekannt. Einige Beobachtungen von SCHWALBE ergeben, daß die absolute Länge der Aorta sich von der Geburt bis zur Reifezeit verdreifacht. Der untere Teil der Bauchaorta wächst wahrscheinlich etwas stärker als der übrige Teil des Gefäßes.

Während der Fetalzeit geht das Dickenwachstum der Arterienwände fast ausschließlich in der Schicht der Tunica media und externa vor sich, während die Intima meist vom 4. Fetalmonat an bis zur Geburt unverändert bleibt. Nach der Geburt jedoch wächst die Intima viel stärker als die Media. Nach ASCHOFF und nach GRÜNDSTEIN verdoppelt sich die Media der Carotis communis von der Geburt bis zur Reife und die Media der Aorta wird mehr als 3 mal so dick. Während derselben Zeit verstärkt sich die Intima der Carotis um das 6fache und die Intima der Aorta um mehr als das 10fache. Der größte Teil des Wachstums der Media spielt sich vor Eintritt der Pubertät ab. Manchmal wird ein beträchtliches Wachstum der Intima schon im 5. Lebensjahr beobachtet.

Während die absolute Dicke der Arterienwandungen im Laufe der Kindheit beträchtlich zunimmt, verringert sich die Wanddicke im Verhältnis zum Durchmesser des Gefäßlumens beständig.

Das Venensystem ist in der Kindheit im ganzen weniger entwickelt als im späteren Leben. Das Venensystem soll in der Kindheit dieselbe Kapazität haben als das Arteriensystem, d. h. die Venen haben dieselbe Weite wie die Arterien, während die Kapazität bzw. das Lumen des Venensystems beim Erwachsenen doppelt so groß ist als die des Arteriensystems. SCAMMON konnte diese Behauptung jedoch nicht bestätigen. Die schmäleren Venen des Kindes verlaufen gerader als beim Erwachsenen. Angeblich findet um die Pubertät ein bemerkenswertes Wachstum der Venen statt. Die Wände der kindlichen Venen können stärkeren Widerstand leisten als beim Erwachsenen.

Der Embryonalkreislauf.

Solange die Fruchtanlage noch keine eigenen Blutgefäße besitzt, erfolgt die Ernährung durch Saftströmung. Flüssige Stoffe, welche bei der Auflösung der mütterlichen Schleimhautsubstanz durch das sich einnistende Ei entstehen, dringen in die Keimblase hinein und werden zum Aufbau der Gewebe verwendet. Die ersten Blutgefäße setzen den Embryo mit der Dotterblase in Verbindung und gestatten ihm, das hier aufgespeicherte Nährmaterial in sich aufzunehmen. Dieser sogenannte erste oder Dotterkreislauf bildet für die von der Mutter getrennten Früchte der eierlegenden Tiere die Hauptnahrungsquelle während ihrer ganzen Entwicklung.

Bei den Säugern verliert der Dotterkreislauf bald seine Bedeutung. Der Fetus erhält eine sehr viel ergiebigere Bezugsquelle, indem er sich durch die Allantoisgefäße direkt mit dem Chorion und der Uterusschleimhaut in Verbindung setzt. Beim Menschen besteht bereits in der 2. Woche der Entwicklung neben dem Dotterkreislauf der Allantois- oder Chorionkreislauf.

Während der Dotterkreislauf eingeht, entwickelt sich der Chorionkreislauf weiter und wird mit der Ausbildung der Placenta vom Ende des 2. Monats an zum Placentarkreislauf.

Das in der Placenta oxydierte und mit Nährstoffen beladene fetale Blut wird von den Wurzeln der Vena umbilicalis gesammelt und durch dieses mächtige Gefäß des Nabelstranges dem Fetus zugeführt. Nachdem die Nabelvene den Nabelstrang passiert hat, wendet sie sich zur unteren Fläche der Leber und gibt hier im Sinus longitudinalis sinister mehrere Äste ab, die teils direkt, teils nach Anastomose mit der Vena portae ins Leberparenchym eindringen. Die gerade Fortsetzung der Nabelvene verläuft als Ductus venosus Arantii zur unteren Hohlvene. Entsprechend dieser Gefäßanordnung strömt ein Teil des Nabelvenenblutes zur Leber, der andere Teil ergießt sich in die untere Hohlvene und wird durch diese (vermischt mit dem venösen Blute der unteren Körperhälfte und der kurz vor dem Herzen noch einmündenden Lebervenen) dem Herzen zugeführt.

Während sich bekanntlich im späteren Leben das Blut der unteren Hohlvene in den rechten Vorhof ergießt, bestehen am fetalen Herzen Vorrichtungen, die dafür sorgen, daß das Blut der unteren Hohlvene fast vollständig in den linken Vorhof gelangt. Die Einmündungsstelle der Vena cava inferior besitzt nämlich an ihrem rechten Seitenrand eine vorspringende Klappe, welche den Blutstrom durch das Foramen ovale in die linke Vorkammer ableitet.

Die Zufuhr, welche der linke Vorhof außerdem noch von den Lungenvenen erhält, fällt bei der Kleinheit dieser Gefäße nicht ins Gewicht. Der rechte Vorhof wird von der Cava superior gespeist.

Wenn die beiden Vorhöfe ihr Blut in die Ventrikel entleeren, erhält demnach der linke Ventrikel vorwiegend das arterialisierte Blut der Cava inferior, der rechte Ventrikel das venöse Blut der Cava superior.

Durch die Systole des Herzens wird das Blut aus den Ventrikeln in die Arterien getrieben und in folgender Weise im Körper des Fetus verteilt: Der arterielle Inhalt des linken Ventrikels gelangt durch die Aorta ascendens in die großen Gefäßstämme (Anonyma, Carotis und Subclavia sin.), welche die obere Körperhälfte versorgen. Der Überschuß fließt in die Aorta descendens ab. Der venöse Inhalt des rechten Ventrikels wird in den Stamm der Arteria pulmonalis getrieben. Ihre beiden Äste, die noch wenig entwickelt sind, können nur einen kleinen Teil des Blutes aufnehmen, der größere Teil gelangt durch ein weites Abzugsrohr, den Ductus Botalli, in die absteigende Aorta, deren Blut also von der Einmündungsstelle des Ductus Botalli ab stark mit dem venösen Inhalt des rechten Ventrikels gemischt ist. Die Aorta descendens versorgt die untere Körperhälfte und schickt durch die beiden Nabelarterien, welche aus der Hypogastrica jederseits entspringen und zu den Seiten der Blase an der vorderen Bauchwand zum Nabelring aufsteigen, einen ansehnlichen Teil des Fetalblutes zur Auffrischung in die Placenta zurück.

Im Körper des Fetus kreist also kein rein arterielles Blut wie beim Erwachsenen. Kein Teil der Frucht enthält das arterielle Blut so wie es die Nabelvene aus der Placenta bringt. Am besten ist die Leber daran, welche das arterielle Blut nur mit dem der Pfortader vermischt bekommt. Das Blut der Vena cava inferior und des linken Ventrikels ist durch den Zutritt des venösen Blutes der unteren Körperhälfte, der Leber- und Lungenvenen bereits stärker vermischt. Noch mehr venös ist das Blut der Aorta descendens infolge des Zuflusses aus dem Ductus Botalli. Fast rein venöses Blut erhalten die Lungen aus dem rechten Ventrikel.

Dieser Art von Blutverteilung entspricht das rasche Wachstum, welches die durch arterielles Blut besser versorgte obere Körperhälfte und die Leber während der ersten Schwangerschaftshälfte erfahren. In den späteren Monaten ändern sich diese Verhältnisse zugunsten der unteren Körperhälfte und der Lungen, indem die Ausmündungsstelle der Vena cava infer. im Vorhof mehr nach rechts rückt und einen Teil ihres arteriellen Blutes in den rechten Vorhof ergießt. Hierdurch erhält das Blut des rechten Ventrikels und der von da aus gespeisten Arterien eine arterielle Beimischung, die den Lungen und durch den Ductus Botalli auch der unteren Körperhälfte zugute kommt.

Alles was der Fetus für seinen Stoffwechsel braucht, wird ihm mit dem Nabelvenenblut aus der Placenta zugeführt, die Lunge und Darm (bzw. auch die Niere) ersetzt, Atmungs- und Ernährungsorgan zugleich ist.

Der Gasaustausch — die Atmung — findet statt, während das kindliche Blut das oberflächliche Capillarnetz der Chorionzotten durchströmt und von dem mütterlichen Blut der intervillösen Räume nur durch die dünne Gefäßwand und das Epithel der Zotten getrennt ist. Das kindliche Blut gibt die Kohlensäure ab und nimmt den locker gebundenen Sauerstoff aus dem mütterlichen Blute auf. Nahezu mit Sauerstoff gesättigt verläßt es die Placenta und besitzt dementsprechend in der Nabelvene ein hellrotes arterielles Aussehen.

Der *Ductus Botalli* geht fast immer von der Teilungsstelle der Pulmonalis ab. Die Einmündung in die Aorta liegt etwas unterhalb der Austrittsstelle der Art. subclavia sin. Die Klappe an der Eintrittsstelle in die Aorta wird nicht in allen Fällen beobachtet. Diese „Klappe" setzt sich aus den Wandungen des Ductus und der Aorta zusammen, die unter spitzem Winkel aufeinanderstoßen. Die verschiedene Größe dieses Vorsprungs, sowie der Umstand, daß er nicht konstant zu treffen ist, lassen an seiner Zweckmäßigkeit zweifeln.

Einige Tage nach der Geburt beginnt der Ductus Botalli sowohl der Länge als der Dicke nach sich zu verkleinern. Nach Beendigung des Obliterationsvorganges verwandelt er sich in das Ligamentum arterios. magnum. Im Ductus überwiegen die Muskelelemente, das elastische Gewebe ist relativ schwach entwickelt;

Bindegewebswucherungen der Intima sind noch vor der Geburt des Kindes wahrzunehmen.

GUNDOBIN fand ungefähr in der Hälfte der Fälle eine frühzeitige Obliteration des Ductus Botalli im Alter zwischen 30 und 60 Tagen. Nach dem 4. Monat war der Ductus stets geschlossen.

Der *Ductus Arantii* liegt in der linken hinteren Längsfurche der Leber; er geht von der Nabelvene ab, nachdem diese in die Querfurche der Leber getreten ist. Während des intrauterinen Lebens fließt in diesem Gefäßabschnitt das Blut aus der Placenta zur Pfortader; nach der Geburt obliteriert er aber nicht gleich und stellt für eine Zeitlang einen Zweig der Vena portae dar. Es ist dies nach HYRTL der einzige Fall, wo der Blutstrom in einem und demselben Gefäß seine Richtung ändert.

Meistens mündet der Ductus Arantii in die untere Hohlvene, in einigen Fällen in die linke Lebervene.

Der Ductus Arantii des Neugeborenen ist mit seinen dünnen Wandungen einem venösen Gefäß ähnlich. Nach der Geburt nimmt die Breite des Ductus ab, seine Länge aber zu. Mit Beendigung des Obliterationsvorganges verwandelt sich der Ductus Arantii in das Lig. ductus venosi.

Die Angaben über den Zeitpunkt der Obliteration des Ductus Arantii sind sehr verschieden. Der mit Endothel- und Bindegewebswucherungen beginnende Obliterationsprozeß ist schon beim 2 tägigen Kinde wahrnehmbar. Eine vollständige Obliteration kann man nach GUNDOBIN nicht vor der 6. Woche beobachten.

Das *Foramen ovale* stellt eine Öffnung im Septum zwischen den beiden Vorhöfen dar. Diese Öffnung hat einen halbrunden Rand, von dem 2 Lamellen ausgehen, welche die Valvula foraminis ovalis bilden und die einen schmalen Spalt für den Durchfluß des Blutes freilassen. Nach der Geburt kollabiert diese Öffnung und das gesamte Blut der unteren Hohlvene tritt ausschließlich in den rechten Vorhof.

Die Membrandicke der Klappe ist bei Säuglingen gering, bei älteren Kindern nimmt sie zu, jedoch nicht proportional dem Alter, sondern eher in Abhängigkeit von der Größe des Foramen ovale; je breiter das letztere, desto geringer ist die Dicke der Klappe und umgekehrt.

Ein endgültiger Verschluß des Foramen ovale — d. h. der Zeitpunkt, in dem keine sichtbare Spalte mehr vorhanden ist — wurde zuerst bei einem Kinde von 40 Tagen konstatiert; die Mehrzahl der Fälle von endgültigem Verschluß des Foramen ovale kommen auf das Alter von 5—7 Monaten. Es wurde jedoch häufig ein Offenbleiben des Foramen ovale auch an Leichen Erwachsener gefunden.

Die Klappe des Foramen ovale unterscheidet sich beim Neugeborenen von der des Erwachsenen, abgesehen von der schwächeren Entwicklung der Muskeln, durch ihre größere Länge, durch den zartfaserigen Charakter ihres Bindegewebes, sowie durch die schwache Entwicklung von elastischen Fasern. Bei einem 4 Monate alten Kinde unterscheidet sich die Klappe nur mehr wenig von der eines Erwachsenen.

Die praktische Bedeutung eines offen gebliebenen Foramen ovale ist sehr gering, da selbst größere Öffnungen im Septum während des Lebens keine besonderen Störungen der Herztätigkeit hervorrufen. Je geringer die Größe des Foramen ovale ist, desto weniger wahrscheinlich ist es, daß das Foramen offen bleibt (GUNDOBIN).

Die Anatomie und Physiologie der Milz.

Das Gewicht und die Dimensionen der Milz sind bei der Geburt wie auch im ganzen späteren Leben sehr variabel. Das Gewicht beträgt bei Neugeborenen im Durchschnitt 13,5 g, es schwankt jedoch zwischen 5 und 20 g auch bei strengster Ausschließung von Lues congenita. Die Milz verdoppelt ihr Gewicht annähernd während des 1. Lebensjahres und verdreifacht es bis zum 3. Jahre; darnach geht das Wachstum langsamer vor sich. Insgesamt nimmt das Gewicht der Milz bis zur Reifezeit um das 12fache zu, oder um etwas mehr als die Hälfte im Verhältnis zum Gesamtmassenanwuchs des Körpers.

Der obere Rand der Milz liegt nach den Untersuchungen FLEURYs beim Neugeborenen meist im Niveau der 8. Rippe, er kann aber auch an der 7. oder 9. Rippe zu finden sein. Der untere Rand liegt gewöhnlich in der Höhe der 11. Rippe, manchmal aber auch bei der 10. Rippe oder auch in Nabelhöhe. Nach MACÈ ist die Milz bei 6% gesunder Neugeborener unter dem Rippenbogen zu tasten.

MALPIGHIsche Körperchen entwickeln sich in der 2. Hälfte der Fetalzeit. Beim Neugeborenen haben sie ziemlich die gleiche Struktur wie im späteren Leben. Sie machen einen größeren Anteil der

Milzmasse aus und liegen näher beieinander. Die Retikulumfasern der Milz unterscheiden sich nicht viel von denen bei Erwachsenen. Elastische Fasern finden sich schon im 6. Fetalmonat in der Milz.

Akzessorische Milzen sind bei jungen Kindern sehr häufig; sie sollen bei Neugeborenen und Säuglingen häufiger sein als in der späteren Kindheit (14—25%). Ihre Größe schwankt zwischen Hanfkorn und Haselnußgröße. Es wurden in vereinzelten Fällen bis zu 40 Nebenmilzen gefunden (OTTO).

Die Milz hat im Kindesalter die Gestalt zweier dreieckiger Pyramiden, die mit ihrer Basis aneinander stoßen. Die Konsistenz der Milz ist in normalem Zustande ziemlich fest.

Die Milz ist beim Säugling vom linken Leberlappen, vom Fundus des Magens und vom Colon transversum bedeckt, was beim Erwachsenen nach GRANCHER, SAPPEY und GERHARDT sehr selten vorkommt.

Die Milz hat im Organismus verschiedene Funktionen zu erfüllen. Als Hauptfunktion der Milz gilt die Blutbildung. Es wird angenommen, daß in den ersten 2 Monaten des fetalen Lebens die Leber die Hauptrolle bei der Blutbildung spielt. Vom 3. Monat ab wird diese Rolle allmählich von der Milz übernommen, in der die Anzahl der roten Blutkörperchen zuzunehmen beginnt, während sie in der Leber kleiner wird (FOA, SALVINI). Daß in der Milz weiße Blutkörperchen gebildet werden gilt als unbestritten; auch die Bildung von roten Blutkörperchen in der Milz wird von vielen Autoren als Tatsache betrachtet. Endlich ist die Milz auch noch die Stätte, in der die roten Blutkörperchen zerstört werden. Die physiologische Bedeutung der Milz für den Organismus ist indessen keine erstrangige: das Leben kann auch nach Entfernung dieses Organes fortdauern, wobei seine Funktionen vom Knochenmark und den Lymphdrüsen übernommen werden.

Kernhaltige rote Blutkörperchen kommen nur im Milzsaft von Feten vor, sie verschwinden bereits in der ersten Zeit nach der Geburt.

Krankhafte Veränderungen der Milz werden im Kindesalter häufiger als beim Erwachsenen beobachtet.

Die Depotfunktion der Milz.

Es gibt nach den Feststellungen von BARCROFT im Organismus zweierlei Blutmengen, ein im Kreislauf zirkulierendes und ein deponiertes Blut. Das zirkulierende Blut tritt mit dem Stoffwechsel und mit den Atemgasen in unmittelbare Beziehung, während die deponierte Blutmenge durch irgendwelche Vorrichtungen zeitweilig vom freien Kreislauf ausgeschlossen ist. Ebenso wie es Kohlehydrat- oder Fettdepots gibt, kommen im Körper auch Blutreserven vor, die manchmal in Anspruch genommen werden, bei anderen Gelegenheiten aber wieder außerhalb des allgemeinen Kreislaufs zu stehen kommen. Ob das Vollblut oder vorwiegend die zelligen Elemente in diesen Depots zurückgehalten werden, ist noch nicht genug erforscht. Als *eine* Ablagerungsstätte für momentan nicht zirkulierendes Blut ist die Milz erwiesen worden. Nach der Meinung von EPPINGER gibt es aber im Körper wahrscheinlich noch andere Gebiete, wo es zu einer Deponierung von Blut kommen kann.

Bis jetzt sind zwei physiologische Faktoren bekannt, welche auf die zirkulierende Blutmenge einen Einfluß ausüben; es ist dies die Muskeltätigkeit und die Außentemperatur. Bei jeder größeren Muskelanstrengung und bei jeder Zunahme der Umgebungstemperatur wird, wie sich feststellen läßt, die Milz kleiner und gleichzeitig die Blutmenge im Kreislauf größer. Während der Arbeit werden in der Milz gleichsam Türen geöffnet, durch welche das Blut aus der Milz heraus-, aber auch in sie hineinströmen kann. Der Abstrom ist jedoch in seinem Ausmaß ausgiebiger, so daß es eben zur Verkleinerung des Organs kommt. Man kann sich die Vorrichtungen, welche das Blut gegebenen Falls in der Milz zurückhalten, vielleicht ähnlich vorstellen, wie sie von PICK und MAUTNER für die Leber angenommen wurden, wo der reguläre Abfluß des Blutes möglicherweise durch einen Klappenmechanismus gebremst werden kann.

Der arterielle Blutdruck scheint mit der zirkulierenden Blutmenge in Zusammenhang zu stehen; aus den Untersuchungen EPPINGERs geht hervor, daß fast alles, was den Blutdruck in die Höhe treibt, auch das zirkulierende Blutquantum vermehrt.

Das Blut.
Die Blutbildung.
Im Embryo entstehen die ersten roten Blutkörperchen in den sogenannten Blutinseln der Gefäßwand in den verschiedensten Gefäßen des Organismus, als Abkömmlinge des mittleren Keimblattes. Im weiteren Verlauf wird die Bildung der Erythrocyten auf die Gefäße bestimmter Organe beschränkt. Diese Organe sind die Leber, später die Milz, die Lymphdrüsen und endlich das rote Knochenmark. In der späteren Zeit der Embryonalentwicklung ist schon das Knochenmark (neben der weniger wichtigen Milz) das hauptsächlichste Blutbildungsorgan. Nach der Geburt werden die roten Blutkörperchen nur mehr in besonderen blutbildenden Organen gebildet, beim Menschen allein im Knochenmark.

Bei der Geburt enthalten alle Knochen rotes Mark, im Verlauf des Wachstums wird dieses jedoch allmählich durch gelbes Fettmark ersetzt, so daß sich nach Abschluß des Wachstums nur mehr in den platten und kurzen Knochen des Schädels und Rumpfes (Rippen und Wirbelkörper) rotes blutbildendes Mark findet; die langen Röhrenknochen der Gliedmaßen enthalten entweder überhaupt nur Fettmark, oder es findet sich allein in den oberen Teilen des Oberschenkels und Oberarmknochens rotes Mark. Bei lebhafter Neubildung des Blutes kann sich das Fettmark wieder in rotes verwandeln und zwar von dem oberen Ende an abwärts selbst durch alle Knochen der Gliedmaßen hindurch. Unter krankhaften Verhältnissen können auch Milz und Leber anfangen sich an der Blutneubildung zu beteiligen. Diesen Vorgang, d. h. diese Reaktivierung blutbildenden Gewebes an Stellen, die im embryonalen Leben der (Myelo- und) Erythropoese gedient hatten, nennt man myeloische Metaplasie. Sie ist im frühen Kindesalter nicht selten und betrifft neben der Leber und Milz auch die Lymphdrüsen, die Thymus und die Niere.' Solche extramedulläre Blutbildung findet man im Kindesalter vor allem bei Infektionen, besonders bei kongenitaler

Lues, sowie bei vielen schweren Anämien und bei der Leukämie. Auch vorzeitige rezessive Veränderungen sind im Kindesalter unter pathologischen Umständen häufig anzutreffen.

Während die weißen Blutkörperchen aktiv aus den blutbildenden Parenchymen ins strömende Blut wandern, gelangen die roten Blutzellen passiv durch Einbruch des Blutherdes nach Ausreifung der Zellen dort hinein.

Die roten Blutkörperchen des jungen Embryos sind stets kernhaltig (Erythroblasten); sie sind einerseits durch Zellteilung aus anderen Erythroblasten, also aus anderen schon hämoglobinhaltigen Zellen entstanden, oder sie sind aus farblosen Mutterzellen hervorgegangen, welche sich in farbstoffhaltige umwandeln. Im Verlauf des Embryonallebens wird die Zahl der kernhaltigen Erythrocyten im strömenden Blut immer geringer und zur Zeit der Geburt trifft man dort normalerweise fast keine oder nur sehr wenige kernhaltige Erythrocyten mehr an. Die Umwandlung der kernhaltigen Erythroblasten in die kernlosen Erythrocyten geht in der Weise vor sich, daß entweder der Kern in der Zelle aufgelöst wird oder, nach der Ansicht anderer Forscher, daß der Kern aus der Zelle austritt.

Da die fertigen roten Blutkörperchen keinen Kern besitzen, so können sie sich auch nicht vermehren; sie gehen nach einiger Zeit zugrunde und werden durch andere im Knochenmark neugebildete Zellen ersetzt. Der Abbau erfolgt vor allem in der Milz und in den lymphoiden Organen; hier finden sich Zellen, welche Blutkörperchen oder Pigmentreste enthalten. Auch die Leber ist am Abbau der Erythrocyten beteiligt, da der Gallenfarbstoff sich vom Blutfarbstoff ableitet.

Die Bluterneuerung.

Über die Geschwindigkeit der Bluterneuerung oder der Blutmauserung, wie sie oft genannt wird, gibt die Untersuchung der Bilirubinbildung, bzw. die quantitative Feststellung der Umwandlungsprodukte des Bilirubins Auskunft. Man kann leicht den Abbau der Erythrocyten verfolgen, weil sie ein charakteristisches Innengerüst, das Hämatin besitzen, das bei der chemischen Aufspaltung im Körper nur wenig verändert wird. Zwischen dem Hämatin, dem eigentlichen Farbstoffkomplex des Hämoglobins, und dem Bilirubin scheint ein inniger Zusammenhang zu bestehen insofern, als aus einem Molekül Hämatin ein Molekül Bilirubin entsteht; durch Bestimmung der täglich zur Ausscheidung gelangenden Gallenfarbstoffmenge läßt sich die Menge des täglich zerstörten Hämoglobins annähernd feststellen. Nach solchen Beobachtungen wurde die Lebensdauer der kernlosen zirkulierenden Erythrocyten auf ungefähr 4 Wochen geschätzt, oder mit anderen Worten die Bluterneuerung vollzieht sich innerhalb dieser Zeit. Von anderer Seite wurde diese Annahme als zu niedrig angesehen und RUBNER glaubt, daß die Lebensdauer der fertigen Erythrocyten mindestens 2—3 Monate betrage.

Bei der klinischen Beurteilung der Geschwindigkeit des Blutzerfalles richtet man sich nach der Menge der Umwandlungsprodukte des Hämatins bzw. Bilirubins im Darm und im Harn. Im Dünndarm wird das Bilirubin weder verändert noch resorbiert. Erst im Dickdarm wird es durch die Wirksamkeit von Bakterien in Urobilin umgewandelt. Die Umwandlung des Bilirubins im Stuhl ist zwar keine einheitliche und nur etwa $3/4$—$4/5$ des Stuhlurobilinogens sind greifbar, da ein gewisser Anteil des Stuhlurobilinogens im Darm rückresorbiert wird, immerhin gibt die Menge des Stuhlurobilinogens ein annähernd zutreffendes Bild vom Ausmaß der Bluterneuerung. Auch die Farbe des Duodenalsaftes und die Verfärbung des Serums kann ein allerdings sehr grobes Maß des Blutwechsels abgeben. OPITZ und CHOREMIS schätzen auf Grund der täglichen *Bilirubinausscheidung* die Lebensdauer der Erythrocyten auf ungefähr 140 Tage, eine Zahl, die viel höher ist als die oben angegebenen Werte. Andere Untersuchungen und Erwägungen wieder (Schätzung der Erythroblastmitosen im Knochenmark) führten DEKHUYZEN zu der Auffassung, daß die Lebensdauer der roten Blutkörperchen mehrere hundert Tage betrage.

Unter gewissen Voraussetzungen kann auch die Urobilinurie wichtige Anhaltspunkte gewähren; sicher ist die Urobilinurie auch von anderen Faktoren, insbesondere von der Beschaffenheit der Leber abhängig; wenn wir aber eine Schädigung der Leber ausschließen können, so ist eine vermehrte Ausscheidung dieses Farbstoffes durch den Harn meist ein Hinweis auf eine reichliche Anwesenheit von Urobilin im Stuhl.

Das Eisen des Hämatins geht in seiner Ausscheidung mit der Gallenfarbstoffausscheidung nicht parallel und ist nicht als Maß der Bluterneuerung zu verwerten.

Die Eisenbeschaffung des Fetus.

Über die Art und Weise, wie sich der Fetus das Eisen verschafft, welches er zum Aufbau des Hämoglobins seiner Erythrocyten benötigt, gibt eine Theorie von SCHICK Auskunft. Diese Theorie sucht gleichzeitig die Entstehung des Icterus neonatorum zu erklären. Der Embryo verwendet zu seiner eigenen Blutbildung das Eisen des mütterlichen Blutes. Die Choriumzotten der kindlichen bzw. fetalen Placenta tauchen in das mütterliche Blut der intervillösen Räume und Placentarhämatome ein und bauen rote Blutkörperchen der Mutter ab. Der eisenhältige Blutfarbstoff wird in die Nabelvene resorbiert und unter Mitwirkung der kindlichen Leber wird das eigene Hämoglobin fertiggestellt. Für die Theorie SCHICKs sprechen Untersuchungen von R. WAGNER, welcher in der Frühgeburtenplacenta Eisen in viel größerer Konzentration fand als in der reifen Placenta. Wegen der zu früh erfolgten Unterbrechung der Eisenzufuhr werden Frühgeburten leicht anämisch, da ihr Vorrat an Eisen naturgemäß geringer ist als beim reifen Neugeborenen.

Das Eisendepot des Säuglings.

Der Säugling hat zur Zeit der Geburt abgesehen vom Hämoglobin des Blutes einen Vorrat von Eisen angesammelt, der vorwiegend in der Leber abgelagert ist und dessen Großteil während der Saugperiode zur Bildung von Hämoglobin verwendet wird. Dieser Vorrat wird, wie erwähnt, in nennenswertem Ausmaß erst in den letzten Fetalmonaten angelegt und entstammt dem mütterlichen Blute. Es mag aber in den ersten Tagen nach der Geburt noch eine gewisse Menge von Eisen dem Depot zugeführt werden und zwar Eisen, welches aus kindlichen Erythrocyten bezogen wurde. Da während der Fetalzeit nicht nur der Embryo, sondern auch die Placenta fetalis mit kindlichem Blut versorgt werden mußte, ist die Blutmenge des Kindes vor der Geburt größer als es nach der Geburt nötig ist. Ein Teil des Placentarblutes findet nach der Abnabelung sicher in bisher ruhenden Organen, z.B. in der Lunge des Kindes, seine Unterkunft, ein anderer Teil bleibt aber überschüssig und verursacht die Plethora bzw. Polyglobulie des Neugeborenen. Die überzähligen Blutkörperchen werden bald abgebaut und daraus freiwerdendes Eisen wird wahrscheinlich in die Eisendepots des jungen Säuglings abgeliefert.

Da sowohl die Mutter- wie die Kuhmilch außerordentlich eisenarm sind, muß der Säugling aus diesem Depot schöpfen und sein Auslangen finden, bis er zu eisenreicher gemischter Kost kommt. Während der Saugperiode tritt eine relative Hämoglobinverarmung des Organismus ein; diese Verarmung ist sowohl bei der Bestimmung der relativen Hämoglobinmenge im Verhältnis zum Körpergewicht, als auch durch die übliche kolorimetrische Bestimmung festzustellen. Bei Erschöpfung des Eisendepots und bei weiterer eisenarmer Ernährung soll sich nun die Säuglingsanämie entwickeln. Daß aber der Eisenmangel der Nahrung nicht immer allein für das Auftreten der Säuglingsanämie bzw. der physiologischen geringen Hämoglobinwerte in den ersten Lebensmonaten verantwortlich zu machen ist, geht aus dem Verhalten der Frühgeburtenanämie hervor. Wie gesagt, wird die Hauptmenge des Eisens erst in der letzten Fetalzeit gesammelt und damit wird es klar, daß bei Frühgeburten das Eisendepot viel früher erschöpft wird und zwar schon zu einer Zeit, wo ausschließliche Milchnahrung noch die Regel bildet. Prophylaktische Eisenzufuhr kann nun das Auftreten dieser Anämie meist nicht verhindern bzw. die Eisenbilanz positiv machen, woraus hervorgeht, daß bei der Frühgeburt nicht der Eisenmangel allein die Ursache der Blutarmut ist, sondern außerdem noch andere Faktoren beteiligt sind, etwa eine Funktionsschwäche des roten Knochenmarkes und eine herabgesetzte Fähigkeit der Leber das Eisen zu fixieren.

Die Blutmenge.

Bei der Blutmengenbestimmung spielt die angewendete Methode eine große Rolle. Man erhält verschiedene Werte je nachdem ob man nur die zirkulierende Blutmenge oder auch das deponierte Blut erfaßt, ob man lediglich das Hämoglobin der kreisenden Erythrocyten oder auch das Vorratshämoglobin in den hämatopoetischen Organen bestimmt. Die zweckmäßigste Methode, welche wir derzeit besitzen, ist die getrennte Ermittlung der (zirkulierenden) Plasmamenge mittels der Farbstoffmethode und der Erythrocytenmenge mittels der Kohlenoxydmethode. Beim Erwachsenen beträgt die Blutmenge pro Kilogramm Körpergewicht durchschnittlich 83 cm³, und zwar entfallen davon 52,1 cm³ auf das Plasma und 30,9 cm³ auf die roten Blutkörperchen (SMITH, BELT, ARNOLD und CARRIER). Beim Säugling ist Plasma- und Blutmenge auf das Körpergewicht bezogen bedeutend größer als beim erwachsenen Menschen. LUCAS und DEARING fanden bei Kindern im Alter von 15 Tagen bis zu einem Jahr durchschnittlich 69,4 cm³ für die Plasmamenge und 109,0 cm³ für die Blutmenge. Ähnlich sind die Werte von BAKWIN und RIVKIN, welche das Plasma mit ungefähr 61,0 cm³ und die Blutmenge mit 101,0 cm³ bestimmten. Eine Beziehung zur Körperoberfläche konnte nicht festgestellt werden. BAKWIN und RIVKIN setzten die Blutmenge zu der nach der Formel von DUBOIS berechneten Körperoberfläche in Beziehung und erhielten auf diese Weise beim Säugling auf 1 m² den Wert von 1,7 l Blut, während KEITH beim Erwachsenen feststellen konnte, daß hier auf 1 m² 3,12 l Blut entfallen. Kurz nach der Geburt ist das Verhältnis von Zellmenge zu Plasmamenge vorübergehend stark zugunsten der Zellen verschoben. LUCAS und DEARING fanden beim Neugeborenen durchschnittlich 59 cm³ Plasma pro Kilogramm Körpergewicht und 146 cm³ Blut. Diese Sonderstellung hat in den schon auf S. 178 erwähnten Verhältnissen ihren Grund: Der Fetus besitzt eine relativ größere Blutmenge als der Säugling, da er außer seinem Körper auch die Placenta mit Blut versorgen muß. Nach der Geburt kommt der größte Teil des Placentarblutes in das Gefäßsystem des Neugeborenen und der Neugeborene hat dadurch eine echte Plethora. Die Größe der überschüssigen Blutmenge hängt natürlich mit dem Zeitpunkt der Abnabelung zusammen. Ein Zeichen der Plethora des Neugeborenen ist die intensiv rote Färbung seiner Haut, das sogenannte Neugeborenenerythem, welches auf dem allgemeinen Blutreichtum und der starken Füllung der Hautgefäße (wie übrigens aller Blutgefäße) beruht. Diese Hyperämie der Hautgefäße ist vergleichbar mit der im späteren Leben z. B. bei Arbeit und bei Anwendung der Bauchpresse entstehenden Füllung der peripheren Gefäße, wo die Capillarschlingen ausgedehnt und mit Blutkörperchen vollgepfropft sind.

Die Plethora des Neugeborenen dauert nur kurze Zeit, da alsbald zuerst das überschüssige Blutplasma aus der Blutbahn entfernt wird, sodann auch die überschüssigen Blutzellen abgebaut werden, so daß nach einigen Tagen die Blutvermehrung wieder ganz geschwunden ist.

Die Blutvermehrung des Neugeborenen kommt deutlich zum Ausdruck, wenn man seine Blutmenge zum Körpergewicht in

Beziehung setzt, wie oben gezeigt wurde. Wenn man aber seine Blutmenge auf sein Körpergewicht zuzüglich des Gewichtes der Placenta berechnet, so ist sein relativer Blutgehalt kaum größer als beim Säugling.

Die oben angegebenen Zahlen zeigen also an, daß beim Kind etwa $1/9$ oder $1/10$ des Körpergewichtes Blut ist, während beim Erwachsenen nur $1/12$ von Blut gebildet wird.

Wenngleich andere Autoren bedeutend geringere Blutmengenwerte sowohl beim Erwachsenen als auch beim Kind gefunden haben, so geht doch aus allen Untersuchungen deutlich hervor, daß die Gesamtblutmenge im Kindesalter verhältnismäßig größer ist als beim Erwachsenen. E. MÜLLER fand beim Kind zwischen 6 und 16 Jahren die Blutmenge durchschnittlich $1/14{,}6$ des Körpergewichtes betragend, bei den jüngsten etwa $1/13$, bei den älteren etwa $1/16$. Beim Erwachsenen dagegen beträgt nach den älteren Untersuchungen von HALDANE und SMITH, sowie von PLESCH der Blutanteil ungefähr $1/18{,}3$ des Körpergewichtes. Während also nach diesen Zahlen beim Erwachsenen ungefähr 5,4% des Körpergewichtes Blut sind, ist beim Kind der Anteil 6,9%. Die relative Größe der kindlichen Blutmenge ist vielleicht ein Faktum, welches geeignet ist die physiologische Chloranämie zu kompensieren. Obwohl nämlich beim Kind die Hämoglobinmenge des einzelnen Blutkörperchens und damit die Sauerstoffkapazität geringer ist als beim Erwachsenen, so ergibt sich durch die größere relative Blutmenge ein Ausgleich in dem Sinne, daß im allgemeinen die an die Zellen herangebrachte Sauerstoffmenge annähernd gleichgroß wie beim Erwachsenen ist. Denn die Hämoglobinmenge des Gesamtblutes, berechnet auf Grund der FLEISCHL-MIESCHERschen Werte, beträgt 0,80% des Körpergewichtes und übersteigt damit den Wert beim Erwachsenen, der von PLESCH auf 0,70% geschätzt wurde.

Mit der Hämoglobinmenge in engster Beziehung steht die Sauerstoffkapazität des Blutes; sie kann aus dem Hämoglobingehalt berechnet werden; 1 g Hämoglobin bindet bei 0° C und 760 mm Hg Luftdruck immer gleichmäßig 1,34 cm^3 Sauerstoff (HOLLER). Besteht beispielsweise eine Hämoglobinverarmung des Blutes, so ist auch die Sauerstoffkapazität herabgesetzt. Da im frühen Kindesalter schon physiologischerweise das Blut weniger Hämoglobin enthält als beim Erwachsenen, so darf es nicht wunder nehmen, daß das kindliche Blut nur ein geringeres Quantum Sauerstoff zu binden vermag als das Blut des Erwachsenen. Während beim Mann 100 cm^3 Blut etwa 19,8 cm^3 Sauerstoff fixieren können, kann die gleiche Menge kindlichen Blutes nur etwa 15,6 cm^3 Sauerstoff absorbieren (E. MÜLLER).

Die Erythrocyten.

Kernhaltige rote Blutkörperchen sind als Reminiszenzen an die embryonale Erythropoese in den ersten Lebenstagen bei reifen Neugeborenen keine pathologische Erscheinung. Am ersten Lebenstag werden bei mehr als der Hälfte der Neugeborenen Erythroblasten gefunden. Ihre an sich geringe Zahl geht aber schon in den nächsten Tagen zurück, so daß sie in späteren Lebenswochen nur noch gelegentlich und vereinzelt gefunden werden.

Außer den Erythroblasten werden beim Neugeborenen noch andere Jugendformen der roten Blutkörperchen gefunden, Zellen mit basophilem (z. B. bei Giemsafärbung blauem) Protoplasma und mit retikulärer Struktur. In den ersten Tagen ziemlich zahlreich (in jedem Gesichtsfeld finden sich mehrere solcher Zellen) nehmen sie binnen 1—2 Wochen an Zahl rasch ab, um späterhin in ungefähr der gleichen Menge wie beim Erwachsenen angetroffen zu werden. Ob die von manchen Untersuchern beschriebene, im Verlauf des Säuglingsalters neuerlich auftretende stärkere Ausschwemmung solcher retikulo-filamentöser Formen ein prinzipieller Vorgang ist, ist noch unklar. Im Verlauf der Säuglingszeit ist die Zahl der polychromatischen Zellen oft sehr schwankend, mitunter erhöht im Vergleiche zum späteren Alter; insbesondere ist ihre Zahl bei allen jenen Prozessen, die mit einer Knochenmarksreizung einhergehen, stark erhöht. Das Schwanken der Polychromasie im Säuglingsalter ist ein Zeichen der erhöhten Labilität des hämatopoetischen Apparates und der leichten Ansprechbarkeit auf verschiedene Reize.

Bei frühgeborenen Kindern sind die Zeichen embryonaler Blutbildung selbstverständlich viel ausgeprägter und von längerer Dauer.

Auch Anisocytose und Poikilocytose ist in den allerersten Lebenstagen stets zu finden.

Hämoglobingehalt und Erythrocytenzahlen.

In den ersten Tagen nach der Geburt ist der Hämoglobingehalt, verglichen mit dem Werte gesunder Erwachsener, deutlich erhöht.

Einzelne Autoren berichten von Werten bis über 140% (SCHIFF); der durchschnittliche Hämoglobingehalt liegt ungefähr zwischen 110 und 130%. Etwa vom 4. Lebenstag an beginnt der Hämoglobingehalt zuerst rasch, dann langsam zu sinken und erreicht im 2. Lebenshalbjahre sein Minimum zwischen 60 und 80%; vom 2. Lebensjahr an steigt er ununterbrochen, um nach der Pubertät mit 15 oder 16 Jahren die bleibenden Werte des Erwachsenen (100%) zu erreichen.

Dem hohen Hämoglobingehalt entsprechend ist in den ersten Tagen nach der Geburt auch die Zahl der roten Blutkörperchen erhöht; am häufigsten werden Werte zwischen 6 und 7 Millionen gefunden. Gleichzeitig mit dem Abfall der Blutfarbstoffmenge nimmt auch die Zahl der Erythrocyten ab, um in den ersten Säuglingsmonaten bis zu Werten unter 4 Millionen herabzusteigen. In der späteren Säuglingszeit liegen die durchschnittlichen Zahlen zwischen 4 und 4,5 Millionen. In dieser Zeit ist auch der Färbeindex, d. h. der Hämoglobingehalt des einzelnen Blutkörperchens, deutlich herabgesetzt. Daß die Erythrocytenzahl weniger stark als die gesamte Hämoglobinmenge vermindert wird, scheint eine zweckmäßige Regulation zu sein; unter anderem hat sie den Vorteil, daß die gleiche Hämoglobinmenge ihre Funktion besser erfüllen kann, wenn sie auf eine größere Zahl von Blutkörperchen verteilt wird. Vom 2. Lebensjahr an steigt die Zahl der Erythrocyten langsam, um mit etwa 16 Jahren die Werte der Erwachsenen zwischen 4,5 und 5,5 Millionen zu erreichen.

Besser als der vergleichsweise Hämoglobinwert bezogen in Prozenten auf den normalen Erwachsenenwert ist die tatsächliche Hämoglobinmenge in Gramm gemessen zu verwerten. DRUCKER gibt an, daß diese Hämoglobinmenge 14 Tage nach der Geburt etwa 17 g (pro 100 cm^3 Blut) beträgt und dann im Laufe der nächsten 6 Wochen auf ungefähr 12 g vermindert wird. Am Ende des 1. Lebensjahres beträgt der Wert etwa 11 g, um dann im Laufe der Jahre langsam bis auf den Erwachsenenwert (12—14 g) anzusteigen. Diese Hämoglobinverminderung bedingt auch, daß die Fähigkeit des Blutes Sauerstoff aufzunehmen herabgesetzt ist.

Statt der Erythrocytenzahlen kann man auch die Werte für das Blutkörperchenvolumen, gewonnen durch Zentrifugieren in graduierten Röhren, verwenden. Beim Erwachsenen ist das Blutkörperchenvolumen ungefähr 43% der Blutmenge. DRUCKER findet in den ersten Lebenswochen höhere Volumina, nach 2 Wochen ungefähr 55%, nach 4 Wochen 47%; nach etwa 6 Wochen nur mehr gegen 42% und am Ende des 1. Lebensjahres ist der Wert auf etwa 38% abgesunken.

Die Labilität des kindlichen Blutsystems.

Anämischen Zuständen begegnen wir im Kindesalter außerordentlich häufig. Dieses häufige Vorkommen hat seinen Grund in der Labilität des kindlichen erythropoetischen Apparates. So sehen wir diesen schon auf Noxen reagieren, auf die das Blutsystem des Erwachsenen noch gar nicht anspricht. Dies gilt nicht nur bezüglich der Intensität der Schädigung, sondern auch in zeitlicher Hinsicht.

Der Blutstatus ist selbst beim gesunden jungen Säugling keine konstante Größe (OPITZ). Der Neugeborene weist Werte für Hämoglobin und Erythrocyten auf, die nicht unerheblich die normalen Zahlen für Erwachsene überschreiten. Sehr rasch tritt jedoch eine Verminderung ein, die sogar bis zu subnormalen Werten am Ende des ersten Trimenons führt. In besonders ausgesprochener Weise zeigt sich diese Erythrocytenverminderung bei sehr schwächlichen und vor allem zu früh geborenen Säuglingen, so daß man hier geradezu von einer physiologischen Anämie der Frühgeburten spricht. Auch in morphologischer Hinsicht tritt diese Labilität des Blutapparates in Erscheinung. Während beim gesunden älteren Kinde oder beim Erwachsenen die Größe der einzelnen Erythrocyten gleich ist, kann man während des ganzen Säuglingsalters auch normalerweise eine leichte Anisocytose beobachten. Ebenso findet man, wie erwähnt, selbst bei gesunden Individuen unreife Zellen des roten (und weißen) Systems in den ersten Lebenstagen und Wochen nicht selten, mitunter sogar noch in den späteren Monaten. Schon ein geringfügiger pathologischer Reiz, wie er z. B. durch einen Infekt oder durch einen chronischen Darmkatarrh gesetzt wird, kann genügen um die unreifen Zellformen in mehr oder weniger erheblicher Zahl im peripheren Blut erscheinen zu lassen.

Diese eben erwähnte allgemeine Labilität ist nun nicht nur der Ausdruck eines bis zu einem gewissen Grade primär wenig resistenten und erst allmählich erstarkenden Blutsystems, vielmehr findet sie zum guten Teil ihre Erklärung in den recht erheblich erhöhten Anforderungen, die gerade in dieser Beziehung an den wachsenden Organismus im Gegensatz zum ausgereiften gestellt werden. Während das erwachsene Individuum über eine konstante Blutmenge verfügt, die auf dem gleichen Stande zu erhalten ist, hat das jugendliche nicht nur die zugrunde gehenden Bestandteile zu ersetzen, sondern auch dauernd zu vermehren, es hat also ein ganz erhebliches Plus an Arbeit zu leisten. Diese Leistung darf man nicht gering veranschlagen. Vergegenwärtigt man sich nun, daß ein Säugling von etwa 3250 g Geburtsgewicht mit 6 Monaten etwa 6500 g und mit 12 Monaten 9 bis 10 000 g wiegt, so hat er sein Blutvolumen bis zum Ende des 1. Halbjahres zu verdoppeln, bis zum Schluß des zweiten zu verdreifachen. Das bedeutet eine große Anforderung, die schon normalerweise an den erythropoetischen Apparat des jungen Individuums gestellt wird und es wird ohne weiteres verständlich, warum das Blutsystem des wachsenden Organismus bei erhöhter Inanspruchnahme durch pathologische Einwirkungen so viel leichter insuffizient wird als das des reifen.

Anämische Zustände in den beiden ersten Lebensjahren sind überaus häufig. Mit zunehmendem Alter schwindet diese Neigung zu schwereren Graden der Blutarmut. Die Reaktion auf anämisierende Schäden weicht beim Säugling von der beim älteren Individuum ab. Das zeigt sich z. B. darin, daß wie oben erwähnt auf vulgäre, relativ geringfügige Reize hin kernhaltige Erythrocyten und auch Megaloblasten im peripheren Blut auftreten. Der jugendliche Organismus fällt besonders leicht in den megaloblastischen Blutbildungsmodus zurück und derselbe Reiz, der beim ausgewachsenen Organismus zu gewöhnlicher Anämie führt, zeigt beim jugendlichen Bilder, die denen der perniziösen Anämie verwandt zu sein scheinen.

Ein Unterschied zeigt sich auch darin, daß beim Erwachsenen und im späteren Kindesalter (ungefähr vom 5. Lebensjahr an) auf anämisierende Schäden hin das Knochenmark sich kompensatorisch über weite brachliegende Provinzen des Skelettsystems auszudehnen vermag, während in der frühen Kindheit auch in den Röhrenknochen funktionierendes Mark vorhanden ist, das lediglich durch Hyperaktivität und Hyperplasie, soweit solche durch Raumbeschränkung nicht gehindert ist, den gesteigerten

Anforderungen gerecht zu werden vermag; dieser Ausgleichsmechanismus, der wahrscheinlich rasch, zum Teil rein mechanisch an die Grenze seiner Leistungsfähigkeit gelangt, findet bald — schneller als das im späteren Leben der Fall ist — durch das Auftreten extramedullärer Blutbildungsherde, deren Entstehung durch das jugendliche Alter (Nähe der Embryonalzeit) begünstigt ist, Unterstützung und Erweiterung.

Schwerere anämische Zustände, die dem Krankheitsbild ihren Stempel aufdrücken und im Vordergrund des klinischen Bildes stehen, sind im späteren Kindesalter relativ selten, Begleitanämien sind dagegen häufig. Wahrscheinlich beruhen sie zum Teil auf einer sich schon in den physiologischen Zahlenwerten ausdrückenden relativen Insuffizienz der kindlichen hämatopoetischen Organe.

Die Scheinanämie.

Die Anämie dokumentiert sich rein äußerlich in einer blassen Farbe der Haut, die besonders auffallende Grade im Gesicht annimmt. Das blasse Aussehen des Gesichtes berechtigt jedoch keineswegs zu der Diagnose „Anämie". Leider werden immer und immer wieder die Begriffe Blässe und Anämie identifiziert. Erst die nachgewiesene Verminderung von Hämoglobin und Erythrocyten gibt uns das Recht, von Anämie zu sprechen. In sehr vielen Fällen handelt es sich um Scheinanämien. Diesen Zustand treffen wir sehr häufig schon im Säuglingsalter an. Die Ursachen sind mannigfacher Art. Nach SCHIFF liegt vielfach eine angeborene Schwäche des Herzens und des Gefäßsystems vor, mit vorzugsweiser Ansammlung des Blutes in den Bauchgefäßen. In anderen Fällen ist hiermit eine neuropathische Konstitution vergesellschaftet. Dermographie und rascher Farbenwechsel im Gesicht sprechen für die Labilität des Vasomotorensystems. Offenbar steht hier ein Kontraktionszustand der Hautcapillaren im Vordergrund und eine Anschoppung des Blutes in den inneren Organen. Zum Teil dürfte es sich um eine ungenügende Durchblutung der Haut infolge niedrigen Blutdrucks handeln. Bei einer kleinen Anzahl von Kindern mag auch eine abnorme Dicke oder eine ungenügende Transparenz der Körperdecke für die schlechte Färbung verantwortlich zu machen sein. Die Häufigkeit der Scheinanämien bei Großstadtkindern, die wenig an die Luft kommen, im Gegensatz zu den Landkindern, die von klein auf Wind und Wetter ausgesetzt werden, ist wohl auf eine mangelhafte Entwicklung der kleinsten Hautgefäße zurückzuführen. Am häufigsten finden sich derartige scheinanämische Zustände in den ersten Schuljahren, so daß sie bei den gegenwärtigen Einrichtungen der Kindererziehung fast als ein „physiologischer" Schaden in Kauf genommen werden müssen. Eine Erklärung dafür liegt in der durch den Schulbesuch bedingten völligen Änderung der Lebensweise. Das ungewohnte Sitzen im Zimmer, Unregelmäßigkeiten in der Ernährung und Stuhlentleerung, eine nicht unerhebliche Inanspruchnahme des Nervensystems bedingen ein Zusammentreffen mehrerer Ursachen, die für das Zustandekommen der sogenannten Scheinanämie bei Disponierten verantwortlich zu machen sind.

Die (osmotische) Resistenz der Erythrocyten.

Die roten Blutkörperchen haben gegenüber hämolytischen Einwirkungen, z. B. hypotonischer Kochsalzlösung, einen bestimmten Grad von Widerstandsfähigkeit (Resistenz). Die im Blute kreisenden Erythrocyten bilden ein Gemenge verschieden resistenter Zellen; zwischen den am meisten widerstandsfähigen, die sich erst in 0,3% NaCl-Lösung auflösen und den am wenigsten widerstandsfähigen, die schon von einer 0,6% NaCl-Lösung aufgelöst werden, gibt es alle möglichen Übergangsstufen. Bei Normalen findet man nach MEULENGRACHT zwischen 0,48—0,42% NaCl-Lösung beginnende Hämolyse (Hämolyse eines Teiles der Erythrocyten), was sich in Rotfärbung der Flüssigkeit anzeigt (Minimalresistenz); aber erst bei Verdünnungen der NaCl-Lösung zwischen 0,28—0,32% sind alle Erythrocyten hämolysiert, was daran kenntlich ist, daß kein Bodensatz mehr zu sehen ist (Maximalresistenz).

Das wichtigste Beispiel herabgesetzter osmotischer Resistenz der Erythrocyten ist auf pathologischem Gebiet der hämolytische Ikterus. Ob es deutliche physiologische Unterschiede zwischen Kind und Erwachsenem gibt, ist nicht bekannt. Groß könnte die Differenz keinesfalls sein. Der einzige bekannte Zustand physiologisch geänderter und zwar gesteigerter Resistenz ist die Zeit nach dem Verschwinden der Neugeborenenplethora. Von dem aus der Placenta aufgenommenen Blutzuschuß wird der flüssige Anteil in kurzer Zeit aus der Blutbahn ausgeschieden, so daß es jetzt zu den erhöhten Erythrocytenzahlen (6—7 000 000) und zum vermehrten Hämoglobinwert (105—140%) kommt. Im Verlauf weniger Tage werden aber allmählich normale Zahlen erreicht, was nur durch Abbau roter Blutkörperchen möglich ist. Da dabei wohl vorwiegend die älteren Zellen vernichtet werden, kommt es zu einer Erhöhung der durchschnittlichen osmotischen Resistenz der Erythrocyten; die übrigbleibenden jungen Erythrocyten zeichnen sich durch vermehrte Resistenz gegenüber hypotonischen Kochsalzlösungen aus. Ob dieser vermehrte Untergang roter Blutkörperchen nach der Geburt durch die hämolytische Funktion des reticuloendothelialen Apparates (die Kupfferschen Sternzellen in der Leber und in der Milz) mit dem Auftreten des Icterus neonatorum verknüpft ist, dafür fehlen sichere Anzeichen.

Eine analoge Steigerung der Resistenz hat das Neugeborenenblut auch gegen andere hämolytische Einflüsse. BISCHOFF z. B. konnte zeigen, daß die Resistenz des Neugeborenen- und Säuglingsblutes gegen Natronlauge erhöht ist und daß der Erwachsenenwert erst jenseits des 1. Lebensjahres erreicht wird. Dieselbe Eigentümlichkeit kommt übrigens auch dem fetalen Blut zu, welches, aus lauter jungen Zellen bestehend, bedeutend resistentere Erythrocyten aufweist als das mütterliche Blut.

Sauerstoff und Kohlensäure im Blut.

Der Blutsauerstoff ist fast zur Gänze an das Hämoglobin gebunden. Da diese Bindung eine chemische ist, so steigt die aufgenommene Sauerstoffmenge nicht proportional dem Druck (wie bei physikalischer Absorption), sondern erreicht schon bei der Spannung des Sauerstoffs in der atmosphärischen Luft fast das Maximum; beim Atmen in reinem Sauerstoff kann nur wenig mehr O_2 vom Blut aufgenommen werden, und bei mäßig erniedrigtem Partialdruck des Sauerstoffs wird nicht viel weniger O_2 an das Hämoglobin gebunden. Durch die Zwischenschaltung des Hämoglobins bleibt also die Sauerstoffaufnahme ins Blut, auch bei großen Schwankungen im äußeren Angebot, ziemlich konstant, und die Abgabe des Sauerstoffs an das Gewebe findet immer unter gleichem Druck statt. Das aufnehmbare Sauerstoffquantum ist somit streng an die Blutmenge bzw. Hämoglobinmenge gebunden. Anders sind die Verhältnisse für die Kohlensäure, da diese nur zum Teil an das (Hämo)globin der Blutkörperchen gebunden wird, während der andere Anteil an die reichlich vorhandenen alkalischen Valenzen des Plasmas (Carbonate, Phosphate und Eiweißstoffe) sich anlegt; der gesamte CO_2-Gehalt des Blutes beträgt noch nicht einmal die Hälfte von der Menge, welche das Blut überhaupt aufzunehmen imstande wäre. Freilich tritt bei vermehrter Inanspruchnahme der Blutalkalien eine Verschiebung der Ionen mit nachfolgender Säuerung der Körpersäfte ein, so daß der Organismus einer Anhäufung von Kohlensäure im Blut bzw. im Gewebe durch vermehrte Abventilation zuvorkommen muß.

Das Kohlensäureniveau im Blut steht in direkter Abhängigkeit von der Ventilationsgröße, während, wie oben auseinandergesetzt, die Sauerstoffaufnahme (in gewissen Grenzen) von der Atmung unabhängig ist und nur vom Bedürfnis des Stoffwechsels reguliert wird. Für die Kohlensäure kommt noch folgendes in Betracht: Sie ist nicht ein nutzloses Stoffwechselendprodukt, das möglichst bald aus dem Körper entfernt werden muß, sie ist für den Körper das unentbehrliche Hilfsmittel, um die Reaktion des Blutes und der Gewebe auf einen konstanten optimalen Wert einzustellen (STRAUB).

Der Transport der Kohlensäure im Blut.

Kohlensäure findet sich im venösen Blute durchschnittlich rund zu 50 Volumsprozent, doch ist der CO_2-Gehalt des venösen Blutes je nach dem Orte der Blutentnahme, den Kreislaufs- und Stoffwechselverhältnissen sehr schwankend. Der CO_2-Gehalt des arteriellen Blutes ist ungefähr 43,6 Volumsprozent. Der gesamte CO_2-Gehalt des Blutes beträgt, wie erwähnt, weniger als die Hälfte von der Menge, die das Blut aufnehmen könnte.

Die Kohlensäure findet sich im Blute z. T. physikalisch absorbiert, dies aber nur in ganz geringem Ausmaß; vorwiegend ist sie chemisch gebunden. Für die chemische Bindung der Kohlensäure des Blutes kommt nicht nur *ein* chemischer Stoff, sondern mehrere in Betracht. Die Gesamtheit der im Blute vorhandenen kohlensäurebindenden Stoffe bezeichnet man als Alkalireserve; das Vorhandensein dieser Alkalireserve bedingt es, daß das Blut stets die in den Geweben gebildete CO_2 aufnehmen kann. Die aktuelle Reaktion des Blutes erfährt dabei unter normalen Verhältnissen keine Änderung.

Das Blut enthält regelmäßig eine gewisse Menge von Natriumbicarbonat ($NaHCO_3$); das Gemisch von freier CO_2 und $NaHCO_3$ stellt eine sogenannte Pufferlösung dar, die einer Änderung der Reaktion bei Zufügung weiterer Säuren großen Widerstand entgegensetzt. Das Blut enthält noch andere derartige Puffer. Als solche können z. B. die Phosphate wirken, die in den Blutkörperchen enthalten sind (im Plasma nur in geringfügiger Menge). Ganz entsprechend wie die Phosphate wirken endlich die Alkaliverbindungen der Eiweißkörper des Plasmas und vor allem des Hämoglobins der Blutkörperchen; bei Zunahme der CO_2 des Blutes geben sie Alkali ab, das wiederum CO_2 binden kann; wird die CO_2 in der Lunge ausgeschieden, so tritt das Alkali wieder an das Eiweiß heran.

Die Sauerstoffspannung des Blutes beeinflußt in hohem Maße die Kohlensäurebindung; hohe Sauerstoffspannung wie sie z. B. in den Lungen vorhanden ist, treibt die CO_2 aus und begünstigt dadurch die CO_2-Abgabe, niedere Sauerstoffspannung, wie sie in den Geweben herrscht, begünstigt die Kohlensäureaufnahme.

Die Alkalireserve.

Das Blut enthält, wie eben auseinandergesetzt, als Puffer wirkende Körper. Diese stellen eine Alkalireserve dar; wenn CO_2 aus den Geweben in das Blut tritt, ist daher immer Alkali genug vorhanden, um sie abzuneutralisieren, es entsteht $NaHCO_3$ neben freier CO_2 und die Reaktion bleibt ungeändert.

Die nicht flüchtigen aus dem Stoffwechsel stammenden Säuren (Milchsäure, Schwefel- und Phosphorsäure, β-Oxybutter- und Acetessigsäure, ebenso künstlich eingeführte Säuren) treiben eine entsprechende Menge CO_2 aus den Carbonaten des Blutes aus, die in den Lungen ausgeatmet wird; die aktuelle Reaktion des Blutes kann dabei ungeändert bleiben. Wohl aber wird dadurch die Fähigkeit des Blutes, weitere Säuren aufzunehmen, verringert, das Säurebindungsvermögen des Blutes wird herabgesetzt, die Alkalireserve verkleinert. Während die aktuelle Reaktion des Blutes ein konstanter Wert ist, ist das Säurebindungsvermögen, die Alkalireserve des Blutes also, je nachdem sie bereits mehr oder weniger in Anspruch genommen worden sind, eine schwankende Größe.

Ein gewisser Teil der nicht flüchtigen Säuren wird durch das beim Eiweißstoffwechsel entstehende Ammoniak abneutralisiert und im Harn ausgeschieden, ein Vorgang, der im frühen Kindesalter stärker in Anspruch genommen wird als späterhin; dadurch wird ein Verlust an Alkalien (Na, K) vermieden. In allen Fällen von Acidose ist beim Menschen die NH_3-Ausscheidung im Harn vermehrt, bei Diabetes z. B. auf 7—12 g NH_3 im Tag gegenüber 0,6—0,8 beim Gesunden.

In den Körper eingeführte Alkalien werden durch die stets reichlich zur Verfügung stehende CO_2 gebunden. Das im Eiweißstoffwechsel aus der Desaminierung der Aminosäuren entstehende NH_3 wird für gewöhnlich ebenfalls zunächst an CO_2 gebunden und dann in der Leber in Harnstoff, also einen neutral reagierenden Körper umgewandelt.

Endlich wird die dauernde Aufrechterhaltung der normalen Reaktion des Blutes gewährleistet durch die Tätigkeit der beiden Ausscheidungsorgane, der Lunge und der Niere. Jede beginnende Zunahme der Wasserstoffionenkonzentration des Blutes wirkt als Reiz auf das Atmungszentrum, die Atmung wird vertieft und beschleunigt und so die überschüssige CO_2 entfernt. Umgekehrt wird durch eine Herabsetzung der (H.) des Blutes die Atmung verringert und so CO_2 im Blute zurückgehalten. Durch die Niere kann ein Harn von wechselndem Säuregehalt ausgeschieden werden; überwiegen im Blute die sauren Valenzen, so wird ein stärker saurer Harn ausgeschieden, im entgegengesetzten Falle ist der Harn weniger sauer bis neutral oder sogar alkalisch.

Der Wassergehalt des Blutes.

Wie alle kindlichen Gewebe ist auch das Blut im Säuglingsalter verhältnismäßig wasserreich bzw. eiweißarm. Während beim Erwachsenen der refraktometrisch festgestellte Eiweißgehalt des Blutserums zwischen 7,5 und 9% liegt, ist er beim Säugling rund 6%. Beim Neugeborenen ist das Serum etwas wasserärmer, weil die Eindickung des Blutes, welche der durch den Zufluß des Placentarblutes bedingten Plethora folgt, sehr rasch vor sich geht; der Eiweißgehalt beträgt hier etwa 6,7%. Nach 2—3 Wochen folgt eine kurze Zeit geringer Eiweißverdünnung (der Eiweißgehalt beträgt nun z. B. 5,7%); im 2. Lebenshalbjahr steigt dann der Eiweißgehalt allmählich über 6% an, um im 2. Lebensjahr sich den Erwachsenenwerten zu nähern. Für den Wassergehalt gelten selbstverständlich die reziproken Werte. Die refraktometrisch gewonnenen Werte gelten nur für das Blutserum. Über den Wassergehalt des Gesamtblutes berichtet einerseits sein spezifisches Gewicht und anderseits sein Trockenrückstand. Das spezifische Gewicht des Neugeborenenblutes ist entsprechend seiner Eindickung, seines großen Hämoglobingehaltes und seiner Zellvermehrung hoch, es beträgt etwa zwischen 1,060 und 1,080. Beim Säugling macht die starke Blutverdünnung verhältnismäßig niedrige Werte zwischen 1,045 und 1,056, beim Kind ist der durchschnittliche mittlere Wert 1,052 und steigt dann langsam zum Erwachsenenwert von durchschnittlich 1,056 an.

Die Trockensubstanz des Gesamtblutes ist beim Neugeborenen hoch, sie beträgt etwa 28%; dem entspricht ein Wassergehalt von 72%. Dann nimmt der Wert für die Trockensubstanz rasch ab, er ist im 1. Monat im Mittel noch 25%, im 2. Monat etwa 22% und im 5. Monat erreicht er die im ganzen übrigen Säuglingsalter ziemlich konstant eingehaltene Höhe von 19—20%. Im Hinblick auf den Wassergehalt lassen sich diese Beobachtungen dahin verdolmetschen, daß der Wassergehalt des Gesamtblutes bis zum 5. Monat hin fortwährend steigt und daß das Blut des Säuglings (mit Ausnahme des Neugeborenen) um etwa 3—4% wasserreicher ist als das Blut des Erwachsenen.

Die Senkungsreaktion bei Kindern.

Bei Kindern muß man mit einer sicheren Beeinflussung der Senkungsreaktion durch das Alter rechnen. Man unterscheidet da am besten 3 Altersklassen mit typischen Verschiedenheiten in der normalen Senkungsreaktion.

Wir finden zunächst nach FAHRAEUS, GYÖRGY u. a., daß das Blut Neugeborener eine ungewöhnlich hohe Suspensionsstabilität hat. Während der ersten Lebenswochen dürfte der normale Senkungsreaktionswert 1—2 mm sein, vielleicht während der allerersten Lebenstage sogar kleiner als 1 mm. Nach 6—8 Wochen beginnt eine physiologische Steigerung der Senkungsreaktion. Die normale Senkungsreaktion wird bei Säuglingen von GYÖRGY mit etwa 12 mm, von ASAL-FALKENHEIM mit ungefähr 11 mm berechnet. Nach den Angaben der meisten Untersucher nimmt darnach der Normalwert der Senkungsreaktion allmählich ab. DEHOFF rechnet für $1^{1}/_{2}$—2 Jahre 6—7 mm, 3—6 Jahre 5—6 mm, 7—8 Jahre 3—4 mm, 9—14 Jahre 2—3 mm. ASAL-FALKENHEIM berechnen für $1^{1}/_{2}$—10 Jahre 6—14 mm, für 10—14 Jahre 3—6 mm.

Nach den Beobachtungen WESTERGRENS, die allerdings hinsichtlich völlig gesunder Kinder nicht groß sind, dürfte es in der Praxis zulässig sein, für Kinder von etwa dem 4. Lebensjahre an dieselben Normalwerte anzunehmen wie sie für erwachsene Frauen angegeben sind (normal bis 7 mm, Grenzwerte 8—11 mm), wobei aber die Einteilungen, wie sie DEHOFF und andere vorgeschlagen haben, prinzipiell zu recht bestehen können. Für Knaben dürfte man vielleicht schon etwa vom 10. Lebensjahre ab berechtigt sein, einen niedrigeren Normalwert zu berechnen als für Mädchen. Ob es notwendig ist, für die Pubertätsjahre irgendwelche charakteristische Abweichungen vom Normalwert anzunehmen, steht noch nicht fest.

Der Senkungswert für erwachsene Männer beträgt ungefähr 3 mm in der Stunde, bei erwachsenen Frauen bis zu 7 mm (WESTERGREN).

Die Atmung.

Die Nase und ihre Nebenhöhlen.

Die physiologische Eintrittspforte für die Luft ist die Nase. An die Mundatmung gewöhnt sich das junge Kind, insbesondere der Säugling, gegebenenfalls nur ungern. Die großen feuchten und blutreichen Schleimhautflächen, an welchen die Luft in den engen Nasengängen vorbeiströmt, dienen als Filter; sie halten eine Menge von Staubkörnchen und Krankheitserregern zurück und funktionieren gleichzeitig als Vorwärmer und Anfeuchter für die Luft. Bei der Mundatmung hingegen kommt trockene, unreine und kalte Luft in die Lungen.

Die Nase des Säuglings ist relativ sehr klein und ihre Innenräume sind sehr eng. Geringfügige Schwellungen der Schleimhaut, mäßige Sekretion sind daher schon geeignet, Verlegungen zu bewirken und damit dem Luftstrom seine natürliche Eintrittspforte zu verschließen. Auch die äußere Nase des Kindes ist sehr klein und kurz und die Kinder werden dadurch dem flachnasigen Rassentypus genähert.

Die *Schleimhaut* der kindlichen Nase ist besonders zart und relativ blutreich. Das *kavernöse Gewebe* der Submucosa der hinteren Teile der Nasenhöhle ist in den ersten Lebensjahren schwach ausgebildet; zwischen 8 und 9 Jahren ist es bereits deutlich sichtbar und seine Entwicklung nimmt in der Periode der Geschlechtsreifung zu. Durch diesen Umstand läßt sich zum Teil die relative Seltenheit des Nasenblutens bei kleinen Kindern erklären.

Ungeachtet der bedeutenden individuellen Schwankungen verläuft das allgemeine Wachstum der *Nasenhöhle* ziemlich regelmäßig. Die ursprüngliche Höhe der Nasenhöhle des Kindes verdoppelt sich mit 7 Jahren und verdreifacht sich im reifen Alter. Der Raum oberhalb des Nasensattels fehlt beim Kind und entwickelt sich erst mit 15 Jahren. Das Anliegen der unteren Nasenmuschel am Nasenhöhlenboden, sowie das Fehlen des unteren Nasenganges bilden eine physiologische Besonderheit der ersten Lebensmonate, zuweilen auch des 1. Lebensjahres. Dagegen muß das Fehlen eines allgemeinen Nasenganges, d. h. das Anliegen der Muscheln an das Septum in jeglicher Altersstufe als eine pathologische Erscheinung betrachtet werden. Die Veränderungen der Länge des Nasenganges stehen in Zusammenhang mit dem Verlauf des Zahndurchbruchs. Bis zum Beginn des Zahnwechsels, während Platz für die bleibenden Zähne geschaffen werden muß, verdoppelt sich die Länge des unteren Nasenganges, und zwar von 2 cm auf 4 cm. Von 7 Jahren ab ist die Wachstumszunahme bereits unbedeutend. Der Nasenausgang, die Choanen vergrößern sich schnell im Laufe des 1. Lebensjahres. Mit 15 Jahren nehmen sie ihre endgültige Gestalt an, wobei der vertikale Durchmesser stets größer ist als der horizontale.

Die *Nebenhöhlen* der Nase fehlen im frühen Kindesalter fast ganz oder lassen nur eine unbedeutende Entwicklung erkennen. Die Stirnhöhle entwickelt sich erst im 2. Lebensjahre; mit 6 Jahren hat sie die Größe einer Erbse und formiert sich erst im Alter von 15 Jahren endgültig. Die Highmors-Höhle ist bereits beim Neugeborenen vorhanden, aber noch sehr klein. Mit 2 Jahren nimmt ihr Umfang bedeutend zu. Vom Sinus ethmoidalis läßt sich dasselbe sagen. Die schwache Entwicklung der Nebenhöhlen der Nase ist für das Kind vorteilhaft, da sich entzündliche Prozesse aus der Nasenhöhle nur schwer auf die Umgebung ausbreiten können.

Der Ursprung des Sinus sphenoidalis ist bereits im 4. Fetalmonat wahrzunehmen. Beim Neugeborenen beträgt die Höhe 1 mm, die Länge 2 mm (beim Erwachsenen 25:35 mm). Bis zum Alter von 3 Jahren kann sich der Inhalt des Sinus leicht in die Nasenhöhle entleeren. Nach dem Alter von 6 Jahren geht dieser Prozeß aber schwerer vor sich, da der Sinus bereits eine Höhle von bedeutender Größe darstellt.

Die geringe Länge des *Tränennasenkanals* bei ganz jungen Kindern, die offene Lage seiner Ausgangsöffnungen, sowie die ungenügende Entwicklung seiner Klappen im Lumen des Kanals sind Momente, welche den leichteren Übertritt einer Infektion aus der Nasenhöhle in den Augenapparat begünstigen können.

Die Tonsillen.

Der lymphatische Rachenring besteht aus verschiedenen getrennten Ansammlungen adenoiden Gewebes am Eingang des

Pharynx, funktionell ist er aber als einheitliches Organ zu werten. Zu diesem Komplex gehören sowohl die Tonsillen, als auch das den Pharynx diffus infiltrierende lymphathische Gewebe. Die den Rachenring bildenden Tonsillen sind die beiden Tonsillae palatinae und die Tonsilla pharyngea. Neben diesen geordneten Anhäufungen finden sich nach oben bis zum Rachendach und nach unten bis in den Larynx diffuse lymphatische Infiltrationen. Besonders hervorgehoben müssen die Granulae und die plicae salpingopharyngeae werden; jene sind kleine Knötchen aus adenoidem Gewebe an der hinteren Rachenwand; diese bestehen aus adenoidem Gewebe, das die Schleimhaut der seitlichen Rachenwand infiltriert, und denen LEWINSTEIN, aber nur wenn sie hypertrophisch sind, den Namen Seitenstränge gegeben hat. Mit der Pubertät findet zwischen dem 15. und 18. Jahr eine physiologische Involution des lymphatischen Gewebes statt.

Die Tonsillen stimmen in ihrem histologischen Bau mit den Lymphdrüsen überein. Beide haben zur Zeit ihrer größten Entwicklung eine Bedeutung als Bildungsstätte der Lymphocyten. Der am meisten umstrittene Punkt der Tonsillarfunktion trifft ihr Verhalten bei Infektionen: sind die Tonsillen Resorptionsorgane und stellen sie einen bequemen Eingang für Infektionserreger dar, oder sind sie Sekretionsorgane (Abwehrtheorie)?

Glaubwürdiger ist die Abwehrtheorie, daß nämlich die Tonsillen Schutzorgane des Körpers sind, indem sie sich als erste Lymphstation für die Schleimhaut der Nasen- und Mundhöhle mit der Vernichtung der Mikroorganismen beschäftigen.

Nach den Untersuchungen von SCHÖNBERGER haben die Neugeborenen keine sichtbaren Tonsillen; sie entwickeln sich erst im 1. Lebensjahr allmählich zur Sichtbarkeit. Eine regelrechte Tonsillarhypertrophie (Hervorwachsen der Tonsillen aus der Tonsillarbucht vor die Gaumenbögen) stellt sich gegebenenfalls erst vom 2. Lebensjahr ab ein. Ein Maximum an Tonsillarhypertrophien mit 40% aller Kinder gibt es um das 4. Lebensjahr. Nach dieser Zeit geht die Zahl der vergrößerten Mandeln wieder zurück. Ein 2. Maximum (mit 30%) wird um das 10. Lebensjahr erreicht. Dann verringert sich die Zahl der vergrößerten Tonsillen immer mehr, so daß nach der Pubertät fast keine Hypertrophien bestehen bleiben. Dieser Abfall ist ein spontaner, auch ohne Operation verschwinden die großen Tonsillen bis zum 18. Lebensjahr.

Die Tonsillen.

Wenn man zu den großen Tonsillen noch jene hinzurechnet, welche die Tonsillarbucht ausfüllen, ohne sie jedoch zu überragen, so ergibt sich im Alter von 4 Jahren ein Gipfel mit 80% und mit 10 Jahren ein 2. Gipfel mit 72%. Darauf stellt sich ein sicherlich gesetzmäßiger Abfall auf 25% bis zum 18. Lebensjahre ein. Diese Angaben stellen gewissermaßen die physiologische Pathologie der Tonsillen dar. Eine Vergrößerung, die bei 80% aller Kinder vorkommt, gehört zu den pathologischen Bildungen, die unter den in Mitteleuropa herrschenden Infektionsbedingungen als physiologisch anzusprechen sind, gerade so wie die Tuberkuloseinfektion bei der städtischen Bevölkerung zur physiologischen Pathologie gerechnet werden kann (PIRQUET).

Zu ähnlichen Feststellungen ist PIRQUET auf Grund seiner graphischen Analyse der Operationszahlen von R. BLOS gekommen, sowie der Angaben der englischen Medizinalstatistik (Todesfälle an Tonsillitis): Das 4. Lebensjahr ist die erste und gefährlichste Periode der Tonsillarhypertrophie; in dieser Zeit findet sich die größte Zahl stark hypertrophischer Tonsillen, eine große Zahl von Operationen und zahlreiche Todesfälle, bei denen Tonsillitis als Todesursache angenommen wird. Die Mandelvergrößerungen zu dieser Lebenszeit faßt PIRQUET als Hypertrophia tonsillarum infantilis zusammen.

Eine 2. Periode der Anschwellung der Tonsillen um das 10. Lebensjahr findet sich auch bei der Operationsstatistik (BLOS) „Hypertrophia tonsillarum puerilis". Diese Anschwellung scheint keine Lebensgefahr mit sich zu bringen, denn in der englischen Todesfallstatistik wird ein entsprechender Gipfel vermißt.

Nach FEIN stellt eine vergrößerte Tonsille keinen pathologischen Befund dar, bei Kindern sollen große lymphatische Organe ein konstitutioneller Faktor sein, bei Erwachsenen sollen sie auf verspäteter Involution beruhen. FEIN leugnet, daß die Hypertrophie überhaupt ein krankhafter Vorgang ist. Bei der Entstehung eines hypertrophischen Rachenringes ist von großer Wichtigkeit die Vererbung. Häufig sind Geschwister von diesem Leiden befallen, häufig litten Eltern und Verwandte in ihrer Jugend daran.

Die Hypertrophie des lymphatischen Schlundringes ist die häufigste Erscheinung der lymphatischen Konstitution. Die „lymphatische Diathese" faßt die Kinder zusammen, die von Geburt an zu einer starken Entwicklung des adenoiden Gewebes neigen. Diese lymphatische Diathese drückt sich durch starke Überempfindlichkeit gegen Infektionen und Intoxikationen in Form von Exsudationen — dazu gehört auch die Hypertrophie des Rachenringes — aus. Mit der Pubertät hören diese exsudativen Prozesse, wie die Statistik zeigt, auf, und die lymphatischen Organe, also auch die Tonsillen unterliegen der Involution. Mit der Involution tritt eine Veränderung in der Reaktion gegen Infekte ein. Hypertrophische Rachenorgane stellen wohl einen anormalen Zustand dar, dessen Ursache aber nicht in dem Rachenring selbst, sondern in der Konstitution zu suchen ist. Nicht um dem Organismus zu schaden, sondern um ihm zu nützen, sind sie hypertrophiert. Pathologisch ist die Konstitution, auf deren Boden die Hypertrophie des Rachenringes entsteht.

Die Rachenmandeln erfahren nebst den Gaumenmandeln bei Kindern mit lympathischem Habitus manchmal eine enorme Hypertrophie, so daß sie den ganzen Raum ausfüllen, welcher der Luftpassage dienen soll. Dadurch wird das Kind gezwungen durch den Mund zu atmen und es erhält nach einiger Zeit den charakteristischen Gesichtsausdruck. Die Sprache bekommt einen eigentümlichen Klang, die Kinder schnarchen, leiden an Pavor nocturnus durch Luftmangel, bekommen Sekretverhaltung im Mittelohr und Störungen der Hörfähigkeit.

Die lymphatische Diathese und mit ihr eine gewisse Vergrößerung des lymphatischen Rachenringes kommt gelegentlich auch schon im Säuglingsalter vor. Wir wissen, daß die Tonsilla palatina schon im 5. Fetalmonat angelegt wird, und daß in den letzten Monaten des Fetallebens die Follikelbildung beginnt (GUNDOBIN).

Rötung, Schwellung, Zerklüftung der Mandeloberfläche und der Befund von käsigen oder breiigen Pfröpfchen können, wie C. HIRSCH betont, auch an ganz harmlosen Tonsillen nachweisbar sein. FEIN hat darauf aufmerksam gemacht, daß diese Detritusmassen fast niemals pathogene Keime enthalten, daß sie durch Retention und nicht durch eitrige Einschmelzung entstehen. Sie werden aber häufig mit Entzündungsherden oder gar mit kleinen Abszessen verwechselt.

Tonsillektomie schützt nicht gegen Infektionen. Bei tonsillektomierten Individuen schwellen im Verlauf von katarrhalischen Infektionen die Halslymphdrüsen an. Bei der Tonsillektomie vor dem 5. Lebensjahr ist ein günstiger Erfolg nur in einer gewissen Zahl von Fällen zu verzeichnen. Es ergibt sich hieraus die Forderung, die Tonsillektomie, von ganz dringenden Indikationen abgesehen, erst nach dem 5. Lebensjahre vorzunehmen. Die Hypertrophia tonsillarum infantilis im Sinne PIRQUETS wäre demnach wegen der Wahrscheinlichkeit des Nachwachsens nicht operativ zu behandeln.

Bei Kindern, bei denen die Gaumentonsillen enucleiert wurden, beobachtete O. Voss nach der Operation fast ausnahmslos eine Größen- und Wachstumszunahme. Von dieser Beobachtung ausgehend wurden an Kaulquappen Fütterungsversuche mit Tonsillarsubstanz vorgenommen und dabei gegenüber entsprechenden Kontrolltieren ein erhebliches Zurückbleiben im Wachstum und eine verzögerte Metamorphose festgestellt. Versuche an anderen Tierspezies bestätigen diese Beobachtung. Daraus könnte geschlossen werden, daß den Gaumentonsillen eine das Wachstum zurückhaltende Funktion zukommt und sie mithin zu den Drüsen mit innerer Sekretion zu rechnen sind. Unter diesem Gesichtswinkel wäre in der chronischen Tonsillitis kein Entzündungsvorgang, sondern ein physiologischer Rückbildungsprozeß zu sehen.

Der kindliche Kehlkopf.

Der kindliche Kehlkopf ist nicht eine verkleinerte Wiedergabe von dem des Erwachsenen, sondern unterscheidet sich auch in seinem Bau und in seinen Proportionen mannigfach von diesem. Am meisten kommt das in den ersten 4 Lebensjahren zur Geltung. Der von den Schildknorpelplatten gebildete Winkel ist außerordentlich stumpf. Die daranschließende Platte des Ringknorpels ist stark nach hinten geneigt. Hiermit erklärt sich die in den ersten Lebensjahren vorhandene Knickung des Trachealrohres. Vom 5.—6. Lebensjahre an bis zum Beginn der Pubertät ruht das Wachstum des Kehlkopfes fast vollständig. Erst dann tritt die endgültige Entwicklung ein.

Sehr leicht sichtbar ist im Säuglingsalter die Epiglottis, da der Kehlkopf infolge der Kürze des Säuglingshalses dem Munde viel näher liegt als später.

Die Stimmritze ist beim Säugling verhältnismäßig sehr klein. Die Heiserkeit, die sich bei Kindern nach anhaltendem Schreien leicht einstellt, beruht vielleicht nicht auf einer Entzündung der Stimmbänder, sondern auf einem Erschlaffungszustand.

Die kindliche Trachea.

Das Längenwachstum der Trachea vollzieht sich gleichlaufend mit dem Wachstum des Rumpfes. Die größte Wachstumsenergie findet man in den ersten 6 Monaten; dann tritt wieder ein beschleunigtes Wachstum zwischen dem 14. und 16. Jahr ein.

Die Länge der Trachea beträgt bei einem reifen Neugeborenen ungefähr 4 cm. Die Trachea des Erwachsenen ist etwa 3mal so lang als die des Neugeborenen. Über die Länge und Breite der kindlichen Trachea und ihr Wachstum gibt folgende Tabelle (nach SCAMMON) Auskunft:

Alter	Länge[1]	Sagittaler Durchmesser	Frontaler Durchmesser
0— 1 Monat	4 cm	3,6 mm	5 mm
1— 3 Monate	3,8 „	4,6 „	6,1 „
3— 6 „	4,2 „	5,0 „	5,8 „
6—12 „	4,3 „	5,6 „	6,2 „
1— 2 Jahre	4,5 „	6,5 „	7,6 „
2— 3 „	5,0 „	7,0 „	8,8 „
3— 4 „	5,3 „	8,3 „	9,4 „
4— 6 „	5,4 „	8,0 „	9,2 „
6— 8 „	5,7 „	9,2 „	10,0 „
8—10 „	6,3 „	9,0 „	10,1 „
10—12 „	6,3 „	9,8 „	11,3 „
12—14 „	6,4 „	10,3 „	11,1 „
14—16 „	7,2 „	12,7 „	14,0 „
Erwachsener	12 „ (9—15 cm)	17,2 „ (13—23 mm)	14,7 „ (12—18 mm)

Der obere Rand der Trachea liegt beim Neugeborenen und Säugling bei aufrechter Kopfhaltung im Niveau des 4. Halswirbels. Vollständige Streckung des Kopfes nach rückwärts hebt ihn um die Höhe eines Wirbels, während spitzwinklige Beugung nach vorne ihn in demselben Maße herabdrückt. Der obere Rand der Trachea tritt im Laufe der Kindheit tiefer, zuerst rasch, dann langsamer, um schließlich die Lage beim Erwachsenen ungefähr am 7. Halswirbel zu erreichen. Der Grad und die Geschwindigkeit des Descensus unterliegt in der späteren Kindheit großen Verschiedenheiten.

---

[1] Vom unteren Rand der Cartilago cricoidea bis zur Bifurkation.

Die Lage der Bifurkation (mit Röntgenstrahlen bestimmt) ergibt sich aus der folgenden kleinen Tabelle:

Bei der Geburt: Unterer Rand des 3. Brustwirbels — oberer Rand des 4. Brustwirbels.
mit 3 Jahren: Mitte des 4. Brustwirbels — ob. Rand des 5. Brustwirbels.
„ 4 „ : „ „ 4. „ — unt. „ „ 5. „
„ 5 „ : Unterer Rand des 4. Brustwirbels — unterer Rand des 5. Brustwirbels.
„ 9 „ : Ob. Rand des 5. Brustwirbels — Mitte des 6. Brustwirbels
„ 12 „ : Mitte des 5. Brustwirbels — Mitte des 6. Brustwirbels.

Das Verhältnis der Trachea zum Sternum verändert sich während der Kindheit beträchtlich, indem nämlich die Länge des Halsanteiles der Trachea relativ zunimmt.

Das Kaliber der Trachea steigt in den ersten 4 Jahren schnell an, die Querschnittsmaße verdoppeln sich ungefähr. Dann tritt fast ein Stillstand ein, bis schließlich am Ausgang der Kindheit wieder ein langsames Ansteigen erfolgt. Diese Kaliberverhältnisse sind bei Katarrhen, Schleimansammlungen, Membranbildungen u. dgl. wichtig, da diese bei einem so engen Rohre, wie es der Luftweg im frühen Kindesalter darstellt, ganz andere Folgeerscheinungen haben als späterhin, wo das Kaliber ein Mehrfaches beträgt.

Die Trachea des Kindes ist, ebenso wie die des Erwachsenen, oben breiter als unten und der frontale Durchmesser ihrer Lichtung ist etwas größer als der sagittale. Beide Durchmesser vergrößern sich von der Zeit der Geburt bis zur Pubertät etwa um das Dreifache. Die Zunahme der *Weite* der Trachea geht dem Wachstum des *Brustumfanges* parallel. Das Verhältnis zwischen diesen Größen bleibt in allen Altersstufen ungefähr dasselbe und gleicht etwa 1:0,061 (16,4:1) bis 1:0,062 (16,1:1).

Der Querschnitt der Trachea erinnert bei ganz jungen Säuglingen an eine Ellipse, in den folgenden Altersstufen mehr an einen Kreis.

Die Wand der Trachea ist bei der Geburt relativ dick; die Knorpelringe sind bereits beim jungen Fetus vollzählig vorhanden (16—20). Die Knorpelringe und das sie trennende Bindegewebe wachsen während der Kindheit im gleichen Verhältnis. Erst nach der Pubertät erfolgt das Längenwachstum der Trachea hauptsächlich durch die Breitenzunahme der Bindegewebsringe. Der hintere bindegewebige Teil der Trachealwand beträgt beim Kind wie beim

Erwachsenen etwa $1/3$ des Umfanges. Die Muskelschichte des bindegewebigen Wandanteiles ist in allen Altersklassen äußerst verschieden in ihrer Dicke; sie ist oft beim Neugeborenen ebenso dick wie beim Erwachsenen. Das elastische Gewebe ist wohl schon bei der Geburt vorhanden, jedoch verhältnismäßig schwach entwickelt. Während der ersten zwei Lebensjahre nimmt das elastische Gewebe der Trachea bedeutend zu. Die Mehrzahl der trachealen Drüsen ist zur Zeit der Geburt bereits vorhanden. Sie erhalten aber erst einige Zeit nach der Geburt ihre volle Funktionsfähigkeit. Deswegen ist die Schleimhaut in der ersten Zeit relativ trocken.

Die Elastizität der Trachea nimmt mit dem Alter zu, ihre Kompressibilität mit Schwinden der Gewebsweichheit daher ab. Die Fähigkeit des Trachealrohres, äußerem Druck Widerstand zu leisten, ist beim Neugeborenen sehr gering. Im weiteren Kindesalter, abgesehen von der Säuglingsperiode, ist sie aber ziemlich beträchtlich; nach der Pubertät wird sie wieder etwas geringer. Die Dehnbarkeit der Trachea ist in der Kindheit dieselbe wie beim Erwachsenen.

Die Trachea ist nicht fest fixiert, sondern in lockeres Bindegewebe eingebettet, so daß sie durch einseitigen Druck (Exsudate) leicht verschoben werden kann.

Das Wachstum der Lunge.

Das Gewicht der Lunge ist beim Neugeborenen wie überhaupt in jedem Lebensalter äußerst variabel; es beträgt bei der Geburt ungefähr 50 g. Theoretisch sollte man erwarten, daß die Lungen von Kindern, die bereits geatmet haben, infolge des Einströmens von Blut aus den sich ausweitenden Lungenarterien schwerer wären als die Lungen von totgeborenen Kindern. Es hat sich jedoch erwiesen, daß die Differenz im Verhältnis Lungengewicht zu Körpergewicht zwischen totgeborenen Kindern und solchen, die bereits geatmet haben, wenn sie überhaupt vorhanden ist, so gering ist, daß sie in der normalen Variationsbreite der Lungengewichte verschwindet.

GUNDOBIN allerdings gibt diesbezüglich verschiedene Verhältniszahlen an: Das Lungengewicht von neugeborenen Kindern, die noch nicht geatmet haben macht nach ihm $1/50$—$1/60$ des Körpergewichtes aus, bei Kindern, die geatmet haben $1/34$—$1/54$.

Im 6. Lebensmonat sind die Lungen zweimal so schwer wie

bei der Geburt und im Laufe des 1. Lebensjahres verdreifachen sie häufig ihr Gewicht. Das Wachstum der Lunge geht praktisch dem allgemeinen Körperwachstum parallel, so daß ihr relatives Gewicht während des ganzen Lebens, allerdings innerhalb weiter Grenzen, einigermaßen konstant bleibt. Nach der Angabe von GUNDOBIN schwankt es im Kindesalter etwa zwischen $1/43$ und $1/59$ des Körpergewichtes.

Das absolute Gewicht der Lunge ist beim Erwachsenen etwa 20mal so groß wie beim Neugeborenen. Die schnellste Zunahme erfolgt in den ersten Lebensmonaten, und zur Zeit der Pubertät setzt zugleich mit der allgemeinen Körperentwicklung wiederum eine erhebliche Massenzunahme ein.

Die rechte Lunge ist bereits beim Fetus größer als die linke. Nach JACKSON beträgt diese Differenz beim Neugeborenen 25 bis 30%, also mehr als man gewöhnlich für den Erwachsenen annimmt. Ob die Benachteiligung der linken Lunge durch das relativ größere Herz des Neugeborenen zustande kommt, soll dahingestellt bleiben.

Bis zur Geburt liegen die luftleeren Lungen zusammengesunken im exspiratorisch eingestellten Brustkorbe und füllen ihn so aus, daß eine Eröffnung des Brustraumes beim toten Fetus keinen Pneumothorax erzeugt. Auch bei Kindern, die bis 8 Tage gelebt und normal geatmet haben, sinken bei der Eröffnung der Pleurahöhlen die Lungen nicht zusammen, sondern sie bleiben der Brustwand anliegen.

Das Volumen der kollabierten Lungen beträgt beim neugeborenen Kind, welches bereits geatmet hat, nach AEBY 67 cm^3. Die Zunahme des Lungenvolumens hält in gleicher Weise wie die Zunahme des Lungengewichtes Schritt mit der Zunahme des Körpergewichtes. Beim 15jährigen Kind ist nach GUNDOBIN das Lungenvolumen etwa 670 cm^3. Nach GRÄPER haben die Lungen nach einem Jahr das 4fache, nach 8 Jahren das 8fache, nach 12 Jahren das 10fache, nach 20 Jahren das 20fache Volumen der Säuglingslunge.

Das Wachstum der Lunge vollzieht sich nach den Berechnungen von AEBY durch Vergrößerung des Alveolarvolumens. Die Anzahl der Alveolen bleibt konstant und nach MAGENDIE beobachtet man erst nach dem 30.—40. Lebensjahre eine Verschmelzung der Alveolen. Nach GUNDOBIN sowie nach AEBY sind die Maße der Alveolen Neugeborener halb so klein wie bei 12jährigen Kindern und ein Drittel so groß wie bei Erwachsenen. Außerdem zeigen die Durchmesser der einzelnen Alveolen beim Säugling größere Unterschiede als beim Erwachsenen.

Der Durchmesser der Alveolen wurde an aufgeblasenen und getrockneten Lungen gemessen, bei welcher Methode allerdings viele Fehlerquellen mitspielen dürften. Der Durchmesser beträgt:

Bei Kindern, die nur wenige Stunden geatmet haben 0,05 mm
Im Alter von 1— 1$^1/_2$ Jahren . . . . 0,10 „
„   „   „ 3— 4   „   . . . . 0,12 „
„   „   „ 5— 6   „   . . . . 0,14 „
„   „   „ 10—15   „   . . . . 0,17 „
„   „   „ 18—20   „   . . . . 0,20 „
„   „   „ 25—40   „   . . . . 0,20—0,25 „
„   „   „ 50—60   „   . . . . 0,30 „
„   „   „ 70—80   „   . . . . 0,33—0,35 „

Durch die Verkleinerung bzw. Vermehrung der Alveolen in der Volumseinheit der Lunge ist diese Volumseinheit der Lunge beim Kind wirkungsvoller, weil von größerer Oberfläche als beim Erwachsenen. Diese relative Vergrößerung der atmenden Oberfläche ist eine Adaptierung, welche den Anforderungen der energetischen Flächenregel zugute kommt. Aus der bedeutenden Vergrößerung der Alveolen, die im Lauf des Wachstums stattfindet, folgt, daß die Kontaktfläche zwischen der Alveolarluft und dem Blut der Lungencapillaren allmählich verhältnismäßig kleiner werden muß. Da außerdem die Blutmenge, welche die Lungen in der Zeiteinheit durchströmt, ebenfalls mit zunehmender Körpergröße abnimmt, so folgt daraus, daß die Bedingungen für den respiratorischen Gaswechsel am günstigsten bei den kleinsten Kindern sind und mit zunehmendem Alter immer ungünstiger werden.

Die Alveolen von Feten und von Neugeborenen, die nicht geatmet haben, haben kubisches Epithel, während Kinder die geatmet haben, ebenso wie Erwachsene, Plattenepithel aufweisen.

Die Lungen von Säuglingen sind wegen des gut entwickelten Capillarsystems blutreicher als beim Erwachsenen. Daher rührt auch die Neigung kleiner Kinder zu Hypostasen und Pneumonien. Anderseits begünstigt die ungenügende Entwicklung des elastischen Gewebes das Auftreten von Atelektasen. Die Entwicklung des elastischen Gewebes in den Lungen geht dem Alter des Kindes ziemlich parallel, sie ist aber erst mit 7 Jahren gut wahrnehmbar.

Der Thorax.

Nach der Geburt und noch weit in das Säuglingsalter hinein sind die Lungen im Verhältnis zum Thorax groß und haben demgemäß nur eine relativ geringe Ausdehnungsmöglichkeit. Das Mißverhältnis wird noch dadurch verschlimmert, daß das Herz mit den Mediastinalgebilden einen unverhältnismäßig großen Raum einnimmt. Der ganze Thorax befindet sich in starker Spannung, die dünnen Interkostalmuskeln sind ausgespannt zwischen den dicken Rippen, so daß die Rippen nach innen vorstehen und Impressionen an der Lunge verursachen, gleichgültig ob ein Unterdruck oder Überdruck im Thorax herrscht. Die Lunge wölbt sich aus Platzmangel in die Interkostalräume vor, namentlich an den Stellen, wo sie besonders beengt ist, und das ist in ihren hinteren paravertebralen Teilen der Fall. Bei der Obduktion von Säuglingen findet man oft eine ganze Reihe solcher Interkostalwülste und am Thorax entsprechende Ausbuchtungen, und zwar am stärksten gewöhnlich oben und hinten. Nach vorne, d. h. nach dem Sternum zu nehmen die Interkostalwülste an Größe und Ausdehnung ab (ENGEL).

Bei den ersten Atemzügen nach der Geburt werden besonders die oberen Rippen gehoben, während die untersten ihre Stellung weniger verändern, infolgedessen werden die Interkostalräume, auch die unteren breiter. Die obere Thoraxappertur steht jetzt fast senkrecht auf der Körperachse und das Sternum wird stärker gewölbt. Die Hebung der Rippen macht in den ersten Lebenstagen weitere Fortschritte, so daß man an der Leiche häufig eine reine quere Faßreifenstellung der oberen Rippen findet, in der eine zunehmende Erweiterung des Thorax durch Rippenhebung ausgeschlossen erscheint. Darin ist wohl die Erklärung dafür zu suchen, daß kleine Kinder vorwiegend mit dem Zwerchfell, also nicht thorakal, atmen.

Unter dem Einfluß der seitlichen Zugwirkung durch die Schultermuskulatur und die inspiratorische Verbreiterung der unteren Thoraxhälfte im frontalen Durchmesser, vollzieht sich allmählich eine Umwandlung der ursprünglichen Thoraxform mit Kartenherzquerschnitt in eine solche, deren horizontaler Durchschnitt die ovale oder nierenförmige Konfiguration zeigt. An dieser Abplattung beteiligt sich wohl außerdem noch der Einfluß der Schwerewirkung der Brusteingeweide, welche im frühen Säuglingsalter dorsalwärts gerichtet ist, und die inspiratorische Einziehung der unteren Sternalregion durch das Zwerchfell, welche bei muskelkräftigen und normalgebauten Säuglingen auf der Höhe jedes Inspiriums auch bei ruhiger Atmung zu erkennen ist. Infolge der Verminderung des sagittalen Durchmessers wird die Rippenkrümmung stärker, und die Folge ist eine Verbreiterung des Thorax nach der Seite.

Beim Neugeborenen und beim jungen Säugling ist eine starke Vorwölbung des Thorax die Norm. Der sagittale Durchmesser ist fast ebenso groß wie der transversale, der epigastrische Winkel ist sehr stumpf.

Beim jungen Fetus ist der Thoraxindex (d. i. der prozentuelle Anteil, den die Länge des anteroposterioren Durchmessers von der Länge des transversalen Durchmessers im gleichen Niveau ausmacht) 185; er sinkt aber rapid während des Fetallebens und ist bei der Geburt etwa 90. Im 1. Jahr sinkt er auf ungefähr 80 und wird dann langsamer kleiner, bis er im 8. Lebensjahr etwa 70 beträgt. Von da an verändert sich der Index nur wenig bis zur Pubertät, wo er wieder etwas ansteigt, so daß er nach RODES kurz nach der Pubertät zwischen 72 und 75 liegt. Der Thoraxindex unterliegt der ausgiebigsten Verringerung während der Fetalzeit, wo die Schwerkraft für diese Veränderung nicht in Betracht kommen kann. Wenn das Kind zu gehen beginnt, mag immerhin die Schwerkraft einigen Einfluß auf die Verringerung des Index haben.

Der Winkel zwischen Rippenbogen und Medianebene ist beim Säugling etwa 60°, um in den ersten Jahren rasch, später langsam abzunehmen (mit 1 Jahr 45°, mit 5 Jahren 30°, mit 9 Jahren 25°, mit 15 Jahren 20°, kurz nach der Pubertät 15°). Dementsprechend entwickelt sich die Krümmung des Rippenbogens, die nach der Geburt gering ist, besonders stark im 2. Jahre und erreicht im 12 Jahre ihre Maximum, um sich später wieder abzuflachen. Die Zunahme der Krümmung ist nach ZELTNER durch ein unverhältnismäßig mächtiges Knorpelwachstum bedingt. Wesentlich trägt noch dazu bei, daß das Sternum gegenüber der Wirbelsäule sich zu senken beginnt. Die Folge davon ist auch eine stärkere Neigung der Rippen. Diese Thoraxveränderungen von einem inspiratorischen zu einem exspiratorischen Typ entwickeln sich gleichzeitig mit der Aufrichtung des Kindes, weshalb von einzelnen Autoren (z. B. GRÄPER) ein kausaler Zusammenhang angenommen wird. Erst mit der Senkung des Sternums und der Krümmung der Rippenknorpel erhält der Torax die Möglichkeit zur Erweiterung mittels Hebung der Rippen. Diese Faktoren sind somit die anatomische Vorbedingung für die Entwicklung des thorakalen Atemtyps. Dieser ersten Rippensenkung folgt erheblich später bei dem allgemeinen Descensus der Brust- und Baucheingeweide, welcher bei der aufrechten Körperhaltung allmählich eintritt, ein weiteres Sinken des Rippenbogens nach vorne unten. Im 6.—7. Jahre ist der Descensus der vorderen Brustwand gewöhnlich soweit fortgeschritten, daß das Jugulum in der Höhe des Dornfortsatzes des 3. Brustwirbels steht. Infolge dieser Stellung der vorderen Thoraxwand kann jetzt die thorakale Atmung ausgiebig in Aktion treten.

Der Übergang des Kindes in die aufrechte Körperhaltung und der damit verbundene Zug der Organe kann aber nicht die einzige Ursache für die Änderung der Stellung der Rippen sein. Wie unabhängig die Stellung der Rippen von dieser Einwirkung ist, erkennt man an den Kindern mit schweren Formen der Idiotie, die weder Sitzen noch Stehen noch Gehen erlernen, und bei denen die Senkung der Rippen sich gleichwohl ungestört vollzieht (ENGEL).

Der kindliche Thorax erreicht mit $1^{1}/_{2}$—2 Jahren vorübergehend eine Form, die der des Erwachsenen ähnelt, entwickelt sich aber dann bis zum 11.—12. Jahre zu dem typischen schlanken Kinderthorax, um nachher rasch die endgiltige Form wie beim Erwachsenen zu erlangen.

Thoraxmaße nach ZELTNER.

Jahre	unt. Thoraxumfang (üb. dem Rippenbog.)	ob. Thoraxumfang (über den Mamillen)	Differenz beider Werte
0	33,8	32,9	−0,9
1	45,5	44,7	−0,8
2	48,2	47,7	−0,5
3	50,4	50,0	−0,4
4	51,3	51,5	+0,2
5	52,5	52,8	+0,3
6	53,5	55,0	+1,5
8	55,4	57,2	+1,8
10	56,8	60,1	+3,3
12	59,0	62,7	+3,7
14	63,6	68,8	+5,2
16	72,0	79,0	+7,0
18	76,0	84,4	+8,4
20	80,8	89,3	+8,5

Die Thoraxform ist nach WETZEL zum Teil auch von der augenblicklichen Lage abhängig, denn die vordere Brustwand und die Leber folgen der Schwere. So ist es bekannt, daß ein in verkehrter Stellung gehaltener Säugling infolge der Erweiterung der unteren Thoraxappertur und Hinaufdrängung des Zwerchfells nicht atmen kann.

Pleura und Mediastinum.

Die Pleuragrenzen des Säuglings stimmen hinten mit denen des Erwachsenen überein; vorne bestehen beim Neugeborenen Abweichungen gegenüber dem Erwachsenen, indem die Pleuragrenzen beiderseits weiter von der Medianlinie entfernt verlaufen. Nach wenigen Wochen ist diese Besonderheit verschwunden.

Die medialen Ränder der Pleuralsäcke treffen sich dann wie gewöhnlich hinter dem Sternum. Die Umschlagslinie der linken Pleura entfernt sich vom Sternum in der Höhe der 6.—7. Rippe, diejenige der rechten etwas tiefer, in der Höhe der 7. Rippe oder des oberen Teiles des Processus Xiphoideus. In mehr als der Hälfte der Fälle kreuzt der untere Pleuralrand in seinem Verlaufe in schräger Linie die Rippenknorpel von der 7. Rippe nach abwärts. Unterer und hinterer medialer Pleurarand treffen sich gewöhnlich im Niveau des 12. Brustwirbels. Wie beim Erwachsenen reicht der Pleuralsack bis in die Höhe des letzten Halswirbels hinauf. Die Lage der Spitzen des Pleuralsackes zum Skelett ist so ziemlich dieselbe wie beim Erwachsenen. Von diesem Schema kommen gewöhnlich gewisse individuelle Abweichungen vor.

Wie schon erwähnt, erfüllt im Gegensatz zu dem verhältnismäßig geringen Anteil, den das Mediastinum des Erwachsenen von dem im Thorax verfügbaren Raume beansprucht, das des Kindes einen verhältnismäßig viel größeren Raum. Indes werden Raumveränderungen in den Brustorganen leicht ausgeglichen, da das Mediastinum beim Kind sehr beweglich ist und der elastische kindliche Thorax in der Größe sich anpaßt.

Topographie der Lunge.

Die Lage der Lunge im Verhältnis zum Skelett ändert sich während der Kindheit nur sehr wenig und ist nahezu dieselbe wie beim Erwachsenen. Der untere Lungenrand bleibt hinten immer am 11.—12 Brustwirbel, jedoch in der Mamillarlinie findet ein langsames Tiefertreten der unteren Lungengrenze statt, die bei jungen Kindern in der Höhe der 5. Rippe, bei jungen Erwachsenen in der Höhe der 6. Rippe liegt.

Die Lage der Interlobärspalten und Lappen der Lunge ist in der Kindheit im Verhältnis zum knöchernen Thorax praktisch dieselbe wie beim Erwachsenen.

Die Lungengrenzen stehen somit nach Rippen gezählt beim Kind ungefähr gleichhoch wie beim Erwachsenen. Da jedoch beim Säugling die Rippenringe fast senkrecht zur Wirbelsäule stehen, so ist das vordere Lungenfeld kurz, d. h. die untere Lungengrenze rechts vorne steht für das Auge hoch, wie denn auch beim Kind das Sternum kürzer ist, sowohl im Verhältnis zur Brustwirbelsäule als auch zur Stammlänge. Das Verhältnis der hinteren Thoraxwand zur Stammlänge ist beim Säugling dasselbe wie beim Erwachsenen, da sich an der hinteren Thoraxwand die wagrechte Stellung der Rippen naturgemäß nicht auswirkt.

Die Größenverhältnisse der Lappen verschieben sich mit der Entwicklung. Die Oberlappen beider Lungen sind anfänglich klein, links zugunsten des Unterlappens, rechts zugunsten des Mittellappens. Bei Neugeborenen ist der Unterlappen der linken Lunge größer als der Oberlappen, während der Mittellappen dem rechten Oberlappen an Größe nur wenig nachsteht. In den ersten Lebensjahren schon nähern sich die Verhältnisse denen beim Erwachsenen.

Bei Kindern kommt es häufiger als bei Erwachsenen zu dem extremen Zustand, bei welchem sich die beiderseitigen Lungenränder im Gebiete der Oberlappen in beträchtlicher Ausdehnung überdecken, was als eine Folge des räumlichen Mißverhältnisses zwischen Lunge und Thoraxraum anzusehen ist.

Die Lungenspitzen überragen beim Säugling nicht oder um nur wenige Millimeter den Sternalansatz der 1. Rippe. Erst nach der Schrägstellung der Rippen im 3. Jahre reichen die Lungenspitzen über die obere Thoraxapertur hinaus.

Die Grenze zwischen Ober- und Unterlappen beginnt beim jungen Kind etwas höher als beim Erwachsenen. Die Spitzen der Oberlappen sind der Untersuchung hinten nur wenig zugängig. Vom Brustkorb gehört hinten die für die Untersuchung minder günstige Schulterblattgegend ungefähr dem Oberlappen zu. Sonst wird rechts wie links der untere Teil des Brustkorbes hinten dem Unterlappen zuzurechnen sein. Seitlich ist die Achselhöhle dem Gebiet des Oberlappens zuzurechnen. Rechts folgt darunter der schmale hintere Zipfel des Mittellappens und darunter wieder Unterlappen, während links sofort Unterlappengebiet folgt.

Vorn ist links oberhalb und seitlich vom Herzen alles vom Oberlappen eingenommen und nur die Lingula des Unterlappens kommt vor dem unteren Teile des Herzens an die vordere Brustwand zu liegen. Rechts schneidet der Oberlappen ziemlich horizontal etwa in der Höhe der 3. Rippe ab. Unterhalb davon ist alles Mittellappen, während die Spitze des Unterlappens nur etwa bis zur hinteren Axillarlinie reicht. Am wesentlichsten ist es, daß rechts vorn der untere Teil fast ganz dem Mittellappen angehört. Gerade über dessen Projektion auf die vordere Brustwand herrscht vielfach Unklarheit.

Die Lage der Hili zeigt starke Verschiedenheiten. Rechts ist der Hilus am Rücken etwa in der Höhe der 4.—5. Rippe, links an der 5.—6. Rippe zu suchen.

Bezüglich der Ausdehnungsfähigkeit sind am schlechtesten die hinteren paravertebralen Teile gestellt. Es ist verständlich, daß sich Entzündungen an diesen funktionell ungünstigeren Teilen, insbesondere beim Säugling, leicht festsetzen können.

Die Verhältnisse im Röntgenbild.

Die Besonderheiten für die Röntgendiagnostik der Lungen ergeben sich beim Kind nicht nur aus anatomischen, sondern auch aus physikalischen Bedingungen. Anatomisch liegen die Verhältnisse zunächst für die Diagnostik minder günstig, insofern, als das Herz im Verhältnis zu den Lungen sehr viel Raum im Brustkorb einnimmt, wodurch von den an sich sehr schmalen Lungenfeldern erhebliche Teile verdeckt werden. Am ausgesprochensten ist das beim Säugling der Fall. Das Verhältnis bessert sich von Jahr zu Jahr und mit Beginn des Schulalters ist es geradezu vorteilhaft. Das Herz wirkt dann nicht mehr störend und die dünnen Weichteile erlauben kurzfristige und klare Bilder.

Die Atemphase hat bekanntermaßen einen großen Einfluß auf die Klarheit des Röntgenbildes. Während der Schreiexspiration und der damit verbundenen Luftverminderung und Blutfülle der Lungen, bekommt man verwaschene, dunkle Bilder, bei der Inspiration helle und klare.

Das normale Röntgenogramm der Lunge zeigt das bekannte Bild des scharf gegen den Herzschatten abgesetzten helleren Lungenfeldes. Die Zeichnung, welche vom Hilus ausgeht, ist bei den jüngeren Kindern sehr schwach und erst bei den älteren bildet sich ein deutlicher Hilusschatten heraus, jedoch gewöhnlich nicht vor dem 4.—5. Jahre. Je jünger die Kinder sind, umso massiger ist das Lungengewebe, weshalb z. B. im Röntgenbild der Kontrast zwischen der spezifischen Dichte der schattengebenden Gefäße und dem sie umgebenden Lungengewebe noch wenig zum Ausdruck kommt. Der Hilusschatten liegt im Verhältnis zum Herzschatten tief; bei jüngeren Kindern, etwa bis zum Ende des 2. Lebensjahres, liegt der Hilus rechts sowohl wie links noch innerhalb des Herzschattens. Später rückt er rechts aus dem Herzschatten heraus, während er links noch innerhalb desselben bleibt.

Steigt der Druck im Thoraxraum, so nimmt die Blutfülle nicht nur in den Lungen, sondern auch im Herzen ab. Während eines Asthmaanfalles, oder bei der großen Atmung alimentärer Intoxikationen ist das Herz nicht nur scheinbar (durch die veränderten Raumbeziehungen) sondern auch tatsächlich durch die geringere Füllung verkleinert. Nimmt dagegen der Druck im Thoraxraum ab, so nehmen die Thoraxorgane, und zwar das Herz wie die Lunge, eine Blutmenge auf, die über das gewöhnliche Maß hinausgeht. Das Herz wird größer und die röntgenologische Hiluslungenzeichnung, welche in erster Linie durch Gefäßschatten erzeugt wird, wird intensiver. Dies ist bei jedem inspiratorischen Atemhindernis der Fall, bei Veränderungen im Nasenrachenraum, bei Bronchitiden und bei Pneumonien.

Über die Grenzen der Lungenlappen im Röntgenbilde gibt es noch kaum Untersuchungen.

Das Zwerchfell.

Eine wichtige Funktion des Zwerchfells besteht darin, daß es eine Scheidewand zwischen Brusthöhle und Bauchwand bildet. Zugleich ist diese Trennungswand aktiv (und auch passiv) beweglich und geht wie ein Pumpenstempel abwärts, wodurch in der Thoraxhöhle durch Raumvergrößerung ein negativer Druck entsteht, während gleichzeitig im Abdomen durch Raumverkleinerung die Eingeweide unter erhöhten Druck gesetzt werden. Bei der Erschlaffung des Diaphragmas stellen sich die ursprünglichen Verhältnisse und der Druckausgleich wieder her. Der Abflachung des Zwerchfellgewölbes und dem dadurch bedingten Abwärtsrücken des Zwerchfells wird in der Norm insofern eine gewisse Grenze gesetzt, als das Centrum tendineum mit dem Herzen, also indirekt auch mit dem Mediastinum in engem Zusammenhang steht und Herz und Mediastinum infolge der Fixierung der großen Gefäße an die obere Thoraxappertur der Abwärtsbewegung des Zwerchfells nur einen gewissen Spielraum gewähren.

Eine zweite Aufgabe des Zwerchfells ist es als Atemmuskel zu wirken. Die Lüftung der Lunge geschieht durch die Erweiterung des Thoraxraumes; diese wird von den oberen Thoraxmuskeln, von den Muskeln der Interkostalräume und vom Zwerchfell besorgt. Außer beim ganz jungen Kind hat im allgemeinen der Thorax mit seinen Muskeln den größeren Anteil an dieser Funktion als das Zwerchfell. Im späteren Alter, wo das Zwerchfell den wesentlichsten Inspirationsmuskel darstellt, ist wohl die zunehmende Starre der Rippenknorpel dafür verantwortlich zu machen, daß das Diaphragma die dominierende Rolle bei der Atmung zu übernehmen hat.

Eine weitere wichtige Aufgabe des Zwerchfells besteht in der Förderung der Blutbewegung. HASSE hat Untersuchungen über die Entleerung des Blutes aus der Leber angestellt und das wichtige Ergebnis festgestellt, daß die Lebervenen hyperphrenisch, also oberhalb des Zwerchfells in die Vena cava inferior einmünden. Die Wechselbeziehungen zwischen Leber und Zwerchfell kann man damit vergleichen, daß eine Hand (das Zwerchfell) gewissermaßen einen mit Flüssigkeit durchtränkten Schwamm (die Leber) umspannt; wie nun die sich schließende Hand die Flüssigkeit aus dem Schwamm zwischen den Fingern ausrinnen läßt, preßt das sich kontrahierende Zwerchfell das Blut aus der Leber heraus, und zwar kranialwärts zum Herzen hin. Wie auch sonst die Blutbewegung in den (Extremitäten)venen zum Teil durch die massierende Tätigkeit der Muskelbewegung vor sich geht, wirkt in ähnlicher Weise der Zwerchfellmuskel auf die Blutströmung in der Leber ein. Betrachtet man von diesem Gesichtspunkt aus die Einflußnahme des Zwerchfells auf die Blutzirkulation in der Leber, so muß man die Einrichtung, daß während der Inspiration infolge der Drucksteigerung innerhalb des Abdomens die Strömung des Blutes im Bereich der eigentlichen Vena cava inferior gehemmt wird, als zweckmäßig anerkennen. Die Menge des Leberblutes ist nicht wesentlich geringer als die Blutmenge, welche aus den Beinen kommt; die beiden Blutströme müßten sich dort, wo die Lebervenen in die Cava inferior münden, gegenseitig hindern; das Zwerchfell scheint nun hier der Regulator zu sein, welcher eine gegenseitige Beeinträchtigung dieser beiden Blutströme hintanhält, indem er sie abwechselnd passieren läßt; während der Inspiration kann das Leberblut, während der Exspiration aber das von den Beinen zufließende Blut ungestört herzwärts strömen.

Die Tatsache, daß ein neugeborenes Kind eine relativ große Leber hat, welche bald nach der Geburt an Volumen abnimmt, glaubt HASSE damit erklären zu sollen, daß während des intrauterinen Lebens die Zwerchfellbewegungen fehlen; aber nicht nur die Leber„hyperämie" des Neugeborenen, sondern auch das Auftreten des Icterus neonatorum führt HASSE auf die gleiche Ursache zurück, indem nach seiner Auffassung die Schwellung der Leber einen so starken Druck auf die Gallenwege ausübt, daß der Abfluß der Galle behindert wird.

Die Bedeutung des Zwerchfells für die Zirkulation wird dadurch unterstrichen, daß nach den entwicklungsgeschichtlichen Untersuchungen von KEITH das Diaphragma ursprünglich ein Muskel ist, welcher mit der Atmung gar nichts zu tun hat, sondern nur der Blutzirkulation dient.

Nicht zu vergessen ist die Wirkung der Zwerchfellaktion auf die Bewegung des Darminhaltes und der Galle, Effekte, welche aus den durch das Zwerchfell hervorgerufenen Druckschwankungen im Abdomen klar werden. Die Beteiligung des Zwerchfellmuskels an der Stuhlabsetzung ist ein Beispiel hierfür.

Das Zwerchfell hat nicht allein eine motorische Innervation durch den Nervus phrenicus, sondern auch einen vom Sympathicus abhängigen Tonus. Erst wenn diese nervösen Elemente durchtrennt sind, kann das Zwerchfell in den völlig relaxierten Zustand übergehen.

Die Zwerchfellkuppel liegt nach WEIL bei *Erwachsenen* im Niveau einer Horizontalebene, die durch die sternalen Enden des 5. Rippenpaares verläuft. Nach JAKUBOWSKY läßt sich der größte Hochstand der rechten Zwerchfellkuppel im 1. Lebensjahr konstatieren. Ihr Stand entspricht dann dem oberen Rande der 4. Rippe und seltener dem Niveau des 3. Interkostalraumes. Im Alter zwischen 1 und 6 Jahren befindet sich die Zwerchfellkuppel in der Höhe des oberen Randes, der Mitte oder des unteren Randes der 4. Rippe. Vom 7. bis zum 12. Jahre steht die Zwerchfellkuppel niemals höher als am unteren Rande der 4. Rippe; in der Mehrzahl der Fälle wird sie in der Höhe des 4. Interkostalraumes, bzw. entsprechend dem oberen Rande der 5. Rippe angetroffen.

Die Atmung beim Neugeborenen.

Die normale physiologische Atmung des Säuglings geschieht durch die Nase. FRÄNKEL hält die Atmung durch den Mund beim Neugeborenen für schwierig, weil dabei die Lippen und die Zungenwurzel nach hinten zurückgezogen werden und die Zunge auf den Kehldeckel sinkt, wodurch der Zutritt der Luft zu den Lungen beschränkt wird. Die Coryza neonatorum hindert nicht nur den Saugakt, sondern kann auch Erstickungsanfälle des Säuglings zur Folge haben.

Die Ausdehnung der Lunge nach der Geburt geht meist äußerst ungleichmäßig vor sich. Es können sich in demselben Läppchen entfaltete und atelektatische Alveolen finden und es können Läppchen mit entfalteten Alveolen inmitten gänzlich atelektatischer Lobuli liegen. Gewöhnlich ist die rechte Lunge besser entfaltet als die linke; außerdem sind die vorderen Partien meist besser entfaltet als die hinteren Lungengebiete und schließlich sind es meist die Unterlappen, die am wenigsten entfaltet sind. Der rechte Mittellappen ist meist gut entfaltet. Der Teil der linken Lunge, der dem rechten Mittellappen entspricht, ist oft besser entfaltet als die übrige linke Lunge. Ist der rechte Mittellappen schlecht entfaltet, so ist es oft der korrespondierende Teil der linken Lunge ebenfalls.

Die unteren Lungenpartien (die Unterlappen) stehen unter der Wirkung des Zwerchfellzuges und die Dehnung erfolgt hauptsächlich in der Richtung nach abwärts. Die ventralen Oberlappenpartien werden dagegen von den Kräften der Thoraxatmung erfaßt. Bei der Inspirationsbewegung hebt sich der untere Sternalpol und entfernt sich von der Wirbelsäule. Der hier angreifende Dehnungszug, der eine andere Richtung hat als der Zwerchfellzug, ist es wohl vor allem, der die Verschiebbarkeit beider Dehnungsgebiete gegeneinander im Interlobärspalt nötig macht.

Der Mechanismus der kindlichen Atmung.

Nach GREGOR macht das Kind im Laufe der ersten Lebensjahre alle Atemtypen der verschiedenen Säugetiergruppen durch. Im allerfrühesten Kindesalter begegnen wir dem *1. Typus*: Vorherrschen der *Zwerchfellatmung*, während die kostale nur schwach angedeutet ist. Im darauf folgenden Säuglingsalter wird der *2. Typus* beobachtet, eine *thorakoabdominale* Atmung, bei der aber noch die Zwerchfellatmung überwiegt; in den unteren Partien der Lunge ist daher die Atmung stark, in den oberen Lungenabschnitten dagegen schwach ausgeprägt. Der *3. Typus*, Kombination von *diaphragmaler und thorakaler* Atmung, wobei bald die eine, bald die andere überwiegt, steht in engem Zusammenhange mit dem Übergange des Kindes aus der horizontalen Lage in die vertikale. Der *4. Typus*: Vorwiegen der *thorakalen Atmung*, Zurücktreten der Zwerchfellatmung, verdankt sein Zustandekommen der Entwicklung der Schultermuskulatur.

Bei 7—14jährigen fand GREGOR deutliche Geschlechtsunterschiede. Die Mädchen atmen abdominal oder wenn thorakal, dann mit vorwiegender Zwerchfellatmung. Die Knaben vorwiegend thorakal mit starker Beteiligung der Schultermuskeln. Dabei ist mit der Hebung des Sternums eine Wölbung verbunden.

Im Säuglingsalter ist die thorakale Atmung wenig ergiebig und besonders dadurch eingeschränkt, daß infolge der nahezu horizontalen Stellung der oberen Brustappertur eine Thoraxerweiterung durch Hebung des Schultergürtels und der Rippen nicht möglich ist. Erst bei dem allgemeinen Descensus der Brust- und Baucheingeweide, welche z. T. durch die Einnahme der aufrechten Körperhaltung bedingt ist, erfolgt ein Sinken des Rippenbogens nach vorne unten. Die schräge Stellung der Rippen ermöglicht erst, wie bereits erwähnt, die thorakale Atmung, die außer der Erweiterung des frontalen Durchmessers auch die Hebung des ganzen Brustkorbs und eine Wölbung der vorderen Wand bewirkt.

Die Entwicklungsphase der vorwiegend abdominalen Atmung bedeutet beim Menschen nur einen Übergangszustand, denn die Arbeitsleistung ist bei diesem Typus der Atmung eine relativ wesentlich größere als im späteren Leben.

Der große Verbrauch an Atmungsarbeit im Säuglingsalter ist zum Teil durch die in der liegenden Stellung des Säuglings notwendige Überwindung der Schwerewirkung der Baucheingeweide bedingt, welche einer Vertiefung der Atmung einen solchen Widerstand entgegensetzen, daß dem Säugling bei Steigerung seines Luftverbrauches nur die Möglichkeit häufiger flacher Inspirationen zu Gebote steht. Das ältere Kind dagegen, welches bereits gelernt hat die durch den cephalocaudalen Zug der Baucheingeweide unterstützte Zwerchfellatmung mit der thorakalen Atmung zu kombinieren, hat dadurch in weitem Umfang die Möglichkeit, seine Atemtiefe zu variieren.

Die allmähliche Ausbildung der thorakalen Atmung führt demnach im Kindesalter zu einer durchgreifenden Änderung in der Ausnützung der zu Gebote stehenden Muskeltätigkeit.

Eine Zuhilfenahme der Schultermuskulatur zu tieferen Inspirationen ist beim Säugling mechanisch wohl durchführbar und führt zu einer stärkeren Wölbung des Thorax, wie man sie bei forcierter Atmung im Verlaufe einer Pneumonie in charakteristischer Weise auftreten sieht. Da aber die oberen Lungenpartien des Säuglings sich schon bei ruhiggestelltem Thorax nahezu in Inspirationsstellung befinden und durch den inspiratorischen Zwerchfellzug bereits voll entfaltet werden, so kann eine gemeinsame Aktion von abdomineller Atmung mit den Muskeln, die beim Erwachsenen als Auxiliarmuskeln der Atmung bezeichnet werden, normalerweise nur in dem Sinn stattfinden, daß die eine Atembewegung die andere teilweise vertritt. Eine Addition der sogenannten Auxiliarmuskeln zur Zwerchfellatmung muß zur Lungenblähung führen.

Die Bereitschaft zu Dyspnoe beim Kind.

Der junge Säugling befindet sich gewissermaßen in einem Zustand dauernder physiologischer Atemnot. Jede erhöhte Inanspruchnahme muß daher zu noch weiter gesteigerter Frequenz führen und erreicht damit schnell die Grenzen der Leistungsfähigkeit. Die „physiologische Atmungsinsuffizienz" ist eines der charakteristischsten Funktionszeichen des Säuglings. Dieser Zustand ist für den Säugling ziemlich bedeutungslos bei dem ruhigen Dasein, welches er führt.

Vom 3. Jahre ab stellen sich die Rippen zunehmend schräger und geben somit die Möglichkeit zu größerer Thoraxerweiterung, die bei ruhiger Atmung nicht voll ausgenützt wird und damit eine Reserve für stärkere Inanspruchnahme darstellt.

Besondere Aufmerksamkeit verdient die Tatsache der großen Häufigkeit von exspiratorischer Dyspnoe beim Säugling und im frühen Kindesalter. Stenosierende Bronchialdrüsentuberkulose, hochsitzende endothorakale Senkungsabszesse können sie bekanntlich hervorrufen.

Vielfach ist die Ansicht verbreitet, exspiratorische Dyspnoe sei stets bedingt durch tiefer sitzende Atemhindernisse, inspiratorische dagegen durch extrathorakale oder supraglottische. Bei ein und demselben pathologischen Zustande (z. B. bei der stenosierenden Bronchialdrüsentuberkulose) kann jedoch das Alter des Kindes entscheidend sein. Bei Säuglingen ist bei dieser Krankheit die Dyspnoe und der Stridor vorwiegend exspiratorisch, bei größeren Kindern dagegen vorwiegend inspiratorisch (RACH).

Besteht ein Ausatmungshindernis, das die exspiratorische Hebung des Zwerchfells behindert, so ist die darauffolgende inspiratorische Senkung des Zwerchfells um so weniger möglich, je weniger das Zwerchfell gehoben wurde (WENCKEBACH). Kann nun dieser Abgang beim Erwachsenen durch stärkere Lüftung des Thorax wettgemacht werden, so ist dies beim Säugling viel schwieriger, denn beim Säugling ist die thorakale Atmung wegen der geringen Neigung der Rippen weit weniger wirksam als die diaphragmale. Der Säugling muß daher trachten, hauptsächlich durch vermehrte Anspannung der Bauchpresse während der Exspiration das Zwerchfell zu heben, um die Atmungsstörung zu überwinden. Diese Umstände scheinen mit der Häufigkeit der exspiratorischen Dyspnoe in Zusammenhang zu stehen.

Inspiratorische Einziehungen des Epigastriums und der Zwerchfellansatzlinie zeigen sich bei jüngeren Kindern auch ohne Respirationshindernis, z. B. infolge der Nachgiebigkeit der Thoraxwand bei heftigem Schreien junger Säuglinge.

Husten und Atemgeräusch beim Kind.

Vom Ende des 1. Jahres an ist das physiologische Vesikuläratmen im Vergleich zum Erwachsenen verschärft, lauter und rauher („pueriles Atmen"). Das Exspirium ist auch unter normalen Verhältnissen hörbar.

Zu den Besonderheiten des kindlichen Hustens gehört es, daß er sehr leicht mit Erbrechen verbunden ist. Husten und Erbrechen sind oft zwangsläufig miteinander gekuppelt.

Sputa werden vom Kind in den ersten Lebensjahren nie produziert. Der herausgehustete Schleim wird sofort hinuntergeschluckt.

Bläst man eine herausgenommene Lunge auf, so entweicht andauernd Luft durch die Wandungen der Lungenbläschen und der Luftröhre nach außen; dasselbe findet auch in vivo statt bei heftigem Pressen während der Ausatmung, so daß Hautemphysem oder Pneumothorax bei Keuchhusten eintreten kann.

Prinzipielle Besonderheiten des kindlichen Luftwechsels.

Bei der Betrachtung der Kreislaufverhältnisse hat es sich gezeigt, daß zwischen der Blutbewegung und dem Kraftwechsel die engsten Beziehungen bestehen. Eine ähnliche Verknüpfung mit dem Energieumsatz besteht auch für die Atmung, welche für den nötigen Gasaustausch zu sorgen hat.

Die Unterschiede in den Körperdimensionen zwischen Kind und Erwachsenem bzw. die Verschiebung des Verhältnisses Fläche zu Gewicht beeinflussen die Respiration, da die Anforderungen, welche an die Atmung gestellt werden, sich nach der 2. Potenz verändern (entsprechend den Bedürfnissen des Stoffwechsels), während die Leistungsmöglichkeiten (Thoraxraum — einzelnes Atemvolumen) als Funktionen nach der 3. Potenz bestimmt werden. Die Verhältnisse sind aber bei der Atmung komplizierter als beim Kreislauf, da die Atmung zwei verschiedenen Aufgaben gerecht werden muß: erstens dem Gasaustausch und zweitens der Erhaltung der normalen Blutreaktion. Da Sauerstoffmangel erst in höheren Graden erregend auf das Atemzentrum wirkt, ist unter normalen Verhältnissen die Kohlensäure der Atemreiz (für die unbewußte Atmung). Wie schon erwähnt, ist die Sauerstoffaufnahme in gewissen Grenzen unabhängig von der Ventilation, da der Sauerstoff chemisch an das Hämoglobin gebunden ist. Unter normalen Verhältnissen ist das Blut vollständig mit Sauerstoff gesättigt, so daß eine Überventilation die Sauerstoffbindung nicht steigern kann. Die Bindungsmöglichkeiten für die Kohlensäure sind aber kaum bis zur Hälfte ausgenützt, so daß das Kohlensäureniveau in direkter Abhängigkeit von der Ventilationsgröße steht. Bei verringerter Atemtätigkeit kann der Kohlensäuregehalt des Blutes ansteigen, andauernde Überventilation setzt die Kohlensäuremenge im Blute herab. Das Blut bildet solchermaßen ein Reservoir für die

Kohlensäure, deren Spiegel durch die Atemtätigkeit leicht geändert werden kann.

Die Flächenregel muß sich auch an der Atmung auswirken, sie läßt beim Kind gegenüber dem Erwachsenen gesetzmäßige Unterschiede im Atemvolumen, in der Atemfrequenz und im Minutenvolumen erwarten. Nach der Flächenregel müßte man annehmen, daß der Luftkonsum beim Kind nicht entsprechend dem Körpervolumen reduziert ist, sondern gemäß den Anforderungen des Stoffwechsels ungefähr entsprechend der Körperoberfläche. Der Luftwechsel muß verhältnismäßig umso größer sein, je kleiner der Organismus ist. Die tatsächlichen Untersuchungen haben aber darüber hinaus für das Kind eine unverhältnismäßige Überventilation aufgedeckt, welche umso stärker in Erscheinung tritt, je kleiner das Kind ist. Wenn wir von Überventilation sprechen, so wollen wir damit ausdrücken, daß das Kind zur Durchführung des für den Stoffwechsel nötigen Gasaustausches in den Lungen relativ größere Luftmengen benötigt als der Erwachsene.

Die Ausmessung der mit einem Spirometer geschriebenen Atemkurven ergibt ein relativ umso größeres Atemvolumen, je kleiner das untersuchte Kind ist. Diese Werte für das Atemvolumen zeigen kein proportionales Verhalten zum Körpergewicht, das Ausmaß des einzelnen Atemzuges ist bei den kleineren Kindern nicht dem Körpergewicht entsprechend vermindert, sondern weniger stark herabgesetzt. Das Kind hat gegenüber dem Erwachsenen schon für den einzelnen Atemzug eine Überventilation, welche umso stärker hervortritt, je kleiner der Organismus ist.

Wenn man nun berücksichtigt, daß beim Kind die Atmung viel frequenter ist als beim Erwachsenen (von 35—40 Atemzügen beim Neugeborenen absinkend bis zu 16—18 beim erwachsenen Menschen), so ist es klar, daß das Minutenvolumen, auf das es wesentlich ankommt, beim Kind verhältnismäßig weit größer ist als beim Erwachsenen. Während bei den größeren Kindern und beim Erwachsenen das Minutenvolumen um 8 l schwankt, ist es bei ganz kleinen, 2- und 3 jährigen Kindern (bei Spirometeratmung) nicht viel geringer, es beträgt 4—5—6 l. Die schon im einzelnen Atemzug erkennbare Überventilation ist im Minutenluftverbrauch noch bedeutend stärker geworden. Diese dauernde physiologische Überventilation (im oben erörterten Sinne) ist das hervorstechendste Merkmal der kindlichen Atmung (HELMREICH).

Diese Überventilation wirkt sich auch in der Zusammensetzung der Exspirationsluft aus, und zwar wird der Kohlensäuregehalt der Ausatmungsluft mit abnehmender Körpergröße immer geringer. Während der CO_2-Gehalt beim Erwachsenen ungefähr $4^1/_2\%$ beträgt, werden beim Kind mit abnehmenden Dimensionen immer kleinere Werte gefunden. Bei einem 5 jährigen Kind z. B. mit einem Gewicht von 14,4 kg war der CO_2-Gehalt der Exspirationsluft durchschnittlich 1,74% (HELMREICH).

Es ist schwer sich über die Ursache oder den Zweck der kindlichen Überventilation ein Urteil zu bilden. Wahrscheinlich steht dabei die Kohlensäure im Mittelpunkt des Problems, und es ist naheliegend, an die Regulation des Säure-Basen-Gleichgewichtes zu denken. In diesem Zusammenhange muß auf die Arbeiten von GYÖRGY, KRUSE und Mitarbeitern hingewiesen werden, welche bei Säuglingen einen gegenüber dem Erwachsenen etwas geringeren Gesamtkohlensäuregehalt im Blute fanden. Die Überventilation könnte auch nötig sein, um die beim Kind bestehenden anatomischen Schwierigkeiten für die Kohlensäureeliminierung zu kompensieren. Die relativ kleinere Blutmenge des Kindes muß die verhältnismäßig größeren Kohlensäuremengen zur Lunge bringen, wobei die vermehrte Pulsfrequenz des Kindes vielleicht helfend mitwirkt. Eine weitere Erleichterung für die CO_2-Diffusion, um entsprechend rasch den Kohlensäureüberschuß abgeben zu können, liegt in einem größeren Kohlensäuregefälle zwischen Blut und Alveolarluft. Ein solches größeres Kohlensäuregefälle durch geringere CO_2-Spannung in der Alveolarluft müßte als Folge der kindlichen Überventilation angenommen werden. Ein Zeichen dafür ist vielleicht der erwähnte geringere Kohlensäuregehalt der Exspirationsluft.

Zuverlässige Untersuchungen über die Zusammensetzung der Alveolarluft sind an Kindern noch nicht angestellt worden; es wäre möglich, daß prinzipielle Unterschiede zwischen großen und kleinen Organismen bestehen. Bei älteren Knaben und Mädchen fanden FITZGERALD und HALDANE für die alveoläre Kohlensäurespannung etwas niedrigere Werte als bei erwachsenen Männern und Frauen, ein gleiches Ergebnis zeitigten eigene Untersuchungen. SEHAM fand jedoch bei Neugeborenen die gleichen Werte wie bei Erwachsenen (5,6% CO_2). Doch sind die klinischen Methoden der Alveolarluftbestimmung, insbesondere für kleinere Kinder, nicht einfach genug, um aus den Resultaten bindende Schlüsse ziehen zu können, da sie ein ausgesprochen aktives Mitwirken der Versuchsperson erfordern.

Die Besonderheit der kindlichen Atmung ist eine Tatsache, unsere Erklärungen dafür sind bisher nur Hypothesen. Ein kleiner Organismus hat im Verhältnis zum großen Organismus eine ausgiebigere Atmung; dies gilt beim Vergleich zwischen Kind und Erwachsenem, aber ebensosehr z. B. zwischen einem erwachsenen Menschen und einem Elefanten. Das Wort Überventilation ist daher eigentlich nur als relativer Begriff anzusehen.

Das Atemvolumen.

Das einzelne *Atemvolumen* beträgt beim normalen Neugeborenen von etwa 3 kg Körpergewicht bei ruhigem Schlaf ungefähr 20 cm^3. Die von verschiedenen Untersuchern angegebenen genauen Zahlen sind 19,5, 22 und 23 cm^3. Die Tiefe der Atmung nimmt um den 8. Lebenstag, wenn die Lungen ganz entfaltet sind, merkbar zu. Bis zum 3. Monat verdoppelt sich dann die Atemgröße und mit einem Jahr ist der Wert ungefähr 80 cm^3 oder noch mehr. Über das Atemvolumen in den verschiedenen Altersperioden der Kindheit gibt die kleine Tabelle von GREGOR Auskunft.

Alter	Atemgröße	Minutenvolumen
1 Monat	23 cm^3	1400 cm^3
3 Monate	41 „	1500 „
6 „	51 „	
7 „	87 „	
1 Jahr	78 „	2600 „
2 Jahre	136 „	
4 „	140 „	
5 „	215 „	5800 „
8 „	221 „	
9 „	395 „	
12 „	374 „	7—9000 „

Bei der Schreiatmung vermehrt sich das Atemvolumen bisweilen beträchtlich, auf das 2-, 3- bis 5fache, was unter Umständen großen therapeutischen Wert für die Entfaltung der Lungen haben kann.

Aus der Größe des einzelnen Atemvolumens kann durch Multiplikation mit der Atemfrequenz leicht die in der Zeiteinheit gewechselte Luftmenge, das *Minutenvolumen* berechnet werden. Wie schon erwähnt, steigt der Wert für das Minutenvolumen schnell an, um am Ende des Kleinkindesalters fast die Größe des Erwachsenenwertes zu erreichen. Beim Neugeborenen beträgt das Minutenvolumen etwa 1200—1400 cm^3, nach 3 Monaten etwa 1400 bis 1600 cm^3, mit einem Jahr ungefähr 2400—2800 cm^3 und mit 5 Jahren 5600—6000 cm^3. Bei den größeren Kindern werden Werte von 7000—9000 cm^3 erreicht.

Wenn man den Luftwechsel auf das Körpergewicht bezieht, erhält man für das 1. Lebensjahr den höchsten Wert. Die Atemgröße in Kubikzentimetern pro Kilogramm Körpergewicht und Minute beträgt nach GREGOR: im 1. Halbjahr 414, im 2. Jahr 350, im 4. Jahr 221, im 8. Jahr 213, im 12. Jahr 192 und im 13. Jahr 164.

Nach CHAIT wird die höchste durchschnittliche *Atmungsfrequenz* bei Kindern im Alter bis zu einem Jahr beobachtet, die niedrigste durchschnittliche Atmungsfrequenz bei Erwachsenen beider Geschlechter im Alter von 30 Jahren.

Es ist schwer die durchschnittliche Atemfrequenz Neugeborener zu bestimmen, da die Atmung derselben unregelmäßig und arrhythmisch ist. Im allgemeinen rechnet man:

Beim Neugeborenen	. . . 44	Atemzüge pro Minute
In den ersten Monaten	. . 35	„ „ „
Am Ende des 1. Jahres	. . 30	„ „ „
Bei 5jährigen Kindern	. . 26	„ „ „

Manche Untersucher finden viel höhere Atemfrequenzen im Kindesalter; so gibt z. B. LANDOIS an, daß beim Neugeborenen die Zahl der Atemzüge gleich nach der Geburt im Mittel 78 beträgt; sie sinkt in den ersten 3 Tagen auf 61 und bleibt für das 1. Lebensjahr unverändert; weiterhin sinkt sie bis auf 31 im 3. Lebensjahr. FEER gibt dagegen Werte an, welche noch niedriger sind als die obige Tabelle anzeigt; die Frequenz der Atemzüge beträgt beim Neugeborenen nach ihm in der Ruhe etwa 30—40, am Ende des 1. Jahres etwa 25 und vermindert sich bis zum 5. Jahr auf etwa 20, mit 10 Jahren auf etwa 18.

Im Durchschnitt entfällt beim Kind 1 Atemzug auf 3—4 Pulsschläge, beim Erwachsenen auf 4—5 Pulse. Bei ganz jungen Säuglingen wird die Atmung in sitzender Stellung frequenter.

Bis zum 8. Jahr atmen die Knaben häufiger als die Mädchen, in der Zeit vom 8.—15. Lebensjahr fängt das weibliche Geschlecht an, häufiger zu atmen als das männliche. Vom 15. Jahr an bis ins Alter atmen die Frauen bedeutend häufiger als die Männer.

Bei körperlicher Anstrengung nimmt die Zahl der Atemzüge zu, und zwar eher als die der Herzschläge. Aufenthalt in heißer Umgebung, auch Steigerung der Bluttemperatur im Fieber vermehren die Zahl der Atemzüge (Wärmedyspnoe).

Eines der Kennzeichen der kindlichen Atmung ist ihre leichte Erregbarkeit. Nach der Geburt ist der Rhythmus noch unregelmäßig, stellt sich aber in den ersten Monaten auf eine regelmäßige Folge ein. Im Wachen, bei Bewegungen und bei psychischer Erregung kommt es beim jungen Säugling gewöhnlich zu einer großen Beschleunigung und ebenso zu großer Unregelmäßigkeit in der Aufeinanderfolge.

Die Vitalkapazität.

Bei Kleinkindern (3 Jahre alt) beträgt nach SCHNEPF die vitale Kapazität im Durchschnitt 450 cm^3. Nach der Angabe von GUNDOBIN und SEILIGER beträgt die Vitalkapazität:

Bei 7jährigen Knaben 1300 cm^3 Bei 7jährigen Mädchen 1000 cm^3
„ 12   „   „   2053 „   „ 12   „   „   1894 „
„ 18   „   „   3370 „   „ 18   „   „   2275 „

Nach anderen Untersuchern wächst die Vitalkapazität in der Zeit vom 4.—19. Jahre bei Knaben von 0,8—4,3 l, bei Mädchen von 0,7—3,1 l.

Die Vitalkapazität ändert sich je nach dem Atemtypus, sie ist am größten bei thorako-abdominaler Atmung, am geringsten bei oberer Thoraxatmung.

Der Verdauungstrakt.

Die Mundhöhle des Kindes.

Die Lippen des Neugeborenen und des jungen Säuglings zeigen anatomische Eigentümlichkeiten, die sie für den Saugakt besonders geeignet machen. Der rote Teil der Schleimhaut besteht aus zwei verschiedenen Zonen: einer weichen äußeren, der Pars glabra, und einer inneren Zone, welche mit Papillen besetzt ist und als Pars villosa bekannt ist. Die Papillen bedecken nicht nur die Pars villosa der Lippen, sondern sie reichen in Form eines unregelmäßigen Bandes längs der Wangen nach rückwärts, fast bis zum hinteren Wangenrand. In der Mitte der Oberlippe befindet sich in der Pars villosa eine deutliche Erhebung. Sowohl diese, als auch die Papillen der Pars villosa verschwinden gewöhnlich nach wenigen Monaten, beide können jedoch bis zu einem gewissen Grade bis ins Erwachsenenalter bestehen bleiben.

Die Mundhöhle des Kindes ist nur eine fakultative Höhle, da die Zunge bei fest geschlossenem Mund seitlich den Kieferleisten und oben dem Gaumen anliegt. Beim Erwachsenen liegt auch bei geschlossenem Mund ein ziemlicher Zwischenraum zwischen Gaumen und Zungenrücken. Beim Säugling dagegen ist dies nicht der Fall. Dies bedeutet einen großen Vorteil beim Saugen. Die Saugwirkung kommt ja zum Teil dadurch zustande, daß der Mundboden mit der daraufliegenden Zunge gesenkt wird und wie der Stempel einer Saugpumpe oder Aspirationsspritze vom Gaumen abgezogen wird. Der saugende Effekt ist umso größer, je kleiner der zwischen Zunge und Gaumen liegende tote Raum ist, und der ist beim jungen Säugling fast nur spaltförmig. Eine Aspiration von seiten des Thorax kommt beim Saugen nicht in Betracht; ein solcher Vorgang wäre das Schlürfen.

Wenn der Mund sich für den Saugakt einstellt, so bilden sich 5 spaltförmige Räume, durch welche die Flüssigkeit in den Rachenraum gelangen kann. Die mittlere dieser Höhlungen wird unten vom Zungenrücken und oben vom harten Gaumen begrenzt und öffnet sich gegen den Isthmus faucium in zwei schmalen Mündungen zu beiden Seiten des weichen Gaumens. Die beiden seitlichen Höhlungen jederseits stellen zwei bogenförmige Spalten längs des lateralen und medialen Randes der Kieferleisten dar. Sie kommunizieren untereinander, da beim Neugeborenen und Säugling Ober- und Unterkiefer nicht vollkommen schließen. Flüssigkeiten gelangen aus diesen seitlichen Hohlräumen in den Isthmus faucium durch einen Spalt zwischen dem lateralen Zungenrand und dem vorderen Gaumenbogen.

Der harte Gaumen des jungen Kindes ist niedrig, breit und kurz. Seine Schleimhaut zeigt meist 5 oder 6 unregelmäßige Querfalten, die beim Fetus viel deutlicher sind als nach der Geburt und die entweder bis zur Reifezeit vollkommen verschwinden oder sich in wallartige Erhebungen verwandeln. Vielleicht helfen sie während des Saugaktes die Brustwarze festzuhalten.

Neben oder in der Gaumenraphe sieht man beim Neugeborenen weißliche oder gelbliche Knötchen, welche nach Gestalt und Größe unter die Schleimhaut geschobenen Grießkörnchen gleichen. Sie finden sich etwa in der Mitte des harten Gaumens, gewöhnlich in Gruppen von drei bis vier. Zuweilen findet man ähnliche Gebilde auch an den Zahnleisten. Diese unter dem Namen BOHNsche Milien oder Epithelperlen bekannten Gebilde, die sich bei etwa 90% aller Neugeborenen und zwar schon am 1. Lebenstag finden, sind kleine Retentionscysten der Schleimdrüsen. Sie verschwinden gewöhnlich spontan, häufig nachdem ihre obere Decke eingerissen ist, was ohne irgendwelche an der Mundschleimhaut vorgenommenen Prozeduren geschehen kann. Manchmal entstehen kleine seichte Geschwürchen, die sich zuweilen mit einem zarten Beleg bedecken und in der Regel ohne irgendwelche Komplikationen ausheilen. Nach EPSTEIN und SCAMMON bestehen die BOHNschen Milien aus Epithelmassen, welche bei der Vereinigung der beiden Gaumenhälften überflüssig geworden und zurückgeblieben sind.

Die Zunge des jungen Kindes ist relativ kurz und breit. Alle Zungenpapillen, welche man beim Erwachsenen kennt, sind bereits vor der Geburt vorhanden. Geschmacksknospen finden sich beim Neugeborenen in den Papillae vallatae, foliatae und fungiformes, sowie im Epithel des Foramen caecum. Sie sollen während des 1. Jahres beträchtlich an Zahl zunehmen. Die lymphoiden

Follikel der Zunge sind beim Kind relativ zahlreicher als beim Erwachsenen.

Der Saugakt.

Der Saugakt wird beim neugeborenen Kind vor allem durch die den Unterkiefer bewegenden Muskeln besorgt. Während beim Saugakt des Erwachsenen vorzugsweise die frei bewegliche Zunge tätig ist, nimmt diese beim Säugling widerstandslos an den Bewegungen des Unterkiefers teil. Sie scheint dazu schon von Natur bestimmt, da der größte Teil des Mundhöhlenbodens von der breiten fleischigen Zungenwurzel eingenommen wird, während der kurze frei bewegliche Zungenteil durch das sehr weit nach vorne reichende Frenulum linguae nahezu unbeweglich gemacht ist (ESCHERICH). Auf dem Zahnfleischrand des Unterkiefers findet sich etwa in der Gegend der späteren Eckzähne beiderseits ein membranöser Vorsprung, welcher mit dem der anderen Seite durch einen membranösen, 1—3 mm hohen Saum verbunden ist, die sogenannte MAGITOTsche Falte. Sie begünstigt den luftdichten Abschluß der Mundhöhle beim Saugen (CRAMER).

Der Saugakt ist kein ganz einfacher Vorgang, sondern setzt sich aus mehreren Phasen zusammen. Zunächst umfaßt der Mund des Kindes die Brustwarze. Diese gerät hierbei durch eine Kontraktion der Muskulatur des Warzenhofes und der Papille in Erektion, sie wird länger und dünner. Man kann sich diesen Vorgang jederzeit veranschaulichen, wenn man die Warze an der Basis mit den Fingern leicht komprimiert. Durch die verschiedenen oben beschriebenen Abdichtungsvorrichtungen der Mundhöhle wird ein luftdichter Abschluß erreicht, ebenso wird durch festes Anlegen des fleischigen Zungengrundes an den Gaumen ein luftdichter Abschluß gegen den Nasenrachenraum hergestellt. Sobald das erreicht ist, wird durch Senken des Unterkiefers und des muskulösen Mundbodens durch eine schüssel- oder mehr rinnenförmige Retraktion des vorderen Zungendrittels ein luftverdünnter Raum (vorderer Saugraum) erzeugt. Dieser 1. Akt der Saugbewegung dient der Aspiration von Milch. Überdies wird der Warzenhof dadurch tiefer in die Mundhöhle hineingeschoben. Der negative Druck, welcher notwendig ist, um Milch aus der Brustdrüse zu aspirieren, übertrifft in der Regel wesentlich den Saugdruck, welchen man bei einer Saugbewegung des Kindes feststellen kann. Doch konnte CRAMER am

Manometer nachweisen, daß das Kind durch eine Reihe mehrerer hintereinander ausgeführter Saugbewegungen den negativen Druck immer mehr steigert, so daß der maximale Saugdruck den ein Kind überhaupt zu leisten vermag 58—140 cm Wasser beträgt; der negative Druck bei einer einzigen Saugbewegung beträgt blos 4—14 cm.

An diese 1. Phase des Saugaktes schließt sich nun die 2. Phase an. Es werden jetzt die Kiefer zusammengeführt und dadurch ein Druck auf die Sinus lactiferi der Brustdrüse ausgeübt. Die Druckkraft der Kiefer, durch welche Milch aus den Sinus exprimiert wird, beträgt, wie BASCH mittels eines Dynamometers nachweisen konnte, beim normalen Neugeborenen 200—300 g und steigt im Verlaufe der ersten 2 Lebenswochen bis auf 700—800 g an. Die vorher steife Warze wird während der von den Kiefern ausgeübten Kompression etwas weicher. Läßt die Kompression nach, so tritt wieder Erektion ein. Hierbei sorgt die Aspiration des Kindes dafür, daß in die eben komprimierten Behälter der Brustwarze neue Milch nachrinnt. Obwohl in den von CRAMER untersuchten Fällen die vom Kind geleistete Aspirationskraft dem negativen Druck entspricht, der notwendig ist, um Milch aus der Brust herauszusaugen, muß man trotzdem dem von den Kiefern ausgeübten Kompressionsdruck und ganz besonders dem in regelmäßiger Abwechslung erfolgenden Ansteigen und Nachlassen desselben eine gewisse Bedeutung als unterstützendes Moment zuerkennen, in dem Sinne daß dadurch die Füllung der leergesogenen Milchgänge erleichtert wird. Während dieser 2. Phase wölbt sich das vordere Zungendrittel wieder nach oben, das Gaumensegel hebt sich und die durch den Kieferschluß aus den Milchsäcken gepreßte Milch fließt in die Mundhöhle.

Damit ist der Saugakt vollendet. Der Milchübertritt findet hauptsächlich während der 2. Phase des Saugaktes statt. Das schließt natürlich nicht aus, daß namentlich im Beginn der Mahlzeit bei leichtgiebiger Brust auch schon während der 1. Phase etwas Milch in den Mund gelangt.

An den Saugakt schließt sich der Schluckakt — äußerlich erkennbar an einem Höhersteigen des Kehlkopfes — an, wenn durch mehrere Saugzüge ein gewisses Quantum Milch in der Mundhöhle angesammelt ist. Man kann aus der Häufigkeit des Schluckens indirekt Schlüsse ziehen auf den Erfolg der kindlichen Sauganstrengungen.

Die Zahnentwicklung.

Die Entwicklung der Zähne beginnt schon gegen den 40. Tag des Fetallebens. Auf der ganzen Länge des Kieferrandes befindet sich eine aus dicker Epithelialschichtung gebildete hervorragende Kante, der „Kieferwall". Von dieser Epithelschicht senkt sich in den Kiefer hinein eine ebenfalls von Epithelien ausgefüllte Rinne, die „Zahnfurche", die also unter der Basis des Walles verläuft. Die Zahnfurche vertieft sich weiterhin in ihrer ganzen Längenausdehnung zu einer Form, welche dem Querschnitte einer von unten eingebuchteten Flasche ähnlich ist und gleichfalls ganz von epithelialen, mehr länglichen Bildungszellen erfüllt ist: dem „Schmelzorgan".

Aus der Tiefe des Kiefers wächst dem Schmelzorgan die aus Schleimhaut gebildete, kegelförmige Papille, der „Dentinkeim" entgegen, so daß dessen Spitze das Schmelzorgan wie eine Doppelkappe aufgesetzt erhält. Nun vergehen die zwischen den Dentinkeimen der einzelnen Zahnanlagen liegenden, verbindenden Teile des Schmelzorganes durch Wucherung des Bindegewebes, welches nunmehr nach und nach ringsum als „Zahnsäckchen" die Papille und ihr Schmelzorgan einschließt.

Diese sogenannte primäre Zahnanlage erhält vom Kiefer eine anfangs knorpelige, später verknöchernde Hülle. Dieselbe, in fertigem Zustand als Alveole bezeichnet, behält lange Zeit und zwar im allgemeinen bis gegen das Ende der Fetalzeit den Charakter des wachsenden Knochens (Epiphysenknochens), bleibt aber stets so geräumig, daß die Zahnanlage reichlich Platz in der Alveole findet. In den letzten Monaten der Fetalzeit hat aber das hauptsächlichste Wachstum des Kiefers sein Ende erreicht und auch der Zahn macht bis zum Durchbruch nach außen und während desselben nicht mehr im entferntesten solche Veränderungen durch, wie sie zwischen dem 3. und 6. Embryonalmonat zu beobachten sind.

Von den Epithelzellen des Schmelzorganes bilden diejenigen, welche den Kopf der Papille zunächst als Schicht bedecken, ein Cylinderepithel, welches weiterhin durch Verkalkung zu den Schmelzprismen erstarrt. Diejenige Lage der Zellen der Doppelkappe jedoch, welche nach oben, dem Zahnsäckchen zugewandt liegt, plattet sich ab, verschmilzt und geht durch eine Hornmetamorphose in die Cuticula über, während die zwischen beiden Schichten liegenden Epithelzellen durch eine eigentümliche intermediäre

Metamorphose, in welcher sie den Sternzellen des Schleimgewebes gleichen, allmählich völlig atrophieren.

Das Dentin bildet sich auf der obersten Fläche der hervorgewucherten, bindegewebigen Zahnpapille, indem die hier in kontinuierlicher Lage angeordneten Odontoblasten verkalken, jedoch so, daß unverkalkte Fasern, die Zahnfasern, von den Zellen übrig bleiben.

Das Zement entsteht aus dem weichen Bindegewebe der Zahnalveole durch Verknöcherung. Dieses Bindegewebe geht aus dem ganzen basalen Bereich des Zahnsäckchen hervor.

Welche Gewebe hat nun der Zahn zu passieren, wenn er an die Oberfläche treten will, und wodurch wächst er „in die Länge"? Mit anderen Worten: in welcher Weise vollzieht sich der Zahndurchbruch?

Das Wachstum des Zahnes geschieht von innen nach außen unter Vermittlung der Zahnpulpa, insbesondere der Odontoblasten, aber auch das peripher gelegene Zahnsäckchen nimmt insofern an der Größenzunahme teil, als es appositionell im Kronenteil des Zahnes zur Bildung der Schmelzprismen, im Wurzelteil zur Zementablagerung, zum allmählichen Verschluß der Pulpahöhle und zur eigentlichen Wurzelbildung Veranlassung gibt; und gerade durch das Längenwachstum der Wurzeln wird der Zahn mehr und mehr aus der Alveole herausgehoben. Das geschieht natürlich ganz allmählich und kann nicht die Ursache sein für irgendwelche Störungen. Dabei ist das Hervortreten aus der Alveole nicht so zu verstehen, daß die Alveole aufgesprengt werden müßte: sie ist, wie ausdrücklich betont werden muß, niemals völlig geschlossen gewesen, sondern es blieb an der alten Eintrittsstelle des ursprünglichen Zahnkeims in den Kiefer immer eine Appertur vorhanden, die zu allen Zeiten so geräumig ist, daß bequem zwei Zähne gleichzeitig durch sie hindurchtreten könnten, ohne daß die knöcherne Anlage der Alveole irgendwie tangiert werden müßte. Also hat der Zahn beim „Durchbruch" nur Weichteile zu passieren und zwar das Zahnsäckchen, das Bindegewebe der Mundschleimhaut und ihr Epithel. Alle drei erfahren eine Atrophie, welche mehr die Zahnanlage „hinter sich herzieht", als daß sie eine Folge des Druckes derselben ist. Selbst die Alveole läßt, obwohl sie schon weit genug ist, Resorptionserscheinungen, insbesondere der vorderen Wand erkennen, so daß allein dadurch der Zahn der Schleimhautoberfläche näherrückt. Von einem „Aufsprengen" der Alveole oder von einer Spaltung der Weichteile, die einer Perforation gleichzu achten ist, kann also keine Rede sein. Der örtliche Entwicklungsprozeß der Zähne im Kiefer oder ihr Durchbruch ist eine in der Natur begründete normale Evolution, die in den allermeisten Fällen fast unmerklich verläuft und das Wohlbefinden des Kindes nicht im mindesten stört.

Die Salivation ist solange ihr nicht entzündliche Prozesse zugrunde liegen, nicht pathologisch, sondern physiologisch; ein stärkerer mechanischer oder entzündlicher Reiz auf die Mundschleimhaut, wie er z. B. durch die Soorerkrankung hervorgerufen wird, bringt bisweilen sogar die Drüsensekretion zum Stillstand.

Der Zahn als solcher ist epithelialer Herkunft und empfängt seine Wachstumsreize nicht vom Knochen, oder dessen Periost, sondern von der Mundhöhlenschleimhaut und ihrem Gefäßbindegewebsapparat (Pulpa).

Vom 7. Monat bis zum 2. Jahr brechen in folgender Reihe die 20 Zähne des Milchgebisses durch: untere innere Schneide-, obere innere Schneide-, obere äußere Schneide-, untere äußere Schneide-, erste Backen-, Eck-, zweite Backenzähne.

Der Zahnwechsel beginnt vom 7. Jahre in derselben Reihenfolge. Hinter den Backenzähnen erscheinen dann neu noch 3 Stockoder Mahlzähne, die hintersten derselben erst gegen das 20. Jahr (Weisheitszähne).

Schon während der Entwicklung des Milchzahnes bildet sich für den bleibenden Zahn ein besonderes Schmelzorgan neben dem Milchzahn, es bleibt jedoch im Wachstum bis zum Zahnwechsel zurück; die Papille des definitiven Zahnes fehlt anfänglich noch. Wächst der bleibende Zahn, so durchbricht sein Säckchen zuerst von unten her die Alveoluswand des Milchzahnes. Das Gewebe dieses Zahnsäckchens bringt als erodierendes Granulationsgewebe die Wurzel des Milchzahnes und weiterhin auch dessen Körper bis zur Krone zur Resorption, ohne daß etwa seine Gefäße atrophieren. Die Amöboidzellen des Granulationsgewebes vollführen bei der Resorption des Milchzahnes durch ihre ausgesendeten Fortsätze eine Art Minierarbeit, wobei sie sogar Kalkkrümel des einschmelzenden Zahnes phagocytisch in sich aufnehmen.

Die Speichelsekretion.

Der Speichel wird gebildet durch die Absonderung der drei großen Speicheldrüsen: Gl. Parotis, submaxillaris, sublingualis und der zahlreichen kleineren Drüsen, die in der Schleimhaut der Mundhöhle und der Zunge zerstreut liegen.

Die Absonderung der Verdauungsdrüsen erfolgt nicht etwa andauernd, sondern immer erst dann, wenn das Sekret für die Verdauungsvorgänge gebraucht wird. Die Anregung der Drüsen zur Tätigkeit geschieht auf nervösem Wege, wobei unter normalen Verhältnissen stets die Absonderung dünnflüssigen (cerebralen) Speichels erfolgt. Solange jede Nervenreizung unterbleibt, findet auch keine Speichelabsonderung statt, wie z. B. im Schlafe.

Reizung des Nervus facialis an seiner Wurzel oder der Chorda tympani bewirkt reichliche Absonderung eines dünnflüssigen, an den spezifischen Bestandteilen armen Speichels. Gleichzeitig *erweitern* sich die Gefäße der Submaxillardrüse.

Reizung des Nervus sympathicus bewirkt eine spärliche Absonderung eines sehr dickflüssigen, zähgallertigen, fadenziehenden Speichels in dem die spezifischen Bestandteile reichlich vorhanden sind, namentlich der Schleim; gleichzeitig *verengern* sich die Gefäße der Submaxillardrüse. Es besteht somit ein unmittelbarer Einfluß sekretorischer Nerven auf die Zellen der Drüsen, unabhängig von der Blutversorgung.

Der Speichel der Parotis enthält keinen Schleim, ist daher nicht fadenziehend, leicht tropfend, alkalisch. Der Speichel der Submaxillaris enthält stets Schleim und ist daher etwas fadenziehend; der der Sublingualis ist sehr reich an Schleim und daher stark klebrig. Der Speichel dieser beiden Drüsen reagiert stark alkalisch gegen Lakmus.

Die Funktionsfähigkeit der Speicheldrüsen des Neugeborenen ist schon in Anbetracht der geringen Größe des Organs beschränkt. Die ungenügende Speichelabsonderung im frühen Kindesalter hängt aber auch von der noch unvollkommenen Entwicklung des Zentralnervensystems ab. Nach Gundobin soll sich beim Kinde das Zentrum der Speichelsekretion ungefähr im Alter von 4 Monaten entwickeln. Auch der Charakter der Nahrung ist nicht ohne Einfluß auf die Speichelsekretion; flüssige Nahrung bedarf keines Speichels, mit Beginn der Beifütterung kann sich die Speichelabsonderung unter dem Einfluß der Diätänderung steigern.

Die auch relativ kleine Mundhöhle des Säuglings wird von der flüssigen Nahrung rasch passiert. Nach Beobachtungen TOBLERs an einem 4jährigen Knaben werden zu 100 cm³ Milch nur 3—5 cm³ Speichel beigemischt, bei Kindern des 1. Lebenstrimesters oder -semesters, bei denen die Mundhöhle verhältnismäßig trocken, die Speichelsekretion gering ist, wahrscheinlich noch viel weniger. Etwa mit dem 4.—6. Monate beginnt, wie erwähnt, die Speichelabsonderung viel reichlicher zu werden, und es kommt dann, bis das Kind seinen Speichel zu verschlucken gelernt hat, während der nächsten Monate häufig zum Abfließen des Speichels aus dem Munde („physiologisches Geifern"). Vermutlich wird auch nach der Nahrungsaufnahme noch Speichel sezerniert, bis die letzten Milchflöckchen hinabgeschwemmt und verschluckt sind.

Entzündungen in der Mundhöhle, Geschwüre der Schleimhaut, Auflockerung des Zahnfleisches und der Durchbruch der Zähne rufen oft lebhafte Speichelabsonderung hervor.

VOGEL will die vorwiegend saure Reaktion der Mundhöhle beim jungen Säugling mit der mangelhaften Speichelsekretion erklären: Die Quantität des sauren Schleims gewinne das Übergewicht über den spärlichen alkalischen Speichel. Je häufiger man den Mund reinigt, umso schwächer tritt die saure Reaktion hervor. Bei Kindern, denen häufig der Mund ausgewischt wird, findet sich in der Mehrzahl der Fälle neutrale, in selteneren Fällen sogar schwach alkalische Reaktion. Eben geborene und noch nicht gestillte Kinder zeigen fast immer neutrale, seltener schwach alkalische Reaktion.

Der Speichel durchfeuchtet die trocken aufgenommenen Nahrungsmittel, ermöglicht durch seine Klebrigkeit die Bildung des Bissens und begünstigt durch seinen Schleimgehalt das Schlucken. Ist die Speichelabsonderung, wie bei der Atropinvergiftung, aufgehoben, so ist das Schlucken stark behindert oder unmöglich.

Der Speichel enthält als wichtigsten Bestandteil das Ptyalin, eine Diastase oder Amylase, welche die Verdauung der Kohlehydrate einleitet. Es verwandelt die Polysaccharide, Stärke und Gykogen, in Traubenzucker, dabei entsteht auch Maltose, welche durch ein zweites Ferment Maltase ebenfalls in Traubenzucker umgewandelt wird. Nach ALLARIA soll jedoch im Säuglingsspeichel die Maltase fehlen (s. S. 101). HEUBNER und CASTNER haben nachgewiesen, daß wenige Wochen alte Kinder bestimmte Formen von Stärke, wie Mehlsuppe verdauen können.

Die Speicheldrüsen funktionieren bereits während des intrauterinen Lebens, und der Speichel der Kinder besitzt fast von den ersten Lebenstagen ab saccharifizierende Eigenschaften. Alle Forscher betonen jedoch, daß das Quantum des sezernierten Speichels in den ersten Lebenswochen ein sehr geringes ist. Ptyalin findet sich sicher bereits beim Neugeborenen, wenn auch in kleiner Menge, es findet sich aber in der Milch kein Stoff auf den es einwirken könnte. Erst bei Zugabe von Schleim oder Mehl tritt es in Funktion. Bis zum 6. Monat bleibt die stärkespaltende Kraft des Speichels dieselbe, ob die Nahrung Stärke enthält oder nicht, nach diesem Alter aber ist die saccharifizierende Eigenschaft des Speichels stärker, wenn die Nahrung Stärke enthält. Wie zu erwarten, wächst die stärkespaltende Kraft des Speichels mit zunehmendem Alter. Finizio fand sie mit 10 Monaten ungefähr doppelt so groß, als bei der Geburt. Nach dem 1. Jahr jedoch zeigte sich nicht mehr viel Steigerung und der Speichel von 3 jährigen Kindern war nicht wirksamer als der von 1 jährigen.

Es ist wahrscheinlich, daß der Speichel auch die Fähigkeit hat, Milch zu koagulieren. Einige Zeit nach Milchgenuß findet man im Mund kleine Gerinsel, welche dann verschluckt werden. Diese Koagulierung trägt zur Reinigung der Mundhöhle nach Milchzufuhr bei und unterstützt auch die Magenverdauung.

Ob dem Speichel des Säuglings baktericide Fähigkeiten zukommen, ist bisher nicht sichergestellt.

Der Oesophagus.

Der Oesophagus des Neugeborenen ist mit einem geschichteten Plattenepithel ausgekleidet, welches deutlich dünner ist als beim Erwachsenen und kleine, verstreut liegende Stellen aufweisen kann, die mit einer oberflächlichen Lage von Flimmerepithelzellen bedeckt sind. Das Epithel nimmt nach der Geburt rasch an Dicke zu und die Flimmerepithelflächen verschwinden sofern sie vorhanden waren. Sowohl die tiefen, als auch die oberflächlichen Drüsen des Oesophagus sind zur Zeit der Geburt vorhanden. Die tiefliegenden Drüsen sind weniger zahlreich als im späteren Leben und ihre Ausführungsgänge sind zu dieser Zeit erst im Entstehen. Die Muscularis mucosae ist beim jungen Kind verhältnismäßig dick.

Die Länge des Oesophagus, von der Cartilago cricoidea bis zur Cardia, beträgt beim Neugeborenen 8—10 cm. Diese Länge verdoppelt sich in den ersten 3 Jahren nahezu; nach dieser Zeit geht das Längenwachstum des Oesophagus langsamer vor sich, um einige Jahre nach der Pubertät 23—30 cm zu erreichen.

Länge des Oesophagus.

Beim Neugeborenen	10 cm	Im 10. Jahr	18 cm
Im 1. Jahr	12 „	„ 15. „	19 „
„ 2. „	13 „	Beim Erwachsenen	25 „
„ 5. „	16 „		

Der Durchmesser des Oesophagus ist bei der Geburt nach Sondenmessungen etwa 5 mm. Für die übrige Kindheit gehen die Angaben über die Weite des Oesophagus ziemlich stark auseinander, was wahrscheinlich auf einer großen individuellen Verschiedenheit des Oesophagus in dieser Beziehung beruht.

Beim Neugeborenen liegt der obere Rand des Oesophagus in der Höhe des 4. oder 5. Halswirbels, der untere Rand am 9. Brustwirbel; sowohl oberer als unterer Rand liegen somit um 1—2 Wirbel höher als beim Erwachsenen. Die Krümmungen des Oesophagus sind beim Kinde zwar vorhanden, aber weniger ausgesprochen als beim Erwachsenen. Dasselbe gilt für die normalen Verengerungen.

Im wachen oder halbwachen Zustande treten beim Säugling hin und wieder mit unregelmäßigen Zwischenräumen Schluckbewegungen auf; ziemlich häufig sind sie, wenn das Kind am Gummisauger lutscht. Schließlich vermehren sie sich deutlich, wenn dem Kind starkschmeckende Stoffe, die die Speichelabsonderung anregen (z. B. Zucker), auf die Zunge gebracht werden.

Reizung der Speiseröhre durch Fremdkörper führt von jeder beliebigen Stelle aus zu länger anhaltenden peristaltischen Bewegungen der ganzen Speiseröhre und nicht zu örtlichen Zusammenziehungen.

Die Speiseröhre des schlafenden Säuglings ist in der Regel frei von peristaltischen Wellen und Tonusschwankungen. Schluckbewegungen, die als vereinzelte peristaltische Wellen die Speiseröhre durchlaufen, sind im Schlafe sehr selten.

Die Anatomie des Magens.

Beim Neugeborenen kann man gewöhnlich schon alle Teile des Magens erkennen. Die Abtrennung des Pylorusanteiles ist gewöhnlich eindeutig und die Einziehungen, die ihn begrenzen, heben sich deutlich ab.

Die älteren anatomischen Berichte über die Form und Lage des kindlichen Magens stehen in scharfem Gegensatz zu den Ergebnissen der Röntgenforschungen. Nahezu alle Anatomen beschreiben den Magen des Neugeborenen und Kleinkindes als senkrecht gestelltes Organ, mit der großen Kurvatur auf der linken und der kleinen auf der rechten Seite. Sie stellen gewöhnlich auch fest, daß der kindliche Magen keinen Fundus besitzt. Andererseits zeigen Röntgenaufnahmen von Säuglingsmägen, wenn sich das Kind in aufrechter Stellung befindet immer, daß der Magen quer im Körper liegt, wobei die große Kurvatur seinen unteren Rand bildet und sie zeigen einen deutlichen Fundus, der etwas über das Niveau der Cardia reicht und von einer Luftblase erfüllt ist. Die Form des wenig oder mäßig gefüllten Magens beim Kleinkind gleicht im Röntgenbilde einer umgekehrten Retorte. Die Ursache dieses auffallenden Gegensatzes zwischen den beiden Gruppen der Beobachtungen ist wahrscheinlich dadurch zu erklären, daß die Anatomen gewöhnlich Mägen untersuchen, die entweder hochgradig kontrahiert sind oder frühgeborenen Kindern und Feten angehören und daher noch niemals auch nur mäßig ausgedehnt waren.

Das Wachstum des Magens vollzieht sich mit besonders starker Energie im 1. Lebensjahre; dabei entwickelt sich der Fundus in bedeutendem Grade — seine Länge beträgt beim Säugling $1/4$, beim Erwachsenen $1/3$ der Länge des gesamten Magens — so daß der Magen des Einjährigen bereits eine längliche Gestalt aufweist. Im späteren Alter geht das Wachstum des Magens langsamer vor sich und erst zwischen 7 und 11 Jahren hat der Magen des Kindes vollkommen die Gestalt des Magens beim Erwachsenen.

Über die Größenentwicklung des Magens gibt auch das Wachstum der inneren Oberfläche Auskunft. Der Flächeninhalt des Magens verhält sich nach PFAUNDLER zum Flächeninhalt des gesamten Darmkanals:

Beim Neugeborenen wie etwa 426 cm² : 7.122 cm² bzw. wie 1 : 16,7
„ Einjährigen . . . . . . 1598 „ : 19.183 „ „ „ 1 : 12
„ Erwachsenen . . . . 6325 „ : 58.196 „ „ „ 1 : 9,2

Was die *Form des Magens* betrifft, so haben sich, wie erwähnt, in den letzten Jahren die Anschauungen auf Grund von Untersuchungen in situ gehärteter Präparate und besonders infolge der

Röntgenbefunde wesentlich geändert. Einige Forscher gehen sogar so weit, zu behaupten, daß der Magen überhaupt keine bestimmte Form besitze, sondern sich entsprechend seinem Inhalt und den Kontraktionswellen, die über ihn hinlaufen, verändert. Untersuchungen über die Entwicklung des Magens zeigen jedoch einwandfrei, daß alle Unterabteilungen, die am Erwachsenenmagen beschrieben wurden, schon am Magen des Fetus zu sehen sind, lange bevor der Mageninhalt oder physiologische Kontraktionswellen einen Einfluß haben können (LEWIS).

Die Beobachtungen mittels Röntgenstrahlen ergeben, daß die quere Lage des mäßig gefüllten Magens ein Charakteristikum der frühen Kindheit ist. Im 2. oder 3. Lebensjahr ist der von HOLZKNECHT für den Erwachsenen als „Kuhhorn-Form" beschriebene Typus die Norm und etwas später der von RIEDER beschriebene „Angelhaken- oder Syphon"-Typ. Mit anderen Worten der Magen hat die Tendenz, zu der beim Fetus beobachteten vertikalen Lage zurückzukehren. Vielleicht liegt die Ursache dieser Veränderung zum Teil in der Wirkung der Schwerkraft — das Kind beginnt um diese Zeit sich an die aufrechte Stellung zu gewöhnen — zum Teil im Wachstum des kleinen Beckens, wodurch ein Teil des Dünndarms ins Becken eintreten kann und nun mehr Raum für das Hinabsinken des Magens in die Bauchhöhle bleibt.

Mit dieser Änderung der Form und der Richtung der Achse des Magens verändert sich auch die topographische *Lage des Magens*. Solange sich der Magen in seiner transversalen Stellung befindet, liegt sein tiefster Punkt in der großen Kurvatur, selten unterhalb des Nabels, selbst bei stärkerer Ausdehnung des Organs. Mit Ausbildung der „Kuhhornform" liegt der Pylorus gewöhnlich in der Höhe des Nabels oder ein wenig unterhalb. Späterhin, mit der Entwicklung der „Angelhakenform" findet ein noch stärkeres Tiefertreten statt; SEVER fand bei einer großen Untersuchungsreihe von gesunden Kindern im 10.—11. Lebensjahre den tiefsten Punkt des Magens in der Gegend des 4. Lumbalwirbels oder gar unterhalb der Crista iliaca. Diese Lage ist tiefer als die gewöhnlich beim Erwachsenen beobachtete, und wenn diese Untersuchungen richtig sind, so muß zwischen der Pubertät und der Reifezeit ein Höhertreten des Magens erfolgen. ZUCARELLI beschreibt in gleicher Weise das mit zunehmendem Alter erfolgende Tiefertreten des Magens; vom 5. Lebensmonat ab wird er von der

Leber nicht mehr bedeckt. Der Pylorus liegt in der Mittellinie des Körpers.

Bei totgeborenen Kindern fand man sehr große Unterschiede bezüglich der *Menge des Mageninhaltes*. Die Magenwände können sich nahezu berühren, es können aber auch 20 cm³ oder eine noch größere Menge Schleim im Magen enthalten sein. In fast allen diesen letzteren Fällen beobachtete SCAMMON, daß die Längsachse des Magens quer oder schräg gestellt war. Nach der Geburt nimmt der Mageninhalt stark zu, erstens durch die Luft, die vom ersten Atemzug ab eindringt und später durch die Nahrung. Hat die transversale Lage des Magens sich nicht schon vorher infolge von Schleimanhäufung eingestellt, so kommt sie jetzt zustande. Die Änderung der Richtung der Magenachse entsteht nicht durch eine Drehung des ganzen Organs, sondern vielmehr durch die Ausdehnung des unteren Teiles des Magenkörpers und besonders des links gelegenen Teiles. Der Fundus ist lange vor der Geburt gut ausgebildet, aber auch er nimmt Teil an der Ausdehnung der linken Korpusseite infolge der Vergrößerung des Mageninhaltes.

Die *Magenkapazität* nimmt im 1. Lebensmonat sehr stark zu. Dieser Anstieg entspricht der bei der Nahrungsaufnahme zustande kommenden Entfaltung des im fetalen Leben funktionslosen Organes. Die anatomischen Methoden zur Bestimmung der Größe der Magenkapazität an Leichen haben den schweren Nachteil, daß sie häufig an pathologischem Material angewendet werden müssen und daß die Resultate in beträchtlichem Maße von dem Kontraktionszustand abhängen, in dem sich der Magen beim Eintritt des Todes befunden hat. Beim reifen Neugeborenen beträgt die anatomische Kapazität des Magens zwischen 30 und 35 cm³. Die physiologische Kapazität des Magens ist am 1. Tage nach der Geburt ungefähr 7 cm³; sie steigt sehr rasch auf 45 cm³ am 4. Tage, wo sie der anatomischen Kapazität gleich wird. In der 2. Woche ist die Kapazität ungefähr 90 cm³. Von da an wächst die physiologische Kapazität bis zum Ende des 1. Jahres ziemlich gleichmäßig um ungefähr 20 bis 25 cm³ pro Monat. Vom 4. Tage an gehen die Kurven der physiologischen und der anatomischen Kapazität bis zum Ende des 3. Trimesters parallel, die physiologische Kapazität ist aber gewöhnlich etwas größer als die mit den üblichen Methoden bestimmte anatomische.

Auf den Rauminhalt des Magens hat auch die Ernährungsmethode Einfluß; so ist er bei künstlich genährten, mit großen Flüssigkeitsmengen aufgezogenen Kindern größer als bei Brustkindern.

Die Mucosa des Magens ist beim Neugeborenen und in der frühen Kindheit relativ viel dicker als bei älteren Kindern und beim Erwachsenen. Das Magenepithel besteht aus einer einfachen Lage von Cylinderepithelzellen, die sich in die Crypten der Magendrüsen fortsetzt. Die Zellen, welche diese Crypten auskleiden sezernieren zur Zeit der Geburt aktiv Schleim. Die richtigen Magendrüsen sind kürzer und breiter und zeigen mehr Verzweigungen als beim Erwachsenen. Belegzellen sind beim Neugeborenen vorhanden, wenn sie auch bei der Geburt noch nicht vollkommen differenziert sind. FISCHL fand sie am Ende des 2. Jahres voll entwickelt. Die Gesamtzahl der Magendrüsen beim Neugeborenen wurde von TOLD auf etwa 2 000 000 geschätzt, gegenüber nahezu 17 000 000 im Alter von 10 Jahren, etwa 22 500 000 mit 15 Jahren und über 25 000 000 beim Erwachsenen. Da diese Schätzungen teilweise auf Messungen des Flächeninhaltes der Schleimhaut basieren, und dieser Flächeninhalt hinwiederum abhängig ist von dem Grad der Ausdehnung des Magens, ist der Wert dieser Angaben nur ein relativer; es besteht jedoch zweifellos eine ungeheuere Zunahme der Magendrüsen und ein noch größeres Anwachsen der Zahl der Magencrypten während der Kindheit.

Die Muskulatur des Magens ist abgesehen vom Pylorusanteil und vom Sphincter zur Zeit der Geburt nur mäßig entwickelt. Die longitudinale Schichte ist über einem Teil der großen Kurvatur unvollständig. Nach FISCHL sind schon beide Lagen der Muscularis mucosae vorhanden. Das elastische Gewebe ist sehr spärlich entwickelt und beschränkt sich hauptsächlich auf die Arterienwände.

Lymphknoten wurden im Magen von Neugeborenen beobachtet doch ist ihre Zahl in der Kindheit sowohl absolut als relativ kleiner, als beim Erwachsenen.

Die Motilität des Magens.

Bei gefülltem Magen während der Verdauung ist die Kardia durch die in ihrer Wand gelegenen Muskeln geschlossen, so daß der Mageninhalt selbst bei Drucksteigerung im Magen nicht in die Speiseröhre gelangt. Dieser Schluß der Kardia wird nach CANNON reflektorisch von der Magenschleimhaut aus durch den normalen Salzsäuregehalt des Magens unterhalten. Eröffnet wird die Kardia reflektorisch bei schwacher Reizung der unteren Speiseröhrenschleimhaut, wie sie durch den niedergleitenden Bissen ausgelöst wird; auf starke Reize hingegen verschließt sich die Kardia (kaltes Wasser, ätzende Flüssigkeiten).

Peristaltische Wellen kommen im Fundusteil nicht zur Beobachtung (nur Erweiterung und Zusammenziehung je nach Füllung). Der Pylorusteil dagegen zeigt kräftige peristaltische Bewegungen, die außerordentlich regelmäßig ungefähr alle 20 Sekunden über die Magenwand hinweg verlaufen. Ist dabei der Pylorus geschlossen, so bewirken die peristaltischen Bewegungen eine gründliche Durchmischung des Mageninhaltes.

Die verschluckten Speisen verbleiben zunächst im Fundusteil; die nacheinander genossenen Teile einer Mahlzeit lagern sich aufeinander in der Reihenfolge ihrer Verabreichung und bilden so einen geschichteten Klumpen, in den der Magensaft bei der geringfügigen Bewegung des Fundusteils nur langsam eindringt. Im Innern der Speisemasse kann daher noch lange neutrale Reaktion herrschen, so daß hier die Speichelverdauung der Stärke, ungehindert durch die Säure des Magensaftes, ihren Fortgang nehmen kann. Eine Verhinderung oder Zerstörung der Schichtung des Mageninhaltes durch lebhaftere Körperbewegungen bedingt eine deutliche Herabsetzung des Umfanges der Kohlehydratverdauung.

Die Schließung und Öffnung des Pylorus wird ebenfalls auf reflektorischem Wege vermittelt; mechanische Dehnung des Duodenums durch Anfüllung, noch wirksamer Berührung der Schleimhaut mit Säure und mit Fett und Fettsäuren bewirken Schluß des Pylorus; dagegen bewirkt Berührung der Duodenalschleimhaut mit Wasser, alkalischen Flüssigkeiten, Salzlösungen Entleerung des Magens in das Duodenum. In ähnlicher Weise wird aber Schluß und Öffnung des Pylorus auch von der Magenschleimhaut aus reflektorisch beeinflußt. Berührung des Pylorusteils des Magens mit saurem Speisebrei bewirkt Erschlaffung des Pylorus.

Der Pylorusreflex hat zur Folge, daß die Entleerung des gefüllten Magens in den Darm in einzelnen Schüben erfolgt. Ist der Anfangsteil des Duodenums leer oder mit alkalischem Darmsaft befeuchtet, so öffnet sich der Pylorus, sobald der saure Speisebrei die Schleimhaut des Pylorusteils des Magens berührt, und ein Teil des Mageninhalts tritt in das Duodenum ein. Durch die Berührung der Darmschleimhaut mit dem sauren Mageninhalte wird aber sofort wieder Schluß des Pylorus bewirkt, und es vergeht eine gewisse Zeit, bis der Inhalt des Duodenums neutralisiert bzw. weitergeführt ist; alsdann erfolgt wieder Öffnung des Pylorus.

Das Zentrum für die Magenbewegungen liegt im Magen selbst in Gestalt des automatischen Gangliennetzes des Plexus myentericus Auerbachii zwischen den beiden Schichten der Muscularis. Die Kardia und der Pylorus haben besondere automatische Ganglienzellen. Diese automatischen Apparate stehen mit dem Zentralnervensystem in Verbindung durch den Vagus und den Splanchnicus. Nach CARLSON führen beide Nerven sowohl anregende wie hemmende Fasern für den Magen, die Kardia und den Pylorus.

PFAUNDLER bezeichnet die Kontraktionszustände des Magens als systolisch und diastolisch. Der Kontraktionszustand scheint beim Säugling vom Füllungszustand des Magens abhängig zu sein, so daß leere Mägen nur selten, gefüllte sehr häufig systolisch sind. Im Gegensatz zu diesen Befunden am Säuglingsmagen konnte er an der Leiche Erwachsener die Mägen niemals in so ausgesprochenem Maße und überhaupt nur selten systolisch vorfinden. Die motorischen Funktionen des Magens sind bei kleinen Kindern ebenso wie die Resorptionsfähigkeit energischer, als beim Erwachsenen.

Wasser wird sehr schnell vom Magen in den Darm befördert, ohne sich mit dem Mageninhalt zu vermischen, etwas langsamer Zucker- und Salzlösungen; Getränke von Körpertemperatur werden schneller aus dem Magen entfernt als wärmere oder kältere (J. MÜLLER, BASCH und MAUTNER). Speisen, die mit Hungergefühl aufgenommen sind, werden schneller aus dem Magen entleert, als wenn sie ohne dieses genossen worden sind.

Bei gesunden Brustkindern wird der Magen nach längstens 2 Stunden sicher leer befunden (selbst bei relativ recht erheblichen Nahrungsmengen); bei mit Kuhmilch genährten Kindern erfolgt eine vollständige Entleerung des Magens erst nach 3 Stunden. Wird einem Säugling in stündlichen Intervallen 3mal die Brust gereicht, so finden sich 2 Stunden nach der 3. Mahlzeit noch erhebliche Mengen von Milchresten im Magen. Daraus geht hervor, daß wir normale Motilitätsverhältnisse des Säuglingsmagens nur dann erwarten dürfen, wenn zwischen den Mahlzeiten 3 Stunden Pause vorhanden sind.

Auch der leere Magen zeigt Zusammenziehungen; sie treten in Gruppen auf und wechseln mit Zeitabschnitten verhältnismäßiger Ruhe ab. In Amerika wurden entsprechende Versuche an Säuglingen ausgeführt. Nach GINSBURG, TUMPOWSKY und CARLSON zeigt der Säuglingsmagen 1 Stunde nach der Nahrungsaufnahme schwache Tonusschwankungen. Wenn der Inhalt weiterbefördert wird, so wachsen diese allmählich an Häufigkeit und Stärke, bis sie sich nach 2 und 3 Stunden in kräftige „Hungerkontraktionen" umgewandelt haben, die auf Nahrungszufuhr wieder verschwinden. Auch beim Neugeborenen konnten sie nachgewiesen werden, wo sie häufiger als beim Erwachsenen auftraten (alle 15 Minuten) und relativ kräftiger waren. Diese kräftigen Kontraktionen sollen beim Säugling wie beim Erwachsenen das Hungergefühl hervorrufen.

Peristaltik und Tonusschwankungen des Magens sind von den Verhältnissen in der Speiseröhre ganz unabhängig, Magen und Speiseröhre müssen in dieser Beziehung als selbständige Organe betrachtet werden.

Das *Erbrechen* ist eine komplizierte Reflexbewegung. Am Magen tritt dabei eine starke Zusammenziehung des Pylorusteils ein bei gleichzeitiger Erschlaffung des Fundus; dabei laufen peristaltische Wellen über den Magen hin, zuweilen auch im Sinne einer Antiperistaltik. Die Speiseröhre ist stark erweitert, die Kardia zunächst noch geschlossen, sie wird erst unmittelbar vor der Entleerung des Mageninhaltes eröffnet. Die Austreibung des Mageninhalts erfolgt nach der einen Ansicht hauptsächlich durch die Zusammenziehung der Magenmuskulatur ohne Mitwirkung der Bauchpresse, nach der anderen durch die Bauchdecken und das Zwerchfell. Bei Säuglingen erfolgt das Erbrechen vorwiegend durch die Magenmuskulatur ohne Mitwirkung der Bauchpresse. Nachdem der Mageninhalt in die Speiseröhre gepreßt worden ist, erfolgt schließlich die Herausbeförderung unter ruckartiger Ausatmung bei geschlossener Stimmritze. Das Zentrum für die Brechbewegungen liegt in der Medulla oblongata.

Die Fermente des Magensaftes.

Im Magensaft sind 3 Fermente enthalten, welche alle schon zur Zeit der Geburt vorhanden sind: Das Pepsin, das Labferment oder Chymosin und die Magenlipase. Daneben wird Salzsäure abgesondert.

Von besonderer Bedeutung für den Säugling ist das *Lab*ferment, welches das Casein der Milch ausfällt. Das Casein ist zum großen Teil in Lösung vorhanden, zu einem kleinen Teil ist es auch in suspendierter Form anwesend. Im Magen wird nun das Casein zunächst in fester Form ausgefällt, wobei es die Fettkügelchen der Milch mit einschließt. Die Ausfällung kann bereits durch die freie Säure des Magensaftes bewirkt werden. Das Casein ist nämlich in der Milch als Kalksalz vorhanden; wird ihm der Kalk durch die Säure entzogen, so fällt das unlösliche Casein als solches aus.

Es kommt im Magensaft aber noch ein besonderes Ferment vor, das Labferment oder Chymosin, welches das Casein auch bei neutraler oder schwach alkalischer Reaktion ausfällt. Dieser Vorgang hat mit der Fällung des Caseins durch Säure nichts zu tun. Durch das Labferment wird das Casein hydrolytisch gespalten in Paracasein und eine geringere Menge eines albumoseartigen Körpers, das Molkeneiweiß. Beide Körper sind zunächst löslich; das Paracasein bildet aber mit Kalk zusammen unlösliche Salze, die nunmehr als Käse ausfallen.

Nachdem das Casein im Magen ausgefällt ist, unterliegt es der verdauenden Wirkung des Magensaftes.

Das Labferment wird unterstützt am besten durch Salzsäure, aber auch Milchsäure und andere Säuren haben einen begünstigenden Einfluß.

Wie schon erwähnt, ist das Labferment höchstwahrscheinlich schon zur Zeit der Geburt vorhanden. Wenn es von manchen Untersuchern nicht gefunden werden konnte, so mag dies daran liegen, daß es sehr schnell an die festen Nahrungsteilchen adsorbiert wird und nun im Filtrat fehlt. SZYDLOWSKI fand bei einer Reihe von Kindern in jedem Fall genug Chymosin um Kuhmilch bei Körpertemperatur zu koagulieren.

Die Temperatur hat einen Einfluß auf die Geschwindigkeit des Vorganges. Auch die Reaktion des Mediums bestimmt den Wirkungsgrad des Labfermentes. Es soll weiter erwähnt werden, daß gewisse Unterschiede in der Koagulierbarkeit zwischen Kuhmilch und Frauenmilch bestehen, indem die Frauenmilch eine etwas höhere Acidität erfordert als die Kuhmilch. Kuhmilch koaguliert schneller und kompakter als Frauenmilch; vielleicht liegt die Ursache hiervon im größeren Salzgehalt und im geringeren Albuminanteil der Kuhmilch.

Auch der Alkalireichtum der Frauenmilch verhindert das Zustandekommen einer Labgerinnung in der ersten Zeit nach der Nahrungsaufnahme. Labgerinsel kommen in der im Magen enthaltenen Frauenmilch erst dann zustande, wenn deren Alkalescenz durch die Salzsäuresekretion stark herabgesetzt ist, was zumeist bei jungen Säuglingen fast eine Stunde Zeit beansprucht. Im Gegensatze hierzu tritt in der Kuhmilch, welche schon unabhängig von dieser Säurewirkung durch Lab gerinnbar ist, kurze Zeit nach der Nahrungsaufnahme Caseinbildung ein.

Langsame Koagulation ist für die Verdauung günstiger als schnelle, weil die Klümpchen lockerer sind und dadurch den Magensaft leichter eintreten lassen; außerdem wird die Molke weniger schnell ausgepreßt und dadurch wird der Magensaft weniger beeinflußt durch deren Salzgehalt und Wasseranteil.

Die Bedeutung der Labgerinnung ist z. T. darin gelegen, daß der wässerige Anteil der Milch bei der Koagulation vom Eiweiß getrennt wird; die Flüssigkeit (die Molke) mit dem Milchzucker und den Salzen kann schnell in den Darm übertreten, während das Eiweiß zur Verdauung zurückgehalten wird und nur allmählich in den Darm gelangt. Ein anderer Vorteil der Labgerinnung für die Verdauung des Milcheiweißes besteht darin, daß das Pepsin von den Caseinklümpchen nun adsorbiert werden kann und damit in den Darm gebracht seine Wirkung noch einige Zeit entfalten mag, da es durch die physikalische Vereinigung mit dem Eiweiß einen gewissen Schutz gegen die Alkalescenz des Darmsaftes findet. Die besondere Einstellung des Labfermentes auf die Milchverdauung zeigt sich darin, daß der Labgehalt des Magens mit zunehmendem Alter abnimmt.

Das *Pepsin* wirkt bei saurer Reaktion spaltend auf die Eiweißkörper und verwandelt sie schließlich in leicht lösliche Verbindungen, die Peptone. Die Wirkung des Pepsins ist an einen ziemlich hohen Säuregrad gebunden, der günstigste Wert der H-Ionenkonzentration liegt bei ungefähr 0,15% freier Salzsäure; bei alkalischer Reaktion wird das Ferment zerstört. Ein weniger wirksames Pepsin bedarf einer größeren Quantität von Salzsäure als ein Pepsin guter Beschaffenheit. Der Salzsäuregehalt des reinen Magensaftes wäre für die Pepsinwirkung viel zu hoch; indem der Magensaft durch die aufgenommenen Speisen und durch den verschluckten Speichel verdünnt wird und außerdem die Salzsäure zum Teil an Eiweiß gebunden wird, wird die H-Ionenkonzentration so weit herabgesetzt, daß die günstigste Bedingung für die Wirkung des Pepsins erreicht ist.

Bei der Magenverdauung werden die Eiweißstoffe zunächst in Acidalbumin (Syntonin) verwandelt, indem die Salzsäure des Magensaftes an die Eiweißstoffe gebunden wird. Diese Umwandlung kann auch durch freie Salzsäure allein ohne das Pepsin herbeigeführt werden, aber nur bei höherer Temperatur und stärkerer Konzentration der Säure.

Es folgt nunmehr unter der Wirkung des Pepsins eine hydrolytische Spaltung des großen Eiweißmoleküls in zahlreiche kleinere Moleküle; diese stellen ein Gemisch von Körpern dar, welche als Peptone bzw. Polypeptide bezeichnet werden und aus mehreren Aminosäuren bestehen. Die Pepsinwirkung geht nicht über die Entstehung der Peptone hinaus, einzelne Aminosäuren werden nicht in Freiheit gesetzt. Die Polypeptidbindungen werden vom Pepsin nicht gelöst. Dies geschieht erst später unter der Einwirkung des Erepsins des Pankreas- und Darmsaftes, wodurch dann die Verdauung der Eiweißkörper zu Ende geführt wird.

Pepsin ist beim Menschen schon in sehr früher Fetalzeit vorhanden.

Es werden alle echten Eiweißkörper (Proteine) vom Magensaft in dieser Weise verdaut und in Peptone umgewandelt. Dasselbe gilt für die Mehrzahl der Albuminoide. Die Proteide werden unter der Einwirkung des Magensaftes in ihre Bestandteile gespalten.

Wie sich die Einwirkung des Magensaftes auf das Casein gestaltet, wurde oben ausgeführt.

So wie das verschluckte Ptyalin des Mundspeichels gegen die saure Reaktion des Magens geschützt ist dadurch, daß es durch den Kauprozeß in die Nahrung eingedrungen ist, so ist das Pepsin gegen die alkalische Reaktion des Darmes nicht nur durch die Adsorption an die Oberfläche des Eiweiß, sondern auch durch das Eindringen ins innere der Nahrung geschützt. ABDERHALDEN hat aktives Pepsin im ganzen Verlauf des Hundedünndarms nachweisen können.

Der Wassergehalt der Nahrung ist von großer Bedeutung vor allem für die Absonderung und für die Wirkung des Pepsins. Die vor den Mahlzeiten genossene Suppe erregt nach ihrer raschen Resorption von innen aus die Sekretion des Pepsins für die kommende Nahrung. Wasser erleichtert die Verdauung des Caseins, außerdem wird die Ausscheidung von Pepsin und Salzsäure durch Wasser erleichtert, daher soll ohne besondere Indikation keine zu konzentrierte Säuglingsnahrung verabreicht werden.

Untersuchungen am Magensaft des Neugeborenen wenige Stunden nach der Geburt haben gezeigt, daß sowohl Pepsin als auch Salzsäure in genügender Konzentration vorhanden sind um Eiweiß in Pepton umzuwandeln.

Das 3. Ferment im Magen des Kindes ist die *Lipase* oder das *Steapsin*. Die unter gewöhnlichen Umständen im Magen gefundene Lipase ist zum Teil aus dem Duodenum eingedrungene Pankreaslipase; es sprechen aber viel Gründe dafür, daß es auch eine echte Magenlipase im Magensaft bzw. in der Schleimhaut des Magenfundus gibt, so daß die Fettverdauung beim Säugling regulär im Magen beginnt. Dort wird sie beim Flaschenkind durch die Magenlipase vollzogen, beim Brustkind durch diese und außerdem durch das genuine Fettferment der Frauenmilch, die Frauenmilchlipase DAVIDSOHNS. Beim Flaschenkinde wirkt nur *ein* fettspaltendes Ferment im Magen, und zwar ein schwaches. Beim Brustkinde wirken zwei, von denen die Frauenmilchlipase hoch wirksam ist. Die Frauenmilchlipase wirkt optimal bei p_H 7—8, hat bei p_H 6 etwa den Halbwert ihrer Leistung, bei p_H 5 nur noch etwa $1/10$ derselben.

Durch Salzsäure wird somit das Ferment rasch zerstört, es ist daher wichtig, daß fettreiche Nahrung die Magensaftabsonderung hemmt.

Betreffs der Wirkung der Frauenmilchlipase liegt außer der Frage der Acidität noch ein zweites Problem vor, das der Aktivierung. Es hat sich gezeigt, daß die Frauenmilchlipase durch neutralen oder leicht sauren Magensaft und durch Gallensäuren aktiviert werden kann (FREUDENBERG). Im Magensaft ist eine Substanz vorhanden, welche das Ferment aus dem inaktiven in den aktiven Zustand überführt. Dieser Stoff des Magens ist ein thermolabiler und trägt den Charakter einer echten Kinase, weshalb er als „Lipokinase" des Magensaftes bezeichnet wurde. Er fehlt dem Speichel. Er kann mit Glycerin aus der Magenschleimhaut extrahiert werden, findet sich aber nicht in irgendwelchen anderen Teilen des Verdauungsrohres. Die Lipokinase ist nicht identisch mit Lab oder Pepsin, geschweige denn mit der Magenlipase selbst.

Nicht emulgierte Fette werden im Magen kaum angegriffen.

Wohl aber werden Fette, welche im Zustand einer feinen Emulsion (Eier- oder Milchfett) in den Magen kommen, schon im Magen zum großen Teil in Glycerin und Fettsäuren gespalten. SEDGWICK schätzt den Anteil des Milchfettes, welches durch die Magenlipase gespalten wird, für gewöhnlich auf ungefähr 25%.

SEDGWICK wies auch nach, daß im Magen selbst neugeborener Kinder fettspaltende Enzyme vorhanden sind. Als Resultat ihrer Wirksamkeit erhält man höhere Fettsäuren, die nicht flüchtig und zum großen Teil wasserunlöslich sind. Das Vorhandensein derselben erklärt die hohe Acidität im Säuglingsmagen. Durch die Lipolyse, die fermentative Fettspaltung, werden Fettsäuren in einem solchen Maße in Freiheit gesetzt, daß hierdurch das Pufferungsvermögen der Frauenmilch überwunden und diese saurer wird. In der Frauenmilch sind ganz vorwiegend hochmolekulare Fettsäuren vorhanden. Dagegen treten bei der Spaltung von Kuhmilchfett durch Magenlipase auch niedere Fettsäuren auf. Die fermentative Natur dieser Säurebildung geht daraus hervor, daß sie unabhängig von pathologischen Vorgängen im Magen bei gesunden wie kranken Säuglingen zu finden ist, womit bakterielle Zersetzungen ausgeschlossen sind.

Der Umsatz der Frauenmilchlipase einschließlich der hinzutretenden Wirkung der Magenlipase überschreitet nicht die Hälfte der theoretisch möglichen Spaltung.

Tritt Duodenalsaft zur aktivierten Frauenmilchlipase noch hinzu, so erfolgt eine gewaltige Steigerung der Lipolyse. Diese Steigerung ist vielleicht damit zu erklären, daß die durch den Duodenalsaft fortgeführte Eiweißzerlegung als solche die Fettspaltung fördert. Die Produkte des Eiweißabbaues sind ja Förderer des Abbaues von Fett und von Stärke.

Die in den Sekreten gebildeten Lipasemengen nehmen mit dem Alter zu, was wenigstens für die Magenlipase durch TUR und HAHN als sichergestellt gelten kann. Nach WALTNER werden bei fettreicher Nahrung größere Lipasemengen hervorgebracht.

Die Salzsäure.

Salzsäuresekretion wurde bei Neugeborenen sicher festgestellt. Der Säuregehalt im Mageninhalt ganz junger Säuglinge ist aber nur gering und freie Salzsäure fehlt oft. Bei künstlicher Ernährung ist der Säuregehalt des Mageninhaltes höher, zuweilen findet man Milchsäure.

Die Untersuchungen SOTOFFS zeigen, daß bei Kindern der ersten Lebensmonate die *Gesamtacidität* des Mageninhalts zwischen 0,02% und 0,08% schwankt. Nach REICHMANN beträgt beim Erwachsenen die Gesamtacidität bei Milchdiät 15 Minuten nach der Aufnahme 0,1% HCl und 1 Stunde nach der Aufnahme 0,3% HCl.

Frauenmilch weist nach CZERNY-KELLER ein bedeutend geringeres Salzsäurebindungsvermögen auf, als alle anderen Milcharten. Bei gesunden Brustkindern findet sich freie Salzsäure $5/4$—2 Stunden nach der Aufnahme der spontan getrunkenen Milchmengen. Bei künstlicher Ernährung erfolgt das Auftreten freier Salzsäure viel später, wenn nicht das Säurebindungsvermögen der Nahrung durch irgendwelche Maßnahmen künstlich herabgesetzt ist. Selbst bei Ernährung mit verdünnter Kuhmilch wird freie Salzsäure meist erst nach 2—$2^{1}/_{2}$ Stunden nachweisbar. Die Salzsäuresekretion wird beim Säugling regelmäßig durch die Aufnahme von Milch in den Magen ausgelöst, sie bleibt nach JAKSCH und WOHLMANN oft vollständig aus, wenn den Kindern Tee oder Eiweißwasser verabreicht wird. Die Salzsäuresekretion, welche durch die Milchnahrung ausgelöst wird, überdauert die Entleerung des Magens um kurze Zeit.

Beim Säugling wirkt das Saugen anregend auf die Magensaftabsonderung.

Wird der Chlorvorrat des Körpers um 20% herabgesetzt, indem man den durch starkes Erbrechen verursachten Cl-Verlust des Körpers nicht ersetzt, so hört die Magensaftabsonderung auf. Durch Entziehung der Chloride in der Nahrung oder durch Hunger gelingt es nicht, eine beträchtliche Cl-Verarmung des Körpers herbeizuführen, da der Körper sein Cl kräftig festhält.

Der freien Salzsäure kommen — auch in der Konzentration wie sie im Säuglingsmagen vorhanden ist — antiseptische Eigenschaften zu. Nach SCHMITZ ist die zur maximalen Wirkung auf die Darmfäulnis erforderliche Salzsäuremenge bereits mit dem normalen Gehalt des Magensaftes an Salzsäure gegeben. Die gebundene Salzsäure hat nach HAMBURGER so gut wie gar keine antiseptischen Eigenschaften. Es muß daher bei der Ernährung darauf Rücksicht genommen werden, daß die Salzsäuresekretion des Magens nicht beeinträchtigt wird, und es sind die Kinder, welche mit Frauenmilch ernährt werden, im Vorteil gegenüber den künstlich genährten, weil jede andere Milchnahrung mehr Salzsäure bindet als die Frauenmilch. Eine Zugabe von Salzsäure jedoch kann unter normalen Verhältnissen keinen Einfluß auf die Darmfäulnis ausüben.

Die Untersuchungen HECKERS zeigen, daß bei allen Verdauungsstörungen im frühen Kindesalter die chemische Tätigkeit des Magens affiziert wird. Die Schwere der Affektion äußert sich in dem Fehlen der freien Salzsäure, in der Anwesenheit organischer Säuren, in der schwach sauren und sogar neutralen Reaktion des Magensaftes und in den niedrigen Ziffern für das Gesamtchlor, sowie des an organische Substanzen gebundenen Chlors. Die geringe Acidität des Mageninhaltes und das häufige Fehlen der freien Salzsäure, weisen somit auf eine gewisse Schwäche der chemischen Funktionen des Magens im frühen Kindesalter hin. Das Fehlen von freier Salzsäure ist aber für das Kind ein ungünstiger Umstand, weil dadurch der Magen seiner antifermentativen Eigenschaften zum Teil verlustig geht.

Die Anzahl der Mikroorganismen im Mageninhalt des Säuglings ist oft sehr groß. Eine zu große Menge von Bakterien behindert nicht nur den regelmäßigen Gang der Magenverdauung, sondern verursacht auch eine Erhöhung des Mikroorganismengehaltes im Darmkanal, wo dadurch Gärungs- und Fäulnisprozesse hervorgerufen werden können.

Die Höhe des Bakteriengehaltes des Mageninhaltes ist nicht allein abhängig von dem Bakteriengehalt der eingeführten Nahrung, sondern weist die niedrigsten Werte auf, wenn freie Salzsäure im Magen gebildet wird; die freie Salzsäure ist nach LANGERMANN eine der Ursachen des verminderten Bakteriengehaltes.

Der Nachweis peptonisierender Bakterien im Mageninhalt, zugleich mit der Anwesenheit von Pepton im Mageninhalte der Säuglinge läßt die Vermutung zu, daß auch unter physiologischen Verhältnissen die Peptonbildung zum Teil auf Bakterienwirkung beruht (CZERNY-KELLER).

Die Magenverdauung beim Kleinkind gestaltet sich kurz zusammengefaßt folgendermaßen: Milch gemischt mit mehr oder weniger Speichel gelangt in den Magen. Der Grad der Verdünnung (der Kuhmilch) durch Wasserzusatz oder durch Speichelbeimengung bestimmt den Charakter der geformten Kaseinklümpchen. Der Speichel scheint die Durchdringung der Klümpchen mit Salzsäure und die Bildung von Acidalbumin zu erleichtern. Kuhmilch gerinnt auf jeden Fall schneller und fester als Muttermilch, vermutlich wegen des geringeren Albuminanteiles und des größeren Salzgehaltes. Die Salzsäure des Magensaftes wird vom Kasein, bevor noch dieses ausgefällt ist, schneller gebunden als später.

Es findet eine Adaption des Magensaftes an die Art der aufgenommenen Nahrung statt. Künstlich genährte Kinder produzieren eine größere Menge von Magensaft im Verhältnis zur aufgenommenen Milchmenge als Brustkinder.

Milch geht oft direkt in den Darm über, ohne sich im Magen aufzuhalten. E. Hess hebt in diesem Zusammenhang hervor, daß die ersten Milchportionen aus der Brust einen niedrigen Fettgehalt (etwa 1%) haben und den Magen unbeeinflußt durchlaufen, daß aber die später sezernierte Milch mit 6—7% Fettgehalt im Magen festgehalten wird.

Laktose und die anorganischen Bestandteile der Milch sind die ersten Bestandteile, welche für die Resorption bereit sind; sie können den Magen mit der Molke verlassen, wenn sie nicht den Darm bereits mit der unveränderten Milch erreicht haben.

Nach der Magenverdauung gelangen in den Darm folgende Produkte: unverändertes Kasein und Albumin, Albumosen und Peptone, unverändertes Fett, Fettsäuren und Glyzerin, vielleicht einige Calciumseifen, Laktose und anorganische Salze.

Die Resorption aus dem Magen.

Vom Magen aus wird nach Mering und Edkins Wasser so gut wie nicht resorbiert; wohl aber die in Wasser gelösten Salze und Zucker. Gifte gelangen im Magen leicht zur Resorption.

Für die Verdauungsprodukte des Eiweiß ist nach London die Magenschleimhaut resorptionsunfähig, ebenso werden Fette und Fettsäuren im Magen nicht resorbiert. Für die normale Ernährung ist offenbar die Resorption im Magen von keiner Bedeutung.

Immerhin ist die Resorptionsfähigkeit umso besser je jünger das Kind ist. So trat nach Feldmann die Jodreaktion bei zwei gleich schweren Säuglingen nach 21 Min. bei dem 14 Tage alten und erst nach 31 Min. bei dem 24 Tage alten Kind auf.

Mit zunehmendem Alter des Kindes nimmt die Resorptionsfähigkeit des Magens ab und von 4 Jahren ab wird sie den Resorptionsverhältnissen beim Erwachsenen ähnlich (GUNDOBIN).

Die Anatomie des Darmtraktes.

Die Länge des Darmtraktes nimmt mit dem Alter des Kindes ziemlich gleichmäßig zu. Die durchschnittliche Länge des ganzen Darmkanals vom Pylorus bis zum Anus beträgt beim Neugeborenen etwa 3,40 m. Der Darmkanal des Erwachsenen ist um etwas mehr als zweimal so lang als der des Neugeborenen. Im Verhältnis zur Körperlänge (Standhöhe) ist die Darmlänge des Kleinkindes bedeutend größer als die des Erwachsenen. Beim Neugeborenen beträgt dieses Verhältnis nach SCAMMON 8,3:1, während es beim Erwachsenen nach MESSEDAGLIA und VAINANIDIS 5,4:1, nach BENEKE 4,5:1 beträgt. Diese Veränderung der relativen Länge des Darmkanales hat ihre Ursache nicht so sehr in einem geringeren Längenwachstum des Darmes als vielmehr in dem besonders raschen Wachstum der unteren Extremitäten; vergleicht man die Darmlänge mit der Rumpflänge, so bemerkt man einen viel geringeren Unterschied. So fand DEBELE dieses Verhältnis im 1. Lebensmonat 16,6:1 bei vollendetem 1. Jahr 18,5:1 und zwischen 9 und 10 Jahren 15,9:1.

Die Mehrzahl der Angaben über die absolute Länge des Darmes des erwachsenen Menschen liegt zwischen 8 und 9 m. Nach HENNING ist die Darmlänge nicht nur bei Erwachsenen, sondern auch bei Kindern ungefähr 10 mal so groß als die Distanz zwischen Kopfscheitel und Sitzhöcker bzw. die Sitzhöhe (PIRQUET). HENNING widerlegt damit die Auffassung, daß der Darm des Kindes relativ länger sei als der des Erwachsenen. Er weist nach, daß die größere Länge, wie schon oben erwähnt, nur eine scheinbare ist, und daß der Irrtum dadurch hervorgerufen wird, daß man bis dahin immer die Darmlänge mit der gesamten Körperlänge (Standhöhe) verglichen habe. Man dürfe aber bei dem Vergleiche die Beine nicht mitmessen, welche beim Kind relativ viel kürzer sind als beim Erwachsenen, sondern man müsse so verfahren, wie man es in der Zoologie gewohnt sei und nur die Stammlänge mit der Darmlänge in Vergleich bringen. Dann sei das Verhältnis ungefähr dasselbe bei Mann und Kind. Die Darmlänge schwankt bei Kindern zwischen Werten, welche 9—12 mal so groß als die Sitzhöhe sind. Der Durchschnitt beträgt für die von GUNDOBIN-DEBELE gemessenen

Kindern 10,6. Es ergibt sich also auch aus diesen Messungen eine Zahl, die mit der von den Erwachsenen gewonnenen Mittelzahl gut übereinstimmt.

Nach PASSOW vergrößert sich die Oberfläche des Darmtraktes von der frühen Kindheit bis zur Zeit der Reife um das 4fache. Diese Angaben beruhen auf groben Messungen der inneren Oberfläche des Darmkanales. Die tatsächliche Zunahme der Darmepithelfläche ist etwas geringer, infolge der nach der Geburt zustande kommenden relativen Verminderung der Zahl der Schleimhautfalten und Zotten.

Das Gewicht des leeren Darmes beträgt beim Neugeborenen ungefähr 50 g. Beim Erwachsenen beträgt dieses Gewicht nach MESSEDAGLIA und VAINANIDIS etwa 490 g, also fast 10mal soviel wie beim neugeborenen Kind. Das relative Gewicht des gesamten Darmes verringert sich von 1,5% (des Körpergewichts) beim Kleinkind auf 0,75% beim Erwachsenen.

Das Verhältnis zwischen der Länge des Dünn- und Dickdarms zeigt, daß das Wachstum beider Darmabschnitte bis zu 3 Jahren ziemlich gleichmäßig vor sich geht; späterhin weist nach GUNDOBIN das Wachstum des Dünndarms eine gewisse Verlangsamung auf.

Das *Duodenum* ist bei der Geburt 7,5—10 cm lang. Die gewöhnlichste Form des Duodenums beim Neugeborenen und beim Säugling ist der ringförmige Typus, obwohl auch der U-förmige Typus gelegentlich beobachtet wird. Das obere Ende des Duodenums liegt beim Neugeborenen im Niveau des 1. Lendenwirbels oder der darunter liegenden Zwischenwirbelscheibe. Das untere Ende befindet sich in der gleichen Höhe oder etwas tiefer. Die Duodenalschlinge hängt häufig nach abwärts, so daß der tiefste Punkt der Schlinge oft kaum 1 cm oberhalb der rechten Crista iliaca liegt (SCAMMON).

Das *Coecum* ist beim Kleinkind sowohl absolut als auch relativ bedeutend kleiner als beim Erwachsenen. Es finden sich beim Neugeborenen 2 Typen: 1. ein Typ, bei welchem das Coecum allmählich in den Processus vermiformis übergeht, der sich direkt unter ihm befindet; und ein 2. Typus bei welchem das untere Ende des Coecums samt dem Processus vermiformis spitzwinkelig nach aufwärts gebogen ist. Der 2. Typus ist der häufigere von beiden. Im Kleinkindesalter kann in der Mehrzahl der Fälle keine scharfe Trennung zwischen Coecum und Processus vermiformis festgestellt werden.

Nach GUNDOBIN beträgt die Länge des *Wurmfortsatzes* beim Säugling 3,4 bis maximal 11,6 cm. Mit den Jahren nimmt die absolute Länge des Processus vermiformis zu. Bei Kindern im 1. Lebensjahre beginnt derselbe wie erwähnt trichterförmig und bildet gewissermaßen eine Fortsetzung des Blinddarms; nach dem 1. Lebensjahr geht er häufiger von der medialen Seite des Coecums ab, wenngleich man zuweilen einen trichterförmigen Beginn des Wurmfortsatzes auch bei älteren Kindern findet. In 60% der Fälle hängt der Wurmfortsatz im Kindesalter ins kleine Becken hinab. Eine ascendierende Richtung wurde nach GUNDOBIN in etwa einem Drittel aller Fälle beobachtet. Dabei liegt der Wurmfortsatz beim Säugling in 22%, in den späteren Altersstufen in 11% aller Fälle hinter dem Coecum.

Die Appendix verlängert sich während des 1. Lebensjahres sehr rasch und erreicht die mittlere Länge von 8—10 cm; nach dieser Zeit ist ihr Wachstum sehr langsam und unregelmäßig.

An der Öffnung der Appendix zum Coecum kann eine halbmondförmige Schleimhautfalte, die GERLACHsche Klappe, vorhanden sein. SUDSUKI fand dieses Gebilde bei mehr als der Hälfte der Appendices von 10jährigen und jüngeren Kindern; bei Erwachsenen hingegen war diese Klappe nur bei weniger als einem Viertel der Fälle vorhanden.

Die Tänien des *Coecums* sind zur Zeit der Geburt wohl vorhanden, jedoch schwach ausgebildet. Die Haustra fehlen beim Neugeborenen, wenn der Darm durch Meconium ausgedehnt ist, sie erscheinen jedoch in den ersten 6 Monaten nach der Geburt. Mit der Ausbildung der Haustra beginnt die Absackung des Coecums, es dauert jedoch bis zum 3. oder 4. Lebensjahr, bis die für das Coecum des Erwachsenen typische Absackung vollkommen ausgebildet ist.

Das Coecum liegt in der frühen und späteren Kindheit nicht höher als beim Erwachsenen (LEGEU, sowie SCAMMON).

Das *Colon ascendens* ist beim Neugeborenen und Säugling sowohl absolut als auch relativ kürzer als beim Erwachsenen. Dies hat seine Ursache nicht in der Lage des Coecums, welches, wie eben erwähnt, ebenso tief liegt wie beim Erwachsenen, sondern in den kleineren Dimensionen der Lumbalregion.

Beim Neugeborenen kann das *Colon transversum* zur Gänze von der Leber bedeckt sein, gewöhnlich aber tritt es ungefähr 1 cm links von der Medianlinie unter dem linken Leberlappen hervor. Der größere Teil dieses von der Leber unbedeckten Colonstückes liegt der vorderen Bauchwand unmittelbar an, da das große Netz zu dieser Zeit noch nicht genügend entwickelt ist, um das Colon ganz zu bedecken.

Die *Flexura lienalis* ist beim Kleinkind deutlich ausgebildet. Nach den Untersuchungen FLEURYS liegt sie gewöhnlich im Niveau der 9. oder 10. Rippe, während beim Erwachsenen ihr höchster Punkt meist im Niveau der 7. oder 8. Rippe gelegen ist.

Der auffallendste Teil des Dickdarms ist beim Neugeborenen das *Sigmoid*. Es ist gewöhnlich durch Meconium enorm ausgedehnt und da das kleine Becken zu klein ist um einen größeren Anteil dieses Darmabschnittes aufzunehmen, reicht es hoch hinauf in die Bauchhöhle. Wie die Untersuchungen DEBELES zeigen, zeichnet sich das S-Romanum in Kindesalter durch eine bedeutendere Länge und eine größere Anzahl von Schlingen aus, was auch eine gewisse Rolle in der Ätiologie der habituellen Obstipation spielt.

Das *Rectum* ist beim Neugeborenen und in der frühen Kindheit relativ länger als beim Erwachsenen. Die Sinus und Längswülste des Rectums sind schon einige Zeit vor der Geburt ausgebildet, ebenso die queren Schleimhautfalten, welche allerdings beim Neugeborenen verwischt sein können infolge der Ausdehnung des oberen Anteils des Rectums durch Meconium. Das Peritoneum reicht beim Kleinkind über dem Rectum abwärts bis zum 4. Sakralwirbel. Das Rectum wird in seiner Lage nur durch lockeres periproktales Zellgewebe festgehalten. Bei der schwachen Verbindung der Schleimhaut mit dem submucösen Gewebe und bei der relativ schwachen Entwicklung der Muskelschicht des Darms erleichtert dieser Umstand das so häufige Vorkommen des Prolapsus Recti im Kindesalter.

Beim Neugeborenen ist das Rectum gewöhnlich der einzige Teil des Darmtraktes der im Becken gelegen ist; daß ein ansehnlicherer Teil des Dünndarms ins kleine Becken eintritt, findet man erst bei größeren Kindern (SCAMMON).

Das auffallendste Charakteristikum am Querschnitt des kindlichen Darmes ist die relativ schwache Entwicklung der Muskelschichten. Beim Neugeborenen und noch einige Zeit später zeigen

Mucosa, Submucosa und Muscularis die gleiche Dicke; beim Erwachsenen ist die Muscularis so dick wie Mucosa und Submucosa zusammengenommen. Besonders dünn ist beim Neugeborenen die longitudinale Muskelschicht. Dies gilt für den ganzen Darmtrakt.

Beim Neugeborenen sind die Zotten wie beim Erwachsenen über die ganze Länge des Dünndarms verteilt. Die Zahl der Zotten wächst sehr rasch am Ende der Fetalzeit (JOHNSON). Nach HILTON beträgt ihre Zahl beim Neugeborenen schätzungsweise 1 000 000, während man beim Erwachsenen gewöhnlich 4—6 000 000 annimmt.

Die LIEBERKÜHNschen Drüsen sind beim Neugeborenen halb so lang, jedoch fast ebenso dick wie beim Erwachsenen. Ihre Zahl nimmt während der Kindheit bedeutend zu.

Die hauptsächlichste Besonderheit des Drüsenapparates bildet die schwache Entwicklung der BRUNNERschen Drüsen, die bei Kindern unter 4—6 Monaten kleiner und weniger verzweigt sind als beim Erwachsenen und eher einen röhrenförmigen als acinösen Charakter aufweisen. Diese Unvollkommenheit besitzt eine gewisse physiologische Bedeutung, da die BRUNNERschen Drüsen an der Verdauung der stärkehaltigen Substanzen Anteil nehmen.

PASSOW fand die relative Zahl sowohl der solitären Lymphknoten, als auch der PEYERschen Plaques beim Kind größer als beim Erwachsenen. Das Vorkommen von Lymphknoten in der Appendix des Neugeborenen wurde von einigen Untersuchern geleugnet, sie wurden jedoch von SUDSUKI und JOHNSON zweifellos nachgewiesen. Sicherlich findet während des 1. Lebensjahres, ebenso wie im übrigen Darmtrakt, eine Vermehrung der Lymphknoten in der Appendix statt.

Das elastische Gewebe beschränkt sich im Darm des Neugeborenen fast ausschließlich auf die Wände der Blutgefäße. Es vermehrt sich während der ersten Lebensmonate beträchtlich.

Die Ausdehnung des Dickdarms durch Meconium in der späteren Fetalzeit übt einen deutlichen Einfluß auf die Struktur dieses Darmabschnittes aus. Alle Lagen der Dickdarmwand sind in ihrer Dicke vermindert, die Drüsen werden kürzer und breiter und die Zwischenräume zwischen ihnen größer. Die Zotten, welche während des größten Teils des Fetallebens im Dickdarm vorhanden sind, werden ebenfalls kürzer, breiter und weiter voneinander abstehend.

Was den Lymphapparat des Darms betrifft, so ist das Lumen der Lymphgefäße beim Kinde weit (BAGINSKY, GUNDOBIN). Der kindliche Darm ist relativ reich an Lymphgefäßen. Die starke Entwicklung des Lymphapparates zeigt, daß der Darmkanal des Kindes für die Resorption eines relativ großen Nahrungsquantums eingerichtet ist.

Das Mesenterium des Darms ist bei Kindern noch locker und kann sich bei starker Füllung des Darmes dehnen. Dieser Umstand prädisponiert vielleicht die Bildung von Hernien, ebenso wie durch die schwache Muskulatur des Darms die Entstehung von Darmverschlingungen und Incarcerationen gefördert wird.

Die Darmbewegungen.

Am Darm kommen verschiedene Arten von Bewegungen vor: Die Pendelbewegungen oder Mischbewegungen bestehen in einem rhythmischen Hin- und Herbewegen des Darminhaltes ohne Weiterbeförderung. Sie bewirken eine sehr innige Vermischung des Darminhalts mit den Verdauungssäften und bringen ihn zur Beförderung einer ausgiebigen Resorption immer aufs neue mit anderen Stellen der Schleimhaut in Berührung. Im Dünndarm des Säuglings finden sich weiter langsame, mehrere Minuten und länger dauernde Tonusschwankungen; schließlich gibt es peristaltische Wellen, in der Minute etwa 7—8, die durch Reize leicht hervorgerufen werden und auch von selber auftreten können. Neben diesen Bewegungen sind länger dauernde Ruhepausen nicht selten. Es bedarf zum Weitertransport flüssiger Massen nicht der echten peristaltischen Wellen.

Der Durchtritt durch die Ileocöcalklappe erfolgt schubweise, wobei die Klappe sich aktiv öffnet und schließt.

Allem Anschein nach verhält sich der Dickdarm des Säuglings ebenso wie der des Erwachsenen, bei dem die Peristaltik eine äußerst seltene Erscheinung darstellt (PEIPER). So dauert nach HOLZKNECHT beim Erwachsenen die gewöhnliche peristaltische Beförderung des Dickdarminhaltes in den 24 Stunden, welche die Verweildauer im Colon beträgt, nur wenige Sekunden, während der Dickdarm in der übrigen Zeit ruht. Die Beförderung selbst geht in der Weise vor sich, daß plötzlich eine lange, etwa $1/3$ des ganzen Dickdarms einnehmende Kotsäule um ihre ganze Länge in den nächsten leeren, etwa ebenso langen Abschnitt verschoben wird. Mit 3—4 solchen etwa 3 Sekunden dauernden Verschiebungen, den sogenannten großen Kotbewegungen, die in den Zwischenräumen von etwa 8 Stunden auftreten, wird der danze Dickdarm durchwandert.

Die Fähigkeit, Peristaltik anregende Reize selbständig zu bilden, und die Ansprechbarkeit gegenüber den von außen kommenden Reizen ist im Dickdarm des gesunden Säuglings wesentlich geringer als in seinem Dünndarm. Dies hat zur Folge, daß der Darminhalt den Dünndarm rascher durchläuft, während er im Dickdarm lange Zeit verweilt, so daß er eingedickt werden kann. Beim Durchfall haben sich diese Verhältnisse geändert. Im Dickdarm entstehen jetzt leichter peristaltische Wellen, die den Darminhalt rascher vorwärts bewegen, so daß er nicht mehr genügend eingedickt werden kann.

Pendelbewegungen und kurze oder lange Tonusschwankungen wurden im Dickdarm des gesunden Säuglings häufig beobachtet (PEIPER).

Die Bewegungen des Mastdarms unterscheiden sich nicht grundsätzlich von denen der höher gelegenen Darmabschnitte. Stärkere Füllung des Mastdarms ruft deutlichen Stuhldrang hervor. Dadurch wird gegebenenfalls der Schlaf des Kindes unruhig. Von anderen Abschnitten des Magen-Darmkanals wird der Schlaf des Kindes nicht beeinflußt.

Neben dem Dehnungsreiz kann auch der chemische Reiz des Darminhaltes die Peristaltik in Gang bringen (CATEL, GRAEVENITZ). Dünn- und Dickdarm reagieren auf Säure im allgemeinen gleichsinnig; es zeigt sich aber im Tierversuch, daß der Dickdarm in geringerem Maße durch Änderungen der Konzentration beeinflußt wird, und daß er bedeutend weniger säureempfindlich ist als der Dünndarm. Es besteht also immerhin ein grundsätzlich gleiches Verhalten des Dünn- und Dickdarms gegenüber dem chemischen Reiz und dem Dehnungsreiz. Welcher von beiden in gesunden und kranken Tagen die Hauptrolle spielt, ist vorläufig unbekannt. Nach manchen Autoren ist das Cholin als der Erreger der Darmbewegung anzusehen.

Die Innervation der Darmbewegungen geht von einem automatischen Bewegungszentrum in der Darmwand, dem Plexus myentericus aus, es ist aber der Darm auch durch periphere Nerven des autonomen Systems mit dem Zentralnervensystem verbunden.

Der Nervus vagus vermehrt bei seiner Reizung die Bewegungen hauptsächlich im Magen und oberen Teil des Dünndarms. Der Nervus splanchnicus ist der Hemmungsnerv der Darmbewegungen; außerdem ist er der vasomotorische Nerv aller Darmarterien und Venen, endlich ist er der sensible Nerv des Darmes. Jedoch zeigt die Entwicklung und Erregbarkeit des Darmnervensystems beim Säugling nach PEIPER große individuelle Verschiedenheiten.

Die Darmbewegungen werden auch vom Gasgehalt des Blutes beeinflußt: Während des intrauterinen Lebens verharrt der Darm im Ruhezustand infolge des verhältnismäßig großen Sauerstoff- und geringen Kohlensäuregehaltes des fetalen Blutes: Aperistaltik (der Apnoe vergleichbar). Die Erregung des Darms durch Sauerstoffmangel ist nach FREY eine Folge der in den Geweben auftretenden Acidose. Auch die regelmäßig erfolgende stärkere Peristaltik bei eintretendem Tode beruht auf Kreislaufstörungen und damit auf verändertem Gasgehalt des Blutes im Darm. Ähnlich ist es vielleicht bei psychischen Erregungen.

Die Bewegungsvorgänge im untersten Abschnitt des Darms nehmen gegenüber den Bewegungen des Magens und des übrigen Darms eine Sonderstellung ein, insofern hier in den Ablauf der Bewegungen der Wille einzugreifen vermag, ähnlich wie dies auch im Anfang des Darmtraktes bei der Schluckbewegung der Fall ist.

Der Darminhalt verweilt beim Erwachsenen 3—5 Stunden im Dünndarm, dann weitere 12—24 Stunden im Dickdarm; hier wird er eingedickt und im unteren Abschnitte geformt. Beim Kind ist die Verweildauer oft kürzer; nach Carmindarreichung erscheint beim Neugeboren der erste rote Stuhl nach 4—18 Stunden, während bei den älteren, kranken Kindern diese Zeit zwischen $5^1/_2$ und 52 Stunden schwankte, mit einem Durchschnitt von 25 Stunden. Während der normalen Zwischenpause der Kotentleerung scheint der Darminhalt nur bis zum unteren Ende des Colon sigmoideum abwärts zu rücken, von hier bis zum Anus pflegt der Mastdarm meist kotleer zu sein. Es scheinen die stärkeren ringförmigen Fasern der Muscularis durch ihre Zusammenziehung das weitere Vordringen der Kotmassen hier anzuhalten. Solange die Kotmassen oberhalb des Mastdarms liegen, bringen sie keine bewußte Gefühlserregung zustande, erst ihr Niedergehen in den Mastdarm, im Anschluß an lebhaftere Bewegungen des unteren Dickdarmabschnittes, erzeugt die Empfindung des Stuhldranges. Wird dem Stuhldrange nicht Folge geleistet, so kann das Gefühl wieder eine Zeitlang verschwinden; es wird also nicht durch das Vorhandensein von Kotmassen im Mastdarm ausgelöst, sondern durch den Übertritt des Kotes in den Mastdarm.

Der Schluß des Mastdarms wird durch zwei Sphincteren bewirkt: durch den Sphincter ani internus, der aus glatten Muskelfasern, und den Sphincter ani externus, der aus quergestreiften Fasern besteht. Beide Muskeln befinden sich in einer dauernden tonischen Zusammenziehung, die entweder vermehrt oder gehemmt werden kann. Ein nervöses Zentralorgan für die Bewegungen dieser Muskeln liegt in ihnen selbst, normalerweise stehen jedoch die beiden Schließmuskeln in Abhängigkeit von übergeordneten Zentren im Rückenmark und im Großhirn.

Tritt die Kotsäule in den Mastdarm, so bewirkt die mechanische Reizung der Schleimhaut eine peristaltische Bewegung der Mastdarmmuskulatur. Zugleich aber erfolgt durch die Erregung der sensiblen Mastdarmnerven unter Vermittlung des Zentrums im Rückenmark reflektorisch eine Zusammenziehung der Schließmuskeln. Diese kann willkürlich vom Großhirn aus unterstützt werden. Wird dem Stuhldrang zu lange Zeit nicht Folge gegeben, oder ist er zu stark (z. B. bei Tenesmus), so erfolgt von den übergeordneten Zentren aus die Erschlaffung der Schließmuskeln und die Ausstoßung der Fäkalien. Beim inkontinenten Säugling geschieht dies gleich im Anschluß an die Empfindung des Stuhldrangs.

Soll der Kot willkürlich entleert werden, so muß also vom Großhirn aus die Zusammenziehung der Schließmuskeln gehemmt werden. Während dieser Hemmung verläuft die Kotsäule durch den Anus, ohne reflektorisch den Anusschluß zu bewirken.

Die Ausstoßung der Kotmassen wird befördert durch die willkürlich tätige Bauchpresse. Die Weichteile des Beckengrundes werden bei starkem Stuhldrang abwärts gedrängt. Durch den Levator ani wird dann willkürlich der Boden der Weichteile der Beckenhöhle gehoben und so der Anus im Emporziehen über die niedergehende Kotsäule emporgestreift.

Das Kontinentwerden beruht einmal darauf, daß das Kind die Empfindung des Stuhldranges apperzipiert und mit der Ausstoßung der Fäkalien assoziativ verbindet. Zum zweiten muß das

Kind lernen, die Erschlaffung der Mastdarmsphincteren wenigstens für kürzere Zeit gewollt aufzuhalten. Der beim Säugling rein reflektorisch ablaufende Vorgang muß dem Einfluß des Willens unterworfen werden, soweit quergestreifte Muskeln daran beteiligt sind. Die Erlernung des Hemmungsmechanismus ist in weiten zeitlichen Grenzen schwankend und hängt von Individualität und Erziehung in hohem Maße ab. Nach dem 1. Lebensjahr gelingt es in vielen Fällen das Verständnis für die Continentia alvi anzuerziehen. Rückfälle sind aber dann noch häufig, besonders bei Schwächung des Körpers etwa durch Krankheiten. Mit 2 Jahren ist die Mehrzahl der geistig normalen Kinder imstande, die Einschmutzung zu verhindern.

Die Darmsekretion.

Der Darmsaft ist die von den zahlreichen Drüsen der Dünndarmschleimhaut abgesonderte Verdauungsflüssigkeit, im Dickdarm wird nur Schleim abgesondert. Die Absonderung der LIEBERKÜHNschen Drüsen ist vom Duodenum an abwärts der Hauptbestandteil des Darmsaftes. Oben im Duodenum wird dazu der spärliche Saft der BRUNNERschen Drüsen ergossen, der ein dem Pepsin analoges eiweißlösendes Ferment enthält, das bei alkalischer Reaktion unwirksam ist.

Der Darmsaft aus Darmfisteln fließt in der Ruhe nur spärlich, während der Verdauung reichlicher. Über die Menge des Darmsaftes lassen sich keine genauen Angaben machen; sie dürfte ziemlich groß sein. Die Reaktion im Dünndarm ist sauer, in den unteren Ileumschlingen alkalisch. Im Dickdarm ist meist saure Reaktion wegen der sauren Gärung des Darminhaltes.

Der Darmsaft besitzt nach den ersten Lebensmonaten immer diastatische Wirkung, aber in geringerem Maße als der Speichel und der Pankreassaft (HAMBURGER u. a.). Die Wirkung des Darmsaftes auf die Polysaccharide kann daher nur gering sein. Bei Fütterung des ganz jungen Säuglings mit Frauenmilch oder Kuhmilch allein ist die Anwesenheit eines diastatischen Fermentes im Darme nicht erforderlich, es ist daher unter Umständen in den Verdauungssekreten eines Brustkindes noch nicht vorhanden. Man darf wohl nur bei Kindern, welche einige Zeit hindurch stärkehaltige Nahrung bekommen haben, diastatisches Ferment in den Drüsensekreten erwarten. Dagegen enthält der Darmsaft oder die

Darmschleimhaut schon beim Säugling sehr wirksame Fermente, welche die Disaccharide in Monosaccharide umwandeln, und zwar: 1. Maltase, welche Maltose in Dextrose überführt und im Darmsaft selbst enthalten ist. Dieses Ferment setzt also die diastatische Wirkung des Speichels und des Pankreassaftes, die im wesentlichen nur Maltose bilden, fort. 2. Invertin, das Rohrzucker in Dextrose und Lävulose spaltet. Das Ferment kommt im Dünndarm vor, nicht im Dickdarm und zwar in den Zellen der Darmschleimhaut, dagegen nicht im Darmsafte. 3. Lactase, welche Milchzucker in Dextrose und Galaktose spaltet, kommt gewöhnlich nur bei Tieren vor, die in ihrer Nahrung Milchzucker aufnehmen, und zwar im Dünndarm junger (saugender) Säugetiere und des Neugeborenen. Die Lactase kommt nach HAMBURGER und HEKMA nur in den Zellen der Darmschleimhaut vor. ORBAN dagegen ist der Meinung, daß bei gesunden Säuglingen auch im Darminhalt Lactase vorhanden ist; er konnte zeigen, daß die Faeces unabhängig von den Mikroorganismen Milchzucker spalten können, was nur von der durch die Dünndarmschleimhaut abgesonderten und durch den Darminhalt weiterbeförderten Lactase bewirkt werden kann. Die Rolle der Lactase bei den Verdauungsvorgängen im menschlichen Organismus ist nicht klar gestellt.

Eine Wirkung auf echte Eiweißkörper besitzt der Darmsaft nicht. Hingegen wurde in der Darmschleimhaut und im Darmsaft ein besonderes Ferment „Erepsin" nachgewiesen, das vom Trypsin ganz verschieden, die echten Eiweißkörper nicht angreift, aber die durch das Pepsin und Trypsin eingeleitete Verdauung des Eiweiß zu Ende führt. Das Erepsin des Darmsaftes ist mit dem Erepsin des Pankreas identisch, es wirkt am besten bei schwach alkalischer Reaktion. Milch (Casein) wird durch den Darmsaft zur Gerinnung gebracht. Im Dünndarmsaft und in der Dünndarmschleimhaut findet sich die Enterokinase, durch welche der Pankreassaft aktiviert wird.

Die Fette werden durch den alkalischen Darmsaft emulgiert. Es findet sich aber im Darmsaft auch eine Lipase, die Fette spaltet.

Wenn wir festzustellen suchen, wodurch sich die Vorgänge bei der Verdauung im Darmkanale des gesunden Säuglings von denen des Erwachsenen unterscheiden, so ist einmal auf die Anwesenheit der spezifischen Fermente (Lactase und bis zu einem gewissen Grade Labferment), andererseits auf das Fehlen der Fäulnis und der

Reduktionsprozesse im Darmkanale des Kindes hinzuweisen. Diese Unterschiede sind aber lediglich durch die Art der Nahrung und nicht durch Besonderheiten des Verdauungsapparates an und für sich bedingt.

Die Resorption aus dem Darm.

Die Stoffe, welche im Magen nicht resorbiert wurden und nun in den Darm gelangen, sind die Cellulose, ferner alles was von Stärke nicht in Zucker verwandelt worden ist, alle Peptone und Proteinstoffe (speziell das Casein der Milch), alle Butter und einige Salze.

Die relative Stickstoffresorption wird nur in geringem Grade durch das Alter der betreffenden Kinder und durch die absolute Menge des in der Nahrung eingeführten Stickstoffs beeinflußt. Es fällt vielmehr bei diesbezüglichen Untersuchungen auf, daß selbst bei Zufuhr von großen Nahrungsmengen doch noch über 90% des ein geführten Stickstoffes selbst vom kranken Kinde resorbiert werden (CZERNY-KELLER).

Vom Stickstoff des Mehles scheint wenigstens in den ersten Lebensmonaten ein geringerer Teil zur Resorption zu gelangen, als von dem der Kuhmilch. Wie pflanzliches Eiweiß vom älteren Kinde ausgenützt wird, darüber liegen keine exakten Untersuchungen vor.

Werden der Nahrung leicht resorbierbare Zucker zugesetzt, so wird die Resorption des Stickstoffs — hauptsächlich wohl durch Beschleunigung der Peristaltik — vermindert, in demselben Sinne dürften Lösungen diffusibler Salze wirken. Der Einfluß des Fettes auf die Stickstoffresorption ist beim Säugling bisher nicht geprüft, es ist aber auf Grund der klinischen Erfahrungen anzunehmen, daß auch durch Zusatz von Fett zur Nahrung die Resorption der stickstoffhaltigen Bestandteile vermindert wird. Im übrigen ist die Herabsetzung der Stickstoffresorption eine geringe, so daß eine Schädigung des Kindes durch den Verlust an Nährmaterial ausgeschlossen ist.

Die Behauptung, daß das Casein der Kuhmilch schwerer resorbierbar sei als das der Frauenmilch, läßt sich nach CZERNY und KELLER für das gesunde und auch für das kranke Kind nicht aufrecht erhalten.

Das Eiweiß der Frauenmilch hat eine größere Resistenz gegenüber der tryptischen Verdauung als das Eiweiß der Kuhmilch. Diese Resistenz scheint durch den Albumingehalt der Frauenmilch bedingt. Wahrscheinlich wird das Frauenmilchalbumin in nicht völlig abgebautem Zustand resorbiert (BUDDE und FREUDENBERG).

Eiweiß kann nach der Meinung mancher Autoren auch in unverdautem Zustand als unverändertes Eiweiß zur Resorption kommen; so sollen in kleinen Mengen resorbiert werden können: Blutserum, flüssiges Casein und die übrigen Eiweißstoffe der Milch, ihre Resorption soll sogar teilweise von der Dickdarmschleimhaut aus erfolgen. Aber unter gewöhnlichen Verhältnissen findet eine Resorption von unverdautem Eiweiß in irgendwie nennenswertem Grade nicht statt, sondern nur dann, wenn entweder die Zufuhr von Eiweiß übermäßig groß, oder die Darmwand besonders leicht durchgängig ist, wie das für den Neugeborenen angegeben worden ist (s. S. 76), oder bei Erkrankungen der Darmwand. Bei der Ernährung mit artfremdem Eiweiß (Kuhmilch, Eiereiweiß) tritt daher auch niemals eine Bildung von Antikörpern gegen diese Eiweißarten im Blute auf, weil eben das artfremde Eiweiß nicht als solches in die Blutbahn gelangt, sondern nur in Form der Verdauungsprodukte.

Wasser und in Wasser gelöste Salze gelangen im Darm sehr leicht zur Resorption, am schnellsten im Dünndarm, aber auch in beträchtlichem Maße im Dickdarm; sie gelangen bei der Resorption in die Blutgefäße; nur bei sehr reichlicher Aufnahme tritt ein geringer Bruchteil in die Chylusgefäße über.

Beim gesunden Kinde im 1. Lebensjahre kommen bei der Ernährung mit Frauenmilch sowohl wie mit Kuhmilch alle Nahrungsbestandteile fast vollständig zur Resorption, namentlich gilt dies für die stickstoffhaltigen Bestandteile und den Zucker der Milch. Von den Salzen werden die alkalischen Erden in beträchtlicher Menge im Stuhle ausgeschieden, stets mehr als im Harne, dessen Kalk- und Magnesiagehalt minimal ist.

Die in der Frauenmilch enthaltenen reichlichen Fettmengen kommen ebenfalls fast vollständig zur Resorption, nur eine geringe Menge erscheint im Kot. Dieses Fett und seine Spaltungsprodukte kommen bei der Kotbildung in Verwendung.

Die Fettsäuren werden im Dünndarm nicht in ihrer ganzen Menge in Seifen überführt, sie gelangen auch in unverändertem

Zustande zur Resorption. Die Löslichkeit der Fettsäuren in Galle erleichtert ihre Aufsaugung. Die Galle ist für die Resorption des Fettes vielleicht noch wichtiger als für seine Spaltung. Wichtig ist das Vorhandensein leicht saurer Reaktion im Dünndarm. Diese wird herabgesetzt durch starke Sekretion, wie sie eiweißreiche Nahrung und auch das Fett selber auslösen.

Schwerere Störungen als der Galleausfall macht das Versagen des Pankreas, und zwar wird dadurch die Fettspaltung schwer beeinträchtigt und ebenso die Resorption. Es entsteht der sogenannte „Butterstuhl". Auch der Kalkgehalt des Stuhles ist bedeutungsvoll, denn Kalk wirkt hemmend auf die Fettresorption.

Über die Resorption des Fettes gibt nicht nur die Bestimmung des Stuhlfettes, sondern auch die Untersuchung der Verdauungslipämie Aufschluß. Diese wurde früher mehr qualitativ verfolgt, indem man Auftreten und Verschwinden der Trübung des Serums beobachtete, neuerdings wurde auch eine quantitative Methode benutzt, indem die Fettpartikelchen bei Dunkelfeldbeleuchtung in einem Zählnetz mikroskopisch ausgezählt wurden (SCHRÖDER-HOLT). Die Chylomikronen haben einen Durchmesser von 0,5 bis 1 μ. Der Zyklus ihres Auftretens und Verschwindens beginnt 2—4 Stunden nach der Mahlzeit und dauert bis zu 6 Stunden. Lediglich der Fettgehalt der Nahrung ist für die Zahl der Chylomikronen bestimmend.

Die Beziehungen des Darmlymphapparates, der Plaques und Follikel zur Fettverdauung sind noch nicht geklärt. Die bekannte Tatsache, daß Mast, besonders Fettmast das Lymphsystem zur Hypertrophie zwingt, ist auch in neuerer Zeit wieder bestätigt worden (ROTHWELL-LEFHOLZ, SETTLES). Mit der Hyperplasie des Lymphapparates kann auch Lymphocytose auftreten.

Spaltung und Resorption sind voneinander abhängige Vorgänge; Störung des einen Vorgangs beeinträchtigt auch den anderen (W. FREUND). Solche Veränderungen kommen z. B. bei einer beschleunigten Peristaltik vor, die der Resorption keine Zeit läßt und die fermentative Spaltung vorzeitig unterbricht, indem sie das Fett aus dem Dünndarm entführt und in den Dickdarm hinabreißt. Der zweite Gesichtspunkt, der hier berücksichtigt werden muß, ist verschlechterte Fermentbildung und Fermentwirkung bei den Darmstörungen. Gestörte Spaltung hat gestörte Resorption im Gefolge, weil nur gespaltenes Fett resorbiert wird. Bei Durchfällen kommt es daher zu einer Verminderung der Fettausnützung, die bis zu 58,4% sinkt, wie HOLT-COURTNEY-FALES angeben, während in der Norm 91,3% aufgenommen werden.

Die Frage der Darmdurchlässigkeit des Neugeborenen ist von praktischer Bedeutung. Es ist durch sie einerseits die Gelegenheit zu Schädigungen gegeben, gegen welche der ältere Säugling durch das Bollwerk seiner Darmwand geschützt ist, andererseits kann sie für den Organismus auch von Vorteil sein. So können auf der einen Seite toxisch wirkende Substanzen des Darminhaltes in die Blutbahn gelangen; der Übertritt von artfremdem Eiweiß bei künstlicher Nahrung kann den Organismus des Kindes sensibilisieren und überempfindlich machen. Die Vorteile der Darmdurchlässigkeit liegen andererseits in der Möglichkeit des Übertrittes von Schutzstoffen und fermentartig wirkenden Substanzen, wie solche ja besonders in der kolostralen Frühmilch vorhanden zu sein scheinen. Nach LEWIT und WILLS sind die schützenden Antikörper des mütterlichen Blutes an das Euglobulin gebunden, welches in reichlicher Menge in die Kolostralmilch übergeht.

Die Resorption und Assimilation der Nahrungsstoffe geht beim gesunden Säugling auch nach ungewöhnlich reichlicher Nahrungszufuhr eine Zeit lang in normaler Weise vor sich, so lange die zugeführte Calorienmenge nicht eine bestimmte Grenze übersteigt. Ist aber diese ,,Toleranzgrenze" überschritten, so verlieren die Zellen des Körpers die Fähigkeit, die zugeführte Nahrung zu assimilieren, die Nahrung wirkt dann gewissermaßen giftig und es kommt zu den Erscheinungen der ,,Ernährungsstörung". Durch Infektionen und andere Schädigungen z. B. qualitativ ungeeignete Nahrung, Hitze usw. kann die Toleranzgrenze beträchtlich herabgesetzt werden.

Die Leber.

Die Leber des Kindes ist verhältnismäßig viel größer als die des Erwachsenen, d. h. sie macht einen größeren Anteil des Körpergewichtes aus. Das große Ausmaß hängt zum Teil mit der größeren Nahrungsmenge zusammen, welche vom Kind verarbeitet werden muß.

Das Gewicht der Leber verhält sich zum Körpergewicht:

Beim Neugeborenen wie	1 : 18
In der Kindheit ,,	1 : 20
In der Pubertät ,,	1 : 30
Beim Erwachsenen ,,	1 : 35 bis 1 : 40

Die Leber.

Nach GUNDOBIN beträgt das relative Gewicht der Leber beim Neugeborenen 4,33%, beim Erwachsenen (in mittlerem Ernährungszustand) 2,85% des Körpergewichtes. Beim Neugeborenen ist die Leber nach dem Gehirn das schwerste Organ (OPPENHEIMER).

Nach SAHLI ist die obere Lebergrenze ungefähr dieselbe wie beim Erwachsenen (etwa an der 4.—5. Rippe). Nach DAUCHEZ befindet sich bei der Perkussion der obere Rand der Leber (relative Leberdämpfung) in den meisten Fällen im 5. Intercostalraum. Der untere Leberrand tritt bei Kindern in den ersten Lebensjahren in der rechten Mamillarlinie um 1—2 cm unter dem Rippenrand hervor. Diese Lage soll die Leber bis zu 6—8 Jahren beibehalten (nach BIRCH-HIRSCHFELD bis zu 4 Jahren), wo der untere Leberrand unter den Rippenbogen zurücktritt.

Bei Säuglingen bis zu einem Jahr berührt der linke Leberrand die mediale Fläche der Milz und bedeckt in der Hälfte der Fälle den oberen Rand derselben.

Die Zellen der Leber von Kindern bis zum Alter von 2 Monaten unterscheiden sich von denen Erwachsener durch ihre etwas geringere Größe und dadurch, daß sie öfters 2 Kerne enthalten. Die Läppchenbildung der Leber entwickelt sich am Ende des 1. Lebensjahres. Bei 2—4jährigen Kindern ist die radiäre Lagerung der Leberzellen ziemlich deutlich ausgesprochen. Von 8 Jahren ab sind unter dem Mikroskop Präparate der Kinderleber von denen der Leber des Erwachsenen nicht zu unterscheiden. Parallel mit der Entwicklung der Läppchenbildung verändert sich auch das Gefäßsystem: Die Capillaren geben die für die Leber des Neugeborenen charakteristische kreisförmige Richtung auf, vereinigen sich zu kleinen Venen und nehmen eine mehr radiäre Richtung an.

Die *Galle* stellt zum Teil ein Excret dar: sie enthält Stoffe, die als Endprodukte des Stoffwechsels anzusehen sind, gleichsam das Abwasser des chemischen Laboratoriums, als das man die Leber bezeichnen kann, Stoffe, die also keine weitere Aufgabe im Körper zu erfüllen haben und in den Darm und weiterhin nach außen ausgeschieden werden sollen. Zum Teil aber muß die Galle als ein Sekret angesehen werden, das ebenso wie die anderen Verdauungssekrete noch wichtige Aufgaben bei der Verarbeitung der Nahrungsstoffe im Darm zu erfüllen hat. Doch ist für die einzelnen Gallenbestandteile die Bedeutung als Excret oder Sekret nicht immer klar zu trennen.

Die Galle des Kindes weist folgende Besonderheiten auf:
1. Die relativ geringe Menge von Gallensäuren.
2. Das relative Vorwiegen der Taurocholsäure vor der Glykocholsäure, deren Menge mit dem Alter zunimmt.
3. Den bedeutenderen Gehalt an Mucin.
4. Den größeren Wassergehalt.

Es ist bekannt, daß Taurin als ein Derivat der Aminosäure Cystin beim Eiweißzerfall auftritt. Die Aminosäure Glykochol, die ebenfalls als ein Produkt der Eiweißspaltung erscheint, ist in bedeutender Menge auch beim Zerfall von Bindegewebe, von Leimstoffen und von Pflanzeneiweiß gefunden worden. Diese beiden Stoffe werden im Darmkanal aufgesogen, geraten beständig in die Leber und gehen wiederum in die Galle über. Wenn man bedenkt, daß bereits 12—18 Monate alte Kinder in ihrer Nahrung die oben genannten Stoffe, aus denen Taurochol und Glykochol gebildet werden, erhalten und daß das Quantum der resorbierten Stoffe auf ihren Gehalt in der Galle von Einfluß ist, so wird es begreiflich, warum von diesem Alter an die Menge dieser Säuren in der Galle steigt.

Die Differenz im Verhältnis der Gallensäuren zueinander im Säuglingsalter bildet eine für den Verdauungsakt zweckmäßige Erscheinung. Die Taurocholsäure hemmt die verdauende Wirkung des Pepsins, während die Glykocholsäure auf dieselbe ganz ohne Einfluß ist (MALY). Es muß demnach die kindliche Galle die Verdauungstätigkeit des Magens stärker unterdrücken und die Verdauungstätigkeit des Pankreas steigern. Solch eine Vorrichtung erscheint aber für den Säugling recht vorteilhaft, da die Pankreasfermente beim Reichtum der Frauenmilch an Fett und Zucker für die Verdauung derselben besonders wichtig sind.

Bekanntlich verhindert die Galle die Entwicklung von Fäulnisprozessen im Darm, hemmt die alkoholische und die milchsaure Gärung und hält sogar zum Teil die Entwicklung von Mikroorganismen auf. Nach allen diesen Richtungen hin wirkt die Taurocholsäure bedeutend stärker als die Glykocholsäure. So erscheint der relativ große Taurocholsäuregehalt in der Galle der Säuglinge, die große Quantitäten von Milchzucker verbrauchen, sehr zweckmäßig.

Der allmählich steigende Mineralsalzgehalt in der kindlichen Galle läßt sich leicht dadurch erklären, daß Salze in größeren Mengen aufgenommen werden.

Der relativ große Mucingehalt der Kindergalle ist auf die große Anzahl der Schleimdrüsen im Halsteil der Gallenblase Neugeborener zurückzuführen.

Die Galle des Neugeborenen unterscheidet sich von der Galle des Erwachsenen auch dadurch, daß sie nur 2 Pigmente enthält, nämlich Bilirubin und Biliverdin, während Hydrobilirubin fehlt.

Die Gallenfarbstoffe stammen unzweifelhaft vom Hämoglobin ab; werden die roten Blutkörperchen aufgelöst, so wird ihr Hämoglobin unter Abspaltung des Eisens in Gallenfarbstoff umgewandelt. Über die Frage, welche Organe oder Zellen bei der Umwandlung des Hämoglobins in die Gallenfarbstoffe beteiligt sind, gehen die Ansichten weit auseinander. Nach ASCHOFF sind dies nicht die Leberzellen, sondern die Zellen des sogenannten Reticuloendothelialen Systems. Unter dieser Bezeichnung werden gewisse Zellen zusammengefaßt, die durch die Fähigkeit, saure Farbstoffe und gewisse andere Körper zu speichern, ausgezeichnet sind: die Reticulumzellen und Endothelien der Milz, der Lymphknoten und des Knochenmarks, sowie die Capillarendothelien der Leber (KUPFFERsche Sternzellen), der Nebennierenrinde und der Hypophyse. Diese reticuloendothelialen Zellen in der Milz, im Knochenmark und in der Leber nehmen nach ASCHOFFS Auffassung die einzuschmelzenden roten Blutkörperchen in sich auf und wandeln den Blutfarbstoff in Gallenfarbstoff um; der so entstandene Gallenfarbstoff wird dann den Leberzellen zugeführt, welche nur die Ausscheidung in die Galle zu besorgen haben.

Die spezifischen Bestandteile der Galle werden somit zum überwiegenden Teil erst in der Leber gebildet. Dies gilt auch für die Gallensäuren. Das Blut liefert der Leber nur die Rohstoffe für die Bildung der Gallenbestandteile. Da die Stoffwechselvorgänge in der Leber ununterbrochen ablaufen, so wird auch andauernd Galle gebildet, während die Sekrete der anderen Verdauungsdrüsen, z. B. Speichel, Magensaft, Pankreassaft, immer erst bei Bedarf erzeugt werden. Da aber die Galle in der Gallenblase zeitweilig angesammelt werden kann, so erfolgt die Ausscheidung in den Darm gleichwohl nur zu bestimmten Zeiten.

Die Bildung der Galle wird beeinflußt durch die Nahrung. Die reichste Absonderung findet statt nach starkem Fleichgenuß; nach Beigabe von Fett oder Kohlehydraten wird kaum mehr gebildet. Wassertrinken vermehrt die Menge unter gleichzeitiger

Verminderung der festen Bestandteile. Außerdem wird die Bildung der Galle durch die Blutversorgung beeinflußt. Die Pfortader liefert vorzugsweise die Rohstoffe für die Gallenbildung, während die Leberarterie vor allem das Ernährungsgefäß für die Gewebe der Leber ist. Drittens wird die Bildung der Galle beeinflußt von dem Umsatz der roten Blutkörperchen, weil diese, wie erwähnt, die Rohstoffe liefern. Der Einfluß des Nervensystems auf die Gallenabsonderung ist unter normalen Verhältnissen nur als sehr gering zu veranschlagen.

Galle und gallensaure Salze wirken anregend auf die Gallenbildung in der Leber.

Der Austritt der Galle in den Darm steht im Zusammenhang mit dem psychischen Reiz der Nahrungsaufnahme, ferner ganz besonders mit dem Übertritt der Speisen in den Darm. Füllung des Magens wirkt schließend, Entleerung öffnend auf den Sphincter des Ductus choledochus. Als Erreger des Galleaustritts sind nachgewiesen die Produkte der Eiweißverdauung und die Fette, während Wasser, Salzsäure und Stärke in dieser Beziehung wirkungslos sind.

Die Austreibung der Blasengalle wird vor allem bewirkt durch ktive tonische Zusammenziehungen der Blasenmuskulatur; außerdem hilft die Bauchpresse und die Drucksteigerung im ableitenden Gallengangsystem infolge kräftiger Einatmung mit.

Im Darm werden von den Gallenbestandteilen einige wieder resorbiert, andere mit dem Kot entleert. Die Gallensäuren werden zum größten Teil von den Wänden des Jejunums und Ileums wieder resorbiert und zur Gallenbildung aufs neue verwendet (Gallenkreislauf). Nur ein geringer Teil Glykocholsäure erscheint unverwandelt im Kot. Die Taurocholsäure wird im Darm, soweit sie nicht resorbiert wird, durch Fäulnisprozesse leicht in Cholalsäure und Taurin zerlegt. Die Cholalsäure wird im Kote angetroffen, das Taurin ebenfalls, jedoch nicht regelmäßig. Die Cholalsäure wird aber zum Teil wieder resorbiert und kann sich in der Leber wieder mit Glykokoll oder Taurin paaren.

Die Gallenfarbstoffe werden meist im Dickdarm durch die Fäulnis zu Hydrobilirubin reduziert und zum Teil mit dem Kote entleert, ein anderer Teil wird resorbiert und zwar ausschließlich in die Blutgefäße, dann der Leber zugeführt und vielleicht, wieder in Bilirubin verwandelt, aufs neue durch die Galle ausgeschieden.

Die Gallenblase ist bei ganz jungen Säuglingen relativ klein. Der Rauminhalt der Gallenblase nimmt jedoch im 1. Lebensjahre stärker zu als das Lebergewicht; vom 2. Jahre ab wachsen beide parallel. Die absolute Kapazität der Gallenblase beträgt nach GUNDOBIN:

Bei 1–3 monatlichen Kindern 3,2 ccm
„ 1–3 jährigen „ 8,5 „
„ 6–9 „ „ 33,6 „
„ Erwachsenen . . . . 50–65 ccm

Aus diesen Zahlen kann man schließen, daß die Leber ungeachtet ihrer relativ bedeutenden Größe in den ersten Lebensmonaten relativ wenig Galle produziert.

Die Dimensionen und die Kapazität der Gallenblase unterliegen indessen bedeutenden individuellen Schwankungen.

Außer der Gallenproduktion hat die *Leber* im Organismus noch andere wichtige Funktionen zu erfüllen.

Sie wandelt Stärkesubstanzen, Albuminoide und selbst Fettstoffe in Glykogen um.

Die Zellelemente der Leber spielen eine wichtige Rolle bei der Bildung von Harnstoff aus kohlensaurem Ammoniak.

Die Leber besitzt die Fähigkeit, aus dem Blute des Organismus fremde Stoffe aufzunehmen und zurückzubehalten. Dies bezieht sich nicht nur auf metallische Salze, sondern auch auf Alkaloide.

Die Leber neutralisiert und zerstört aus dem Darm stammende Gifte, die sich infolge einer abnormen oder ungenügenden Tätigkeit der Verdauungsfermente bilden.

Die Leber bekämpft auch direkt die Mikroorganismen, die aus der Pfortader in dieselbe eindringen.

In der Leber gehen vielleicht die roten Blutkörperchen zugrunde; jedenfalls wird dort der Hauptbestandteil derselben, das Hämoglobin zur Bildung der Galle verwendet.

Während des intrauterinen Lebens dient die Leber als blutbildendes Organ.

Die Leber dient als Vorratskammer zur zeitweiligen Aufbewahrung von Nahrungsstoffen, hauptsächlich von Kohlehydrat in Form von Glykogen, aber auch von Fett und Eiweiß; je nach dem Bedarf des Körpers werden in der Leber Nahrungsstoffe abgelagert oder an das durchströmende Blut abgegeben und den Organen zugeführt. Infolgedessen schwankt der Gehalt der Leber an Glykogen und Fett innerhalb sehr weiter Grenzen, diese Bestandteile können je nach den Umständen in fast jedem prozentischen Verhältnis in der Leberzelle auftreten, während sonst jeder Bestandteil einer Zelle einen bestimmten, nur wenig veränderlichen Prozentanteil ausmacht; sie können daher auch so schnell und so bedeutend zu oder abnehmen, wie kei anderer Bestandteil der Zelle. Daher kommt es auch, daß das Gewicht der Leber nicht einen bestimmten Prozentsatz des Körpergewichtes beträgt, sondern in viel höherem Maße schwankt, als das Gewicht irgend eines anderen Organes. Immerhin hat das Speichervermögen seine Grenzen, und reichliche Fettablagerung hindert rein mechanisch schon die Anlegung größerer Glykogenreserven.

Die Assimilationsgrenze für Traubenzucker schwankt beim Erwachsenen zwischen 100 und 250 g, durchschnittlich 2,8 g pro Kilogramm Körpergewicht. Der Säugling kann offenbar viel größere Zuckermengen assimilieren, erhält er doch täglich bei reiner Milchkost 8,6 g Laktose pro Kilogramm Körpergewicht. Nach KELLER werden die verschiedenen Zuckerarten nicht gleichmäßig assimiliert. So vermag ein Säugling große Mengen Glykose und Maltose und etwas geringere Quantitäten Laktose zu assimilieren; umgekehrt ruft nach CZERNY die selbst von Diabetikern leicht assimilierbare Lävulose beim Säugling eher als andere Zuckerarten das Auftreten von Zucker im Harn hervor. GREENFIELD kam zu dem Schluß, daß die Assimilationsfähigkeit vor allem vom Alter des Kindes abhängt. Körpergewicht und Ernährungszustand des Kindes seien in dieser Beziehung belanglos. Zweijährige Kinder sollen nach GREENFIELD nur 0,4 g pro Kilogramm assimilieren, 9 jährige 2,8 g, d. h. bei letzteren kommt dasselbe Quantum wie bei Erwachsenen in Frage.

Der Harnstoff wird in der Leber aus kohlensaurem Ammoniak gebildet. Die Ammoniakmenge im Harne Neugeborener ist vergrößert, und zwar nimmt die Ammoniakausscheidung ungefähr am 3. Lebenstage zu, was folgende Ursachen hat: Da die Harnmenge um diesen Zeitpunkt steigt, werden die in den Geweben des Neugeborenen zurückgehaltenen unvollständigen Stoffwechselprodukte ausgeschieden, da ferner am 3. Lebenstage in den Brüsten der Mutter Milch in vermehrter Quantität auftritt, erhält das Kind in seiner Nahrung mehr Stickstoffsubstanzen und bildet infolgedessen eine größere Harnstoff- bzw. Ammoniakmenge. Ferner läßt sich der gesteigerte Ammoniakgehalt im Harn des Neugeborenen ebenso wie die Zunahme der Harnsäure durch den Zerfall nucleinreicher Substanzen erklären. Endlich dürfte der gesteigerte Ammoniakgehalt sich durch die Unvollkommenheit des Stoffwechsels des Neugeborenen erklären lassen. Jedenfalls sind die oxydierenden Funktionen der Leber in den ersten Lebenstagen unvollkommen.

Von großer Bedeutung ist auch die Fähigkeit der Leber, einige Produkte der Darmfäulnis (wie z. B. die Phenole), durch einen synthetischen Prozeß in Ätherschwefelsäuren überzuführen. Man beurteilt den Grad der Fäulnis der Eiweißstoffe im Darmkanal nach der Menge des mit dem Harn ausgeschiedenen Indikans. Klinische Beobachtungen haben es bestätigt, daß bei der Lebercirrhose die Indikanausscheidung im Harn bedeutend zunimmt. Andererseits vermindert bekanntlich Milchnahrung die Fäulnisprozesse im Darmkanal und deshalb enthält der Harn von Säuglingen kein Indikan. Bei künstlich genährten Kindern kann man hingegen gar nicht selten auch normalerweise das Vorhandensein von Fäulnisprodukten beobachten. Dies weist darauf hin, daß im Säuglingsalter die Fähigkeit der Leber, giftige Substanzen zu neutralisieren, noch schwach ausgebildet ist.

Alles in allem ergibt sich, daß beim Neugeborenen die wichtigsten Funktionen der Leber zwar qualitativ dieselben sind wie beim Erwachsenen, daß sie aber in der ersten Lebenszeit unvollkommen ausgebildet sind.

Der Icterus neonatorum.

Der Icterus neonatorum ist auf Grund seiner Häufigkeit und seines gutartigen Verlaufes als physiologisches Geschehen anzusehen. Er wird erst 2—3 Tage nach der Geburt sichtbar und verschwindet binnen wenigen Tagen. Bei stärkerer Ausbildung sind alle Körpersäfte und Organe gefärbt (z. B. ist blennorrhoisches Augensekret ikterisch), der Stuhl jedoch ist nicht acholisch und der Harn ist nicht ikterisch, doch finden sich Gallensäuren im Harn und in den Geweben. Bei Anwendung empfindlicher Reaktionen findet man im Harn konstant Spuren von gelöstem Gallenfarbstoff, die Hauptmasse ist aber in Form ungelöster Bilirubinkörnchen frei oder in Zellen und Zylindern (masses jaunes) vorhanden. Das schlechte Lösungsvermögen des Neugeborenenharns für Gallenfarbstoff wird von KNOEPFELMACHER durch seinen geringen Gehalt an einfachen sauren Phosphaten und von YLPPÖ durch die geringe Menge von Gallensäuren erklärt.

Der Ikterus wird bei $^4/_5$ aller ausgetragenen Neugeborenen beobachtet; bei Frühgeburten ist nicht nur Grad und Dauer, sondern auch die Häufigkeit des Ikterus größer als bei reifen Kindern, sie beträgt fast 100%.

Da im Serum nur die indirekte Diazoreaktion positiv ausfällt, würde sich nach HIJMANS VAN DEN BERG der Farbstoff als „anhepatisches" Bilirubin darstellen, welches das Gallengangsystem nicht passiert hat.

Für die Beurteilung der Ätiologie ist es bemerkenswert, daß der Icterus neonatorum nach einem einzigen Höhepunkt kein Rezidivieren zeigt; dies spricht nach SCHICK dafür, daß es sich nur um einen einmaligen Anlaß handelt.

SCHICK hat darauf aufmerksam gemacht, daß die Verbreitung der Gelbfärbung über die Körperhaut hin ähnlichen Gesetzen folgt wie etwa die Lokalisation des Masernexanthems. PIRQUET hat diese mit der Gefäßversorgung in Zusammenhang gebracht, und darauf hingewiesen, daß die Effloreszenzen früher und reichlicher in den herznahen und an großen Gefäßen reichen Gebieten erscheinen, während die herzfernen und gefäßarmen Bezirke später und spärlicher erkranken. Bei der Verteilung des Ikterus dürfte auch die Lymphversorgung im Spiele sein, da das Bilirubin im Capillargebiet aus den Gefäßen diffundiert, in die Lymphspalten übertritt und nun in den Lymphgefäßen weitergeführt wird.

Die Entstehung des Icterus neonatorum ist noch nicht aufgeklärt. Jedenfalls handelt es sich nicht darum, daß Gallenfarbstoff des zirkulierenden mütterlichen Blutes auf den Fetus übergeht, da das Nabelschnurblut vielmals (4—12mal) höhere Werte an Bilirubin aufweist als das Blut der Mutter.

Der Bilirubingehalt des Blutserums steigt nach der Geburt noch an und erreicht gewöhnlich nach 3 oder 4 Tagen, selten später sein Maximum. Von der Höhe des Bilirubingehaltes hängt es ab, ob und wie intensiv das Kind ikterisch wird.

YLPPÖ konnte nachweisen, daß die Gallenfarbstoffsekretion bis zum 8. Fetalmonat sehr klein ist; dann beginnt eine deutliche Vermehrung, die sich nach der Geburt mit gesteigerter Intensität durch einige Tage noch fortsetzt. Ein Unterschied in der

Gallenfarbstoff*produktion* zwischen ikterischen und nicht ikterischen Neugeborenen ist nicht nachzuweisen. Entsprechend der vermehrten Bilirubinbildung ist beim Neugeborenen auch der Gallenfarbstoffgehalt des Blutes erhöht; er liegt bedeutend über dem des Erwachsenen. Diese Tatsache will YLPPÖ damit erklären, daß die Leber des Neugeborenen noch einige Zeit nach der Geburt einen merkbaren Teil von Gallenfarbstoff ins Blut übergehen läßt, wie dies jede fetale Leber tut.

SCHICK hat eine überaus ansprechende Theorie für die Entstehung des Icterus neonatorum gegeben, welche diese Erscheinung tatsächlich zu einem „physiologischen" Vorgang stempeln würde. Es handelt sich seiner Meinung nach um Vorgänge, durch welche sich der Embryo das zu seiner eigenen Blutbildung nötige Eisen von der Mutter verschafft. Die Chorionzotten der kindlichen bzw. fetalen Placenta tauchen in das mütterliche Blut der intervillösen Räume und Placentarhämatome und bauen mütterliche rote Blutkörperchen ab. Unter Mitwirkung der Leber wird das eigene Hämoglobin fertiggestellt. Unter den eisenfreien Bestandteilen befindet sich als natürliche Schlacke das Bilirubin, das nun in den Kreislauf des Fetus übertritt. Ein Teil wird vielleicht auf den Reiz des das Duodenum passierenden verschluckten Vernixfettes hin von der Leber in den Darm entleert und ist im Meconium zu finden. Ein anderer Teil wird mit den Nabelarterien zur Placenta geführt und gelangt möglicherweise hier zur Ausscheidung. Die Frühgeburten werden deswegen fast immer ikterisch, weil die Geburt in eine Fetalperiode fällt, in der ein besonders intensiver Übergang von Umwandlungsprodukten mütterlicher Blutbestandteile erfolgt. Wegen der zu früh erfolgten Unterbrechung der Eisenzufuhr werden Frühgeburten leicht anämisch. Bei reifen Kindern ist der vermeintliche Prozeß mehr oder weniger abgeschlossen. Ob die Umwandlung des mütterlichen Blutfarbstoffes ausschließlich von der Leber des Kindes durchgeführt wird, oder ob die Chorionzotten zum mindesten im Sinne einer milzähnlichen Funktion mit beteiligt sind, ist bei dieser Theorie eine Frage von sekundärer Bedeutung.

Daß die Haut des Neugeborenen nicht schon bei der Geburt ikterisch ist, führt SCHICK darauf zurück, daß die Haut zu dieser Zeit ihre Funktion noch nicht recht aufgenommen hat. Ein klinisches Analogon ist vielleicht darin zu sehen, daß auch bei kongenitaler

Lues sehr häufig bei der Geburt die Haut noch unversehrt ist und daß die luetischen Hauterscheinungen erst nach einigen Tagen in Erscheinung treten, obwohl die Eingeweide von Spirochäten längst durchsetzt sind.

Ylppö fand, daß im Meconium von Frühgeburten (4—6 Wochen zu früh geboren) unerwartet wenig Gallenfarbstoff (3,87 bzw. 3,91 mg im Gesamtmeconium) vorhanden war; bei ausgetragenen Kindern ist der Gehalt an Gallenfarbstoff rund 33 mg im Durchschnitt. Ein großer Teil davon ist Biliverdin. Da nach Zweifel die Gallenfarbstoffsekretion schon im 3. Monat beginnt, ist in der ganzen Zeit vom 3. bis zum 8. Monat (d. i. in 5 Monaten) nur rund 4 mg Gallenfarbstoff gebildet worden, bei ausgetragenen Kindern in dem einen länger im Uterus verbrachten Monat rund 30 mg, also 8mal mehr. Die Gallenfarbstoffbildung ist also bis zum 8. Monat des Fetallebens minimal, erst im letzten Monat beginnt sie besonders rasch anzusteigen.

Urobilinbildung fehlt im Darm des Neugeborenen.

Es ist ein naheliegender Gedanke, den Icterus neonatorum auch mit dem Abbau der überschüssigen Erythrocyten in Zusammenhang zu bringen, welche nach der Geburt aus der Placenta in den kindlichen Körper gelangt sind. Beim Übergang von der Plethora vera des Neugeborenen zu der normalen Blutzusammensetzung wird ein großer Teil der Erythrocyten zerstört; das Eisen wird in der Leber retiniert und der eisenfreie Farbstoff, der nun in großer Menge frei wird, überschwemmt den ganzen Organismus. Beweise für eine solche Theorie sind bisher nicht erbracht worden.

Das Pankreas.

Die Struktur des Pankreas ist bei Säuglingen durch folgende Besonderheiten charakterisiert:

Das Bindegewebe weist eine stärkere Entwicklung auf. Es trennt nicht nur die einzelnen Lappen durch breitere Zwischensepten, sondern es dringt auch zwischen die Läppchen ein und separiert die Drüsenbläschen. In der frühen Kindheit ist die Bauchspeicheldrüse auch blutreicher. Bei Neugeborenen und bei Säuglingen im 1. Monat sind gewöhnlich nicht nur die Kapillaren zwischen den Drüsenbläschen, sondern auch die größeren Gefäße blutgefüllt und treten deutlicher hervor. Je jünger das Kind ist, desto kleiner ist die Ausdehnung der einzelnen Lappen, Läppchen und Endbläschen.

Im 5. Lebensmonat verwischen sich diese Besonderheiten der Bauchspeicheldrüse. Das Pankreas des Kindes unterscheidet sich dann nur durch seine Dimensionen von dem des Erwachsenen. Das Wachstum des Pankreas geht der Entwicklung der allgemeinen Körpermasse annähernd parallel. Das Pankreas eines 1 Monat alten Kindes wiegt 2,6 g, eines 12 jährigen 29,3 g.

Der Pankreassaft enthält die 3 wichtigsten Verdauungsfermente und zwar: das auf die Eiweißsubstanzen wirkende Trypsin, das Stärke in Zucker verwandelnde Pankreasptyalin oder die Pankreasdiastase und das die Neutralfette in Fettsäuren und Glycerin zerlegende Steapsin. Beim Neugeborenen ist die Menge des Trypsins und des Steapsins geringer als beim Erwachsenen. Das Ptyalin ist zwar konstant zu finden, jedoch nur in geringen Quantitäten; seine Menge ist annähernd 4mal kleiner als beim Erwachsenen.

Das Pankreas ist auch bezüglich seiner innersekretorischen Funktion zur Zeit der Geburt vollständig ausgebildet. Man findet schon in den letzten Fetalmonaten gut entwickelte LANGERHANSsche Zellinseln.

Die Absonderung des Pankreassaftes findet nur nach Nahrungsaufnahme statt, und zwar wird sie veranlaßt durch den Übertritt des sauren Mageninhaltes in den Darm. Dabei ist die Blutversorgung des Pankreas auf mehr als das Doppelte erhöht. Über die Art und Weise, wie diese Anregung des Pankreas zur Tätigkeit zustande kommt, gehen die Ansichten noch auseinander. Entweder handelt es sich um eine „humorale Erregung" durch das im oberen Darm produzierte und durch die Säuren aktivierte Prosekretin, welches durch die Blutgefäße dem Pankreas zugeführt wird, oder um einen Reflex durch das Nervensystem, oder aber es ist die Absonderung das Ergebnis beider Arten von Anregung.

Außer durch Säuren wird die Absonderung des Pankreas auch durch die Einführung von Fett angeregt; dabei ist besonders der Gehalt des Saftes an fettspaltendem Ferment erhöht.

Das Pankreasptyalin oder die Pankreasdiastase ist dem Ptyalin des Speichels ähnlich, doch wirkt es viel kräftiger als dieses, sowohl auf rohe als auch auf gekochte Stärke und Glykogen. Es verwandelt die Polysaccharide in Dextrine und weiterhin in Maltose.

Das Trypsin verwandelt bei schwach alkalischer Reaktion die Eiweißkörper zunächst in Albumosen und Peptone. Während aber die Pepsinverdauung mit der Bildung der Peptone ihren Abschluß findet, macht die Trypsinverdauung mit der Bildung der Peptone nicht halt. Die Peptone werden durch das Trypsin weiter gespalten bis zu den einfachsten Spaltprodukten des Eiweißes, den Aminosäuren.

Der frische Pankreassaft enthält noch kein wirksames Ferment, sondern nur Trypsinogen, das erst durch die Enterokinase, welche im Darmsaft und in der Dünndarmwand enthalten ist, aktiviert werden muß. Aber auch das Pankreas selbst enthält eine Kinase.

Die Fette werden zuerst durch den Pankreassaft (außerdem durch die Galle und den Darmsaft) in eine Emulsion verwandelt; dann werden die Neutralfette durch das Steapsin oder die Lipase in Glycerin und Fettsäuren gespalten. Die Wirkung des Fermentes wird durch Zusatz von Galle stark erhöht. Das Glycerin ist wasserlöslich und ohne weiteres resorptionsfähig, die Fettsäuren müssen erst durch die Galle in Verbindung mit dem Alkali des Pankreas- und Darmsaftes verseift werden, um wasserlöslich zu werden.

Die kindlichen Faeces.

Die normalen Darmentleerungen des Brustkindes sind von gelber Farbe, saurer Reaktion und von leicht säuerlichem Geruch. Bei Kuhmilchnahrung werden die Faeces hellgelb, zuweilen graulehmig; die Reaktion ist dann sauer oder neutral. Die *Konsistenz* ist bei Brustfütterung salbenartig breiig, bei künstlicher Ernährung kittähnlich. Die breiige Konsistenz ist durch den großen Wassergehalt verursacht; die gewöhnlich dottergelbe *Farbe* rührt von dem roten Gallenfarbstoff (Bilirubin) her. Die hellere Farbe der Kuhmilchstühle wird dadurch verursacht, daß die trägere Peristaltik und andere Momente das Hervortreten von Fäulnis- und Reduktionserscheinungen erlauben, so daß der Gallenfarbstoff teilweise oder ganz zu Urobilin und Urobilinogen reduziert wird. Aus diesem Grunde findet sich auch die Grünfärbung bei Kuhmilchstühlen viel seltener als bei Bruststühlen. Die Faeces der Erwachsenen und der älteren Kinder enthalten unter normalen Verhältnissen keine unveränderten Gallenfarbstoffe; ihre braune Färbung ist hauptsächlich bedingt durch den Gehalt an Hydrobilirubin; dieses Reduktionsprodukt findet sich nicht in den Faeces des Säuglings.

Die Farbe des Stuhles ist teilweise auch von der Nahrungsmenge abhängig. Wenn der Säugling bei normalem Magendarmkanal zu wenig Nahrung aufnimmt, so erfolgt eine sehr komplette Verdauung und nur wenig Fett kommt in die tiefen Darmabschnitte. Dadurch überwiegen dort die durch die Galle dunkel gefärbten Darmsekrete und der Dickdarminhalt erinnert in seiner Farbe an das milchlose Meconium. Dieser substanzarme, dunkel gefärbte Stuhl kann nun entweder im Dickdarm wasserarm gemacht werden, er wird dann nur in langen Intervallen in Form von dunklen Kügelchen abgesetzt (Hungerobstipation) oder aber was häufiger ist, er wird nicht eingedickt und passiert den Anus in Form von häufigen dunklen, substanzarmen diarrhoischen Entleerungen.

Die *Reaktion* der Faeces wurde von BLAUBERG untersucht, welcher fand, daß 100 g Frauenmilchkot 25 cm^3 Normallauge verbrauchten, 100 g Kuhmilchkot dagegen nur 11,33 cm^3. Aus seinen Untersuchungen geht weiter hervor, daß die Acidität sowohl beim Frauenmilch- wie beim Kuhmilchstuhl zum größten Teil durch nicht flüchtige Substanzen bedingt ist.

MATTHES untersuchte die Reaktion des Darminhaltes im Tierversuch und fand bei Fettnahrung in den oberen Darmabschnitten saure und in den unteren alkalische Reaktion. Die alkalische Reaktion ist durch Carbonate und Phosphate bedingt; durch die Sättigung mit freier CO_2 erscheinen jedoch die auf CO_2 empfindlichen Indicatoren sauer. Die Fettsäuren sind ohne Einfluß auf die Reaktion. Es handelt sich also um ein alkalisches Milieu mit Kohlensäuresättigung, wodurch für die Eiweiß- und fettspaltenden Fermente ein Optimum der Wirkung möglich ist.

Nach SCHLOSSMANN kommt es bei der Reaktion nicht darauf an, ob die Ernährung in Frauen- oder Kuhmilch besteht, sondern es ist lediglich das Verhältnis zwischen Eiweiß und Fett ausschlaggebend. Kommen auf 1 Teil Eiweiß 3 oder mehr Teile Fett, dann ist die Reaktion sauer, wie gemeiniglich im Frauenmilchstuhl. Kommt auf 1 Teil Eiweiß nur 1 Teil Fett, dann ist die Reaktion alkalisch, wie meist bei Kuhmilchernährung. Man kann diese Reaktion durch Zentrifugieren oder Fettzugabe auch willkürlich regulieren.

Die *Menge* der Faeces beträgt bei Brustkindern zwischen dem 5. und 15. Tage nach MICHEL pro Tag und Kilogramm Körpergewicht 2,0—4,02 g absolut, oder 1,56—2,17% der zugeführten Nahrung. Nach den ersten 14 Tagen fand CAMERER bei Muttermilchernährung auf 100 g aufgenommene Nahrung ebenfalls durchschnittlich 1—3 g Faeces; für die ersten 2 Wochen liegen seine Werte allerdings etwas höher.

Bei künstlicher Ernährung scheidet der Säugling auf 100 g Kuhmilch etwa 4 g Faeces (UFFELMANN) aus, nach Untersuchungen CAMERERS beträgt die Faecesmenge beim Kuhmilchkinde 4—6 mal, nach ESCHERICH gelegentlich sogar 10 mal soviel als bei Brustnahrung.

Jedenfalls ist das Gewicht der normalen Darmentleerungen des Säuglings im Verhältnis zum Körpergewicht viel größer als beim Erwachsenen, nicht nur, weil die relative Menge der Zufuhren viel größer ist, sondern auch weil deren Aufenthalt im Nahrungsschlauch erheblich kürzer ist und somit der Aufsaugung des Wassers weniger Zeit gelassen wird.

Über die Größe der Faecesausscheidung jenseits des Säuglingsalters liegen nur wenige Untersuchungen vor. Im allgemeinen findet CAMMERER die Kotausscheidung des Kindes der des Erwachsenen entsprechend und auch die Ausnützung für gemischte Kost recht gut. Bei seinen Untersuchungen nahm in dem einen Falle die absolute Ausscheidungsgröße, bei dem anderen Falle die relative, auf das Kilogramm Körpergewicht berechnete Menge im späteren Kindesalter ab, woraus er auf eine bessere Ausnützung mit zunehmendem Alter schließt.

Seine bei einem Knaben und einem Mädchen vom Kleinkindesalter bis zur Reifezeit durchgeführten Untersuchungen der täglichen Stuhlausscheidung ergaben folgende Werte:

Mädchen			Knabe		
2— 4 Jahre	72 g		5— 6 Jahre	134 g	
5— 7 „	67 „		7—10 „	113 „	
8—10 „	70 „		11—14 „	98 „	
11—14 „	84 „		15—16 „	79 „	
15—18 „	71 „		17—18 „	73 „	
21—24 „	91 „				

Aus den Untersuchungen SCHABANOWAS berechnet CAMERER folgende Mittelwerte für die 24 stündige Stuhlmenge:

2—4 Jahre	38 g	8—10 Jahre	107 g
5—7 „	55 „	11—13 „	92 „

Im allgemeinen hat der gesunde Säugling an der Brust in den ersten Wochen 4—5, späterhin 2—4 und gegen das Absetzen zu, wenn ihm bereits Kuhmilch zugefüttert wird, nur 1—2 Stühle täglich; nach dem Absetzen meist nur 1 Stuhl im Tage. Das mit Kuhmilch ernährte Kind hingegen hat von Anfang an 1—2 Stühle im Tag.

Die Verweildauer der aufgenommenen Nahrung im Darm hat mit der Häufigkeit der Stuhlentleerungen nichts zu tun. Die Verweildauer, die durch Zugabe einer stark färbenden Substanz zur Nahrung untersucht werden kann, ist beim Säugling eine geringere als beim Erwachsenen; sie beträgt bisweilen den 3. oder 4. Teil von der des Erwachsenen. Aus dieser raschen Passage erklärt es sich auch, daß gewisse Erscheinungen, z. B. Reduktionsvorgänge an den Säuglingsfaeces nicht in derselben Intensität zur Beobachtung gelangen können wie beim Erwachsenen.

Die Faeces der Kinder bestehen hauptsächlich aus den Resten der Verdauungssekrete, sowie aus Darmepithelien und Bakterien, aus Zellulose und Stärke, ferner aus Fett, freien und gebundenen Fettsäuren und endlich aus Salzen, insbesondere Kalk- und Magnesiumsalzen. Die Bestandteile sowohl der Frauen- als auch der Kuhmilch werden vom Säugling ziemlich vollständig resorbiert; besonders ist dies mit den Stickstoffsubstanzen und dem Milchzucker der Fall.

Bei gesunden Säuglingen beträgt der *Trockengehalt* der Faeces bei Brusternährung ungefähr 13—16%, nach CAMERER bis 21,6% des frischen Kotgewichtes. Bei Kuhmilchernährung scheinen die Werte höher zu liegen (z. B. nach CAMERER 28,3% gegen 21,3% bei demselben Kinde bei Brustnahrung).

Der Trockengehalt der Faeces, im Verhältnis zum Trockengehalt der Nahrung, ist bei Kuhmilchernährung bedeutend größer als bei Brustmilchernährung: nach BIEDERT 1—1,3% beim Brustkind gegen 2—3,1% beim künstlich genährten Kind, nach ESCHERICH (bei einem 10 Wochen alten Kinde) 3% gegen 6,96%. Im Kleinkindesalter beträgt nach CAMERER die Menge des Kottrockengehaltes im Verhältnis zum Nahrungstrockengehalt, ungefähr 6% und sinkt bis zum 15. Jahre allmählich auf 4% ab. Es ist also auch beim Vergleiche der Trockengehalte eine Besserung der Nahrungsausnützung mit zunehmendem Alter zu ersehen.

Über das spezifische Gewicht der Faeces im Säuglings- und Kindesalter stehen Untersuchungen noch aus.

Der *Schleim* erscheint im Stuhl in verschiedenen Formen. AKERLUND unterscheidet 3 Formen: 1. den eiweißartigen und froschschleimartigen, 2. den membranartigen, 3. den lederartig tubulösen Schleim. Nicht jedes schleimige Gebilde enthält wirklich Mucin. Jedenfalls ist der Schleim der Darmepithelien und des Magens echtes Mucin, während das Gallenmucin nach PAIJKULL ein Nucleoalbumin ist. Der Schleim wird bei Brutschranktemperatur und bei Fäulnis so rasch verändert, daß man nur bei schnellster Passage Dünndarmschleim im Stuhle finden kann.

Die *Stickstoffmenge* in den Faeces beträgt sowohl bei Brustmilch als bei Kuhmilchernährung $4^1/_2$—6% des Trockenrückstandes.

Bei Kindern mit Dyspepsie ist der Prozentgehalt des N im Kote geringer, die absolute N-Ausscheidung aber ist in Anbetracht der vermehrten Faecesmenge größer (ebenso die Menge der Trockensubstanzen). Je jünger das Kind ist, desto mehr besitzt es die Fähigkeit, im Organismus N-Substanzen zurückzubehalten.

Der *Fettgehalt* der Faeces nimmt selbst bei ganz leichten Erkrankungen des Kindes bedeutend zu. Der Fettgehalt der Faeces ist in der 1. Lebenswoche hoch; der Grund soll darin liegen, daß die Säuglingsgalle sehr wenig Gallensäure enthält und daß dadurch die Verwandlung der Fettsubstanzen der Nahrung in Seifen sehr beschränkt und infolgedessen die Resorption der Fette nur eine geringe ist, was auch mit der schwachen Funktion des Pankreas in Zusammenhang steht (BLAUBERG). Dies dürfte jedoch nur für Neugeborene Geltung haben. Nach MICHEL beträgt die Menge des resorbierten Nahrungsfettes beim Säugling 95—98% der eingeführten Fettmenge.

Die Menge der im Kote gefundenen Fette und Fettsäuren dürfte fast ausschließlich alimentären Ursprungs sein. Unterschiede in der Resorptionsgröße (ausgedrückt in % des Nahrungsfettes), abhängig vom Fettgehalte der Nahrung und von der täglich zugeführten Fettmenge scheinen nicht vorhanden zu sein, wenn der Fettgehalt der Nahrung ein mäßiger ist. Wir wissen jedoch, daß häufig der Fettgehalt der Frauenmilch erheblich größer sein kann. Ob unter diesen Umständen Fett schlechter ausgenützt wird, ist bisher nicht bekannt. Es liegt nur eine Angabe von BUDIN und MICHEL vor, daß bei neugeborenen Kindern bei sehr fettreicher Nahrung überschüssiges Fett teilweise unausgenützt in den Faeces erscheint.

Die Untersuchungen über den Gehalt der Faeces an Zucker zeigen, daß derselbe unter normalen Verhältnissen, wenn nicht abnorm große Zuckermengen in der Nahrung eingeführt werden, bis auf kleinste Reste zur Resorption gelangt. Nach den über den Mineralstoffwechsel vorliegenden Untersuchungen resorbiert das Brustkind 70—80% der in der Nahrung enthaltenen Salze (MICHEL, RUBNER), bei Kuhmilchnahrung 60% (RUBNER und HEUBNER).

Zusammensetzung der Faeces von Kindern mit Milchnahrung (nach LEWIN-GUNDOBIN).

		Frauenmilch in Prozent	Kuhmilch in Prozent
Durchschnitt aller Autoren	Wasser	81,22	78,82
	Feste Substanzen	18,78	21,18
Auf 100 Teile Trockenrückstand des Kotes	Asche	11,0	15,0
	Wasserlösliche Salze	1,5	1,8
	Wasserunlösliche Salze	9,5	13,2
	Gesamt N	4,5	5,9
	Stickstoffgehalt der Eiweißsubstanz.	3,3	4,9
	Fett und Fettsäureseifen (Cholesterin, Cholsäure usw.)	40,6	40,0

Die Darmentleerungen der Säuglinge weisen unter normalen Verhältnissen niemals einen Fäkalgeruch auf. SENATOR konnte im Harn von Brustkindern kein Indican finden. KORSHEFF fand keine Fäulnisprodukte in den Darmentleerungen von Brustkindern. Dagegen wurde in 50% der Kinder mit Kuhmilchnahrung Phenol und Indol gefunden. Im Harn von Brustkindern mit Enteritis ließen sich Phenol und Indol ebenfalls hin und wieder nachweisen. Das Vorkommen von Skatol bei Kindern zwischen 2 und 10 Monaten wurde kein einziges Mal konstatiert. Die Erklärung für diese Tatsache liegt zunächst in der schnellen Ausscheidung der Faeces und dann darin, daß im Darm nur sehr wenig oder fast gar kein Sauerstoff vorhanden ist. Ferner verhindert, wie erwähnt, die Tätigkeit der gewöhnlichen Darmbakterien die Entwicklung von Fäulnisprozessen. Endlich sind die Eiweißsubstanzen der Milch an sich, besonders in Gegenwart von Milchzucker, Fäulnisprozessen schwer zugänglich.

Die ersten Faeces nach der Geburt bilden eine dunkelgrüne, klebrige, geruchlose Masse, das *Meconium* oder das Kindspech, welches der Zersetzung und der Fäulnis Widerstand leistet; es hält sich nach SCHMIDT an der Luft monatelang unverändert. Das Meconium enthält Epithelien der Darmschleimhaut, Epidermisplättchen, Härchen und Fettkügelchen des Hauttalgs (Vernix caseosa), welche Substanzen samt Fruchtwasser vom Fetus von Zeit zu Zeit verschluckt werden, außerdem Gallenbestandteile. Die stickstoffhaltigen Substanzen bilden 2,33% des Trockenrückstandes. Im ätherischen Extrakt findet sich außer Fetten und Fettsäuren eine bedeutende Menge von Farbstoffen und unbekannten Körpern.

Die Menge des Meconiums beträgt nach CAMERER 60—90 g und wird gewöhnlich innerhalb 36 Stunden ausgeschieden, nach BERSTER dauert die Ausscheidung 48—96 Stunden.

Der Trockengehalt des Meconiums beträgt nach den verschiedenen Autoren zwischen 20 und 37%. Das Meconium enthält also bisweilen auffallend wenig Wasser. Was die Asche des Meconiums anlangt, so beträgt dieselbe nach ZWEIFEL 4,83 bzw. 4,5% der Trockensubstanz und beiläufig 1% vom frischen Meconium. Nach FRIEDRICH MÜLLER ist die Zusammensetzung der Meconiumasche folgende:

Unlöslich in HCl 0,67 %	P_2O_5 . . 10,66 %
Fe_2O_3 . . . . . 0,87 „	SO_3 . . 47,05 „
CaO . . . . . . 8,00 „	Alkalien 24,42 „
MgO . . . . . . 4,32 „	Cl . . . — „

Vergleicht man die Aschenanalyse von MÜLLER mit der Kotasche erwachsener Organismen, so fällt die große Menge der wasserlöslichen Bestandteile auf, vor allem die große Menge der Alkalien, die größtenteils an H_2SO_4 gebunden sind. Aus der großen Menge der wasserlöslichen Aschenbestandteile kann man den Schluß ziehen, daß der fetale Darmkanal nur sehr wenig resorbiert.

Die Darmbakterien.

Die Zahl der regelmäßig im Säuglingsdarm sich findenden Bakterienarten ist nicht groß. Sie lassen sich in einige wenige Gruppen zusammenfassen, innerhalb deren allerdings noch weitere Differenzierungen möglich sind. Die Tätigkeit der den Einzelgruppen zugeteilten Arten stimmt im großen und ganzen überein.

Das aerobe *Bacterium coli commune* (ESCHERICH) beteiligt sich sowohl an Fäulnis wie an Gärungsprozessen; es zersetzt aber nur bereits abgebautes Eiweiß (Peptone). Milch- und Traubenzucker werden regelmäßig vergoren. Vielleicht kommt ihm auch fettspaltende Wirkung zu. Stärke wird von verschiedenen Stämmen verschieden angegriffen. Die Gärung ist keine reine Milchsäuregärung, oft ist die Essigsäure Hauptprodukt der Gärung; aber auch andere Säuren (Bernsteinsäure usw.) können gebildet werden; daneben Kohlensäure und Wasserstoff. Das Bact. coli ist vor allem im Dickdarm heimisch.

Das aerobe *Bacterium lactis aerogenes* (ESCHERICH) verhält sich zur Fäulnis und Gärung wie das Bact. coli. Es ist in saurer Milch stets vorhanden, wenn auch nicht so reichlich wie der Enterococcus. Es erzeugt inaktive Milchsäure. Nach KOHLER zersetzt das Bact. lactis Milchzucker, während das Bact. coli nur auf den Darmsaft einwirke und das Mucin zerlege. Das Bact. lactis überwiegt im Gegensatz zum Bact. coli im oberen Darmabschnitt.

Der *Enterococcus* (THIERCELIN) hat starke Gärungswirkung. Er produziert fast ausschließlich (Rechts)-Milchsäure; er zersetzt Milch-, Trauben- und Fruchtzucker, weniger regelmäßig Maltose und Saccharose. Der *Streptococcus coli gracilis* hat nach ESCHERICH auch fettverseifende Wirkung. Die Enterococcusgruppe beherrscht die Flora von Duodenum und Dünndarm.

Der anaerobe *Bacillus bifidus communis* (TISSIER) ist ein vorwiegender Milchsäuregärer, der alle Zuckerarten zersetzt. Eiweiß wird nur wenig von ihm angegriffen. Er beherrscht das Stuhlbild bei Frauenmilchernährung.

Der *Bacillus acidophilus* (MORO) ist ebenfalls ein Milchsäuregärer; er soll sogar Milchsäure aus Eiweiß zu bilden vermögen. Er veranlaßt durch Abbau von höheren Fettsäuren und durch starke Zuckerzersetzung erhebliche Säureproduktion. Der B. acidophilus wird in Frauen- und Kuhmilch, im Speichel und im Magen von Säuglingen, sowie an den Warzen der Mutter vorgefunden.

Die Gruppe der *Buttersäurebazillen* (*Bacillus perfringens* usw.) sind stürmische Gärer. Sie vergären Kohlehydrate unter Bildung von Buttersäure, Kohlensäure und Wasserstoff; aus einigen Kohlehydraten bilden sie daneben auch Milchsäure. Sie scheinen im Säuglingsdarm weniger häufig vorzukommen. Von SITTLER wurden sie nur vereinzelt bei mit Mehlmischungen ernährten Kindern gefunden, von PASSINI aber auch öfters bei Brustkindern nachgewiesen. Der hierhergehörige *Bacillus putrificus coli* ist hauptsächlich Eiweißspalter; seine gärenden Fähigkeiten sind vielfach sehr gering. Er fällt das Casein der Milch feinflockig aus und peptonisiert es dann. Im Gegensatz zum Bact. coli findet beim Eiweißabbau durch den B. putrificus keine Indolbildung statt.

In den ersten Stunden nach der Geburt ist das Meconium noch keimfrei. Beim Durchtritt durch die mütterlichen Geburtswege nimmt die Frucht die ersten Bakterien in sich auf; die späteren Infektionsmöglichkeiten sind weniger wichtig. Bei dieser Erstinfektion dienen Mund wie Anus als Eintrittspforten. Die Schnelligkeit, mit der das Meconium keimhaltig wird, weist mehr auf den Anus hin, wahrscheinlich bevorzugen bestimmte Bakterien die eine oder die andere Eingangspforte (z. B. B. lactis aerogenes den Mund, B. bifidus den Anus [MORO]). Bereits das 2. oder 3. Kindspech erlaubt gewöhnlich den Nachweis von Bakterien. Ganz frühzeitig finden sich schon Enterokokken, bald auch B. coli. Vom 2. Tag an nimmt die Infektion des Meconiums qualitativ wie quantitativ zu. Im ganzen zeichnet sich die Flora des Meconiums durch eine zwar artenreiche aber an Zahl keimarme Vegetation aus, sowie durch die konstante Gegenwart sporentragender Bakterien, welche nach SITTLER zur Gruppe der Buttersäurebazillen gehören. Das Meconium stellt, besonders durch seinen Reichtum an Gallensäuren, einen schlechten Nährboden dar, der direkt keimwidrige Eigenschaften hat. Die einzelnen Arten sind nicht passager für den Darm, sondern müssen als Stammeltern der nachkommenden Bakteriengenerationen betrachtet werden. Der B. perfringens beherrscht am 3. Lebenstag das ganze mikroskopische Stuhlbild. Von da ab beginnt die Umwandlung in die bleibende Frauenmilchflora. Gerade in der Zeit, in welcher die Umwandlung der Meconiumflora in die eigentliche Frauenmilchflora erfolgt, wird öfters das sogenannte transitorische Fieber beobachtet. Man hat für die Entstehung dieser Erscheinung auch bakterielle Vorgänge verantwortlich gemacht. REUSS denkt dabei weniger an eine Infektion mit körperfremden pathogenen Keimen als an die Folgen der Tätigkeit der normalen Darmbakterien. Nach solchen Vorstellungen würde in dem Augenblick, in welchem die ausgebildete Milchflora das Feld behauptet, das Fieber schwinden (s. auch S. 61).

Mit dem Normalwerden von Konsistenz und Farbe des Frauenmilchstuhles tritt eine völlige Umwandlung in der Art der Bakterienvegetation ein. Der B. bifidus beginnt aufzutreten und im Stuhlbild souverän zu werden. Am 4.—6. Tage ist diese Umwandlung der Stuhlflora in der Regel vollendet.

Nachstehend sei eine kurze topographische Übersicht über die Flora des Verdauungstraktes gegeben.

Schon im Munde des Neugeborenen und auch der älteren Säuglinge hält sich eine „Stammflora" auf, in der sich einige der wichtigsten Arten der Darmflora vorfinden (Enterococcus, B. bifidus, B. perfringens, B. coli, B. lactis aerogenes). Mit dem Auftreten der Zähne bilden die Zahntaschen Schlupfwinkel zur Ansiedlung neuer Arten (B. fusiformis, Spirochäten), die für die Pathologie der Mundhöhle von Wichtigkeit sind.

Die Bakteriologie des Oesophagus ist unwichtig und daher nicht untersucht.

Der Magen des Säuglings ist bakterienreich. Seine Flora ist stets nur vorübergehend und eine „rein zufällige", da sie von außen her mit der Nahrung eingebracht wird. Die desinfizierende Wirkung der Salzsäure, die in der Regel überschätzt wird, hängt im wesentlichen von dem Erhaltensein der motorischen Magenfunktion ab. Eine physiologische Rolle haben die Magenbakterien nicht.

Die Darmflora wird im Gegensatz zur Magenflora nicht immer wieder mit der Nahrung in den Körper hineingebracht, sondern wächst in diesem selbst.

Der Dünndarm ist sehr bakterienarm. Im gesamten Dünndarm überwiegt nach SITTLER der Enterococcus.

Die Dickdarmflora wird beherrscht vom B. bifidus communis, neben dem noch regelmäßig der Enterococcus, das B. coli und der B. aerogenes, B. acidophilus, B. perfringens und vereinzelt der B. putrificus und andere Sorten vorkommen. Die Stuhlflora gibt lediglich ein Bild der Dickdarmflora wieder. Die „physiologische" Stuhlflora, d. h. die Frauenmilch-Stuhlflora wird fast nur vom Grampositiven B. bifidus communis gebildet, während die Kuhmilch-Stuhlflora ein buntes Gemisch von Bakterien darstellt, die aber meist Gramnegativ sind und der Coli-aerogenes-Gruppe und den intestinalen Kokken angehören. Ein prinzipieller Unterschied zwischen den beiden Floren besteht aber nicht, sondern lediglich ein gradueller.

Vor allem beeinflussen bei künstlicher Ernährung die Kohlehydrate die Stuhlflora wesentlich. In erster Linie muß der Milchzucker als „Bifiduswecker" angesehen werden, auch der Malzextrakt hat ähnliche Wirkung.

Die Aufdeckung der erwähnten Gesetzmäßigkeiten in der Verteilung der Darmbakterien legt die Frage nach ihrer eigentlichen Bedeutung nahe. Während verschiedene Autoren (MORO u. a.) die Anwesenheit der Darmbakterien für ein normales Gedeihen junger Tiere als nötig erklären, führten neuere Versuche (KÖSTER usw.) zur entgegengesetzten Anschauung. Keinesfalls sprechen die Versuche für eine unbedingte Notwendigkeit der Bakterien.

Sicherlich tragen die Bakterien nur unwesentlich zum Abbau der Nahrung bei. An den Stellen, wo die Spaltungs- und Aufsaugetätigkeit im Verdauungstrakt am bedeutendsten ist, im Magen und Dünndarm, treten sie ganz zurück. Im Dickdarm findet sich Gelegenheit zu längerem Verweilen der Inhaltsmassen und damit zu hochgradiger Vermehrung der Bakterien. Hier arbeiten dieselben auch „physiologischerweise" an der Zersetzung des Inhaltes mit. BAGINSKY und MORO haben gezeigt, daß die Darm- bzw. Faecesbakterien auf Stärke keinen fermentativen Einfluß in dem Sinne ausüben, daß dabei Zucker chemisch nachweisbar wird. Die im Säuglingsdarme hauptsächlich vorhandenen Bakterien haben also zwar die Fähigkeit Mehl zu zersetzen, es entstehen aber dabei keine Körper, welche Kupfersulfat reduzieren.

Die bakteriellen Zersetzungsvorgänge im Darm liegen zwischen den beiden Polen der Fäulnis und der Gärung, deren Antagonismus bereits ESCHERICH festgestellt hat. Die Fäulnis stellt die bakterielle Zersetzung des Eiweißes, die Gärung die bakterielle Aufspaltung der Kohlehydrate dar. Im großen und ganzen schließt der eine Vorgang den anderen aus. Maßgebend für die Art der Zersetzung ist die Korrelation der Nahrungsbestandteile. Als fäulnisfördernde Substanzen müssen das Eiweiß, die Fette (als Anreger stärkerer Dünndarmsekretion) und die Erdalkalien angesprochen werden, während die Gärung durch die Kohlehydrate, vor allem die Zucker hervorgerufen und durch die Natrium- und Kaliumsalze (Molke!) unterstützt wird. Solange neben den Eiweißkörpern der Milch gärungsfähiger Milchzucker auch nur in kleinster Menge vorhanden ist, ist eine Eiweißfäulnis vollkommen ausgeschlossen. Dieselbe Wirkung, die der Milchzucker auf die Eiweißfäulnis ausübt, wird auch den übrigen, im Darme gärungsfähigen Zuckerarten zugeschrieben. Weder das Bact. lactis aërogenes oder das Bact. coli noch der Milchzucker an sich ist es, der die Milch vor Fäulnis schützt, sondern die Gärungsprozesse und ihre Produkte. Die Rolle des Fettes gegenüber den bakteriellen Zersetzungen ist noch nicht einwandfrei aufgeklärt. Bei allen diesen Vorgängen handelt es sich auf jeden Fall um außerordentlich komplizierte Verhältnisse.

Da die Bakterienflora im Darm hauptsächlich aus Gärungserregern besteht, deren Wachstum durch die Art der Nahrung beim jungen Kind außerordentlich begünstigt wird, werden die Fäulnisbakterien von denselben überwuchert. Dazu kommt, daß, wie oben erwähnt, die bei der Gärung entstehenden Zersetzungsprodukte der Kohlehydrate fäulnishemmend wirken. Es fehlen also im Darmkanal des gesunden Säuglings die Fäulnis und deren Produkte fast vollständig.

Das Vorbild für die Förderung des günstigsten Bakterienwachstums ist die Ernährung mit Frauenmilch. Hierbei findet sich in der Regel nur Gärung, eine stark saure Reaktion und die beschriebene „physiologische" Bifidusflora.

Die durch die — physiologische — Gärung entstehenden Säuren sollen einen günstigen Einfluß auf den Stoffwechsel ausüben (KLOTZ) und sie können in entsprechender Konzentration die Peristaltik anregen. Die Anwesenheit der Säuren erklärt wohl auch im wesentlichen die elektiv antagonistische Wirkung (MORO) der habituellen Darmflora gegenüber den dem Darm fremden Arten. Eine solche Wirkung gegenüber echten Infektionserregern kommt jedoch kaum in Betracht. Indessen haben MURATH und MORO gezeigt, daß der Säuglingsstuhl immerhin bakterielle Hemmungsstoffe enthält, die mit den Antitoxinen manches Gemeinsame besitzen. Eine Emulsion eines normalen Brustmilchstuhles hemmt z. B. vollständig die Entwicklung von Typhusbazillen.

Nach ESCHERICH kommt unter den sämtlichen Bakterienarten, welche sich konstant oder häufig im Milchkote finden, nur dem Bact. lactis aërogenes eine spezifische Gärwirkung auf Milchzucker zu; die Gärung der Milch beruht nach ESCHERICH ausschließlich auf Zersetzung des Milchzuckers, deren Intensität durch den im Darm herrschenden Sauerstoffmangel abgeschwächt wird. Nach BAGINSKY wird Milchzucker durch Bact. lactis aërogenes unter

Bildung kleiner Mengen von Aceton zu Essigsäure und weiter zu Kohlensäure, Methan und Wasserstoff vergoren, wobei nur sehr geringe Mengen von Milchsäure entstehen. Es werden also Säuren gebildet, die auf die Darmschleimhaut einen stimulierenden Reiz ausüben und die gleichzeitig die Fäulnis der Eiweißstoffe verhindern. Es entwickelt sich gleichzeitig eine mäßige Gasmenge, die den Därmen eine gewisse Elastizität verleiht. Nach STRASSBURGER tritt bei der typischen Milchsäuregärung keine Gasbildung auf, sondern erst beim weiteren Zerfalle von Milchsäure, wenn flüchtige Fettsäuren entstehen. Das Bact. lactis aërogenes ist somit nach ESCHERICH der spezifische gasbildende Mikroorganismus im Säuglingsdarme, und ESCHERICH beweist dies dadurch, daß er mit diesem Spalzpilze durch Vergärung des Milchzuckers in der Milch dieselben Gase, nämlich CO_2 und H_2 entwickeln konnte, welche bei gesunden mit Milch ernährten Kindern die Flatus ausmachen.

Die Darmgase, die fast ausschließlich auf die Tätigkeit der Bakterien zurückzuführen sind, regen die Peristaltik an, beeinflussen die Topographie der Eingeweide und üben damit auch einen regulatorischen Einfluß auf die intestinale Statik aus (MORO), Wirkungen, welche insbesondere die Resorption und Blutzirkulation im Darm günstig beeinflussen mögen.

Die Zahl der Bakterien im Stuhl kann man nicht, wie z. B. bei der Untersuchung des Wassers, durch Kultivieren bestimmen, da im Stuhl 90% und mehr der Bakterien bereits abgestorben sind. Die Ergebnisse der verschiedenen Untersucher sind je nach den angewendeten Methoden sehr verschieden, die Angaben über die Bakterienmengen bewegen sich zwischen 8,67% (LISSAUER) und 42% (SCHITTENHELM und TOLLENS) des Trockengehaltes der Faeces.

Der Harnapparat.
Die Entwicklung und Anatomie der Nieren.
Die Nieren wachsen im allgemeinen ziemlich gleichmäßig und entsprechend dem Massenanwuchs des Gesamtkörpers. Immerhin ist ihr relatives Gewicht nach GUNDOBIN in den ersten Lebensjahren etwas größer als beim Erwachsenen. Die linke Niere ist meistens etwas schwerer als die rechte.

Das Nierengewicht im Kindesalter. (Nach GUNDOBIN.)

	Körpergewicht	Nierengewicht	Nierengew. zu Körpergewicht
Beim Neugeborenen	3000 g	11— 12 g	1 : 261
Mit 3 Monaten	4000 ,,	16— 18 ,,	1 : 235
,, 1 Jahr	9820 ,,	36— 37 ,,	1 : 269
,, 15 Jahren	37500 ,,	115—120 ,,	1 : 320

Eine Gewichtsdifferenz zwischen männlichen und weiblichen Nieren kann man nach VIERORDT vom 9. Jahre ab konstatieren, wo die weiblichen Nieren etwas schwerer zu werden beginnen.

Die wachsenden Nieren liegen weiter caudalwärts als die des Erwachsenen, und zwar um so tiefer, je jünger das Kind ist. Nach BANCHI liegt beim Neugeborenen der untere Nierenpol am 4. oder 5. Lumbalwirbel. Nach ALGLAVE befindet sich der untere Nierenpol vor dem 6. Lebensmonat in der Hälfte der Fälle unterhalb der Crista iliaca, in etwas mehr als einem Viertel der Fälle in der Höhe der Crista und bei dem Rest oberhalb der Crista. Im 2. Jahr ist der untere Nierenpol bei einem Drittel der Kinder in der Höhe der Crista, bei zwei Dritteln oberhalb der Crista. Bei allen Kindern über 2 Jahren liegt der untere Nierenpol oberhalb der Crista.

Der obere Nierenpol liegt beim Neugeborenen nach BANCHI gewöhnlich in der Höhe des 12. Brustwirbels oder des nächsthöheren oder tieferen Wirbels. In zwei Drittel aller Fälle liegt beim Neugeborenen die linke Niere höher als die rechte. Der

Grund für das Aufwärtsrücken des unteren Nierenpols ist nicht in einem aktiven Höherwandern der Niere zu sehen, sondern in dem mit der Geburt einsetzenden starken Wachstum der hinteren Bauchwand, insonderheit der Regio lumbalis. Hiedurch wird zwischen der 12. Rippe und der Crista iliaca Platz zur Einlagerung der Nieren gewonnen.

Für den Arzt ist die Kenntnis dieser physiologischen Tieflage der Nieren im Kindesalter von Wichtigkeit; denn die Palpation der gesunden Nieren ist durch das ganze 1. Lebensjahr möglich (LEINER). Sie können auch im 2. Lebensjahr nicht ganz selten noch getastet werden.

Die Nerven der Niere stammen aus dem autonomen System. Die parasympathischen Nerven verlaufen durch den Vagus, die sympathischen durch den Splanchnicus, in den Verlauf der Fasern ist das Ganglion coeliacum eingeschaltet. Außerdem kommen noch vom Bauchsympathicus Fasern zur Niere. Die Nierennerven enthalten sowohl Vasomotoren als auch sekretorische Nerven, welche die Diurese anregen oder hemmen können.

Bei der Niere des Neugeborenen fällt die Lappenbildung, die relativ schwache Entwicklung der gewundenen Harnkanälchen und das Fehlen einer peripheren Schicht auf. Die Nieren beenden ihre Entwicklung relativ spät.

Das intensivste Wachstum nach der Geburt zeigen die gewundenen Harnkanälchen, deren Durchmesser sich in den ersten 3 oder 4 Jahren rasch vergrößert, während sie nach dieser Zeit bis zur Pubertät an Länge zunehmen.

Bekanntlich werden die Tubuli der Niere in Serien von 14—18 Generationen gebildet. Die Glomeruli dieser einzelnen Generationen sind bei der jungen Niere in ungefähr konzentrischen Reihen angeordnet, die innerste Reihe enthält die ältesten, die periphere Reihe die jüngsten Glomeruli. Über die genaue Zeitangabe, wann die letzten peripheren Generationen gebildet werden, herrscht große Meinungsverschiedenheit. Der Zeitpunkt befindet sich zwischen dem 9. oder 10. Fetalmonat und dem Ende des 1. Lebensmonates.

Wenn die Neubildung von Tubulis aufhört, haben die Nieren ungefähr $1/10$ ihres endgültigen Gewichtes erreicht. Es folgt daraus, daß volle 90% von dem Wachstum des Nierenparenchyms auf Grund der Größenzunahme der Tubuli erfolgt.

Die MALPIGHIschen Körperchen sind beim Neugeborenen teilweise von länglicher Gestalt. Das äußere Blatt der BOWMANNschen Membran ist in der Höhe der Abgangsstelle des abführenden Kanälchens mit einem kubischen Epithel bedeckt, das in das Zylinderepithel des Kanälchens übergeht; eine Erscheinung, die man am Erwachsenen nicht beobachtet. Die Knäuel des MALPIGHIschen Körperchens sind mit kubischem und nicht mit Plattenepithel bedeckt.

Bald nach der Geburt nimmt die Niere die Eigenschaften des Organs beim Erwachsenen an. Bei einem 7 Wochen alten Kinde z. B. haben die Nieren eine große Randschichte, runde fast gleichgroße MALPIGHIsche Körperchen mit Plattenepithel auf den Glomerulis und der Kapsel. Endlich verschwindet fast immer die Lappenbildung der Säuglingsnieren im 1. oder zu Beginn des 2. Lebensjahres.

Beim Neugeborenen sind die Nieren relativ dicker als beim Erwachsenen. Das Verhältnis von Nierenrinde und Mark ist verschoben. Beim Neugeborenen beträgt die Dicke der Nierenrinde $1/5$ oder $1/4$ von der Dicke des Marks, während sie beim Erwachsenen $1/2$—$2/3$ ausmacht. Es scheint, daß das stärkste Dickenwachstum der Rinde sich in den ersten 8 Lebensjahren vollzieht. Die Bestimmungen der Dicke von Rinde und Mark sind jedoch sehr ungenau und die eben erwähnten Verhältniszahlen nur annäherungsweise richtig.

Die Ureteren.

Die Ureteren des Neugeborenen sind 6,5—7 cm lang, d. i. etwas weniger als $1/4$ der Länge der Ureteren des Erwachsenen. Der linke Ureter ist gewöhnlich das ganze Leben hindurch um einige Millimeter länger als der rechte. Die Ureteren verdoppeln ihre Länge während der ersten 2 Jahre zugleich mit dem raschen Wachstum der Lumbalregion; später wird ihr Wachstun bedeutend langsamer. Der Durchmesser des kindlichen Ureters ist relativ und manchmal auch absolut größer als beim Erwachsenen.

Was den Bau der Ureteren beim Neugeborenen betrifft, so ist das elastische Gewebe ungenügend entwickelt, und es besteht eine relative Schwäche der Muskelschichten.

Die Bewegungen der Ureteren werden durch den im Nierenbecken sich sammelnden Urin ausgelöst. Abgesehen von der

Automatie der ganglienfreien Ureterenstückchen (ENGELMANN), ist auch die Beeinflussung durch Ganglien, sowie durch den Nervus hypogastricus sichergestellt. Die Fortbewegung des Harns durch den Harnleiter geschieht durch peristaltische Bewegungen der Muskelwände, welche reflektorisch durch den eintretenden Harn ausgelöst werden. Ein Zurücktreten von Harn aus der Blase in den Harnleiter wird dadurch verhindert, daß bei starker Spannung der Blasenwand der Harnleiter, soweit er innerhalb der Wand liegt, zusammengepreßt wird, da er die Blasenwand schief durchsetzt.

Die Blase.

Beim Neugeborenen und jungen Säugling ist die kontrahierte Blase ein spindelförmiges oder birnförmiges Organ, unten breiter und nach oben zu sich allmählich verjüngend, das sich an seiner Spitze in den obliterierten Urachus fortsetzt. Die Form der vollkommen ausgedehnten Blase ist beim Neugeborenen ungefähr die gleiche wie beim Erwachsenen.

Die Harnblase des Kindes liegt höher als die des Erwachsenen. Die Spitze der kontrahierten Blase liegt beim Neugeborenen in der Mitte zwischen der Symphyse und dem Nabel. Die Längsachse der Blase ist beim jungen Kind oft fast vertikal und fällt zusammen mit der Richtung des oberen Anteils der Urethra oder schließt einen sehr weiten Winkel mit ihr ein.

Die mäßig ausgedehnte Blase des jungen Kindes ist eiförmig, mit dem breiteren Ende nach oben und vorne gerichtet. Nach den Messungen BIRMINGHAMs liegt die Blase in diesem Zustande zur Hälfte in der Bauchhöhle und zur anderen Hälfte im Becken. Die vollkommen ausgedehnte Blase liegt in der Kindheit meist zur Gänze in der Bauchhöhle und kann sich nach oben bis zum Nabel erstrecken.

Das Tiefertreten der Blase während der Kindheit wurde von DISSE untersucht. Er unterscheidet bei diesem Prozeß 4 Stadien. Zuerst eine Periode raschen Tiefertretens, die von der Geburt bis zum Beginn des 4. Lebensjahres reicht; dann kommt eine Zeit, in welcher der Descensus langsam aber kontinuierlich weiterschreitet; vom 9. Jahre bis zur Pubertät bleibt die Lage der Blase stationär, nach der Pubertät bis zum Ende des 2. Dezenniums wird der Descensus der Blase vollendet.

Beim Neugeborenen befindet sich die innere Öffnung der Urethra in der Höhe des oberen Randes der Symphyse. In dem Maße, als die Blase in das Becken eintritt, rückt die Öffnung der Urethra immer weiter von der Symphyse weg nach rückwärts. Gleichzeitig tritt die Spitze der Blase rasch längs der vorderen Bauchwand tiefer und kommt bei der vollkommen kontrahierten Blase in dasselbe Niveau wie die Urethra zu liegen. In dieser Weise wandert die Achse der Blase aus der vertikalen Körperebene in die horizontale. Diese Änderung der Achse ist gewöhnlich am Ende des 3. oder 4. Jahres vollendet.

Die vordere Wand der Blase liegt beim Neugeborenen hart der Bauchwand an, wobei die Bauchfellfalte stets höher gelegen ist, als beim Erwachsenen (LANGER, MANHEIM); auch bei gedehnter Blase liegt die vordere Blasenwand fast immer bis zum Ende des 1. Lebensjahres dicht an der Bauchwand und erst zu Beginn des 2. Lebensjahres findet man sie hinter der Symphyse.

Die hintere Blasenwand ist beim neugeborenen Mädchen und im Laufe der beiden ersten Lebensjahre nur mit der Gebärmutter, nicht aber mit der Scheide im Kontakt (DISSE). Ebenso steht die hintere Blasenwand auch mit dem Rectum in keinerlei Verbindung infolge des Umstandes, daß das Rectum beim Säugling einen geraden Verlauf hat. Infolgedessen übt der gefüllte Darm auf die Lage der Blase keinen so deutlichen Einfluß aus, wie beim Erwachsenen (DISSE, TSCHITSCHURIN).

Ungefähr im 2. Lebensjahr verlieren die Prostata und der hintere Blasenabschnitt ihre Peritonealbedeckung. Um dieselbe Zeit vereinigt sich beim Knaben der untere Abschnitt der hinteren Blasenwand mit der vorderen Wand des Rectums, d. h. es bildet sich der Blasengrund.

Der Urachus des jungen Kindes unterscheidet sich, außer in der Länge, nicht viel von dem des Erwachsenen. Sein Lumen ist normalerweise im 4. oder 5. Fetalmonat obliteriert und wenn auch Teile des Kanales in Form von Cysten oder Divertikeln bestehen bleiben können, so dürften diese beim Neugeborenen und Kinde nicht häufiger sein als beim Erwachsenen.

Nach GUNDOBIN ist beim Neugeborenen der mikroskopische Bau der Blase schon abgeschlossen. Es ließe sich nur hervorheben, daß die Schleimhaut im Vergleich zur Muscularis stärker entwickelt ist als beim Erwachsenen, während das elastische Gewebe eine nur schwache Ausbildung zeigt. Das Wachstum der Blasenwand vollzieht sich hauptsächlich durch Verdickung der Muskelschichten.

Über den Rauminhalt der Blase in den verschiedenen Altersstufen gibt folgende Tabelle von GUNDOBIN Auskunft. Daraus ist ersichtlich, daß die anatomische Kapazität verhältnismäßig um so kleiner ist, je jünger und kleiner das Kind ist.

Alter	Rauminhalt der Blase bei Knaben	Mädchen	Körpergewicht	Kapazität zu Gewicht
Neugeborenes	50 cm^3		3000 g	1 : 60
1 Monat	62 „	74 cm^3		
3 Monate	110 „	115 „	4500 „	1 : 40
7 „	126 „	196 „		
1 Jahr	195 „	283 „	9000 „	1 : 46
2— 3 Jahre	248 „	409 „		
7— 8 „	841 „	505 „		
9—10 „	936 „	575 „	30000 „	1 : 32
12—13 „	1240 „	840 „		
20—25 „	2800 „	1900 „	60000 „	1 : 21

Das Volumen der Blase in vivo hängt in weitem Maße vom Tonus ihrer Wandmuskulatur ab.

Die glatte Muskulatur der Blasenwand kann sich in sehr wechselnden Zuständen tonischer Zusammenziehung befinden; dementsprechend wechselt auch der Widerstand, den die Blasenwand ihrer Dehnung entgegensetzt. Ist die Blasenwand tonisch zusammengezogen, so wird eine um vieles geringere Flüssigkeitsmenge als im Erschlaffungszustand, und diese nur unter starker Spannung der Blasenwand in der Blase Platz finden. Diese Spannung der Blasenwand vermittelt aber auf dem Wege der „tiefen Sensibilität" das Gefühl der Blasenfüllung und ruft so den Harndrang hervor; das Gefühl des Harndrangs kann, ohne daß die Blase entleert wird, wieder zurückgehen, wenn der Tonus der Blasenmuskulatur herabgesetzt wird. Da der Tonus ganz unabhängig von der Blasenfüllung wechseln kann, wird es auch verständlich, daß der Harndrang keine Gesetzmäßigkeiten in Bezug auf die Blasenfüllung zeigt, was bei der Enuresis bedeutungsvoll ist. Der Tonus der Blasenmuskulatur kann reflektorisch beeinflußt werden und zwar von allen zentripetalen Nerven aus und durch seelische Einwirkungen. Während des Schlafes sinkt der Blasentonus, wodurch eine größere Füllung ohne Entleerung ermöglicht wird, nach dem Erwachen steigt er rasch an.

Die Nervenversorgung der Blase erfolgt vom autonomen Nervensystem aus.

Die Zurückhaltung des Harns wird unter gewöhnlichen Verhältnissen durch eine tonische Zusammenziehung des glatten Sphincter vesicae internus bedingt. Wie diese zustande kommt, steht nicht fest. Steigt die Flüssigkeitsmenge in der Blase und kommt es zu größerer Spannung der Blasenwände, so werden die sensiblen Nerven der Blase gereizt und lösen durch die im Sacralteil und Lumbalteil des Rückenmarks gelegenen Zentren Zusammenziehungen der Blase aus, die so stark werden können, daß sie den Sphinctertonus überwinden und daß der Harn abfließt. Unter normalen Verhältnissen wird jedoch der Sphinctertonus nicht mechanisch durch die Kraft der Blasenzusammenziehungen gesprengt, sondern diese bewirken reflektorisch eine Hemmung des Sphinctertonus. In dieser Weise spielt sich der Vorgang der Entleerung des Harns beim Säugling ab. Nach dem Kontinentwerden stehen die Zentralapparate im unteren Rückenmarkabschnitt unter dem Einflusse von Bahnen, die vom Großhirn herkommen, welche also Einflüsse des Bewußtseins und Willens vermitteln. Die willkürliche Harnentleerung tritt erst bei willkürlicher Erschlaffung des äußeren quergestreiften Sphincters und bei gleichzeitiger Hemmung des inneren glatten Schließmuskels ein. Dabei findet ebenfalls eine Kontraktion der Blase statt, außerdem wird der Urin, namentlich in seinen Endportionen, durch die Kontraktionen des M. Bulbocavernosus aus der Harnröhre gepreßt.

Die nervösen Grundlagen für alle diese Vorgänge, insbesondere für die Harnentleerung, sind teils willkürlich motorisch, also mit Beteiligung des Großhirns, namentlich soweit sie die Hemmungen betreffen, zum Teil rein reflektorisch vom Lumbal- und Sacralmark aus. Außerdem spielen auch noch reflektorische Einflüsse vom Großhirn aus eine Rolle, so namentlich erlernte bedingte Reflexe im Sinne Pawlows. Mit zunehmender Entwicklung des Gehirns wird normalerweise die Harnentleerung willkürlich geregelt.

Mit der willkürlichen Regelung der Harnentleerung nimmt deren Zahl gegenüber der Säuglingsperiode ab.

Die Urethra.

Die Urethra ist beim neugeborenen Knaben 5—6 cm lang; sie verdreifacht ihre Länge zwischen der Geburt und der Reifezeit;

ihr Wachstum geht dabei mit Ausnahme einer geringen Beschleunigung während der Pubertät ziemlich gleichmäßig vor sich.

Die Urethra des neugeborenen Mädchens ist ungefähr 1,3 cm lang; sie erreicht in der Pubertät eine Länge von 3,5 cm. Ihr Durchmesser verdoppelt sich in dieser Zeit (von 4 mm auf 8—10 mm).

Die Schleimhautfalten der Urethra sind im Kindesalter schwach ausgebildet. In den tieferen Schichten der Mucosa gibt es nach ZWINEFF weniger Bindegewebe und mehr zelluläre Elemente als beim Erwachsenen. Die Venengeflechte sowohl im submukösen Gewebe als auch in den Muskelschichten sind beim Kinde schwach entwickelt.

Die schwache Ausbildung der Falten und Lacunen in der Schleimhaut der Urethra bietet für die Vermehrung von Mikroorganismen keine günstigen Verhältnisse.

Die tägliche Harnmenge.

Die Harnsekretion beginnt schon intrauterin. Nach der Geburt ist sie vom Zeitpunkt und von der Menge der aufgenommenen Nahrung in weitem Maße abhängig. Reichliche Milch- bzw. Flüssigkeitszufuhr läßt bald reichliche Harnmengen produzieren; insbesondere bei künstlicher Ernährung hat man es in der Hand, durch mäßige Konzentration der Nahrung die Harnmenge und die Zahl der Entleerungen herabzusetzen und ein dauerndes Einnässen und konsekutives Wundsein der Säuglinge zu vermeiden. Beim Neugeborenen in den ersten Lebenstagen entspricht die Harnmenge nicht der allgemeinen von CAMERER für die älteren Säuglinge aufgestellten Regel, daß etwa $^2/_3$ der in der Nahrung aufgenommenen Flüssigkeit als Harn erscheinen. In den allerersten Tagen nach der Geburt ist die Harnmenge viel geringer, was wohl mit Wasserretentionen zusammenhängen muß, die nach der Durstperiode im Anschluß an die Geburt zum Ersatz verlorenen Körperwassers nötig sind. Bei Brustkindern, bei welchen die Flüssigkeitszufuhr selten so schnell die gewünschte Höhe erreicht wie bei künstlich ernährten Kindern, ist demgemäß im Durchschnitt die Retention größer, bzw. die Harnmenge geringer als bei Kuhmilchkindern. Die durchschnittliche Harnmenge des Neugeborenen beträgt am 1. Lebenstage ungefähr 15 cm^3 und steigt bis zum 6. Tage auf ungefähr $^1/_4$ l. Die Harnmenge Frühgeborener ist im Verhältnis zur Nahrungsmenge und zum Körpergewicht relativ größer als beim normalgewichtigen Neugeborenen. Am Ende des 1. Lebens*monats* beträgt die durchschnittliche Harnmenge etwa $^1/_3$ l, am Ende des 1. Lebens*jahres* ungefähr $^3/_4$ l. Von da ab steigt die Harnmenge weiter bis zu etwa 1 l mit 4 Jahren, bis zu $1^1/_2$ l mit 10 Jahren und gegen die Pubertät werden fast 2 l Harn täglich entleert. Vom Schulalter an entspricht die Harnmenge der durchschnittlichen Urinmenge des Erwachsenen (1300 bis 2000 cm^3). Diese relativ große Menge dürfte wohl durch den in diesem Alter verhältnismäßig großen Flüssigkeits- und Kohlehydratanteil der Nahrung bedingt sein. Die noch nicht völlig ausgewachsene Niere erfährt also schon früh eine starke Belastung.

Die Harnmenge pro Kilogramm Körpergewicht steigt in den ersten Lebenstagen von etwa 5 g auf etwa 60 g am 6. Lebenstage. Nach REUSING entleeren Kinder, die später abgenabelt wurden, in den ersten 3—4 Tagen mehr Urin. Die vom 1. Lebensmonat bis zur 2. Hälfte des 1. Jahres pro Gewichtseinheit abgeschiedene Harnmenge nimmt ständig zu und erreicht ihre maximale Größe mit 88 cm^3 pro Kilogramm; dann sinkt sie konstant von Jahr zu Jahr und beträgt im 12. Jahre 53 cm^3.

Abgesehen von den starken Einflüssen von seiten des Stoffwechsels, wird von NIEMANN auch die Abhängigkeit der Harnmenge von der Temperatur und der Feuchtigkeit der Luft betont.

Die Harnausscheidung ist reflektorisch von der Haut aus beeinflußbar, z. B. kann durch Wärme Urinsekretion angeregt werden (warmes Bad), durch Kälte dagegen Anurie hervorgerufen werden. Ferner ist die reflektorische Hemmung durch Nierensteine vom Ureter aus bekannt. Endlich sei an den Wasserstich, Salzstich und Zuckerstich erinnert im Gebiet des 4. Ventrikels. Der Einfluß des N. Splanchnicus und des N. Vagus ist noch nicht geklärt. Psychische Beeinflußbarkeit (Angst usw.) sprechen für einen direkten Sekretionseinfluß des Vagus.

Die Häufigkeit der Harnentleerungen.

In der Häufigkeit der Miktionen, in der Menge und Beschaffenheit des Urins, zeigt der Säugling Eigenheiten, die mit seinem besonderen Stoffwechsel zusammenhängen und die mit zunehmendem Alter verschwinden. Das ältere Kleinkind und das Schulkind verhält sich im wesentlichen wie der Erwachsene; doch spielt natürlich auch hier die Art der Ernährung und Umgebung sowie die Erziehung eine wesentliche Rolle.

Beim gesunden Kind hängt die Harnentleerung in weitem Maße von der Menge und Art der zugeführten Flüssigkeit ab. Die Harnentleerungen des Säuglings gruppieren sich im allgemeinen um die Mahlzeiten. Auch im Schlaf sind Miktionen zu beobachten.

Die Zahl der Harnentleerungen nimmt im Gegensatz zu der Steigerung der Harnmenge mit zunehmendem Alter ab: im 1. Halbjahr finden 15—20 Harnentleerungen im Verlauf von 24 Stunden statt, im 2. Halbjahr durchschnittlich 16, mit 2—3 Jahren 10, mit 4—8 Jahren 7.

SCHANJAWSKI macht folgende Angaben über die Zahl und die Ausgiebigkeit der täglichen Harnentleerungen:

Alter	Zahl der Miktionen	Einzelne Menge
14—30 Tage	13	34 cm^3
1— 3 Monate	14	31 „
3— 6 „	20	31 „
6—12 „	16	44 „
1— 2 Jahre	12	60 „
2— 3 „	10	88 „
3— 4 „	9	92 „
4— 5 „	7,5	90 „
5— 6 „	9,3	104 „
6— 7 „	7,1	154 „
7— 8 „	7,8	146 „
8— 9 „	7	191 „
9—10 „	7,3	262 „
10—11 „	7	248 „
11—12 „	7,5	224 „
12—13 „	8,3	262 „

GUNDOBIN gibt jedoch viel niedrigere Zahlen an, wie folgende kleine Tabelle zeigt:

Die Zahl der Harnentleerungen beträgt in 24 Stunden:
Von 2— 4 Jahren 6
„   5— 7   „   5
„   7—10   „   4 (—5)
„ 11—14   „   3

Reaktion, Farbe und spezifisches Gewicht des Harns.

Die *Reaktion* des frischen Harns ist in den ersten Lebenstagen meist sauer, später je nach der Ernährung schwankend. Ist doch die Niere eines der wichtigsten Hilfsorgane für die Erhaltung der normalen Reaktion der Gewebssäfte und des Blutes.

Die *Farbe* des kindlichen Urins ist wie beim Erwachsenen strohgelb bis dunkelgelb. Die Farbe des Harns rührt zum Teil von Urochrom her, das durch Oxydation aus dem Urochromogen entsteht. Das Urochrom stammt weder vom Gallen- noch vom Blutfarbstoff, sondern vom Eiweiß ab. In den ersten Lebenstagen ist der Harn meist getrübt durch die reichliche Anwesenheit von Uraten, die Farbe ist bräunlich-gelb. Vom Ende der 1. Lebenswoche an wird, vorausgesetzt, daß das Kind genügend Flüssigkeit erhält, die Harnfarbe meist lichter, die Urattrübung verschwindet. Mit steigenden Trinkmengen nimmt der Urin allmählich die fast farblose, wäßrige Beschaffenheit an, welche für den Harn des normalen Brustkindes charakteristisch ist.

Unter pathologischen Verhältnissen finden sich dieselben Farbbeimischungen wie beim Erwachsenen. *Gallenfarbstoffe* fehlen zunächst im Urin des Neugeborenen, auch beim Icterus neonatorum. Allerdings findet man in solchen Fällen, wie schon erwähnt, gelegentlich den ungelösten Farbstoff als „masses jaunes". Während bei gesunden Brustkindern kein Urobilinogen nachweisbar ist, fand es LANGSTEIN bei Magendarmaffektionen der Säuglinge, besonders bei weißen Stühlen. BOOKMAN fand im Harn von künstlich genährten Kindern auch ohne Verdauungsstörung Urobilinogen.

Unmittelbar nach der Geburt ist das mittlere *spezifische Gewicht* des Harns 1,006—1,018. Beim gesunden Säugling nach der Neugeborenenzeit beträgt es bei normaler Wasserregulierung des Organismus etwa 1,003 bis 1,004. Im Vergleich zum Erwachsenen (1,012—1,024) sind die Werte im Säuglingsalter sehr niedrig. Es besteht daher die Frage, ob die Säuglingsniere vielleicht überhaupt nicht in der Lage ist, einen konzentrierten Harn zu liefern. NOEGGERATH fand bei 2 Pylorospastikern mit starkem Erbrechen und behinderter Flüssigkeitsaufnahme ein spezifisches Gewicht bis zu 1,027. BESSAU, ROSENBAUM und LEICHTENTRITT fanden bei stark oligurischen Brechdurchfällen Werte bis 1,043. Es besteht also auch im Säuglingsalter die Fähigkeit der vollen Konzentrationsarbeit der Niere, wenn sie auch nur ausnahmsweise in Tätigkeit tritt.

Wenn man die Menge der mit dem Harn ausgeschiedenen Substanzen zum Körpergewicht in Beziehung setzt, so kann man nach

Gundobin 3 Perioden unterscheiden. Die 1. Periode, wo die Quantität der Harnbestandteile langsam anwächst, entspricht dem Säuglingsalter. Die 2. Periode bringt eine bedeutende Vermehrung der Harnbestandteile im 2. Lebensjahre und ein allmähliches weiteres Steigen im Alter von 6—7 Jahren. Die 3. Periode zeichnet sich durch eine allmähliche Verringerung des Quantums der Harnbestandteile aus, bis ihre Mengen den beim Erwachsenen gefundenen Quantitäten gleichkommen.

Die *Viscosität* des Harns ist nach Mayerhofer im Kindesalter höher als die des destillierten Wassers, aber niedriger als beim Erwachsenen.

Eiweißausscheidung im Harn.

Der Harn des Menschen ist im Verhältnis zum Blut meist stark hypertonisch; beim Übergang der Harnbestandteile aus dem Plasma in den Harn muß demnach von den Zellen eine starke osmotische Arbeit verrichtet werden. Diese Arbeit ist es auch, wozu die Nieren bei ihrer unausgesetzten Tätigkeit sehr viel Sauerstoff verbrauchen, und zwar um so mehr, je stärker sie sezernieren, obwohl für die Bildung der Harnbestandteile, weil sie alle schon im Blute praeformiert sind, gar keine chemische Arbeit zu leisten ist. Der Sauerstoffverbrauch der Niere beträgt nach Barcroft und Brodie ungefähr das 10fache von dem Kraftwechsel, welcher auf die Niere entsprechend ihrem Gewicht vom durchschnittlichen Energieumsatz des ganzen Körpers entfallen würde. Dieser starke Sauerstoffbedarf erklärt auch, daß funktionelle Schädigungen bei selbst geringfügigen Störungen des Nierenkreislaufes, wie sie z. B. für die lordotische Albuminurie angenommen werden, leicht entstehen können.

Die *orthostatische* oder *lordotische Albuminurie* tritt nur bei vertikaler Körperhaltung auf, während sie beim Liegen wieder verschwindet. In den ersten Lebensjahren wird sie so gut wie nie beobachtet; erst vom 5. Jahre ab findet man sie häufiger; ihren Höhepunkt erreicht sie während der Pubertät, um nach dem 20. Jahre nur noch selten aufzutreten. Die Häufigkeit zwischen dem 11. und 20. Jahre schwankt nach den verschiedenen Autoren zwischen 38 und 94%. Mädchen sollen prädisponiert sein. Nach Noeggerath und Eckstein handelt es sich um eine Vasoneurose der Nierengefäße. Jehle sieht die Ursache in der lordotischen

Körperstellung bzw. in der dadurch bedingten Abknickung der Vena cava inferior, wobei es sich um eine Wachstumsanomalie, ein entwicklungsgeschichtlich bedingtes Mißverhältnis zwischen Wirbelsäure und Körperlänge handeln könnte. ERLANGER und HOOKER haben wieder angenommen, daß nicht die Statik des Aufgerichtetseins, sondern die Dynamik des sich Aufrichtens für die Auslösung dieser Albuminurie das wesentliche ist.

Die *Albuminurie der Neugeborenen*, die normalerweise in den ersten Lebenstagen zu beobachten ist, verschwindet bald wieder. Die Ursachen ihrer Entstehung sind noch nicht geklärt. Weder die Annahme einer indirekten Schädigung (Zirkulationsstörungen während der Geburt), noch die von direkten Schädigungen (Stoffwechselstörungen, Toxine) geben eine völlige Lösung der Frage. Vielleicht handelt es sich um eine Teilerscheinung der allgemeinen Wasserverarmung und Austrocknung, welche während der Zeit der physiologischen Körpergewichtsabnahme für mancherlei Symptome verantwortlich zu machen sind.

Zucker und Fermente im Harn.

Alimentär bedingte *Zucker*ausscheidung tritt nach Überschreiten der jeweiligen Toleranzgrenze auf Verfütterung jeglicher Zuckerart ein. Im allgemeinen ist die Zuckertoleranz des Säuglings höher als die des Erwachsenen, um erst gegen das 2. Lebensjahr hin zu sinken (s. S. 300). Frühgeborene und Ekzemkinder neigen zu niedriger Toleranz, was vielleicht mit der bei letzteren gelegentlich beobachteten niedrigeren Höhe der alimentären Blutzuckerkurve zusammenhängen mag.

Bei Neugeborenen fand ROSENBAUM ziemlich häufig Lactosurie.

Pathologische Zuckerausscheidung findet sich außer beim Diabetes mellitus namentlich bei den schweren Ernährungsstörungen der Säuglinge. Dann können die verschiedensten Zuckerarten zur Ausscheidung kommen.

Glykuronsäuren kommen bei Brustkindern nur im Fieber und bei schweren Ernährungsstörungen vor und sind dann nach MAYERHOFER ein Symptom einer bestehenden Darmfäulnis. Ihr Auftreten bedingt die häufige intensive Nachreduktion bei der Zuckerprüfung des Harns dyspeptischer Brustkinder. Im Harn Neugeborener und bei künstlich ernährten Säuglingen findet man auch bei gutem Gedeihen oft eine starke Glykuronsäurereaktion.

Die *Acetonkörper* finden sich im Urin bei Inanition und jeder schweren Beeinträchtigung des Kohlehydratstoffwechsels.

Die Ausscheidung von *Albumosen* und *Pepton* ist noch nicht geklärt.

Von *Fermenten* wurden bisher Pepsin, Diastase und Lab beobachtet. BORRINO wies im Harn von Kindern ein dem Pepsin analoges Ferment nach, das Fibrin zu verdauen vermag und das er Uropepsin nannte. Ebenso fand BENFEY regelmäßig Pepsin, oft sogar in erheblichen Quantitäten, manchmal auch Trypsin. STEINITZ fand im Urin ganz junger Kinder manchmal Diastase und Maltase.

Die anorganischen Harnsalze.

Die *Cl-Ausscheidung* ist unter physiologischen Bedingungen abhängig von der Cl-Aufnahme, sie ist daher beim Säugling sehr gering. Nach SCHIFF findet in den ersten Lebenstagen eine NaCl-Retention statt. An der Regulation der NaCl-Ausscheidung hat die Vorflutniere einen wesentlichen Anteil. Die 24stündige NaCl-Ausscheidung steigt mit dem Alter und wird vom 2. Lebensjahre an deutlich. Im 1. Lebensmonate werden nach GUNDOBIN täglich ungefähr 0,25 g NaCl ausgeschieden, im 2. Jahre bereits 4,18 g, im 7. Jahre etwa 12 g; mit 13 Jahren entspricht die täglich ausgeschiedene NaCl-Menge den Werten beim Erwachsenen (10—15 g). Die NaCl-Menge pro Kilogramm Körpergewicht, die auch mit dem Alter zunimmt, erreicht im 6. Jahre ihr Maximum: 0,67 g, sinkt dann allmählich und beträgt im 12. Jahre 0,5 g.

Die *Phosphor*ausscheidung ist bei gesunden Säuglingen nur sehr gering. Brustkinder scheiden weniger P_2O_5 im Harn aus, als Kuhmilchkinder. Die verschwindend kleine Phosphorsäureausscheidung in den ersten 2 Lebensjahren (täglich 0,06—0,4 g) läßt sich, abgesehen von Unterschieden in der Ernährung, noch dadurch erklären, daß in dieser Periode nicht nur das Gehirn ein gesteigertes Wachstum (von 350 auf 1013 g) aufweist, sondern daß auch das gesamte Skelett in sehr bedeutendem Maße wächst. Im 6. Jahre werden täglich etwa 1,7 g ausgeschieden, mit 10 Jahren 2,5—3,0 g, mit 13 Jahren 2,9, beim Erwachsenen 3,5 g.

Darreichung von NaCl, sowie eine Steigerung des Fettgehaltes der Nahrung kann zu Phosphatausscheidung führen. Im letzteren Falle findet nämlich eine vermehrte Kalkseifenbildung im Darm statt, so daß an Stelle des schwer resorbierbaren Calciumphosphates, das sonst entsteht, nunmehr P_2O_5 resorbiert und dann an NH_3 gebunden ausgeschieden wird. Die verhältnismäßig hohe Phosphatzahl im Harn Neugeborener rührt nach LANGSTEIN und NIEMANN von dem abnormen Gewebszerfall her. Der P-Gehalt steigt vom 2.—7. Tage an, um dann bald wieder zu sinken.

Die Ausscheidung von *Kalk, Magnesia* und *Eisen* im Harn spielt infolge ihrer minimalen Mengen bei gesunden Kindern praktisch keine Rolle.

Schwefel wird im Harn als Sulfat, Äthersulfat, neutraler und basischer Schwefel ausgeschieden.

Schwefelsäure ist im Harn zum Teil an Alkalien (Sulfatschwefelsäure), zum Teil an Indol, Phenol, Kresol und andere Fäulnisprodukte des Eiweißes gebunden (Ätherschwefelsäure). Die Verteilung der im Stoffwechsel gebildeten Schwefelsäure auf Sulfatschwefelsäure und Ätherschwefelsäure wird bestimmt durch die Menge der aus dem Darm resorbierten Fäulnisprodukte. Je mehr Fäulnisprodukte, desto mehr Ätherschwefelsäure auf Kosten der Sulfatschwefelsäure. Die gesamte Schwefelsäure des Harns stammt aus der Verbrennung des Schwefels der Eiweißstoffe und ist somit in direktem Maße abhängig von der Größe der Eiweißzufuhr (FREUND).

Die 24stündige Schwefelsäuremenge steigt ziemlich gleichmäßig mit zunehmendem Alter und zeigt eine schnelle Steigerung nur im 1.—3. Jahre. Sie beträgt nach GUNDOBIN im 1. Lebenshalbjahre etwa 0,1 g; NOEGGERATH-ECKSTEIN geben mit 0,12 bis 0,21 g etwas höhere Werte an. Im Alter von 1—3 Jahren wird nach GUNDOBIN 0,4—1,1 g täglich ausgeschieden, mit 10 Jahren etwa 1,7 g; beim Erwachsenen beträgt die Schwefelsäureausscheidung 1,5—3,0 g. Der mittlere Prozentgehalt steigt bis zum 2. Jahre und bleibt dann konstant.

Die 24stündige Menge der Ätherschwefelsäuren nimmt mit dem Alter zu, wenn auch nicht gleichmäßig. Im 2.—3. Jahre nimmt sie stark zu, da die Nahrung mannigfaltiger und weniger steril wird. Besonders stark sind die Gärungsprozesse im Darmkanal im 4.—5. Lebensjahr (0,043 g Ätherschwefelsäure in 24 Stunden).

Die Neutralschwefelmengen sind normalerweise bei Brustkindern sehr klein, können aber bei schweren Ernährungsstörungen sehr stark vermehrt sein (TOBLER).

Die organischen Harnbestandteile.

Die Stickstoffausscheidung durch den Harn wurde beim Eiweißabbau genauer besprochen. Sie ist abhängig von der mit der Nahrung zugeführten Stickstoffmenge, ferner von der Größe der Stickstoffretention in den Geweben und endlich von der Ausscheidung durch Kot und Schweiß; alle diese Funktionen sind aufeinander eingestellt und können daher kompensatorisch in ziemlich weiten Grenzen schwanken. Der Säugling scheidet nur 40—60% des Nahrungsstickstoffes im Harn aus. Die Stickstoffausscheidung im Harn pro Kilogramm Körpergewicht steigt von 0,09 im 1. Lebensmonate auf 0,16 mit 1 Jahre und erreicht im 6. Lebensjahre den Wert von 0,45 g, um bis zum 10. Jahre wieder auf 0,32 abzusinken; mit 13 Jahren beträgt sie 0,31 g (GUNDOBIN).

Der absolute Wert für die 24stündige Gesamtstickstoffausscheidung durch den Harn beträgt im 1. Monate durchschnittlich 0,45 g, im 2. Halbjahre steigt er auf 1,40 g, im 6. Jahre werden täglich etwa 7 g ausgeschieden, mit 10 Jahren 9,2 g und mit 13 Jahren 9,96 g.

Im Säuglings- und Kinderharn wird der größte Teil des Stickstoffs in der Form von *Harnstoff* ausgeschieden. Die 24stündige Harnstoffmenge nimmt bis zum 4. Lebensjahre ziemlich schnell zu, besonders während der ersten 2 Jahre; sie steigt von 0,77 g (= 0,36 Harnstoff-N) im 1. Monat auf 5,1 g im 2. Lebensjahre. Vom 4. Jahre ab, wo die tägliche Ausscheidung bereits 11 g beträgt, geht die Steigerung langsamer vor sich. Bis zum 13. Jahre steigt die tägliche Harnstoffausscheidung auf etwa 20,0 g an.

Der prozentuelle Anteil des Harnstoffs im Harn steigt bei Brustkindern vom 1. Lebenstage bis zum 3. Tage an, um dann allmählich wieder abzusinken, während bei dem mit Kuhmilch oder mit Ammenmilch genährten Kinde der Prozentanteil des Harnstoffs am 1. Tage den höchsten Wert zeigt, um von da an abzusinken. Die Erklärung hiefür ist nach REUSING in der schon erwähnten Differenz der ausgeschiedenen Harnmengen zu finden.

Die verhältnismäßig hohen Werte für die Harnstoffausscheidung beim Neugeborenen im Verhältnis zur Gesamtstickstoffausscheidung beruhen auf der geringen Gesamtstickstoffausscheidung des neugeborenen Kindes. Sobald die Niere ihre volle Funktion aufgenommen hat, kann der ausgeschiedene Harnstoff-N in manchen Fällen bis auf 60% des Gesamt-N herabgehen.

Vom 2. Monat ab nimmt der Prozentgehalt des Harnstoff-N wieder zu bis zum 4. Jahre und zwar von 64% bis auf 85%. Vom 4. Jahre ab bleibt das Verhältnis Harnstoff-N zu Gesamtstickstoff konstant auf etwa 85%.

Die Harnstoffmenge pro Kilogramm Körpergewicht steigt von der Geburt bis zum 5. oder 6. Jahre von 0,17 g auf 0,81 g an, von diesem Zeitpunkt ab beginnt sie sich wieder zu vermindern, um mit 13 Jahren etwa 0,64 g zu betragen.

Die 24stündige *Harnsäure*menge nimmt ziemlich gleichmäßig mit dem Ansteigen des Alters zu. Nur während der 1. Lebenstage kommt es zu einer stärkeren Harnsäureausscheidung, besonders zu der Zeit, wenn die Harnsekretion in Gang kommt, also am 3.—5. Tage. Nach 1, 2—3 Wochen ist diese vermehrte Harnsäureausscheidung beendet. Im 2. Lebensjahr ist die 24stündige Harnsäuremenge mit 0,26 g 3mal, im 10. Jahre mit 0,56 g 7mal und im 12. Jahre mit 0,70 g etwa 10mal so groß als am Ende des 1. Lebensmonats. Der Erwachsene scheidet durchschnittlich 0,8 g aus. Die Grenzen innerhalb derer das 24stündige Harnsäurequantum schwankt, sind sehr bedeutend. Der durchschnittliche prozentuelle Gehalt des Harns an Harnsäure nimmt wohl im allgemeinen mit dem Alter etwas zu, jedoch nur unbedeutend. Diese Größe beträgt im 1. Lebensmonat 0,0296 und erreicht im 4. Jahre den Wert von 0,0417. Das prozentuelle Verhältnis zum ausgeschiedenen Gesamtstickstoff nimmt hingegen mit zunehmendem Alter immer mehr ab. Während im 1. Monat 5,8% des Gesamt-N als Harnsäure-N ausgeschieden werden, beträgt dieser Wert im 13. Jahre nur mehr 2%. Aus den Zahlen, die das Verhältnis des Harnstoff-N zum Harnsäure-N angeben, ersehen wir, daß mit zunehmendem Alter ein und derselben Menge Harnsäure immer größere Mengen Harnstoff entsprechen, was besonders in den ersten 2 Jahren wahrzunehmen ist. Während das Verhältnis Harnsäure : Harnstoff im 1. Lebensmonate gleich 1:9,9 ist, beträgt es mit 2 Jahren bereits 1:28,1. Mit 13 Jahren 1:32. Diese Verschiebung des Verhältnisses zwischen Harnsäure und Harnstoffausscheidung spricht für eine zunehmende Vervollkommnung des Stoffwechsels.

Als anatomischer Ausdruck für die vermehrte Harnsäureausscheidung des Neugeborenen kann der Harnsäureinfarkt aufgefaßt werden, der für den Neugeborenen als „physiologisch" anzusehen ist, und der nur sehr selten bei älteren Kindern auftritt. Bei der Sektion junger Säuglinge in den ersten 3 Wochen findet man häufig in den Nieren goldgelbe Konkrementausscheidungen, die strahlenförmig von der Papille aus sich in das Mark erstrecken. Auch bei älteren Säuglingen kann man gelegentlich nach schwerem Zellzerfall derartige Bilder antreffen. Mikroskopisch findet man Einlagerungen in die Sammelröhren und Ductus papillares, die sich als kristallinische doppelbrechende Ammoniumverbindungen der Harnsäure erweisen. Nicht selten findet man im Nierenbecken feinen Gries, ja sogar vereinzelt auch gröbere Konkremente, die gewissermaßen einen Übergang zu den Nierensteinen bilden.

Die in den Harnkanälchen in Form von Zylindern oder Stäbchen abgelagerten Uratmassen werden in den ersten 2 Lebenswochen in das Nierenbecken und in die Harnblase ausgeschwemmt. Der Urin des Neugeborenen enthält ein charakteristisches Sediment, welches hauptsächlich aus freien oder mit Uratsalzen inkrustierten Zylindern, aus Uratkügelchen und Uratstäbchen, aus Epithelien der Harnwege und aus Leukocyten, dann Kristallen von Harnsäure, harnsaurem Natron und oxalsaurem Kalk besteht. Die rostbraunen Flecke in den Windeln der Neugeborenen sind die Konkremente des ausgeschwemmten Harnsäureinfarktes. Die Häufigkeit des Infarkts wird verschieden angegeben, zwischen 83% und 100%.

Außer der verstärkten Harnsäureausschüttung in den ersten Lebenstagen, welche jedenfalls die Grundlage für den Harnsäureinfarkt bildet, wird von PFAUNDLER auch die herabgesetzte Löslichkeit der Harnsäure infolge der Albuminurie und Harneindickung zur Erklärung herangezogen. CZERNY und KELLER halten einen erhöhten Leukocytenzerfall in den ersten Lebenstagen für ätiologisch bedeutungsvoll.

Gelegentlich findet man bei Neugeborenen auch einen Bilirubininfarkt.

Das der Harnsäure nahe verwandte *Allantoin* findet sich im Harn der Neugeborenen (wie der Erwachsenen) nur sehr selten und nur in Spuren.

Die *Ammoniak*ausscheidung ist normalerweise in den ersten Lebenstagen ziemlich gering, sie steigt aber bald und erreicht gegen Ende der 1. Woche verhältnismäßig hohe Werte. In den ersten Monaten beträgt der Anteil des Ammoniaks am Gesamtstickstoff etwa 20%, im späteren Kindesalter ungefähr 7—10%, um bis zur Reifezeit auf 2—5% abzusinken. Bei Ernährungsstörungen kann die Ammoniakausscheidung wesentlich gesteigert sein und gibt dann einen Hinweis auf eine Übersäuerung des Organismus.

Seit PFAUNDLER ist es bekannt, daß der Säugling einen größeren Teil seines Harnstickstoffes als *Aminosäuren*stickstoff ausscheidet als das ältere Kind und die Erwachsenen. Frühgeborene haben manchmal noch monatelang eine höhere derartige Aminosäurenausscheidung. Das Verhältnis des Aminosäurenstickstoffs zum Gesamtharnstickstoff beträgt bei gesunden Säuglingen durchschnittlich 4,63%, zwischen dem 6. und 11. Jahre nur mehr 1,85%, mit 14 Jahren 1,68% (beim Erwachsenen 1,5—2,2%). SIMON fand im Harn Neugeborener wesentlich höhere Werte (12%). Die erhöhte Aminosäurenausscheidung der Säuglinge und Frühgeburten beruht nach GÖBEL nicht auf einer verminderten Zerstörung (also geringerer Oxydation bzw. Desamidierung) in der Vorflutniere, sondern auf einer spezifisch erhöhten Durchlässigkeit der Säuglingsniere für den Rest-N, die mit ihrer größeren Durchspülung in Zusammenhang stehen soll.

Die ausgeschiedene Aminosäure ist nach NOEGGERATH sowie nach LANGSTEIN und RIETSCHEL meist nicht Glykokoll oder eine der bekannten Aminosäuren, sondern wahrscheinlich eine bisher noch nicht beschriebene, vielleicht für dieses jugendliche Alter charakteristische Verbindung, deren Konstitution im übrigen noch nicht geklärt ist.

Über die Ausscheidung anderer Aminokörper im kindlichen Harn, d. h. *Polypeptide, Oxyproteinsäure, Hippursäure*, ist wenig bekannt. SIMON fand, daß im Harn Neugeborener 12% des Gesamtstickstoffes in Form von Polypeptiden vorhanden sind und daß Oxyproteinsäure in geringer Menge darin vorkommt. Er glaubt, daß ihr Auftreten mit der geringen Menge von Enzymen zusammenhängen könnte, über die der Neugeborene verfügt und die ihn zwingen sich im Verdauungstrakt oder im intermediären Stoffwechsel mit einer unvollständigen Spaltung der Eiweißkörper zu begnügen.

Hippursäure findet sich nach AMBERG und HELMHOLZ konstant im Harn sowohl von Brustkindern als auch von künstlich genährten Säuglingen, doch übersteigt ihre Menge nicht 1% des Gesamt-N.

Die *Kreatinin*ausscheidung im Harn ist beim Neugeborenen im Verhältnis zur Gesamt-N-Ausscheidung etwas höher als beim älteren Kind. Kreatinin-N findet sich im Alter von 7 bis 14 Tagen in Mengen von 2,65—3,6% des Gesamt-N (AMBERG und MORILL).

Kreatin kommt im Harn normaler Kinder regelmäßig vor, besonders im Nachtharn. Bei „kreatinfreier" Milchdiät beträgt die tägliche Kreatinausscheidung 150—160 mg, bei gemischter Kost etwa 250 mg (MURLIN).

Nitrate und *Nitrite* kommen nach MAYERHOFER im Harn normaler Brustkinder nicht vor, dagegen schon bei leichten Verdauungsstörungen. Als Ursache nimmt er einen abnormen Abbau von Eiweißkörpern bzw. direkten Zerfall von Körpereiweiß an.

Gesunde Brustkinder scheiden kein *Indican* im Urin aus, gesunde Kinder bis zu 18 Monaten bei künstlicher Ernährung nur selten. Der physiologische Indicanspiegel im Harn von Kindern unter 12 Jahren übersteigt nicht 0,00075—0,0008 g in 100 cm^3 Harn. Zwischen Alter und Indicanausscheidung besteht kein Parallelismus.

Nicht bei jeder Darmerkrankung ist die Indicanausscheidung erhöht. Bei Tuberkulose ist die Indicanausscheidung nach HALFER regelmäßig stark erhöht (über 1 mg). Bei Infektionskrankheiten ist der Indicanspiegel des Urins immer etwas erhöht, erheblich aber nur bei Diphtherie.

Der Bakteriengehalt des Harns.

Bact. coli oder andere für das uropoetische System des Säuglings pathogene Bakterien kommen im Harn des gesunden Säuglings (sowohl beim Brustkinde als auch beim künstlich genährten Kinde) nicht vor. Bei kranken weiblichen Säuglingen kann öfters Bact. coli aus dem Blaseninneren gezüchtet werden, ohne daß der Harn weitere pathologische Befunde bietet. Bei rascher Erholung verschwindet das Bact. coli bald wieder aus dem Harn. Die Besiedlung mit Bact. coli wird durch die gesteigerte Acidität des Harns des fiebernden oder ernährungsgestörten Säuglings begünstigt. Daneben spielen noch andere, die Resistenz bzw. Immunität herabsetzende Momente eine Rolle.

Manche Untersucher glauben jedoch, daß auch beim ganz gesunden Säugling Bakteriurie auftreten kann.

Die Harnbestandteile im Blut.

Durch eine Anzahl von Ventilen ist das Blut befähigt, seine Zusammensetzung durch Ausscheidung von Stoffen (Wasser, Gase, Kolloide, Kristalloide) aufrecht zu erhalten. In der Reihe jener Ausscheidungsorgane, von denen einige, z. B. die Lunge und der Darm auch der Resorption dienen, steht neben der Haut an erster Stelle die Niere. Ihr ist im wesentlichen die Ausscheidung flüssiger bzw. gelöster Stoffwechselschlacken und körperfremder Stoffe zugefallen, die ihr auf dem Blutwege aus den Geweben und Organen in fertigem Zustand zugeführt werden. Alle diese Funktionen erfüllt schon die Niere des Säuglings im wesentlichen fehlerlos. Dies ist umso erstaunlicher, als es sich um ein in stärkstem Anwuchs befindliches Organ handelt, das dazu noch unter 3—4mal größerer Wasserbelastung steht als beim Erwachsenen.

Die Harnbestandteile finden sich im Blut in folgenden Mengenverhältnissen: Der *Calcium*gehalt im Serum des Erwachsenen beträgt 10,5—12,0 mg%; ähnliche Werte findet man auch im Säuglingsalter (10,5—11,5 mg%); der Neugeborene hingegen weist einen etwas höheren Blutkalk auf; das Serum des Nabelschnurblutes ist mit 12,65 mg% jedenfalls calciumreicher als das der Mutter. Der Serumkalk unterliegt auch bei gesunden Kindern — z. B. jahreszeitlichen — Schwankungen.

Der *Phosphor*spiegel des Serums beträgt beim Kind wie beim Erwachsenen ungefähr 5 mg%, wobei die Brustkinder etwas höhere Werte aufweisen als die künstlich genährten Kinder. Der Phosphorgehalt des Serums liegt weit unter dem der Blutkörperchen, die 4 mal soviel Phosphor enthalten als die Blutflüssigkeit.

Der *Kochsalz*gehalt im Blutserum normaler (nüchterner) Säuglinge verhält sich ebenfalls ähnlich wie beim Erwachsenen; er beträgt nach SCHEER 500—590 mg%, nach STOLTENBERG und OPITZ 550—650 mg%, nach SLAVIK 600—680 mg%. Im Gesamtblut ist der prozentuelle Kochsalzgehalt beim nüchternen Säugling ungefähr 480—490 mg%.

Der *Natrium*gehalt des kindlichen Serums beträgt nach BIRK 303 mg%, nach KRANNER und TISDALL 336 mg%; der *Chlor*gehalt nach SCHEER 505—595 mg%. Der Chlorspiegel ist abhängig von der Magensaftsekretion. Nach der Nahrungsaufnahme sinkt der Chlorspiegel im Blute um 5—10% ab, um sich im weiteren Verlaufe der Verdauung mit zunehmender Entleerung des Magens allmählich wieder herzustellen.

Der *Kalium*gehalt des Serums beträgt nach ZAMORANI 24,34 mg%, nach KRAUS-ZONDEK 21 mg%.

Akute Gewichtsverluste, die im wesentlichen durch Gewebszerfall (z. B. der Muskeln) herbeigeführt werden, gehen mit vermehrter Kaliumausscheidung im Urin einher, während bei überwiegender Mobilisierung extrazellulären Wassers die Natriumausscheidung zunimmt. Im Muskelwasser ist reichlich Kalium und nur wenig Natrium vorhanden, im Plasmawasser herrscht das Natrium vor, während das Kalium an Menge stark zurücktritt.

Auch der *Reststickstoff*gehalt des Serums zeigt beim Kind normalerweise ähnliche Werte wie beim Erwachsenen, nämlich 20—40 mg% (NOEGGERATH-ECKSTEIN), wobei die niederen Werte innerhalb der ersten 2 Lebensjahre gefunden werden. In den ersten Lebenstagen fanden BÁLINT und STRANSKY wesentlich erhöhte Rest-N-Werte im Blute und zwar 80—120 mg% und noch mehr. Die Niere scheidet in den Harn, auf den Gesamtreststickstoff bezogen, mehr Harnstoff aus, als dem gleichen Verhältnis im Blute entspricht. Die Werte für den Harnstoffanteil am Reststickstoff im Blute sind bei Brustkindern nur ungefähr 49,5%, bei Flaschenkindern 79—86,3%.

Das Blut besitzt zur Erhaltung seines Säure-Basengleichgewichtes verschiedene Regulationen, unter denen die Ausscheidung durch die Niere eine wichtige Rolle spielt. Die erste Regulation geschieht durch die Kohlensäureausscheidung in der Lunge; als zweites Hilfsmittel tritt dann die Niere in Aktion, indem sie entweder saures oder basisches Phosphat ausscheidet. Wenn auch diese Regulation den erhöhten Ansprüchen noch nicht genügt, so bedient sich der Organismus eines dritten Hilfsmittels, das ebenfalls die Niere betrifft: es wird statt Harnstoff Ammoniak ausgeschieden.

Die Basen im Blute sind die Kationen Na, K, Ca und Mg; die sauren Bestandteile im Blute bestehen aus den Anionen HCO_3, Cl und HPO_4 sowie dem Protein. Mehr als die Hälfte der Kationen im Blute ist dabei an Cl gebunden.

Beim normalen Säugling zeigt sich eine Erniedrigung der organischen Säuren gegenüber dem Werte des Erwachsenen. Das Anionendefizit, d. h. die Differenz zwischen der Summe der Gesamtbasen und der Summe der gesamten anorganischen Säuren wird durch bisher nicht näher definierte Säuren (Eiweiß und andere organische Säuren) gedeckt. Beim Kind ist dieses Anionendefizit und daher auch die Menge organischer Säuren deutlich geringer als beim Erwachsenen. Diese Erniedrigung organischer Säuren dürfte die Grundlage für die von GYÖRGY, KAPPES und KRUSE beobachtete leicht alkalische Reaktion des Säuglingsblutes geben. Vermutlich handelt es sich dabei nicht um eine verminderte Bildung organischer Säuren, sondern um eine vermehrte (dem großen Energiebedarf entsprechende) Verbrennung.

Bei pathologischer Säurevermehrung (Acidose) kann die Regulation durch Vermehrung der Gesamtbasen erfolgen (GOLLWITZER-MEYER); sie kann auch in einer Verminderung der Bicarbonate zum Ausdruck kommen, dem bekannten Absinken der Alkalireserve. Die Menge der Bicarbonate allein gibt somit nur einen unvollständigen Einblick in die Verhältnisse des Säure-Basengleichgewichtes.

Bei Verminderung der Säuren wird die Regulation durch dieselben Faktoren erreicht.

Harnapparat und Wasserstoffwechsel.

Die Höhe des kindlichen Stoffwechsels pro Kilogramm Körpergewicht bringt es mit sich, daß der Wasserstoffwechsel pro Kilogramm vier mal so groß ist, wie beim Erwachsenen, was andererseits den hohen kindlichen Stoffwechsel vielleicht überhaupt erst ermöglicht. Entsprechend dem gesteigerten Wasserstoffwechsel muß die Niere des Kindes mehr Arbeit leisten als die Niere des Erwachsenen.

Der Wasserstoffwechsel ist beim Säugling in höherem Grade als beim Erwachsenen abhängig von den verschiedenen peripheren Faktoren der Wasserabgabe und Wasserretention. Änderungen in der Benützung der 4 Ausscheidungswege: Niere, Darm, Haut und Lungen sind viel häufiger.

Für die Wasserausscheidung durch die Niere ist das Verhalten des Blutplasmas mit seinem wechselnden Angebot an Wasser und harnfähigen Substanzen an die Niere von Wichtigkeit. Der Blutwasserspiegel ist während des ganzen Säuglingsalters auch beim gesunden Kind selbst im Laufe eines Tages ohne äußeren Grund regellos den lebhaftesten Schwankungen unterworfen (ROMINGER und GRÜNEWALD). Das aus dem Blut von den Geweben — beim Säugling nach ROMINGER besonders rasch — aufgesaugte Wasser wird erst harnfähig, wenn es dort, und zwar wesentlich in der Leber, durch Aufnahme von Kristalloiden und Kolloiden harnbildend geworden ist. Zu erwähnen ist hier die Bedeutung des gesamten der Niere in funktionellem Sinne vorgelagerten Gewebes, dessen Bindungsvermögen für Wasser und gelöste Substanzen, besonders der Elektrolyten, mitbestimmend ist, sowohl für den disponiblen Wassergehalt des Blutes bzw. seiner harnfähigen Substanzen, als auch für die Ausfuhr namentlich des Wassers unter Umgehung der Niere durch Haut und Lungen. Diese seit langem bekannte Tatsache (RUBNER und HEUBNER berechneten 33% derartiger extrarenaler Abgabe) ist für den Säugling und das Kind mehrfach betont und untersucht worden, wobei von STRANSKY und WEBER bei Säuglingen Unterschiede von 52—75% prärenaler Wasserabgabe gefunden wurden. Damit wird dann auch das Angebot aller Harnbestandteile dieser Stoffe für die Niere bestimmt. Die Summe dieser der Niere vorgelagerten Gewebssysteme hat VOLHARD Vorniere genannt, NOEGGERATH-ECKSTEIN dagegen Vorflutniere.

Die Niere ist also bezüglich der Wasserausscheidung ein Erfolgsorgan der Vorflutniere; wird in der Vorflutniere Wasser mobilisiert, so kommt es zur Hydrämie, welche als endogener Wasserstoß zur vermehrten Diurese führt.

Der junge, ständig unter Wasseraufnahme wachsende Zellstaat des Säuglings (der tägliche Wasseransatz beträgt ungefähr 17 g) ist noch nicht genügend gefestigt und aktionsbereit, um einer Überschwemmung durch Öffnen seiner Ablaßventile entgegenzutreten, vielmehr kann infolge der schon physiologischen Hydrolabilität seines Gesamtgewebes sehr wohl eine Insuffizienz der Nieren vorgetäuscht werden. Dies gilt in erhöhtem Maße von konstitutionell (bei sogenannter Hydrophilie) oder krankhaft (durch Ernährungsstörungen oder Infektionskrankheiten) Abgearteten. In dieser frühen Altersstufe würde daher eine einfache Übertragung der im Erwachsenenalter üblichen Methoden, auch bei quantitativen Einschränkungen, natürlich zu Fehlschlüssen führen. Mit zunehmendem Alter verschwinden diese Unterschiede gegenüber dem Erwach- senen immer mehr und mehr.

Auch beim gesunden Kind scheinen die Capillaren dem vermehrten hydrostatischen Druck bei aufrechter Körperhaltung nicht vollkommen standzuhalten, da nach Flüssigkeitszufuhr bei Bettruhe mehr Harn ausgeschieden wird als beim Herumgehen (110% gegen 75% der zugeführten Menge). Bei der Beobachtung der Harnausscheidung im Verlauf von 24 Stunden zeigt sich auch bei normalen Kindern eine Verschiebung der Harnentleerungen vom Tage zur Nacht.

Anhang.

Die Haut als Ausscheidungsorgan.

Als Ausscheidungsorgan spielt die Haut hauptsächlich für den Wasserhaushalt eine Rolle. Die Ausscheidung erfolgt durch den sichtbaren Schweiß und durch die Perspiratio insensibilis. Außerdem findet eine Kohlensäureabgabe durch die Haut statt, die aber nur ungefähr 1% der durch die Lunge abgegebenen Menge ausmacht. Sie beträgt beim Erwachsenen für 24 Stunden 8—10 g. Steigerung der Umgebungstemperatur vermehrt die CO_2-Abgabe.

Die Schweißsekretion geschieht unter der Kontrolle des Zentralnervensystems, die Schweißdrüsennerven gehören gänzlich dem sympathischen System an.

Auf die Schweißsekretion haben Einfluß: Temperatur, Luftdruck und Feuchtigkeit der Luft, dazu Körperregion, Alter und Gewicht des Individuums, seine Körperoberfläche, der Wassergehalt seines Blutes und die Tageszeit.

Es ist eine noch ungeklärte Frage, ob die schwache Schweißabsonderung bei jungen Säuglingen von einem unvollkommenen Bau der Schweißdrüsen abhängt, oder ob sie durch eine ungenügende Funktion der schweißabsondernden Zentren bedingt ist. Die Entwicklung der Schweißdrüsen ist beim Kinde noch nicht abgeschlossen, doch wäre unter solchen Verhältnissen eine Schweißabsonderung, wenn auch in beschränkten Grenzen wohl denkbar. Wenn sie aber bei Kindern unter 4 Monaten nicht beobachtet wird, so liegt dem wohl eine ungenügende Entwicklung der betreffenden Hirnzentren zugrunde.

Der Schweiß besteht nach CAMERER aus 98% Wasser und etwa 2% Trockensubstanzen; von diesen entfallen auf den Gesamtstickstoff 0,14—0,19 g%, auf den Harnstoff 0,051 g%, auf Ammoniak 0,01 g%, auf die Asche 0,87—1,0 g%, auf NaCl 0,7 g%.

Bei der Perspiratio insensibilis handelt es sich nach der einen Auffassung um eine rein physikalische Wasserdampfabgabe, um eine Wasserdampfdiffusion durch die Epidermis hindurch, bei der die Schweißdrüsen nicht beteiligt sind, nach der anderen Auffassung ist diese Wasserdampfabgabe ein aktiver physiologischer Vorgang, an dem die Schweißdrüsen hervorragenden Anteil haben. Nach dieser Anschauung findet die Absonderung des Schweißes kontinuierlich statt, wenn sie jedoch nicht exzessiv ist, so verdampft der Schweiß so schnell wie er gebildet wurde. Die Hautperspiration nimmt mit dem Alter des Kindes ab.

Nach BOUCHARD verliert der Neugeborene durch die Haut bis 60 g Wasser in 24 Stunden. Nach HEUBNER schied ein 9 wöchiges Brustkind stündlich 13,5 g CO_2 und 22,86 g Wasser pro Quadratmeter Körperoberfläche aus.

Die Perspiratio insensibilis beträgt nach CAMERER pro Kilogramm Körpergewicht beim Neugeborenen 29,5 g, mit 1 Jahr 52 g, beim Erwachsenen 18 g.

Wenn wir die Haut in ihrer Funktion als Ausscheidungsorgan betrachten, müssen wir in erster Linie im Auge behalten, daß die Oberfläche des Kindes relativ viel größer ist als beim Erwachsenen und damit günstigere Bedingungen für die Eliminierung bietet.

Literaturverzeichnis.

Kraftwechsel.

Zusammenfassende Darstellungen.

BENEDICT, FR.: Methoden zur Bestimmung des Gaswechsels bei Tieren und Menschen. In: ABDERHALDEN: Handbuch der biologischen Arbeitsmethoden. Abt. 4, Teil 10, H. 3 (1924). — BENEDICT a. TALBOT: Metabolism and Growth from Birth to Puberty. Published by the Carnegie Institution of Washington 1921. — DU BOIS, E. F.: Basal Metabolism in Healt and Disease. Philadelphia: Lea & Febiger.
GRAFE, E.: Die pathologische Physiologie des Gesamtstoff- und Kraftwechsels bei der Ernährung des Menschen. Erg. Physiol. **21**, II. Abt. (1923).
HELMREICH, E.: Der Kraftwechsel des Kindes. Wien: Julius Springer 1927. — HÖSSLIN, H.: Über die Ursache der scheinbaren Abhängigkeit des Umsatzes von der Größe der Körperoberfläche. Arch. f. Physiol. **1888**.
PIRQUET, CL.: System der Ernährung. Bd. 1—4. Berlin: Julius Springer 1917. — PFAUNDLER, M.: Körpermaßstudien an Kindern. Z. Kinderheilk. **14** (1916).
RUBNER, M.: Die Gesetze des Energieverbrauches bei der Ernährung. Leipzig u. Wien: Fr. Deutike 1902.

Einzeldarstellungen.

BECHER u. HELMREICH: Die Voraussage des normalen Ruhe-Nüchternumsatzes aus dem Sitzhöhequadrat. Z. exper. Med. **44** (1925). — BECHHOLD, H.: Die Kolloide in Biologie und Medizin. Dresden u. Leipzig: T. Steinkopf 1920. — BENEDICT, F. G. a. J. A. HARRIS: A Biometric Study of Basal Metabolism in Man. Carnegie Inst. Washington, Pub. **279** (1919). — BERGMANN, C.: zitiert nach PFAUNDLER: Körpermaßstudien.
FRIEDENTHAL, H: Über Wachstum. A. Allgemeiner Teil. Erg. inn. Med. **8**, 254 (1912).
GEELMUYDEN, CHR.: Die spez. dynam. Wirkung der Nahrungsstoffe und ihre Beziehungen zum Grundumsatz beim Diabetes mellitus. Erg. Physiol. **24** (1925). — GIGON, A.: Die Schwankungen in den wichtigsten Bestandteilen des Blutes und ihre klinische Bedeutung. Erg. inn. Med. **30** (1926). — GÖTTCHE, O.: Gasstoffwechseluntersuchungen im Kindesalter. Die Pubertätsreaktion. Mschr. Kinderheilk. **32** (1926). — GOTTSTEIN, W.: Über die Atmung als Maß der körperlichen Leistungsfähigkeit. Verh. dtsch. Ges. Kinderheilk. **32** (1926).

HANNON, R. R.: zitiert nach DU BOIS: Basal Metabolism in Health and Disease. — HELMREICH, E.: Plethopyrosis, die alimentäre Stoffwechselsteigerung als biologische Grundlage der Ernährungstherapie bei Tuberkulose. Klin. Wschr. **5** (1926).

KAUP, J. u. A. GROSSE: Energetisches Oberflächengesetz, oder ein neues Gesetz der inneren Organisation? Klin. Wschr. **6** (1927). — KESTNER, O. u. H. W. KNIPPING: Die Ernährung des Menschen. Berlin: Julius Springer 1924.

LOEWY, A.: Über die Konstanz des Erhaltungsumsatzes bei gesunden Menschen. Dtsch. med. Wschr. **36**, 1797 (1910).

MORAWITZ, P.: Arch. f. exper. Path. **60** (1909).

NOBEL, E. u. A. ROSENBLÜTH: Myxödemstudien, III. Mitteilung. Z. Kinderheilk. **38** (1924).

PFAUNDLER, M.: Über die energetische Flächenregel. Pflügers Arch. **188** (1921). — PFUHL, W.: Wachstum und Proportionen, im Handbuch d. Anatomie des Kindes 1, von PETER, WETZEL u. HEIDERICH, München: F. J. Bergmann 1928.

ROSENBLÜTH, A.: Der Grundumsatz bei Kindern und Jugendlichen. Z. Kinderheilk. **46** (1928).

SAIKI, T.: Progress of the science of nutrition in Japan. Publ. League of Nations III. Health **1926**, III, 25. — SCHICK u. WAGNER: Azetonstudien beim Neugeborenen. Z. Kinderheilk. **37** (1924).

TAKAHIRA, H.: Metabolism during Fasting and subsequent Re-feeding. Aus: SAIKI: Progress of the Science of Nutrition in Japan. — TALBOT, FR.: 1. Basal metabolism of children. Physiol. Rev. **5** (1925). — 2. Grundstoffwechsel im Kindesalter. Mschr. Kinderheilk. **27** (1924).

WARBURG, O.: zitiert nach E. GRAFE: Die path. Physiol. des Gesamtstoff- und Kraftwechsels.

Wärmehaushalt.

Zusammenfassende Darstellungen.

GESSLER, H.: Die Wärmeregulation des Menschen. Erg. Physiol. **26** (1928).

Einzeldarstellungen.

BENEDICT, FR.: 1. Die Temperatur der menschlichen Haut. Erg. Physiol. **24** (1925). — 2. Skin Temperature and Heat Loss. Proc. nat. Acad. Sci. U.S.A. **11** (1925). — BIRK, W.: Untersuchungen über den Stoffwechsel des Kindes im Fieber. Abh. Kinderheilk. **1926**, H. 9.

DU BOIS, E. F.: The basal metabolism in fever. J. amer. med. Assoc. **77** (1916).

GESSLER, H.: Der Grundumsatz bei der afebrilen Endocarditis lenta. Dtsch. Arch. klin. Med. **144**.

HEIM, P. u. K. JOHN: 1. Ein Beitrag zur Theorie des Salzfiebers. Mschr. Kinderheilk. **9** (1910/11). — 2. Das alimentäre Fieber. Z. Kinderheilk. **1** (1911). — 3. Die Thermoregulation des gesunden und ernährungsgestörten Säuglings. Jb. Kinderheilk. **73** (1911). — HELLER, F.: Fieberhafte Temperaturen bei neugeborenen Kindern in den ersten Lebenstagen. Z. Kinderheilk. **4** (1912).

MURLIN, CONKLIN a. MARSH: Energy metabolism of normal newborn babies. Amer. J. Dis. Childr. **29** (1925).

REUSS, A.: Die Krankheiten des Neugeborenen. Berlin: Julius Springer 1914. — RIETSCHEL, BODE u. STRICK: 1. Eiweißhyperthermie und Respirationsstoffwechsel. Verh. dtsch. Ges. Kinderheilk. **1926**, 66 u. 68. — 2. Alimentäres Fieber. Med. Klin. **1927**.

TALBOT, DALRYMPLE a. HENDRY: 1. Skin temperature and basal metabolism during fasting. Amer. J. Dis. Childr. **30** (1925). — 2. Skin temperatures in normal children. Ebenda **30** (1925).

Stoffwechsel.

Eiweißstoffwechsel.

Zusammenfassende Darstellungen.

CZERNY u. KELLER: Des Kindes Ernährung, Ernährungsstörungen und Ernährungstherapie. Leipzig u. Wien: Fr. Deuticke 1906.

MEYER, L. F.: Pathologie des Stoffwechsels im Säuglingsalter. In: PFAUNDLER-SCHLOSSMANN, Handbuch der Kinderheilkunde. 3. Aufl. Leipzig: F. C. W. Vogel 1923. — MÜLLER, E.: Stoffwechsel und Ernährung älterer Kinder. Ebenda, 3. Aufl. Leipzig: F. C. W. Vogel 1923.

ORGLER, A.: Der Eiweißstoffwechsel des Säuglings. Erg. inn. Med. **1908**.

RIETSCHEL, H.: Stoffwechsel und Ernährung des gesunden Säuglings. In: PFAUNDLER-SCHLOSSMANN, Handbuch der Kinderheilkunde, 3. Aufl. 1923.

Einzeldarstellungen.

BENJAMIN, E.: Der Eiweißnährschaden des Säuglings. Z. Kinderheilk. **1914**. — BUNGE, G.: Lehrbuch der Physiologie des Menschen. Leipzig 1905.

LUNGWITZ, H.: Stoffwechselversuche über den Eiweißbedarf des Kindes. Halle a. S.: K. Marhold 1908.

MARTIN, C. I. a. R. ROBISON: The minimum nitrogen expenditure of man and the biological value of various proteins for human nutrition. Biochemic. J. **16** (1922). — MCCOLLUM, SIMONDS a. PARSONS: The Dietary Properties of the Potato. J. of biol. Chem. **36** (1918).

OSBORNE, MENDEL a. FERRY: A Method of Expressing Numerically the Growth-Promoting Value of Proteins. J. of biol. Chem. **37** (1919).

RINGER, A. I.: Protein metabolism in experimental diabetes. J. of biol. Chem. **12** (1912).

SCHULZ a. PETTIBONE: Amer. J. Dis. Childr. **2** (1916). — SHAFFER, P. A.: The effect of glucose on autolysis, a possible explanation of the protein-sparing action of carbohydrates. J. of biol. Chem. **17** (1914). — SIEGERT: 1. Der Nahrungsbedarf des Kindes jenseits des 1. Lebensjahres. Verh. dtsch. Ges. Kinderheilk. **1906**. — 2. Der Eiweißbedarf des Kindes nach dem 1. Lebensjahr. Ebenda **1907**. — SJÖQUIST: Nord. med. Ark. (schwed.) **1884**.

THOMAS, K.: Über die biologische Wertigkeit der Stickstoffsubstanzen in verschiedenen Nahrungsmitteln. Arch. f. Physiol. **1909**.
WAGNER, R.: Zur biologischen Wertigkeit der stickstoffhaltigen Nahrungsmittel. Z. exper. Med. **33** (1923).

Kohlehydratstoffwechsel.

ALLARIA, G. B.: Die chemische Reaktion des Säuglingsspeichels. Mschr. Kinderheilk. **10** (1911).
BENEDICT, S. R., OSTERBERG a. NEUWIRTH: J. of biol. Chem. **34** (1918).
DENIS a. MINOT: The Non-Protein Constituents of cow's milk. Ebenda **38** (1919). — DENIS, TALBOT a. MINOT: The Non-Protein Constituents of Human Milk. Ebenda **39** (1919).
EULER: Chemie der Enzyme. München: J. F. Bergmann 1926.
FISCHER, E.: Ber. dtsch. chem. Ges. **28** (1895).
IBRAHIM, J.: Neuere Forschungen über die Verdauungsphysiologie des Säuglingsalters. Verh. dtsch. Ges. Kinderheilk. **25** (1908).
JÄGER-WELCKER: Zuckerresorption und Glykämiekurve. Z. Kinderheilk. **43** (1927).
KEILMANN-ROSENBUND: Die Zuckerresorption bei Frauenmilch, unverdünnter und verdünnter Kuhmilch und Eiweißmilch. Z. Kinderheilk. **40** (1925). — KROGH, A. u. J. LINDHARD: Biochemic. J. **14** (1920).
LANGSTEIN u. STEINITZ: Hofmeisters Beitr. z. chem. Physiol. u. Pathol. **7** (1906).
RINGER u. BAUMANN: zitiert nach DU BOIS: Basal Metabolism in Health and Disease. Philadelphia: Lea & Febiger. — RÖHMANN, F: Über Sekretion und Resorption im Dünndarm. PFLÜGERS Arch. **12** (1887).
PAFFRATH, H.: Versuche über Spaltung und Resorption von Milchzucker. Verh. dtsch. Ges. Kinderheilk. **1929**. — PFERSDORFF-STOLTE: Über die Ausnützung von Mehl und Grießbreien beim Säugling. Mschr. Kinderheilk. **11** (1913).
STEUBER u. SEIFERT: Der Milchzucker im Haushalt des wachsenden Organismus. Arch. Kinderheilk. **85** (1928).
TALBOT, F. a. L. HILL: The influence of lactose on the metabolism of an infant. Amer. J. Dis. Childr. **8** (1914).
UTTER: Über die Saccharosetoleranz und Saccharoseausscheidung im Harne bei Kindern. Acta paediatr. (Stockh.) **7** (1928).

Fettstoffwechsel.

DEGWITZ u. BAMBERGER: Über die Einflüsse der Ernährung und der Umwelt auf wachsende Tiere. Verh. dtsch. Ges. Kinderheilk. **1924**.
FINKELSTEIN, H. u. P. SOMMERFELD: Zur Pathogenese des Säuglingssklerems. Mschr. Kinderheilk. **25** (1923).
MOSSE, K. u. C. BRAHM: Der Einfluß der Ernährung auf die Zusammensetzung des Fettgewebes. Jb. Kinderheilk. **122** (1929).

Wasserstoffwechsel.

Zusammenfassende Darstellungen.

MAUTNER, H.: Wasserbewegung im Organismus. Mschr. Kinderheilk. **41** (1928).
ROMINGER, E.: Wasserverteilung und -bindung im Organismus. Verh. dtsch. Ges. Kinderheilk. **1928.**

Einzeldarstellungen.

BENEDICT, F. G. a. H. F. ROOT: Insensible Perspiration: Its Relation to Human Physiology and Pathology. Arch. int. Med. **38** (1926). —
BRATUSCH-MARRAIN, A.: Über das Verhalten der Perspiratio insensibilis bei Cholera infantum. Verh. dtsch. Ges. Kinderheilk. **1928.**
GERBER: Münch. med. Wschr. **1919.** — GRAFE, E.: Dtsch. Arch. klin. Med. **113** (1913).
HOESSLIN: Arch. f. Hyg. **88** (1919).
LEONHARDT: Untersuchungen über die sogenannte „Quaddelzeit" bei Kindern in den verschiedenen Altersstufen. Mschr. Kinderheilk. **39** (1928).
McCLURE, W. a. C. A. ALDRICH: Time required for disappearance of intradermally injected salt solution. J. amer. med. Assoc. **81**, 293 (1923). —
MEYER-BISCH, R.: Der Einfluß peroral gegebener Lävulose und Dextrose auf den Wasserhaushalt. Klin. Wschr. **1924.** — MOLITOR, H. u. E. P. PICK: Die Bedeutung der Leber für die Diurese. Arch. f. exper. Path. **97** (1923).
NOEGGERATH, C. u. A. ECKSTEIN: Krankheiten des Urogenitalsystems. In: PFAUNDLER-SCHLOSSMANN, Handbuch der Kinderkrankheiten, 3. Aufl. Leipzig: F. C. W. Vogel 1923.
PELLER u. STRISOWER: Wien. Arch. inn. Med. **3** (1922). — PICK, E. P.: Die Beziehungen der Leber zum Wasserhaushalt. Wien. med. Wschr. **1924.**
DE RUDDER, B.: Die Perspiratio insensibilis beim Säugling. Z. Kinderheilk. **45** (1928).
SCHADE, H.: Über Quellungsphysiologie und Ödementstehung. Erg. inn. Med. **32** (1927).
THOENES, F.: 1. Physikalisch-chemische Untersuchungen zur Wasserbindung tierischer Gewebe. Verh. dtsch. Ges. Kinderheilk. **1924.** —
2. Untersuchungen zur Frage der Wasserbindung in kolloiden und tierischen Geweben. Biochem. Z. **157** (1925). — TOBLER: Zur Kenntnis des Chemismus akuter Gewichtsstürze. Arch. f. exper. Path. **62** (1910).

Mineralstoffwechsel.

ASHER, L.: Die Funktion der Milz. Dtsch. med. Wschr. **1911**, 1252.
BAHRDT u. EDELSTEIN: Ein Beitrag zur Kenntnis des Eisengehaltes der Frauenmilch und seiner Beziehungen zur Säuglingsanämie. Z. Kinderheilk. **1** (1911).
EDELSTEIN u. CSONKA: Über den Eisengehalt der Kuhmilch. Biochem. Z. **38** (1912).
KOCHMANN, M.: Über die Beeinflussung des Eiweißstoffwechsels durch die organischen Nahrungskomponenten und die Darreichung von Eisenpräparaten. Biochem. Z. **36** (1911).

McLean, S.: Der Eisengehalt der Ziegenmilch. Z. Kinderheilk. 4 (1912). — Meinertz, J.: Über den Eisenstoffwechsel. Zbl. ges. Physiol. u. Path. des Stoffwechsels 8 (1907).

Neumann u. A. Mayer: Z. physiol. Chem. 37 (1902).

Rominger, E. u. H. Meyer: Langfristige ununterbrochene Mineralstoffwechseluntersuchungen an Säuglingen, ihre Methodik und bisherigen Ergebnisse. Verh. dtsch. Ges. Kinderheilk. 1926. — Scheer, K.: Der Chlorspiegel im Blutserum des Säuglings und seine Abhängigkeit von der Magensaftsekretion. Z. Kinderheilk. 91 (1920). — Scheinfinkel, N.: Untersuchungen über die Funktion der Milz als eines Organs des Eisenstoffwechsels. Biochem. Z. 176, 341 (1926). — Schloss, E.: Pathogenese und Ätiologie der Rachitis. Erg. inn. Med. 15 (1917). — Slavik, E.: Der Kochsalzgehalt des Gewebswassers im Säuglingsalter. Verh. dtsch. Ges. Kinderheilk. 1925.

Warburg, O. u. Meyerhof: Beobachtungen über die Oxydationsprozesse im Seeigelei. Z. physiol. Chem. 7 (1928). — Wolter, O.: Über das Harneisen. Biochem. Z. 24, 108 bzw. 125 (1910).

Vitamine.

Zusammenfassende Darstellungen.

Frank, A.: Die Bedeutung der Vitaminlehre mit besonderer Berücksichtigung der Kinderheilkunde. Erg. inn. Med. 38 (1930).

Gröer, Fr.: Vitamine. In: Mayerhofer-Pirquet, Lexikon der Ernährungskunde. Wien: Julius Springer 1926.

Stepp, W.: Über Vitamine und Avitaminosen. Erg. inn. Med. 23 (1923).

Einzeldarstellungen.

Aron, H. u. R. Gralka: Die Speicherung und die Speicherbarkeit von Vitaminen. Klin. Wschr. 1925, 820.

Bloch, C. E.: Klinische Untersuchungen über Dystrophie und Xerophthalmie bei jungen Kindern. Jb. Kinderheilk. 89 (1919).

Cascella, F.: zitiert nach A. Frank: Die Bedeutung der Vitaminlehre usw. — Cramer: On the mode of action of vitamins. Lancet 204 (1923).

Goldblatt, H. a. K. M. Soames: Studies on the fat-soluble growth-promoting factor. Biochemic. J. 17 (1923).

Leichtentritt, B. u. M. Zielaskowski: Untersuchungen über den wachstumsfördernden Faktor des Zitronensaftes. 2. Mitt. Biochem. Z. 131, 513 (1922).

Maurer, E.: Über den Vitamingehalt der Hefe. Z. Kinderheilk. 47 (1929).

Poulsson, E.: Bemerkungen über fettlösliche Vitamine und Sterilität. Münch. med. Wschr. 1927, 674.

Sherman, H. C. a. M. M. Cramer: Experiments of vitamin A. Proc. Soc. exper. Biol. a. Med. 20 (1923). — Stolte, K.: Immunität und akzessorische Nährstoffe. Dtsch. med. Wschr. 1036 (1929).

Wagner, R.: Xerophthalmiebereitschaft und Leberfunktion. Wien. med. Wschr. 1924.

Kreislauf.

Zusammenfassende Darstellungen.

HECHT, A. F.: Die Erkrankungen des Kreislaufsystems. In: PFAUND-LER-SCHLOSSMANN, Handbuch der Kinderheilkunde. 3. Aufl. Leipzig: F. C. W. Vogel.

SCAMMON, R. E.: A Summary of the Anatomy of the Infant and Child In: Abts Pediatrics 1.

TANDLER, J.: Anatomie des Herzens. Jena: G. Fischer 1913.

Einzeldarstellungen.

ASCHOFF: Über die Entwicklungs-, Wachstums- und Altersvorgänge an den Gefäßen vom elastischen und muskulären Typus. Jena 1908.

BERNUTH, F.: Zur Beurteilung der Herzgröße des Kindes nach dem Röntgenbild. Verh. dtsch. Ges. Kinderheilk. **1930**. — BOYD: zitiert in: Hygiene of the School Age by Josephine, E. Joung. Abts Pediatrics 1.

EPPINGER, H.: Milz und Kreislauf. Verh. dtsch. Ges. inn. Med. Wiesbaden **1928**.

GÖTTCHE: Aortenstudien bei Kindern. Z. Kinderheilk. **121** (1928). — GRÖDEL, TH. u. F. M. GRÖDEL: Über die Form der Herzsilhouette bei angeborenen Herzkrankheiten. Dtsch. Arch. klin. Med. **103** (1911). — GRÜNDSTEIN, N.: Über den Bau der größeren menschlichen Arterien in den verschiedenen Altersstufen. Arch. mikrosk. Anat. **1896**.

HECHT, A. F.: Die Arrhythmie beim Kinde. Wien. klin. Wschr. **1928**.

PFAUNDLER, M.: Krankhafte Veränderungen des Blutes und der blutbereitenden Organe. In: FEER, Lehrbuch der Kinderheilkunde. 2. Aufl. Jena: G. Fischer 1912. — PIRQUET: Pulsfrequenz und Sitzhöhe. Z. Kinderheilk. **38** (1924). — PREISICH, K.: Herzvolumen im Säuglings- und Kindesalter. Ebenda **92** (1920).

REYHER, P.: Über den Wert orthodiagraphischer Herzuntersuchungen bei Kindern. Jb. Kinderheilk. **64** (1906).

SAHLI: Lehrbuch der klinischen Untersuchungsmethoden. Leipzig u. Wien: Deuticke 1905. — SALLE, V.: Über Blutdruck im Kindesalter. Jb. Kinderheilk. **73** (1911). — STARCK, W.: Die Lage des Spitzenstoßes und die Perkussion des Herzens im Kindesalter. Arch. Kinderheilk. **9** (1888).

VEITH: Über orthodiagraphische Herzuntersuchungen bei Kindern im schulpflichtigen Alter. Jb. Kinderheilk. **68** (1908).

WENKEBACH, K. F.: Über eine kritische Frequenz des Herzens bei paroxysmaler Tachykardie. Dtsch. Arch. klin. Med. **101**.

Blut.

BAAR, H. u. E. STRANSKY: Die klinische Hämatologie des Kindesalters. Leipzig u. Wien: Fr. Deuticke 1928. — BISCHOFF: Hämoglobinresistenzuntersuchungen bei Säuglingen. Verh. dtsch. Ges. Kinderheilk. **1925**.

DRUCKER, P.: Investigations on the normal values for the Haemoglobin and Cell Volume in the Small Child. Acta paediatr. (Stockh.) **3** (1924).

MÜLLER, E.: 1. Die Blut- und Hämoglobinmenge und die Sauerstoffkapazität des Blutes bei gesund- und blaßaussehenden Kindern. Jb. Kinderheilk. **72** (1910). — 2. Untersuchungen über die Arbeitsleistung des Blutes und des Herzens bei gesunden Kindern vom 6. bis 11. Lebensjahre. Z. Kinderheilk. **7** (1913).

OPITZ, H.: Zur Pathogenese der Anämien im Kindesalter. Klin. Wschr. **1922**, H. 36.

SCHICK, B.: 1. Der Icterus neonatorum eine Folge des Abbaues mütterlichen Blutes. Z. Kinderheilk. **27** (1921). — 2. Über die Verteilung der Gelbfärbung in der Haut beim Icterus neonatorum. Ebenda **38** (1924). — STRAUB, H.: Störungen der physikalisch-chemischen Atmungsregulation. Erg. inn. Med. **25** (1924).

WAGNER, R.: Icterus neonatorum und Eisengehalt der Placenta. Z. Kinderheilk. **27** (1921). — WESTERGREN, A.: Die Senkungsreaktion. Erg. inn. Med. **26** (1924).

Atmung.

BLOS, R.: Der lymphatische Rachenring und dessen Konstitution. Z. Kinderheilk. **39**, 1 (1925).

ENGEL, ST.: Erkrankungen der Respirationsorgane. In: PFAUNDLER-SCHLOSSMANN, Handbuch der Kinderheilkunde. 3. Aufl. 1924. — EPPINGER, H.: Allgemeine und spezielle Zwerchfellpathologie. In: MOHR u. STÄHELIN, Handbuch der inn. Med. 1928.

FEIN: Die Anginose. Berlin u. Wien: Urban & Schwarzenberg 1921. — FITZGERALD u. HALDANE: zitiert nach H. STRAUB, Störungen der phys.-chem. Atmungsregulation.

GRÄPER, L.: Brustorgane des Kindes. In: PETER, WETZEL u. HEIDERICH, Handbuch der Anatomie des Kindes 1. München: J. F. Bergmann 1928. — GREGOR: 1. Untersuchungen über die Atembewegung des Kindes. Arch. Kinderheilk. **35**. — 2. Arch. f. Physiol. **1902**, Supplement. — 3. Die Entwicklung der Atemmechanik im Kindesalter. Anat. Anz. **22**. — GYÖRGY, P. FR., KAPPES u. FR. KRUSE: Das Säure-Basengleichgewicht im Blut. Z. Kinderheilk. **41** (1926).

HECHT, A. F. u. E. NOBEL: Zur Tonsillenfrage. Klin. Wschr. 4, Nr 22.

KEITH: Nature of the mammalian diaphragma and pleural cavities. J. of Anat. a. Physiol. **39** (1905).

PIRQUET: Hypertrophia tonsillarum infantilis et puerilis. Z. Kinderheilk. **39**, 4 (1925).

RACH, E.: Röntgendiagnostik der kindlichen Lungenerkrankungen. Erg. inn. Med. **32** (1927).

SCHÖNBERGER, M.: Die Größe der Gaumentonsillen im Kindesalter. Z. Kinderheilk. **39**, 4 (1925). — SEHAM: Amer. J. Dis. Childr. **18** (1921).

Verdauung.

Zusammenfassende Darstellungen.

FREUDENBERG, E.: Physiologie und Pathologie der Verdauung im Säuglingsalter. Berlin: Julius Springer 1929.

Einzeldarstellungen.

BASCH u. MAUTNER: Der Einfluß der Temperatur getrunkener Flüssigkeiten auf die Verweildauer im Magen und die Ausscheidung durch die Niere. Wien. med. Wschr. **1930**, 1367. — BENEKE: Über die Länge des Darmkanals bei Kindern, sowie über die Kapazität des Magens Neugeborener. Dtsch. med. Wschr. **1880**. — BUDDE, O. u. E. FREUDENBERG: Untersuchungen zur Verdauungsphysiologie des Säuglings. X. Eiweißverdauung im Darm. Klin. Wschr. **1930**, 134.

CARLSON, A. J.: Amer. J. Physiol. **61** (1922). — CATEL, W. u. F. GRAEVENITZ: Über den Einfluß von flüchtigen Fettsäuren und Milchsäure sowie von enterokokken- und kolivergorener Kuhmagermilch auf den Tierdarm. Jb. Kinderheilk. **109** (1925); **112** (1926).

EDKINS, J. S.: J. of Physiol. **13** (1892).

FISCHL, R.: Beiträge zur normalen und pathologischen Histologie des Säuglingsmagens. Z. f. Heilk. **12** (1891). — FREY, W.: Das Verhalten des isolierten Darmes bei Sauerstoffmangel. Z. exper. Med. **31** (1923).

GINSBURG, H., TUMPOWSKY u. A. J. CARLSON: Der Beginn des Hungers bei Säuglingen nach dem Füttern. J. amer. med. Assoc. **64** (1915). — GREENFIELD, A.: Die Assimilationsgrenze für Zucker im Kindesalter. Jb. Kinderheilk. **58** (1903).

HAHN, M.: Gastric digestion in infants. Amer. J. Dis. Childr. **7** (1914). — HECHT, A. F.: Die Faeces des Säuglings und des Kindes. Berlin u. Wien: Urban & Schwarzenberg 1910. — HIRSCH, A.: Die physiologische Ikterusbereitschaft der Neugeborenen. Z. Kinderheilk. **9** (1913). — HOLT-COURTNEY-FALES: A study of the fat metabolism of infants and young children. Amer. J. Dis. Childr. **17** (1919). — HOLT-SCHRÖDER: The chylomicron (free fat) content of the blood in infants. Ebenda **31** (1926). — HOLZKNECHT, G.: Die normale Peristaltik des Kolon. Münch. med. Wschr. **1909**, 2401.

KNOEPFELMACHER, W.: Über die Ätiologie des Icterus neonatorum. Z. Kinderheilk. **67** (1908).

LAHM, W.: Dentitio difficilis. Med. Klin. **17** (1921). — LANGERMANN: Untersuchungen über den Bakteriengehalt von auf verschiedene Art und Weise zur Kinderernährung sterilisierter und verschiedentlich aufbewahrter Nahrung, zugleich mit den Ergebnissen über ihr Verhalten im Magen selbst. Jb. Kinderheilk. **35** (1893). — LEWIS, F. T.: The Form of the stomach in human embryos with notes upon the nomenclature of the stomach. Amer. J. Anat. **13** (1912). — LONDON, E. S. u. W. W. POLOWZOWA: Z. f. physiol. Chem. **49** (1906); **57** (1908).

MORO: Jb. Kinderheilk. **62** u. **63** (1905); Ebenda **84** (1916); Münch. med. Wschr. **1919**, Nr 40; MÜLLER, J.: Z. physik. u. diät. Ther. **8**, 11 (1905).

PASSOW, A.: Über das quantitative Verhalten der Solitärfollikel und PEYERschen Haufen des Dünndarmes. Arch. f. path. Anat. **101** (1885). — PEIPER, A. u. H. ISBERT: Bewegungen des Magen-Darmkanals im Säuglingsalter. Jb. Kinderheilk. **69** u. **70** (1928).

SEDGWICK, J. P.: Die Fettspaltung im Magen des Säuglings. Jb. Kinderheilk. **64** (1906). — SEVER, J. W.: The position of the stomach in children in relation to posture. N. Y. State J. Med. **98** (1913). — SUDSUKI,

K.: Beiträge zur normalen und pathologischen Anatomie des Wurmfortsatzes. Mitt. Grenzgeb. Med. u. Chir. **7** (1901).

TOLD, C.: Die Entwicklung und Ausbildung der Drüsen des Magens. Sitzsber. Akad. Wiss. Wien, Math.-naturwiss. Kl. **1880**.

UFFENHEIMER, A.: Darmflora. In: PFAUNDLER-SCHLOSSMANN, Handbuch der Kinderheilkunde III. 3. Aufl. Leipzig: F. C. W. Vogel 1924.

WALTNER: Über die Fermente des Säuglingsmagens. Mschr. Kinderheilk. **32** (1926).

YLPPÖ, A.: Icterus neonatorum und Gallenfarbstoffsekretion beim Fetus und Neugeborenen. Z. Kinderheilk. **9** (1912).

Harntrakt.

AMBERG u. HELMHOLZ: Über das Vorkommen der Hippursäure im Säuglingsharn. Z. Kinderheilk. **9** (1913). — AMBERG a. MORILL: On the Excretion of Creatinin in the newborn infant. J. of biol. Chem. **3** (1907).

BENFEY: Über Enzyme im Säuglingsurin. Münch. med. Wschr. **1** (1908). — BIRMINGHAM, A.: Shape and positions of the bladder in the child. J. of Anat. a. Physiol. **17** (1898). — BORRINO: Proteolytische Fermente im Säuglingsurin. Mschr. Kinderheilk. **6** (1907).

CAMERER: Die stickstoffhaltigen Bestandteile im menschlichen Urin und die sogenannte Azidose. Mschr. Kinderheilk. **2** (1904); Stoffwechsel des Kindes. Tübingen 1898.

DISSE, J.: Untersuchungen über die Lage der menschlichen Harnblase und ihre Veränderungen im Laufe des Wachstums. Anat. H. **1** (1892).

FREUND, W.: Mschr. Kinderheilk. **3** (1905).

GÖBEL, F.: Z. Kinderheilk. **1922**. — GOLLWITZER-MEIER, K.: Die chemische Atmungsregulation bei alkalischer Blutreaktion. Biochem. Z. **151** (1924). — GYÖRGY, P., FR. KAPPES u. FR. KRUSE: Das Säure-Basengleichgewicht im Blut mit besonderer Berücksichtigung des Kindesalters. Z. Kinderheilk. **41**, 5/6 (1926).

JEHLE: 1. Erg. inn. Med. **12** (1913). — 2. Die funktionelle Albuminurie und Nephritis im Kindesalter. Abh. a. d. ges. Geb. d. Med. Wien, Leipzig, München: Rikola Verlag 1923.

KRAMER u. TISDALL: J. of biol. Chem. **53** (1922).

LANGSTEIN u. NIEMANN: Ein Beitrag zur Kenntnis der Stoffwechselvorgänge in den ersten 14 Lebenstagen normaler und frühgeborener Säuglinge. Jb. Kinderheilk. **71** (1910). — LANGSTEIN, L. u. H. RIETSCHEL: Über das Vorkommen von Aminosäuren im Harn der Kinder. Biochem. Z. **1** (1906).

MAYERHOFER, E.: Der Harn des Säuglings. Erg. inn. Med. **12** (1913). — MURLIN, J. R.: Physiology of Metabolism in Infancy and Childhood. In: ABTS Pediatrics **1**.

NIEMANN, A.: Über den Einfluß der Nahrung, insbesondere der Kohlehydrate auf die Harnsekretion beim Säugling. Jb. Kinderheilk. **82** (1915). — NOEGGERATH, C. u. A. ECKSTEIN: Die Urogenitalerkrankungen der Kinder. In: PFAUNDLER-SCHLOSSMANN, Handbuch der Kinderheilkunde. 3. Aufl. 1924.

PFAUNDLER: Berl. klin. Wschr. **1904**.

Rominger, E. u. E. Grunewald: Weitere Untersuchungen über den Wassergehalt des Blutes. Z. Kinderheilk. **33**, 65 (1922). — Rosenbaum, S.: Zucker im Harn Neugeborener. Mschr. Kinderheilk. **23** (1922). — Scheer: Chlorspiegel des Blutes. Jb. Kinderheilk. **91** (1919/20). — Schiff, E.: Beiträge zur quantitativ-chemischen Zusammensetzung des im Laufe der ersten Lebenstage entleerten Harnes. Ebenda **35** (1893). — Simon, S.: Zur Stickstoffverteilung im Urin des Neugeborenen. Z. Kinderheilk. **2** (1911). — Stransky, E. u. A. Balint: Die Nierenfunktion im Säuglingsalter. Jb. Kinderheilk. **1920** u. **1921**. — Stransky, E. u. O. Weber: Die Nierenfunktion im Säuglingsalter. Ebenda **93** (1920). Tobler: Über die Schwefelausscheidung im Harn bei Säuglingen. Verh. dtsch. Ges. Kinderheilk. **1909**.

Haut.

Camerer: Stoffwechsel des Kindes 1894; Z. Biol. 1894; Ebenda 1880; Über das Nahrungsbedürfnis von Kindern verschiedenen Alters. Jb. Kinderheilk. **30**.

Heubner, O.: Betrachtungen über Stoff- u. Kraftwechsel des Säuglings bei verschiedenen Ernährungsmethoden. Berl. klin. Wschr. **1899**.

Umfassende Abhandlungen.

Bessau, G.: In: Feer, Lehrbuch der Kinderheilkunde. Allgemeiner Teil. 10. Aufl. Jena: Gustav Fischer 1930.

Feldmann, W. M.: The Principles of ante-natal and post-natal Child Physiology. London: Longmans, Green & Co. 1920.

Gundobin, N. P.: Die Besonderheiten des Kindesalters. Berlin: Allgem. Med. Verlagsanstalt 1912.

Landois-Rosemann: Lehrbuch der Physiologie des Menschen. 19. Aufl. Berlin u. Wien: Urban & Schwarzenberg 1929.

Murlin, J. R.: Physiology of Metabolism in Infancy and Childhood. In: Abts Pediatrics 1.

Scammon, R. S.: A Summary of the Anatomy of Infant and Child. In: Abts Pediatrics 1. Philadelphia and London: W. B. Saunders Company.

Vierordt, K.: 1. Physiologie d. Kindesalters. In: Gerhardt, Handbuch der Kinderkrankheiten. Tübingen: Laupp 1877. — 2. Anatomische, physiologische und physikalische Daten und Tabellen zum Gebrauche für Mediziner. Jena: Gustav Fischer 1888.

Sachverzeichnis.

Acetonausscheidung 102 f., 332.
Acetonbereitschaft 36.
Acidalbumin 274, 279.
Acidose 102, 341.
Aequum 45.
Albumin 279.
Albumosen im Harn 332.
Albuminurie der Neugeborenen 331.
—, orthostatische 330.
Alimentäres Fieber 60.
— Ödem 128.
Alkalireserve 219, 220, 341.
Allantoin 336.
Alveolarluft 250.
Alveolen 233.
Aminosäuren 81, 86, 274, 306.
— im Harn 337.
Ammoniak im Harn 80, 83, 300, 336.
— und Säure-Basengleichgewicht 146, 220, 340.
— im Schweiß 343.
Amylase 99, 101, 262.
Anämie der Frühgeburten 214.
— in den ersten Lebensjahren 215.
— im Schulalter 216.
Aorta 175, 194.
Appendix 282, 284.
Arbeitskosten, energetische 9, 38, 42.

Arrhythmie, respiratorische 188.
Arterien 194, 196.
Atemfrequenz 249, 252.
Atemgeräusch 247.
Atemvolumen 135, 249, 251.
Ätherschwefel 80, 158, 333.
Atmung 224 ff.
—, Atemtypen 237, 245, 253.
— beim Fetus 200.
—, Reiz durch H. des Blutes 221.
—, Mechanismus 245.
— beim Neugeborenen 244.
Avitaminosen 163.
Azetessigsäure 102.

Betaoxybuttersäure 102.
BICHATsches Fettpolster 111, 114.
Bilirubin 206, 297, 303, 306, 336.
Bilirubininfarkt 336.
Biliverdin 297, 304.
Blut 205 ff.
—, Cholesteringehalt 120.
—, Erneuerung 206.
—, Gallenfarbstoff 303.
—, Harnbestandteile 339.
—, Milchsäure 107.
—, Phosphor 141, 153.

Blut, Reaktion 219 f., 341.
—, Sauerstoff u. Kohlensäure im Blut, 218, 220, 248, 250, 287.
—, Sauerstoffkapazität 211, 218.
—, Senkungsreaktion 222.
—, Spezifisches Gewicht 222.
—, Trockensubstanzen 222.
—, Wassergehalt 131, 221 f., 341.
—, Zirkulierendes und deponiertes Blut 204.
Blutbildung 203, 205.
Blutdruck 187, 194, 204.
Blutgefäße 194.
Blutkörperchen, rote 212 ff.
—, Abbau 203, 206, 297, 299.
—, Bildung 203, 205.
—, Lebensdauer 207.
—, osmotische Resistenz 217.
—, Polyglobulie des Neugeborenen 208, 213, 218, 304.
—, Sauerstoffverbrauch 6.
—, Volumen 214.
—, Zahl 213.

Sachverzeichnis.

Blutkörperchen, weiße 203, 206, 226.
Blutmenge 204, 209.
Blutzucker 93 f.
Bohnsche Milien 255.
Brunnersche Drüsen 284, 289.

Calcium 140, 151.
— und Fettresorption 293.
— im Harn 333.
—, Ionenwirkung 142, 143.
— im Knochen 151, 153.
—, Säure-Basengleichgewicht 146 f.
— im Serum 152, 339.
Carotinämie 121.
Casein, Ausfällung im Magen 272, 275.
—, Ausfällung im Darm 290 f.
—, bakterielle Spaltung 314.
Cellulose 291.
Chlor-Ausscheidung im Harn 332.
— u. Magensaftabsonderung 277 f.
—, Säure-Basengleichgewicht 146.
— im Serum 339.
Cholesterin 119, 167.
— u. Wasserhaushalt 126.
Cholin 119.
Chylomikronen 293.
Chymosin s. Labferment.
Coecum 281, 282.
Colon ascendens 282.
— transversum 283.
Continentia alvi 289.

Darmbakterien 106, 296, 312.
Darmbewegungen 285.
—, Anregung durch Gärung 107, 317.
—, Anregung durch Milchzucker 107.
— u. Kraftwechsel 26.
—, Einfluß d. Zwerchfells 243.
Darmdrüsen 152, 284.
Darmdurchlässigkeit d. Neugeborenen 76, 292, 294.
Darmfäulnis 290, 311.
— u. Äthersschwefelsäure 301.
—, Fäulnis u. Gärung 316.
—, Hemmung durch Galle 296.
—, Hemmung durch Salzsäure 217.
Darmgase 318.
Darmpassage, Dauer 287, 309.
Darmsaft 289.
Darmtrakt 280 ff.
—, Innervation 286.
—, Gewicht 281.
—, Länge 280 f.
—, Lymphapparat 285.
—, Oberfläche 281.
—, Schleimhaut 283.
Defaecation 288.
Desaminierung 81.
Diastase 100.
— im Harn 332.
Dickdarm 282.
— -Bakterien 315.
— -Bewegung 285.
Dotterkreislauf 198.
Ductus (venosus) Arantii 198, 201.
— Botalli 199, 200.
Dünndarm (s. a. Darmtrakt):
—, Bakterien 315.

Dünndarm-Bewegungen 285 f.
— -Länge 281.
Duodenum 281.
Durstfieber 60.
Dyspnoebereitschaft 246 f.

Eisen 141, 145, 154.
— -Beschaffung d. Fetus 208.
— -Bilanz bei Frühgeburten 209.
— -Depot d. Säuglings 208.
— im Harn 333.
Eiweiß-Abbau 47, 296.
— -Ansatz 14.
— -Bedarf 72.
—, biologische Wertigkeit 73.
— im Blut 131, 221.
— u. Darmfäulnis 316.
— u. Fieber 63.
— im Harn 330.
— u. Kohlehydratstoffwechsel 92.
— u. Kraftwechsel 13, 27, 31, 63, 81.
— u. Mineralretention 148, 150.
— -Minimum 70.
— -Resorption 75, 279, 291 f.
— u. Schwefelsäureausscheidung 157 f., 333.
— -Speicherung 13, 299.
— -Verdauung 273, 290, 306.
Elektrokardiogramm 191.
Embryonalkreislauf 198.
Energiequotient 1, 43.
— von Frühgeburten 45.

358 Sachverzeichnis.

Energieumsatz 1.
— von Blutkörperchen 6.
—, fetaler 3.
Enterokinase 290, 306.
Erbrechen 247, 271.
Erepsin 274, 290.
Ergosterin 167, 169.
Ernährungsfläche 43, 45.
Ernährungszustand, Einfluß auf Körperoberfläche 17.
— — — Kraftwechsel 33.
Erythroblasten 206, 212, 215.
Erythrocyten s. Blutkörperchen.
Exsiccose 129.
— u. Albuminurie der Neugeborenen 331.
Exspirationsluft 250.
Extrasystolen 190.

Faeces 306 ff.
—, Eisengehalt 156.
—, Farbe 306.
—, Fett 310.
—, Gallenbestandteile 298, 306.
— bei Hunger 307.
— bei Icterus neonatorum 301.
—, Indol 311.
—, Kalium 157.
—, Menge 308.
—, Phenol 311.
—, Phosphorgehalt 154.
—, Reaktion 307.
—, Schleim 310.
—, Stickstoff 310.
—, Skatol 311.
—, Trockengehalt 309.
Fett, Abbau 47, 117.
— u. Acidose 103.

Fett u. Darmfäulnis 316.
— in den Faeces 310, 312.
— u. Kohlehydratstoffwechsel 92.
— u. Kraftwechsel 13 f., 27, 31 f., 35, 47.
—, Körperfett, Bildung 28, 115.
— —, Menge 80.
— —, Verteilung 110, 181.
— u. Mineralbilanz 148, 156 f., 332.
— u. Pankreassaft 305.
—, pastöses Fett 112.
— u. Wärmehaushalt 49.
—, Resorption 279, 292, 310.
—, Speicherung 13 f., 299.
— u. Stickstoffresorption 291.
—, Verdauung 275, 279, 290, 293, 306.
—, Vitaminspeicherung 162.
— u. Wasserhaushalt 126.
Fettsklerem 111.
Fieber, alimentäres 60.
—, Ammoniakausscheidung 84.
—, Atemfrequenz 253.
—, Durstfieber 60.
—, Kochsalzhaushalt 150.
—, transitorisches 60.
—, Vitaminbedarf 164.
Flächenregel, energetische 1.
— u. Atmung 249.
— u. Lungenoberfläche 234.

Flexura lienalis 283.
Foramen ovale 176, 201.
Frauenmilch, Casein-Resorption 291.
—, Eisengehalt 154.
—, Eiweißgehalt 71, 74.
—, Eiweißverdauung 292.
—, Faecesmenge 308.
—, Faecesbakterien 315, 317.
—, Glykämiekurve bei F.-Ernährung 99.
—, Koagulierbarkeit 272.
—, Lactosegehalt 104, 106.
— -Lipase 275 f.
— u. Salzsäure des Magens 277, 279.
—, Salzretention bei F.-Ernährung 148, 152, 154.
—, Schutzstoffe 294.
—, Verweildauer im Magen 270.
—, Vitamingehalt 166 f., 169.

Galaktose-Toleranzgrenze 98.
Galle 295.
—, Bedeutung für Fettresorption 293.
Gallenblase 299.
Gallenfarbstoff 297.
— beim Fetus 302, 304.
— u. Hämoglobinabbau 207.
— im Harn 329.
Gallensäuren 275, 296, 298.
Gärung 313.
— u. Fäulnis 316.
—, Hemmung durch Galle 296.

Sachverzeichnis.

Gaswechsel s. Kraftwechsel und Grundumsatz.
Gaumen 255.
Geschlecht, Einfluß auf Kraftwechsel 8.
Geschmacksknospen 255.
Gewichtszunahme und Ernährungszustand 35.
Glykocholsäure 296.
— in den Faeces 298.
Glykolyse 107.
Glykosurie bei Milchernährung 98.
—, renale 97.
—, transitorische 97.
Glykuronsäuren i. Harn 331.
Grundumsatz u. Ernährungszustand 33.
—, „Konstanz des G." 11.
— u. Körpertemperatur 53.
— u. Nahrungsminimum 44.
—, Normalwerte 20 ff.
— beim Schreiweinen 56 f.
—, Schwankungsbreite 12, 22.
— u. Tagesumsatz 42.
— u. Wärmeregulation 52.

Hämatin 206.
Hämoglobin-Abbau 155, 297, 299.
— -Bildung beim Fetus 208, 303.
— u. Blutreaktion 220.
— -Gehalt des Blutes 209, 212.
— -Menge, absolute 213.

Hämoglobin u. Sauerstoffkapazität d. Blutes 211.
Harn, Bakterien 338.
—, Eisen 156, 333.
—, Eiweiß 330.
—, Farbe 329.
— bei Icterus neonatorum 301.
—, Kalium 157.
—, Kochsalz 332.
—, Milchsäure 108.
—, Milchzucker 104.
—, Phosphor 332.
—, Reaktion 221, 328.
—, Schwefel 157, 333.
—, Spezifisches Gewicht 329.
—, Viskosität 330.
—, Zucker 104, 331.
Harnblase 322.
—, Kapazität 324.
Harndrang 324.
Harnentleerung 325.
—, Häufigkeit 327.
Harnmenge 326.
— bei Bettruhe u. Bewegung 342.
Harnsäure 80, 84, 335.
Harnsäureinfarkt 335.
Harnstoff 69, 80, 299 f.
— im Blut 340.
— im Harn 80, 334.
— im Schweiß 343.
Haut als Ausscheidungsorgan 343.
— u. Wasserstoffwechsel 123 f., 343.
Hauttemperatur 60.
Herz-Dämpfung 175.
— -Geräusche, akzidentelle 192.
— -Gewicht 178.
— -Größe 179.
— -Lage 172.
— -Muskel 180.
— -Orthodiagramm 176 f.

Herz-Ostien 175.
— -Schlagvolumen 39, 172, 183.
— -Spitzenstoß 173.
— -Töne 192.
— -Leistung bei Muskelarbeit 39, 172; s. a. Pulzfrequenz.
Hilus 240 f.
Hippursäure 337.
Hitzeschädigung 65.
Husten 247.
Hydrobilirubin 297 f., 307.
Hydropische Konstitution u. Wasserstoffwechsel 128, 129, 342.
Hyperthermie 61.
— u. Perspiratioinsensibilis 137.
Hypervitaminosen 169.

Icterus neonatorum 155, 208, 243, 301.
Indican 301, 338.
Insulin 94.
Interlobärspalten der Lunge, Funktion 244.
—, Lage 239.
Invertin 290.
Ionenwirkung d. Mineralien 141 f., 221.
Isodynamiegesetz 69.

Jugendlichkeit, energetischer Einfluß 5.

Kalium 139, 140, 157.
— u. Darmgärung 316.
—, Ionenwirkung 142, 143.
—, Säure-Basengleichgewicht 146.
— im Serum 157, 340.

Kardia 268, 270.
Kehlkopf 229.
Ketonurie 103.
Knochenkalk 151, 153.
Knochenmark 203, 205, 215.
—, Erythrocytenabbau 297.
Kochsalz 140, 149.
— im Harn 332.
— im Schweiß 343.
— im Serum 149, 339.
— u. Wasserhaushalt 127.
Kohlehydrate, Einfluß auf Darmbakterien 315.
—, Gärung 313, 316.
— u. Kraftwechsel 13, 27.
— u. Mineralretention 148, 156, 157.
—, Resorption 101, 292.
—, Speicherung 13, 299.
— u. Stickstoffretention 78.
—, K.-Stoffwechsel 91 ff.
—, Verdauung 269, 305.
— u. Wasserhaushalt 108, 126.
Kohlensäure-Ausscheidung 250, 343.
— im Blut 218 f., 248.
Körpergewicht, Abnahme beim Neugeborenen 51, 331.
—, Zunahme durch Wasserretention 132.
Körperoberfläche 2, 14.
— und Wärmeverlust 49.
Körpertemperatur 48, 57.
—, Einfluß a. d. Kraftwechsel 53.

Kraftwechsel 1 ff.; s. a. Grundumsatz.
—, Einfluß auf Atmung 248.
—, — auf Herzgröße 179.
—, — auf Kreislauf 182.
—, — auf Pulsfrequenz 183 f.
— u. Lungenoberfläche 234.
— der Niere 330.
Kreatin im Harn 87, 89, 338.
Kreatinin 80.
— im Harn 87, 338.
—, Koeffizient 88.
Kreislauf 171 ff.
—, Rolle des Zwerchfells 242 f.

Labferment 271 f., 290.
— im Harn 332.
Lactase 99 f., 105.
Lactose (s. a. Milchzucker):
—, Assimilationsgrenze 98 f., 300.
— im Harn 104, 331.
—, Resorption 279.
Lactosurie 104, 331.
Langerhanssche Zellinseln 305.
Lävulose-Toleranz 98, 300.
Leber 294 ff.
—, Blutbildung beim Fetus 203.
—, Blutkörperchenabbau 206.
—, Blutströmung in der Leber u. Zwerchfell 242 f.
—, Blutversorgung der Leber beim Fetus 199 f.

Leber, Cholesterinkreislauf 119.
—, Eisenstoffwechsel 155, 156, 208.
—, Funktionen der Leber 299.
—, Gallenbildung 297.
—, Größe u. Gewicht 294, 300.
—, Klappenmechanismus 204.
—, Lebervenen, Sperre 125.
—, Vitaminspeicherung 162.
— -Zellen 295.
— u. Zuckerstoffwechsel 93 f.
Lecithin 119.
Leistungszuwachs 26.
Lieberkühnsche Drüsen 284, 289.
Ligamentum arteriosum magnum 200.
Lipase im Magensaft 275 f., 290.
— im Pankreassekret 306.
Lipochrom 121.
Lipoide 118.
Lipokinase 275.
Lipophilie 115.
Lippen des Säuglings 254.
Lunge, Ausdehnung nach der Geburt 244.
—, Hili 240.
—, Interlobärspalten 239, 244.
—, Röntgenbild 240.
—, Topographie 238.
—, Volumen 233.
—, Wachstum 232.

Sachverzeichnis. 361

Lungenventilation und Kohlensäure i. Blut 219, 248.
— bei Muskelarbeit 39.
— u. Sauerstoffbedarf 172.
—, Überventilation 249 f.
Luxuskonsum 29, 36.
Lymphapparat d. Darmes 285, 293.
Lymphatische Diathese 227.
Lymphatischer Rachenring 225 f.

Magen, Bakteriengehalt 278, 315.
— -Bewegungen 268, 271.
— -Drüsen 268.
— -Form 265.
—, Hungerkontraktionen 271.
— -Inhalt: Acidität 276, 277.
— —, Verweildauer 270.
—, Innervation 270.
—, Kapazität 267.
—, Lage 266.
—, Resorption 279.
—, Verdauung 278.
—, Wachstum 265.
Magenlipase 271, 275.
Magensaft u. Chlorspiegel des Blutes 150; s. auch Salzsäure.
—, Fermente 271.
Magitotsche Falte 256.
Magnesium 140.
— im Harn 333.
—, Ionenwirkung 142, 144.
—, Säurebasengleichgewicht 146.

Malpighische Körperchen 321.
Maltase 100 f., 262, 290.
— im Harn 332.
Maltose 100, 262, 290, 305.
—, Assimilationsgrenze 300.
Meconium 311.
—, Bakteriengehalt 314.
—, Gallenfarbstoff 304.
Mediastinum 238.
Meehsche Formel 15.
Mesenterium 285.
Milch, s. Frauenmilch.
Milchsäure im Blut 107, 220.
— -gärung 313.
— im Harn 108.
— im Liquor 108.
— im Magen 276.
Milchzucker 104; s. a. Lactose.
— in der Colostralmilch 99.
— u. Darmbakterien 315 f.
— u. Darmfäulnis 316.
— u. Eiweißresorption 106.
— -gärung 317.
— im Harn 98.
—, Spaltung u. Resorption 100, 290.
— im Stuhl 100.
Milz 202.
—, Depotfunktion 203.
— u. Eisenstoffwechsel 155.
—, Gallenfarbstoffbildung 297.
Mineralstoffe in den Faeces 311.
— im Harn 332.
— u. Kohlehydratzufuhr 109.

Mineralstoffe u. Kraftwechsel 14.
— im Meconium 312.
—, Menge der 139.
—, Retention 148.
— u. Wasserhaushalt 127.
Mineralstoffwechsel 138 ff.
Minimumgesetz 69, 139.
Minutenvolumen des Herzens 172, 182.
— der Lunge 249, 251.
Mitralostium 175.
Mundhöhle 254.
—, Bakterien 315.
—, Reaktion 262.
Muskelarbeit u. Blutmenge 204.
— und Kohlehydratstoffwechsel 91, 93.
— u. Milchsäure 108.
— u. Perspiratio insensibilis 134.
— und Pulsfrequenz 185.
— -entwicklung und Herzkraft 193.
—, Kalium 340.
—, Kreatin 87.
—, Natrium 143.
—, Phosphor 141.
— u. Wasserstoffwechsel 123 f., 134.

Nabelarterien 199.
Nahrung, Baustoffe 68.
—, Brennstoffe 68.
—, Bedarf 43.
— u. Gewebe 116.
— u. Kraftwechsel 26.
— u. Perspiratio insensibilis 137.
Nase 224.

Natrium 139.
—, Einfluß auf Gärung 316.
—, Ionenwirkung 142, 143.
—, Säurebasengleichgewicht 146.
— im Serum 339.
Nebenhöhlen der Nase 225.
Neugeborenenerythem 210.
Neutralschwefel 80, 158, 333.
Niere 319.
—, Aufgabe im Stoffwechsel 339.
—, Durchlässigkeit für Aminosäuren 86.
—, Durchlässigkeit für Reststickstoff 337.
—, Harnsäureinfarkt 336.
—, Sauerstoffverbrauch 330.
—, Wasserausscheidung 133.
Nitrate im Harn 338.
Nitrite im Harn 338.
Nonnensausen 193.
Nucleinstoffe 85.
Nucleoproteide 141.

Oberflächengesetz, energetisches 2; s. auch Körperoberfläche.
Ödem, alimentäres 128.
Ösophagus 263.
Oxyproteinsäuren im Harn 86, 337.

Pankreas 304.
Pankreasdiastase 101, 305.
Pankreasptyalin 305.
Pankreassaft 290, 305.

Paraplasma, Energieumsatz des 13.
Parotisspeichel 261.
Pepsin 271, 273, 296.
— im Harn 332.
Peptone 274, 306.
—, Bildung durch Bakterien 278.
— im Harn 332.
Perspiratio insensibilis 50, 126, 134, 343.
Peyersche Plaques 284.
Phosphor 80, 85, 141, 153.
—, Bedarf 147.
—, u. Blutreaktion 146, 220, 340.
— im Harn 332.
—, Ionenwirkung 144.
— im Serum 153, 339.
Placentarkreislauf 198.
Plethopyrose 37.
Plethora des Neugeborenen 208, 210, 217, 304.
Pleura 238.
Polypeptide 86, 274, 337.
Protoplasma, atmendes 12.
Ptyalin im Speichel 262 f.
— im Pankreassekret 305.
Pubertät, Albuminurie, orthostatische 330.
—, Arrhythmie 190.
—, Herzgröße 179.
—, Herzstörungen 190, 194.
—, Kraftwechsel 8, 31.
Pulmonalostium 175.
Pulsdruck 187.
Pulsfrequenz 183.
— u. Arrhythmie 188 f.
—, Beschleunigung 194.

Pulsfrequenz u. Kohlensäure 250.
—, kritische Frequenz 186.
— u. Sauerstoffbedarf 172.
Purinbasen 85.
Pylorus 266.
Pylorusreflex 269.

Quaddelzeit 124.

Rectum 283, 323.
Resorption aus dem Darm 291.
— u. Darmbewegungen 285.
— und Darmgase 318.
— von Eiweiß 75, 279, 291 f.
— von Fett 279, 292, 310.
— von Gallenbestandteilen 298.
— von Kohlehydraten 101, 292.
— aus dem Magen 279.
— von Stickstoff 291.
— von Zucker 311.
Reststickstoff 75, 337, 340.
Reticulo-endotheliales System 297.
Rippenmechanismus 235 f.
Ruhe-Nüchternumsatz, s. Grundumsatz.

Saccharase 99, 100.
Saccharose, Toleranzgrenze beim Säugling 98.
Salzsäure 271 f., 274, 276, 279.
— und Pepsinwirkung 273.
— und Wasserzufuhr 275.

Sachverzeichnis.

Saugakt 254, 256.
Säure-Basen-Gleichgewicht des Blutes 103.
— u. Mineralstoffe 146.
— u. Nierenfunktion 340.
Scheinanämie 216.
Schluckbewegungen 264.
Schreiweinen, Atemvolumen 251.
—, Blutwasserspiegel 131.
—, Grundumsatz 57.
—, Körpertemperatur 59.
—, Wasserdampfabgabe 135.
Schwefel 141, 157.
— u. Blutreaktion 220.
— im Harn 333.
Schweiß 51, 56, 343.
Senkungsreaktion 222.
Serum, Calciumgehalt 152, 339.
—, Chlor 339.
—, Eiweiß 131, 221.
—, Ionengleichgewicht 142.
—, Kalium 157, 340.
—, Kochsalz 149.
—, Natrium 339.
—, Phosphor 141, 153.
Sigmoid 283.
Sitzhöhe u. Nahrungsbedarf 43, 45.
—, Pulsfrequenz 185.
Sklerem 111.
Sklerödem 112.
Speichel 261 ff.
— u. Magenverdauung 269, 278.
—, Maltase 101.
—, Salivation, physiologische 260, 262.

Speichel, stärkespaltende Kraft 263.
Speicherung (s. auch bei den einzelnen Nahrungsstoffen):
— der Brennstoffe 32.
—, Fähigkeit zur Sp. 28.
— u. Kraftwechsel 13, 33.
— in der Leber 299.
— der Vitamine 161.
— des Wassers 123.
— des Zuckers 93.
Spezifisch dynamische Wirkung 9, 26 ff., 81.
—, Anteil am Tagesumsatz 42.
—, Einfluß auf Körpertemperatur 59.
—, Einfluß auf Pulsfrequenz 185.
Sphygmogramm 191.
Sputum 248.
Steapsin 275, 305.
Sterine 119.
Stickstoff-Ausscheidung 74.
— — in den Faeces 310 f.
— — im Harn 80, 334.
— — im Schweiß 343.
— -Minimum 72.
— -Resorption 291.
— -Retention 74, 77, 106, 145, 157.
Sublingualisspeichel 261.
Submaxillarisspeichel 261.
Systolendauer 190, 194.

Tagesumsatz 41.
Taurocholsäure 296, 298.
Thorax 235 ff.
Toleranzgrenze 294.
Tonsillen 225 ff.

Trachea 230 ff.
Tränennasenkanal 225.
Transitorisches Fieber der Neugeborenen 61.
Transitorische Glykosurie 97, 314.
Tricuspidalklappe 176.
Trypsin 305 f., 332.
Trypsinogen 306.

Überleitungszeit 186.
Überventilation (physiologische) 249 f.
Umlaufsdauer des Blutes 188.
Urachus 323.
Ureteren 321.
Urethra 323, 325.
Urobilinogen in den Faeces 207, 304, 306.
— im Harn 329.
Uropepsin 332.

Venensystem 197.
Ventrikelquotient 192.
Verdauungslipämie 293.
Verdauungssekrete (s. a. die einzelnen Fermente u. Verdauungsorgane):
— u. Eiweißbedarf 71.
— bei Hitzeschädigung 65.
Verdauungstrakt 254 ff.
Vitalkapazität 253.
Vitamine 154, 159 ff.
Vorflutniere 123, 342.
Vorhofquotient 192.
Vorniere 123, 342.

Wachstum u. Blutversorgung 195, 196, 200.
—, Bedeutung des Cystins 157.

Wachstum, Einfluß auf Kraftwechsel 6, 30, 42.
—, Glykolyse bei W. 107.
—, Knochenwachstum 151.
— u. Minimumgesetz 69.
— u. Nahrungsbedarf 45.
— u. Tonsillektomie 229.
— u. Vitamine 160, 163.
— u. Wasserbestand 122.
Wachstumstrieb 77.
Wärmebildung u. Stoffwechsel 47.
Wärmeregulation 50.
— im Fieber 54.
— im Schlaf 55.
—, Unreife der 56.
Wärmeverlust 48.
—, Schutz gegen 49.
Wasserbestand d. Körpers 14.
— -Ausscheidung 133, 344.
— u. Fieber 61.

Wasser-Gehalt im Blut 221 f.
— -Gehalt in den Faeces 311.
— -Resorption aus Magen-Darmtrakt 279, 292.
— -Retention bei Speicherung 33, 108.
— -Verschiebung und Wärmeregulierung 50.
— -Verweildauer im Magen 270.
— -Zufuhr u. Pepsinwirkung 247.
Wasserstoffwechsel 122.
— u. Harnapparat 341.
— u. Salzretention 148.
— -Speicher 123, 130.
— s. auch Harn, Perspiratio insensibilis u. Schweiß.

Xanthose 121.
Xerophthalmie 162, 163, 165.

Zahnentwicklung 258.
— -Durchbruch 259 f.
— -Wechsel 260.

Zahnentwicklung,
—, Einfluß auf Wachstum der Nasenhöhle 225.
Zucker, Assimilationsgrenze 300, 331.
— -Fieber 62.
— -Gehalt im Blut 93 f.
— — in den Faeces 311.
— — im Harn 331.
— — im Liquor cerebrospin. 97.
— -Speicherung 34.
— -Bedeutung im Stoffwechsel 93.
— — für Wasserhaushalt 126.
—, Zustandsformen 33.
Zunge 255 f.
Saugwirkung 254.
Frenulum 256.
Zwerchfell 241.
—, Stand der Zwerchfellkuppel 173, 174, 243.
—, Wirkung auf Thoraxform 236.
—, Zugwirkung bei der Atmung 244.

MIX
Papier aus verantwortungsvollen Quellen
Paper from responsible sources
FSC® C105338

If you have any concerns about our products,
you can contact us on
ProductSafety@springernature.com

In case Publisher is established outside the EU,
the EU authorized representative is:
**Springer Nature Customer Service Center GmbH
Europaplatz 3, 69115 Heidelberg, Germany**

Printed by Libri Plureos GmbH
in Hamburg, Germany